Abrechnungstechnik · Praxistechnik · Finanztechnik

E. Brüggemann · F.H. Mader

Springer

*Berlin*
*Heidelberg*
*New York*
*Barcelona*
*Budapest*
*Hongkong*
*London*
*Mailand*
*Paris*
*Santa Clara*
*Singapur*
*Tokio*

E. Brüggemann · F.H. Mader

# *Abrechnungstechnik Praxistechnik · Finanztechnik*

Für Hausärzte und Helferinnen
EBM '96 · GOÄ '96 · BG-GOÄ

3., vollständig überarbeitete und erweiterte Auflage

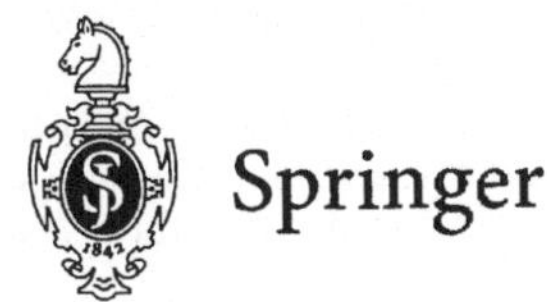

Dr. med. Eckhard Brüggemann
Neustraße 20
D-44623 Herne

Dr. med. Frank H. Mader
Talstraße 3
D-93150 Nittendorf

Die Deutsche Bibliothek – CIP-Einheitsaufnahme

Brüggemann, Eckhard: Abrechnungstechnik, Praxistechnik, Finanztechnik für Hausärzte und Helferinnen : EBM '96, GOÄ '96, BG-GOÄ/E. Brüggemann ; F.H. Mader. – 3., vollst. überarb. und erw. Aufl. – Berlin ; Heidelberg ; New York ; Barcelona ; Budapest ; Hong Kong ; London ; Mailand ; Paris ; Santa Clara ; Singapur ; Tokio : Springer 1996
(Neue Allgemeinmedizin)
Früher u. d. T.: Brüggemann, Eckhard: Abrechnungstechnik in Bildern

ISBN-13: 978-3-540-60464-8 e-ISBN-13: 978-3-642-61059-2
DOI: 10.1007/978-3-642-61059-2

NE: Mader, Frank H.:



Satz und Repro: Cicero Lasersatz, 86424 Dinkelscherben bei Augsburg

SPIN 10096320 19/3133 - 5 4 3 2 1 0 – Gedruckt auf säurefreiem Papier

# Geleitwort

Verehrte Kolleginnen und Kollegen,

vor Ihnen liegt nun die dritte, völlig neu bearbeitete Auflage des Leitfadens „Abrechnungstechnik – Praxistechnik – Finanztechnik“ in der Reihe „Neue Allgemeinmedizin“.

Das Buch ist von zwei Kennern der Materie verfaßt. Eckhard Brüggemann ist als Stellvertretender Bundesvorsitzender des Berufsverbandes der Allgemeinärzte Deutschlands (BDA) – Hausärzteverband e.V. für Abrechnungsfragen zuständig und Frank Mader bearbeitet als Leiter des Instituts für Praxisforschung (PRAFO) des BDA wissenschaftliche und praktische Schwerpunktthemen, die dem Hausarzt die Lösung der Praxis- und Patientenprobleme erleichtern sollen.

Das Jahr 1996 hat viel Neues zu den rechtlichen Rahmenbedingungen hausärztlicher Tätigkeit gebracht. Es gibt drei neue Gebührenordnungen,
- den EBM ’96,
- die GOÄ ’ 96 und
- die BG-GOÄ.

Dazu kommt die Einführung des ICD-10, die noch auf erheblichen Widerstand stößt.

Zudem müssen sich viele Kollegen in die bürokratischen Probleme im Zusammenhang mit der Einführung der Pflegeversicherung hineinfinden. Wegen der Kontrolle der Arzneimittelbudgets wird es möglicherweise eine neue Welle von Regreßanträgen geben.

Schließlich ist zu erwähnen, daß die Chancen der neuen Gebührenordnung nur mit optimalen betriebswirtschaftlichen Entscheidungen des Vertragsarztes ausgeschöpft werden können.

Aus diesen und vielen anderen Gründen kann man ratsuchenden Kollegen aus der hausärztlichen Praxis die Lektüre dieses Buches, welches sich ganz besonders gut auch als Nachschlagewerk eignet, nur empfehlen.

Dr. med. *Klaus-Dieter Kossow*
Vorsitzender des Berufsverbandes der Allgemeinärzte Deutschlands Hausärzteverband BDA e.V.

# Vorwort zur 3. Auflage

Welcher niedergelassene Kollege kennt nicht die Schwierigkeiten der vertragsärztlichen Abrechnung: Leistungsausschlüsse, Weiterbildungsvoraussetzungen, Fachkundenachweise, Begrenzungen auf den Behandlungsfall (Quartal oder Krankheitsfall).

Dazu kommt noch eine gewisse Unsicherheit im korrekten Umgang mit dem EBM '96 und der Privatgebührenordnung '96, die beide zum 1.1.1996 in Kraft getreten sind, sowie mit dem Diagnoseschlüssel nach ICD-10, der uns vom Gesetzgeber vorgeschrieben wurde.

Daneben verwirrt und bedrängt den Jungarzt, der die Klinik verläßt, ebenso wie den bereits praktizierenden Kollegen noch all das, was sich um die „Praxis" und um das „Geld" dreht.

Die Autoren haben daher die 3. Auflage dieses erstmals 1987 erschienenen und inzwischen weit verbreiteten Buches völlig neu bearbeitet und um die Großkapitel „Praxistechnik" und „Finanztechnik" erweitert.

Eine stattliche Reihe von Listen, Büchern und Loseblattwerken hat sich längst auf dem Markt etabliert, die dem Arzt in der Praxis einen raschen und erschöpfenden Umgang mit den Gebührenordnungsnummern des EBM und der GOÄ ermöglichen sollen. Das vorliegende Buch versteht sich auch in seiner Neubearbeitung als Ergänzung zum vorhandenen Schrifttum, es will also weder eine detaillierte Leistungsbeschreibung noch ein umfangreicher juristischer Kommentar sein. Es war vielmehr der Ehrgeiz der beiden Autoren, die reichlich spröde Materie von über 1500 Gebührenordnungsnummern auf eine bestimmte Anzahl hausärztlich-relevanter Leistungen zu reduzieren und diese in zahlreichen Abbildungen und Tabellen im Hinblick auf die Abrechnungsbedüfnisse des Praxisalltages zu illustrieren. Dabei konnten sich die Verfasser auf ihre mehrjährige Vortragstätigkeit zu Gebührenordnungsfragen stützen. Tausende von Kursteilnehmern unterzogen die Kurskonzeption immer wieder der didaktischen Belastung und Verbesserung; sie werden sich daher rasch im Aufbau des Buches zurechtfinden.

Erstmals in der Geschichte der Gebührenordnung wurde den Hausärzten (Allgemeinärzten, Praktischen Ärzten, hausärztlich tätigen Internisten,

Kinderärzten) ein eigenes kleines Kapitel im EBM mit spezifisch hausärztlich relevanten Gebührenordnungsnummern zugestanden. Daher steht auch der „Hausarzt" als spezifischer Erbringer von hausärztlichen Leistungen im Mittelpunkt der Überlegungen zum hausärztlichen Leistungsprofil, zur psychosomatischen Grundversorgung, zur häuslichen Krankenpflege und zur Qualitätssicherung in der ambulanten Medizin.

Nicht minder umfangreich ist der derzeitige Markt an Publikationen zum Thema „Praxisorganisation" und „Praxismarketing". Exemplarisch wird hierzu auf das ebenfalls bei Springer in der Reihe „Neue Allgemeinmedizin" erschienene Buch von Drews, Kölling, Mader „Unternehmen Arztpraxis. Strategien zum Erfolg" (1995) verwiesen.

Das vorliegende Buch „Abrechnungstechnik – Praxistechnik – Finanztechnik" will jedoch dem Kassenarzt nicht nur zeigen, wie er einfach, korrekt und erschöpfend abrechnen, sondern auch, in welchen Rechtsbeziehungen er zu Krankenkassen, KV und Patient steht, mit welchen kleinen organisatorischen Tips und Tricks er sich die Praxisführung vereinfacht, wie er die Grundlagen der Dokumentation und Qualitätssicherung berücksichtigen sollte und wie er Zugang zu den einfachen und grundlegenden Fragen des Vermögensaufbaus und der Vermögenssicherung wie Belegpflege, Steuerberatung, Kontoführung, Kredite, Altersvorsorge oder Versicherungen gewinnen könnte.

Sämtliche Anregungen und Empfehlungen entstammen dem eigenen Praxisalltag in großen Gemeinschaftspraxen in der Stadt bzw. auf dem Lande. Dem Leser bietet sich also die Gelegenheit, einen offenen Blick in die Struktur und Führung anderer Praxen zu tun. Dabei erheben die Autoren keineswegs den Anspruch auf Mustergültigkeit oder gar Vollständigkeit; die veröffentlichten Beispiele verstehen sich als Anregung zum Nachdenken und Diskutieren sowohl für den Praxisinhaber wie für seine Mitarbeiterinnen..

Herr Dr.med. Klaus-Dieter Kossow, Vorsitzender des Berufsverbands der Allgemeinärzte Deutschlands – Hausärzteverband (BDA) e.V., hat sich spontan bereit erklärt, diesem Buch ein Vorwort voranzustellen; dies vermerken die Autoren mit besonderer Freude. Herr Rainer Kusche leistete als Hersteller in jeder Phase der Produktion wieder einmal Überdurchschnittliches. Herr Viktor P. Oehm im Hause Springer schuf alle organisatorischen und verlagstechnischen Voraussetzungen für einen guten Start dieser 3. Auflage. Ohne den nächtelangen und hochmotivierten Einsatz unserer langjährigen Sekretärin, Frau Maria Schmidmeier, hätte das Manuskript jedoch nicht in der vorgegebenen Zeit von nur 5 Monaten in fortlaufender Textverarbeitung druckreif erstellt werden können. Ihr gebührt der besonders herzliche Dank.

Eckhard Brüggemann · Frank H. Mader Nittendorf, Januar 1996

# Aus dem Vorwort zur 1. Auflage

Erstmals in der Geschichte der Gebührenordnung hatten sich die Allgemeinärzte als erste ärztliche Fachgruppe Mitte der 80er Jahre unter dem Aspekt gesamtwirtschaftlicher Grundsätze um eine ausgewogene medizinische und an den Bedürfnissen des Patienten orientierte gerechte Neuordnung und Umstrukturierung des gesamten Gebührenordnungsverzeichnisses bemüht. Dabei standen die Überlegungen um weitgehende Kostenneutralität im Vordergrund.

Aus dieser Sorge heraus hatte der Fachverband Deutscher Allgemeinärzte (FDA) im Herbst 1985 eine grundlegende Überarbeitung der gesamten damaligen Gebührenordnung der Kassenärztlichen Bundesvereinigung (KBV) vorab zur Verfügung gestellt. Der FDA forderte damals „erneut die Neueinführung und gerechte Anhebung der allgemeinärztlichen Grundleistungen zu Lasten überbewerteter und zu häufig erbrachter technischer Leistungen". Der FDA postulierte als „Ziel einer solchen Gebührenordnungsreform, daß die gewachsenen ärztlichen Leistungs- und Vergütungsstrukturen vom apparativen Wildwuchs befreit werden".

Daneben ermöglichen nach Auffassung der Autoren eine einheitliche Fachsprache und ein exakt definiertes Leistungsspektrum den Einstieg in die Homogenität der allgemeinärztlichen Fachgruppe im Leistungsangebot, aber auch in der Leistungsabrechnung sowie im einheitlichen Leistungsstandard und Leistungsspektrum.

Eckhard Brüggemann · Frank H. Mader September 1985

# Inhaltsverzeichnis

# Abkürzungen

| | |
|---|---|
| AfA | steuerliche Absetzung für Abnutzung |
| AHB | Anschlußheilbehandlung |
| AMÄ | Arbeitsgemeinschaft der Medizinalbeamten der Länder |
| Ärtze-ZV | Zulassungsverordnung für Vertragsärzte |
| AU | Arbeitsunfall |
| BÄK | Bundesärztekammer |
| BDA | Berufsverband der Allgemeinärzte Deutschlands – Hausärzteverband – e.V. (BDA) |
| BfA | Berufsgenossenschaftlicher Nebenkostentarif |
| BG | Berufsgenossenschaft |
| BGNT | Berufsgenossenschaftlicher Nebenkostentarif |
| BK | Berufskrankheit |
| BKVO | Berufskrankenverordnung |
| BMV-Ä | Bundesmantelvertrag-Ärzte |
| BSG | Bundessozialgericht |
| Btm | Betäubungsmittel |
| BVG | Bundesversorgungsgesetz |
| DEGAM | Deutsche Gesellschaft für Allgemeinmedizin |
| DIMDI | Deutsches Institut für medizinische Dokumentation und Information |
| E-GO | Ersatzkassen-Gebührenordnung |
| EBM | Einheitlicher Bewertungsmaßstab |
| EKK | Ersatzkrankenkassen |
| EKV | Ersatzkassenvertrag |
| GKV | Gesetzliche Krankenversicherung |
| GOÄ | Gebührenordnung für Ärzte |
| GRG | Gesundheits-Reformgesetz |
| GSG | Gesundheits-Strukturgesetz |
| GUV | Gemeindeunfallversicherungsverband |
| HGV | Hausärztliche Grundvergütung |
| HVM | Honorarverteilungsmaßstab |
| IAK | Institut für Arzneimittel in der Krankenversicherung |
| KBV | Kassenärztliche Bundesvereinigung |
| KV | Kassenärztliche Vereinigung |
| KVEG | Kostendämpfungs-Ergänzungsgesetz |
| KVKG | Krankenversicherungs-Kostendämpfungsgesetz |

| | |
|---|---|
| LSG | Landessozialgericht |
| LVA | Landesversorgungsamt |
| MDK | Medizinischer Dienst der Krankenkassen |
| MuBO | Musterweiterbildungsordnung |
| PK | Primärkassen |
| PKV | Private Krankenversicherung |
| RöVO | Röntgenverordnung |
| RVO | Reichsversicherungsordnung |
| SG | Sozialgericht |
| VV | Vertreterversammlung |
| WU | Wegeunfall |

# 1 Grundlagen des Sozialrechtes und des Vertragsarztrechtes

## 1.1 Sozialgesetzbuch (SGB)

Die in Deutschland 1883 eingeführte Sozialversicherung umfaßt heute die

- Krankenversicherung,
- Unfallversicherung,
- Rentenversicherung,
- Arbeitslosenversicherung,
- Pflegeversicherung (seit 1.4.1995, vgl. 4).

Die Gesetze der ersten, großen Sozialreform der Neuzeit sind untrennbar mit dem Namen Bismarck verbunden, der sie als treibende Kraft in den folgenden Jahren durchgesetzt hat: das Gesetz über die Krankenversicherung 1883, das für die Unfallversicherung 1884 und das über die Alten- und Invalidenversicherung 1889 (Tabelle 1).

**Tabelle 1**. Interventionsspirale im Gesundheitswesen [1]

| | |
|---|---|
| **1883** | **Krankenversicherungsgesetz**<br>(Gründung der Gesetzlichen Krankenversicherung/GKV) |
| 1900 | Gründung des Hartmannbundes |
| **1911** | **Reichsversicherungsordnung (RVO)**<br>(Kodifizierung von Leistungsansprüchen,<br>Vereinheitlichung der Modalitäten der Leistungsgewährung) |
| 1913 | Berliner Abkommen<br>(Neuregelung des Vertragsverhätnisses zu den Krankenkassen) |
| 1930 | Familienversicherung |
| 1930 | Tarifrechtliche Lohnfortzahlung für Angestellte |
| 1931 | Gründung der Kassenärztlichen Vereinigung (KVen) |
| 1941 | Eingliederung der Rentner |
| 1955 | Gesetz über das Kassenarztrecht<br>(Neuregelung der Beziehungen zwischen Ärzten/Zahnärzten und Krankenkassen) |

**Tabelle 1.** Interventionsspirale im Gesundheitswesen [1] (Fortsetzung)

| | |
|---|---|
| 1955 | Gründung der Kassenärztlichen Bundesvereinigung (KBV) |
| 1969 | Lohnfortzahlungsgesetz für Arbeiter (Gleichstellung von Arbeitern und Angestellten bei der Lohnfortzahlung, Pflicht zur Fortzahlung des Arbeitsentgelts weitgehend auf den Arbeitgeber übertragen) |
| **1977** | **Krankenversicherungs-Kostendämpfungsgesetz (KVKG)** |
| **1981** | **Kostendämpfungs-Ergänzungsgesetz (KVEG)** |
| **1989** | **Gesundheits-Reformgesetz (GRG)** |
| **1993** | **Gesundheits-Strukturgesetz (GSG)** |
| 1993 | Budgetierung bis Ende 1995 |
| 1994 | Risikostrukturausgleich |
| 1996 | Wahlfreiheit |
| 1996 | Einführung neuer Vergütungsformen im Krankenhaus (Fallpauschalen, Sonderentgelte etc.) |
| **1995** | **Pflegeversicherung** |

**Tabelle 2.** Träger der Gesetzlichen Krankenversicherung (GKV). Abrechnung nach EBM '96

Primärkassen = die im Sozialgesetzbuch V (SGB V) genannten Kassen:
- Allgemeine Ortskrankenkassen (AOK),
- Landwirtschaftliche Krankenkassen (LKK),
- Betriebskrankenkassen (BKK),
- Innungskrankenkassen (IKK),
- Bundesknappschaft,
- Seekasse.

**Tabelle 3.** Ersatzkassen

Barmer Ersatzkasse (BEK), Wuppertal-Barmen,
Deutsche Angestellten Krankenkasse (DAK), Hamburg,
Kaufmännische Krankenkasse Halle (KKH), Hannover,
Techniker-Krankenkasse (TKK), Hamburg- Wandsbek,
Hamburg-Münchener Ersatzkasse (HaMü), Hamburg,
Hanseatische von 1826 Merkur (HEK), Hamburg,
Handelskrankenkasse (HKK), Bremen,
Schwäbisch-Gmünder-Ersatzkassen (SGEK), Schwäbisch Gmünd,
Gärtner-Krankenkasse (GKK), Hamburg,
Braunschweiger Kasse (Braunschweiger), Hamburg,
Hamburgische Zimmererkrankenkasse (Zimmerer), Hamburg,
Neptunkrankenkasse für Binnenschiffahrt (Neptun), Hamburg,
Buchdrucker-Krankenkasse (Buchdrucker), Hannover,
Krankenkasse Eintracht (Eintracht), Heusenstamm.

1890 gehörten der GKV nur 13% der Bevölkerung an, während heute bereits mehr als 90% der Bürger unseres Landes Pflichtmitglied oder freiwilliges Mitglied einer der zahlreichen Gesetzlichen Krankenversicherungen (Tabelle 2) oder einer Ersatzkasse (Tabelle 3) sind.

Daneben gibt es außerhalb der GKV Leistungsträger, bei denen nach BMÄ '96 (Tabelle 4) bzw. nach E-GO '96 (Tabelle 5) abgerechnet wird.

**Tabelle 4.** Leistungsträger außerhalb der GKV, bei denen nach BMÄ '96 abgerechnet wird

| |
|---|
| Sozialhilfe, |
| Bundesversorgungsgesetz. |

**Tabelle 5.** Leistungsträger außerhalb der GKV, bei denen nach EGO '96 abgerechnet wird

| | |
|---|---|
| Bundesgrenzschutz, | Ziviler Ersatzdienst, |
| Bundeswehr, | Bereitschaftspolizei. |

Über nahezu 90 Jahre bildete die am 19.7.1911 erlassene *Reichsversicherungsordnung (RVO)* die Grundlage für ein im Laufe der Zeit auf mehr als 18.000 Paragraphen angewachsenes Gesetzeswerk, das seitdem die Beziehungen zwischen Arzt und Patient grundlegend verändert hat.

Am 1.1.1989 ist das *Gesundheitsreformgesetz (GRG)* in Kraft getreten. Dadurch wurde die alte, jahrzehntelang gültige RVO abgelöst. Das GRG ist Teil des *Sozialgesetzbuches V (SGB V)*.

**Merke**
Das Sozialgesetzbuch V (SGB V) ist das „Grundgesetz" des Vertragsarztes und sollte von jedem Arzt in seinen wichtigsten Passagen gekannt werden.

Das GRG wurde am 1.1.1993 durch das *Gesundheitsstrukturgesetz (GSG)* abgelöst (vgl. 1.2).

### 1.1.1 Anspruch des Bürgers auf Gesundheitsleistungen

SGB I definiert in § 5 die „Soziale Entschädigung bei Gesundheitsschäden":

*„Wer einen Gesundheitsschaden erleidet, für dessen Folgen die staatliche Gemeinschaft in Abgeltung eines besonderen Opfers oder aus anderen*

*Gründen nach versorgungsrechtlichen Grundsätzen einsteht, hat ein Recht auf*

- *die notwendigen Maßnahmen zur Erhaltung, zur Besserung und zur Wiederherstellung der Gesundheit und der Leistungsfähigkeit und angemessene wirtschaftliche Versorgung.*

*Ein Recht auf angemessene wirtschaftliche Versorgung haben auch die Hinterbliebenen eines Beschädigten."*

Das Sozialgesetzbuch (§ 11 SGB I) unterscheidet bei den Sozialleistungen der *Krankenversicherung* die Naturalleistungen von den Geldleistungen (Abb. 1).

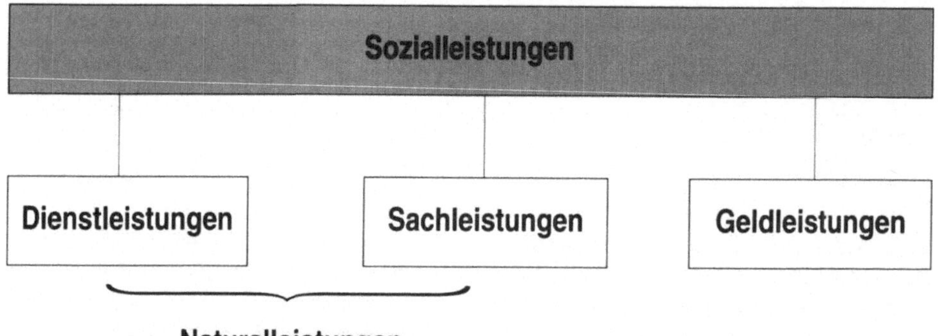


**Abb. 1.** Aufgliederung der Sozialleistungen in Naturalleistungen und Geldleistungen (nach § 11 SGB I) [6]

§ 2 Abs. 2 SGB V spricht von *„Sach- und Dienstleistungen"*. Diese können wiederum unter dem Begriff „Naturalleistungen" zusammengefaßt werden. Die ärztliche und zahnärztliche Behandlung sowie z.B. die Behandlung durch Krankengymnasten, Masseure, Logopäden sind hierbei den Dienstleistungen zuzuordnen, die Versorgung mit Arznei- und Hilfsmitteln den Sachleistungen [6].

**Merke**

Leistungen der Krankenversicherung, die „in natura" (d.h. *nicht* als *Kostenerstattung* für selbstbeschaffte Heilbehandlung o.ä. wie in anderen Staaten) zu leisten sind, werden als *Naturalleistung* bezeichnet.

Dieser Rechtsanspruch eines jeden Bürgers ist Ausdruck des Sozialstaates Bundesrepublik Deutschland. Damit unterscheidet sich die soziale Sicherung des Bürgers in Deutschland grundlegend von derjenigen z.B. in den USA.

### 1.1.2 Gesetzliche Krankenversicherung (GKV)

Die *Gesetzliche Krankenversicherung (GKV)* nach dem SGB als Zweig der Sozialversicherung deckt die Risiken ab, die sich im Krankheitsfall in Form von Behandlungskosten und Einkommensausfall ergeben. Die Regelleistungen umfassen Maßnahmen zur Früherkennung von Krankheiten, Mutterschaftshilfe und sonstige Hilfen (Schwangerschaftsabbruch, Sterilisation), Sterbegeld und Familienhilfe. Eine subsidiäre Leistungspflicht besteht in Bezug auf Leistungen zur Rehabilitation (vgl. 5) [10].

Im SGB V wird in § 1 *„Solidarität und Eigenverantwortung"* des weiteren ausgeführt:

*„Die Krankenversicherung als Solidargemeinschaft hat die Aufgabe, die Gesundheit der Versicherten zu erhalten, wiederherzustellen oder ihren Gesundheitszustand zu bessern."*

**Merke**
„Die Versicherten sind für ihre Gesundheit mitverantwortlich; sie sollen durch eine gesundheitsbewußte Lebensführung, durch frühzeitige Beteiligung an gesundheitlichen Vorsorgemaßnahmen sowie durch die aktive Mitwirkung an Krankenbehandlung und Rehabilitation beitragen, den Eintritt von Krankheit und Behinderung zu vermeiden oder ihre Folgen zu überwinden. Die Krankenkassen haben den Versicherten dabei durch Aufklärung, Beratung und Leistungen zu helfen und auf gesunde Lebensverhältnisse hinzuwirken" (§ 1 SGB V).

Die Krankenkassen stellen den Versicherten Leistungen unter Beachtung des Wirtschaftlichkeitsgebotes (vgl. 3.1) zur Verfügung, soweit diese Leistungen nicht der Eigenverantwortung der Versicherten zugerechnet werden.

Der Versicherte in der GKV hat nach § 11 Abs. 1 SGB I Anspruch auf Leistungen
- Förderung der Gesundheit,
- Verhütung von Krankheiten,
- Früherkennung von Krankheiten (vgl. 2.5),
- Behandlung einer Krankheit,
- Schwerpflegebedürftigkeit (vgl. 4.1).

Daneben besteht Anspruch auf *Sterbegeld* (vgl. 1.1.2.1).

Auf Leistungen besteht kein Anspruch, wenn sie als Folge eines *Arbeitsunfalls* (vgl. 9.4.2) oder einer Berufskrankheit (vgl. 9.4.4) im Sinne der gesetzlichen Unfallversicherung zu erbringen sind.

**Merke**
„Behandlungsmethoden, Arznei- und Heilmittel der besonderen Therapierichtungen sind nicht ausgeschlossen" (§ 2 Abs. 1 SGB V).

Auf § 2 Abs. 2 SGB V beziehen sich zunehmend die Krankenkassen bei Erstattung von Leistungen, die nicht in den gemeinsamen Verträgen mit den KVen als Regelleistungen festgelegt sind (z.B. Akupunktur, Jazztanz).

Grundsätzlich muß jedoch bei der Gewährung jeglicher Leistung die Aufforderung des Gesetzgebers berücksichtigt werden:

**Merke**
„Qualität und Wirksamkeit der Leistungen haben dem allgemein anerkannten Stand der medizinischen Erkenntnisse zu entsprechen und den medizinischen Fortschritt zu berücksichtigen" (§ 2 Abs. 1 SGB V).

#### *1.1.2.1 Leistungen der GKV*

Nach dem Recht der Gesetzlichen Krankenversicherung können in Anspruch genommen werden (§ 21 Abs. 1 SGB V):

1. Leistungen zur Förderung der Gesundheit, zur Verhütung und zur Früherkennung von Krankheiten;
2. bei Krankheit Krankenbehandlung, insbesondere
   a) ärztliche und zahnärztliche Behandlung,
   b) Versorgung mit Arznei, Verband-, Heil- und Hilfsmitteln,
   c) häusliche Krankenpflege und Haushaltshilfe,
   d) Krankenhausbehandlung,
   e) medizinische und ergänzende Leistungen zur Rehabilitation,
   f) Betriebshilfe für Landwirte,
   g) Krankengeld;
3. bei Schwangerschaft und Mutterschaft ärztliche Betreuung, Hebammenhilfe, stationäre Entbindung, häusliche Pflege, Haushaltshilfe, Betriebshilfe für Landwirte, Mutterschaftsgeld, Entbindungsgeld;
4. Hilfe zur Familienplanung und Leistungen bei nichtrechtswidriger Sterilisation und bei nichtrechtswidrigem Schwangerschaftsabbruch; Sterbegeld.

#### *1.1.2.2 Gesundheitsförderung, Krankheitsverhütung*

Grundsätzlich sind die *„Versicherten für ihre Gesundheit mitverantwortlich"* (§ 1 SGB V) (vgl. 1.1.2).

Darüber hinaus haben die Krankenkassen „ihre Versicherten allgemein über Gesundheitsgefährdungen und über die Verhütung von Krankheiten aufzuklären und darüber zu beraten, wie Gefährdungen vermieden und Krankheiten verhütet werden können".

Die Krankenkasse kann in der Satzung *Ermessensleistungen* zur Erhaltung und Förderung von Gesundheit und zur Verhütung von Krankheiten vorsehen. Die Kassen können *Selbsthilfegruppen* und *-kontaktstellen* mit gesundheitsfördernder oder rehabilitativer Zielsetzung durch Zuschüsse fördern. Schließlich sollen die Kassen bei der Durchführung von Maßnahmen zur Gesundheitsförderung und Krankheitsverhütung mit den Kassenärztlichen Vereinigungen und mit auf diesem Gebiet bereits tätigen und erfahrenen Ärzten sowie mit den dafür zuständigen Stellen, insbesondere den Gesundheitsämtern und der Bundeszentrale für gesundheitliche Aufklärung, eng zusammenarbeiten (§ 20 SGB V).

### *1.1.2.3 Krankenbehandlung*

Versicherte haben nach § 27 SGB V „Anspruch auf *Krankenbehandlung*, wenn sie notwendig ist, um eine Krankheit zu erkennen, zu heilen, ihre Verschlimmerung zu verhüten oder Krankheitsbeschwerden zu lindern".

Die Krankenbehandlung umfaßt
- ärztliche Behandlung,
- zahnärztliche Behandlung einschließlich der Versorgung mit Zahnersatz,
- Versorgung mit Arznei-, Verband-, Heil- und Hilfsmittel,
- Krankenhausbehandlung,
- medizinische und ergänzende Leistungen zur Rehabilitation sowie
- Belastungserprobung und Arbeitstherapie.

Zur Krankenbehandlung gehören auch Leistungen zur Herstellung der *Zeugungs- oder Empfängnisfähigkeit*, wenn diese Fähigkeit nicht vorhanden war oder durch Krankheit oder wegen einer durch Krankheit erforderlichen Sterilisation verloren gegangen war (§ 27 Abs. 1 SGB V).

### *1.1.2.4 Arznei- und Verbandmittel, Heilmittel, Hilfsmittel*

Versicherte haben Anspruch auf Versorgung mit *Arznei-* und *Verbandmitteln*.

Die Versicherten haben ferner Anspruch auf die Versorgung mit Seh- und Hörhilfen, Körperersatzstücken, orthopädischen und anderen *Hilfsmitteln*, die im Einzelfall erforderlich sind, um den Erfolg der Krankenbehandlung zu sichern oder eine Behinderung auszugleichen, soweit die Hilfsmittel als allgemeine Gebrauchsgegenstände des täglichen Lebens anzusehen sind.

**Definition „Arzneimittel"** *Arzneimittel* sind Mittel, die zur Heilung, Linderung oder Erkennung einer Krankheit erforderlich sind und im wesentlichen auf den inneren Organismus durch Einnehmen, Einlauf, Injektion oder Einreiben einwirken [6].

**Definition von „Heilmittel"** *Nichtsächliche Mittel* (Dienstleistungen) die vorwiegend äußerlich auf den Körper zur Heilung oder Linderung einer Krankheit einwirken (im Gegensatz zu „Arzneimittel", die vorwiegend innerlich auf den Körper einwirken), z. B. Massagen, Bäder, Packungen, Krankengymnastik, Sprachtherapie, Beschäftigungstherapie, Bestrahlungen [mod. nach 6].

**Definition „Hilfsmittel"** *Sächliche Mittel*, die im Gegensatz zu „Heilmitteln" zwar nicht durch äußere Einwirkung eine Krankheit heilen oder lindern, die jedoch durch ersetzende, unterstützende und entlastende Wirkung dem Kranken helfen, mit der Krankheit oder ihren Folgen zu leben, insbesondere nach der Krankheit, die durch Verunstaltung oder Verkrüppelung beseitigte oder gefährdete Arbeitsfähigkeit wiederherzustellen oder zu sichern, z. B. Körperersatzstücke, Stöcke, Krücken, Krankenfahrstühle, Brillen, Hörgeräte, sowie das notwendige Zubehör [mod. nach 6].

Die von einer Verordnung zu Lasten der GKV ausgeschlossenen Arzneimittel finden sich in Kapitel 3.3.

Die Begründung für den Ausschluß von Heil- und Hilfsmittel ergibt sich aus § 34 SGB V:

„Der Bundesminister für Gesundheit kann durch Rechtsverordnung mit Zustimmung des Bundesrates *Heil- und Hilfsmittel von geringem oder umstrittenem therapeutischen Nutzen oder geringem Abgabepreis* bestimmen, deren Kosten die Krankenkasse nicht übernimmt."

#### *1.1.2.5 Krankenhausbehandlung, vor- und nachstationäre Behandlung*

Die Krankenhausbehandlung ist eine Leistung der GKV (§ 39 SGB V). Die *Krankenhausbehandlung* kann erbracht werden:

- vollstationär,
- teilstationär,
- vor- oder nachstationär,
- ambulant bei ambulantem Operieren.

Die Versicherten haben Anspruch auf vollstationäre Behandlung in einem zugelassenen Krankenhaus, wenn die *Aufnahme nach Prüfung durch das Krankenhaus* erforderlich ist, weil das Behandlungsziel nicht durch teilstationäre, vor- oder nachstationäre oder ambulante Behandlung einschließlich häuslicher Krankenpflege erreicht werden kann (§ 39 Abs. 1 SGB V).

Die Krankenhausbehandlung umfaßt im Rahmen des Versorgungsauftrages des Krankenhauses neben der ärztlichen Behandlung die Krankenpflege, Versorgung mit Arznei-, Heil- und Hilfsmitteln sowie Unterkunft und Verpflegung.

**Merke**
Während der stationären Behandlung dürfen in der Regel durch den Vertragsarzt keine ärztlichen Leistungen bzw. Verordnungen zu Lasten der GKV veranlaßt werden!

Die Krankenhauspflege ist unbegrenzt zu gewähren, es gibt also keine Aussteuerung!

Anspruch auf Krankenhausbehandlung besteht auch zur *Entbindung* und zwecks nichtrechtswidriger *Sterilisation* oder nichtrechtswidrigem *Schwangerschaftsabbruch*.

Im GSG (vgl. 1.2) ist geregelt, daß die *vor- und nachstationäre Behandlung* nur aufgrund einer vertragsärztlichen Verordnung von Krankenhausbehandlung stattfindet. Das Krankenhaus kann in diesem Fall den Versicherten ambulant behandeln, um
- die Erforderlichkeit einer vollstationären Krankenhausbehandlung zu klären oder die vollstationäre Krankenhausbehandlung vorzubereiten *(vorstationäre Behandlung)* oder
- im Anschluß an eine vollstationäre Krankenhausbehandlung den Behandlungserfolg zu sichern *(nachstationäre Behandlung)*.

Die vorstationäre Behandlung ist begrenzt auf 3 Behandlungstage innerhalb von 5 Tagen nach der Verordnung; die nachstationäre Behandlung ist begrenzt auf 7 Behandlungstage innerhalb von 14 Tagen nach der Entlassung aus vollstationärer Behandlung, wobei die Frist von 14 Tagen (nicht dagegen die Zahl der Behandlungstage) in medizinisch begründeten Einzelfällen im Einvernehmen mit dem einweisenden Arzt verlängert werden kann.

**Merke**
Das Krankenhaus hat den einweisenden Arzt über die vor- und nachstationäre Behandlung unverzüglich zu unterrichten (§ 115 A Abs. 2 SGB V).

### 1.1.3 Sicherstellung der Versorgung

Die vertragsärztliche Versorgung ist durch schriftliche Verträge der Kassenärztlichen Vereinigungen mit den Verbänden der Krankenkassen so zu regeln, daß eine
- ausreichende,
- zweckmäßige und
- wirtschaftliche Versorgung der Versicherten unter Berücksichtigung des
- allgemein anerkannten Standes der medizinischen Erkenntnisse gewährleistet ist und die ärztlichen Leistungen angemessen vergütet werden (§ 72 Abs. 2 SGB V).

**Beachte** Von einer *„optimalen"* oder gar *„maximalen"* ärztlichen Versorgung ist im Gesetzestext nirgendwo die Rede!

**Merke**
Der Forderung nach einer „angemessenen Vergütung" der ärztlichen Leistungen im SGB V stehen die Formulierungen im GSG bezüglich der Beitragssatzstabilität und der damit verbundenen Budgetierung entgegen!

### 1.1.4 Bedarfsplanung und Altersgrenze

Das GSG beinhaltet als eine seiner wichtigsten Maßnahmen eine Einführung der *Zulassung als Vertragsarzt* auf dem Stand vom 31.12.1990. Alle künftigen Zulassungen zur vertragsärztlichen Tätigkeit haben sich an *Bedarfszahlen* zu orientieren, die von Kassen und KVen neu festzulegen sind.

Schon heute ist jedoch sicher, daß – in Abhängigkeit vom Fachgebiet – 70 bis 90% der Planungsbereiche als überversorgt gelten. Damit werden zusätzliche Niederlassungen in bereits laufenden Praxen extrem schwierig [2].

Bei Vertragsärzten, die am 1. Januar 1999 das 68. Lebensjahr bereits vollendet haben, endet die Zulassung an diesem Tag (Art. 33 § 1 GSG).

### 1.1.5 Gliederung der vertragsärztlichen Versorgung in Hausärzte und Fachärzte

Durch das GSG wurde erstmals eine Gliederung der vertragsärztlichen Versorgung in Hausärzte und Fachärzte verbindlich vorgegeben. Auch der Deutsche Ärztetag von 1994 hat die unterschiedliche Aufgabenstellung von „Allgemeinarzt" und „Spezialist" herausgearbeitet (vgl. 1.5).

Die vertragsärztliche Versorgung gliedert sich nach § 73 Abs. 1 SGB V in
- die hausärztliche und
- die fachärztliche Versorgung.

Die *hausärztliche Versorgung* beinhaltet insbesondere
1. die allgemeine und fortgesetzte ärztliche Betreuung eines Patienten in Diagnostik und Therapie bei Kenntnis seines häuslichen und familiären Umfeldes;
2. die Koordination diagnostischer, therapeutischer und pflegerischer Maßnahmen;
3. die Dokumentation, insbesondere die Zusammenführung, Bewertung und Aufbewahrung der wesentlichen Behandlungsdaten, Befunde und Berichte aus der ambulanten und stationären Versorgung (vgl. 6.1.4);
4. die Einleitung oder Durchführung präventiver und rehabilitativer Maßnahmen sowie die Integration nichtärztlicher Hilfen und flankierender Dienste in die Behandlungsmaßnahme.

An der hausärztlichen Versorgung nehmen teil
- Ärzte für Allgemeinmedizin und Ärzte ohne Gebietsbezeichnung,
- Kinderärzte;
- Internisten ohne Teilgebietsbezeichnung wählen, ob sie an der hausärztlichen oder an der fachärztlichen Versorgung teilnehmen.

Soweit Kinderärzte und Internisten bereits am 1. Januar 1993 an der vertragsärztlichen Versorgung teilgenommen hatten, mußten sie ihre Wahl bis zum 31. Dezember 1995 getroffen haben, in welcher Form sie an der vertragsärztlichen Versorgung mitwirken.

Der Zulassungsausschuß kann Ärzten für Allgemeinmedizin und Ärzten ohne Gebietsbezeichnung, die im wesentlichen spezielle Leistungen erbringen, auf deren Antrag die Genehmigung zur ausschließlichen Teilnahme an der fachärztlichen Versorgung erteilen (z.B. Proktologie, Phlebologie, Psychotherapie).

Die im SGB V und im GSG vorgesehene Gliederung der vertragsärztlichen Versorgung in eine hausärztliche und in eine fachärztliche Versorgung hat – auch als Folge gezielter Fehlinformationen – zu einer erheblichen Verunsicherung unter den Vertragsärzten geführt. Ziel der gesetzlichen Regelung war es, der hausärztlichen Versorgung neben der fachärztlichen Versorgung jenen Stellenwert einzuräumen, der im Grundsatzbeschluß der Ärzteschaft immer wieder gefordert worden ist.

## 1.2 Gesundheitsstrukturgesetz (GSG)

Das am 1. Januar 1993 auf der Grundlage des SGB in Kraft getretene Gesundheitsstrukturgesetz (GSG) und die damit verbundenen tiefen Einschnitte in das System der sozialen Krankenversicherung haben einen Strukturwandel bedingt, wie es ihn in der mehr als 60jährigen Geschichte der kassenärztlichen Versorgung noch nicht gegeben hat.

Angesichts der überproportionalen Ausgabenbelastung der Gesetzlichen Krankenversicherung in den letzten Jahren ist auch von der Vertragsärzteschaft die Notwendigkeit struktureller Änderungen nicht bestritten worden. Entscheidend für den Ausgang des Gesetzgebungsverfahrens war die Einigung der Regierungskoalition von CDU/CSU/FDP und der SPD-Opposition in einer Klausurtagung in Lahnstein auf gemeinsame politische Eckpunkte für dieses Gesetz.

Das GSG ist – neben zugegebenermaßen manchen sinnvollen strukturellen Verbesserungen für die Hausärzteschaft – ohne Frage das für die Gesamtärzteschaft bisher fatalste Spargesetz. Mindestens ebenso große Belastungen wie den Kassenärzten (durch das GSG „Vertragsärzte") werden den Kassenzahnärzten zugemutet. Hier kommen gravierende strukturelle Eingriffe des Gesetzgebers in der Honorarverteilung hinzu. Pharmaindustrie und Apotheker werden ebenfalls kräftig zur Kasse gebeten. Leider sind die Krankenhäuser nicht ausreichend in die Budgets eingebunden worden.

### 1.2.1 Änderungen im Leistungsrecht der GKV

Das GSG beinhaltet zahlreiche Änderungen im Leistungsrecht der GKV:
- Wahlrecht für freiwillige Mitglieder zwischen Sachleistung oder Kostenerstattung,
- Wegfall der Impfungen vor Auslandsreisen (z.B. Cholera, Typhus),
- Förderung von Selbsthilfegruppen,
- Zuzahlungsregelungen (Arzneimittel, Heilmittel, physikalische Therapie außerhalb der Arztpraxis, Krankenhaus, Fahrtkosten).

Die Änderungen im Leistungsrecht der GKV sollen auch für den beihilfeberechtigten Personenkreis (Beamte) nachvollzogen werden.

### 1.2.2 Bedarfsplanung und Zulassung

Der niedergelassene Arzt wird auf Antrag durch einen Verwaltungsakt von Kassen und KV zum *„Vertragsarzt"*, der für die Primärkassen und Ersatzkassen (vgl. 1.2 und 1.4.1) zugelassen ist.

Ab 1.1.1999 können Ärzte nur noch aufgrund arztgruppenbezogener gesetzlich neu festgelegter Verhältniszahlen mit Regelung des Verhältnisses von Hausärzten zu Fachärzten (strikte *„Bedarfszulassung"*) zugelassen werden.

Eine Zusammenfassung der wesentlichen Regelungen des GSG im Bereich des Zulassungswesens gibt Tabelle 6.

**Tabelle 6.** Regelungen durch das GSG '93 im Bereich des Zulassungswesens im Überblick

1. Zulassungsbeschränkungen,
2. Assistentengenehmigung,
3. Altersgrenze,
4. Praxisweitergabe,
5. Vertreterqualifikation,
6. Pflichtweiterbildung,
7. hausärztliche/fachärztliche Versorgung,
8. kollektiver Zulassungsverzicht,
9. Polikliniken (neue Bundesländer),
10. Leistungen in Krankenhäusern.

### 1.2.3 Weiterbildungspflicht

Ab dem 1. Januar 1994 wurde als Voraussetzung für die *Eintragung* in das *Arztregister* und damit als Voraussetzung für die Kassenzulassung die bisher einjährige Vorbereitungszeit abgelöst durch den erfolgreichen Abschluß einer dreijährigen allgemeinmedizinischen oder anderen fachärztlichen Weiterbildung (also inkl. *Facharztprüfung*). Nach Auffassung des Berufsverbands der Allgemeinärzte Deutschlands – Hausärzteverband – e.V. (BDA) ist eine solche 3jährige allgemeinmedizinische Weiterbildung nicht angemessen für die zu vermittelnden Inhalte des Gebietes Allgemeinmedizin und damit nicht ausreichend. Angestrebt wird daher vom BDA in Übereinstimmung mit der Bundesärztekammer eine 5jährige Weiterbildungspflicht im Gebiet der Allgemeinmedizin.

## 1.3 Die KV und ihre Aufgaben

Die Kassenärztlichen Vereinigungen (KV) sind Körperschaften des Öffentlichen Rechts. Sie werden von den Kassenärzten („Vertragsärzten") ihres Bundeslandes zur Erfüllung der ihnen durch das Vertragsarztrecht (§ 72-106 SGB V) übertragenen Aufgaben der vertragsärztlichen Versorgung gemäß § 95 SGB V gebildet.

### 1.3.1 Geschichte

1923 wurde durch Gesetz festgelegt, daß nicht mehr einzelne Kassen mit einzelnen Ärzten Verträge abschließen durften, sondern Kassenverbände mit Ärztevereinen. 1931 schuf der Gesetzgeber die *Kassenärztlichen Vereinigungen (KV)* und stattete sie ein paar Jahre später mit dem Status einer öffentlich-rechtlichen Körperschaft aus; diese Stellung blieb auch nach dem Krieg – im Jahre 1953 bei der Neuerrichtung der Kassenärztlichen Bundesvereinigung (KBV) – beibehalten.

**Definition „Körperschaften des öffentlichen Rechts"**

*Körperschaften des öffentlichen Rechts* sind mitgliedschaftverfaßte und unabhängig vom Wechsel der Mitglieder bestehende Organisationen. Sie bestehen in der Regel aufgrund eines Gesetzes, sind deshalb rechtlich notwendig und erfüllen im öffentlichen Interesse liegende Aufgaben [7].

Sie sind gekennzeichnet durch
- Pflichtmitgliedschaft zur jeweiligen Körperschaft,
- vorgegebenem gesetzlichen Rahmen,
- Übernahme von hoheitlichen Aufgaben.

Die oberste Rechtsaufsichtsbehörde der KVen ist der jeweilige Minister für Arbeit und Soziales des jeweiligen Bundeslandes. Entsprechend gilt für die KBV der Bundesgesundheitsminister als oberste Rechtsaufsicht.

### 1.3.2 Organe und Aufgaben

Die *Kassenärztliche Bundesvereinigung (KBV)* besteht aus der Vertreterversammlung (VV) und dem Vorstand (Abb. 2).

Die KVen schließen Verträge mit den Krankenkassen ab und vertreten die Interessen aller in ihnen genossenschaftlich zusammengeschlossenen

**Vertreterversammlung**
**Vorsitzender und stellvertretender Vorsitzender**

**§§ 2, 3 der Satzung: 88 ordentliche Mitglieder, 22 außerordentliche Mitglieder**

| Kassenärztliche Vereinigung | o.M. | ao.M. | Kassenärztliche Vereinigung | o.M. | ao.M. | Kassenärztliche Vereinigung | o.M. | ao.M. |
|---|---|---|---|---|---|---|---|---|
| Bayern | 15 | 5 | Niedersachsen | 7 | 2 | Sachsen-Anhalt | 2 | – |
| Berlin | 5 | 1 | Nordbaden | 3 | 1 | Schleswig-Holstein | 3 | 1 |
| Brandenburg | 2 | – | Nordrhein | 11 | 4 | Südbaden | 2 | 1 |
| Bremen | 1 | – | Nord-Württemberg | 4 | 1 | Süd-Württemberg | 2 | 1 |
| Hamburg | 2 | 1 | Pfalz | 1 | – | Thüringen | 2 | – |
| Hessen | 7 | 2 | Rheinhessen | 1 | – | Trier | 1 | – |
| Koblenz | 1 | – | Saarland | 1 | – | Westfalen-Lippe | 8 | 3 |
| Mecklenburg-Vorp. | 2 | – | Sachsen | 5 | – | | | |

**Länderausschuß**

**§ 6 Abs. 4 und 5 der Satzung**

Erste Vorsitzende der KVen und zwei Vertreter der außerordentlichen Mitglieder

Teilnahmeberechtigt:
- stellv. Vorsitzende der KVen
- 2 Vertreter de ao.M.
- 1 Geschäftsführer/KV
- Vorsitzender des Finanzausschusses der KBV (bei Finanzfragen)

**Vorstand**

**§§ 2 und 6 der Satzung**

1. Vorsitzender
2. Vorsitzender
7 Beisitzer

**Geschäftsführung**

**Abb. 2.** Aufbau der Kassenärztlichen Bundesvereinigung (KBV)

Vertragsärzte. Die Aufsichtsbehörde ist der Minister für Arbeit, Gesundheit und Soziales des jeweiligen Bundeslandes.

In der Bundesrepublik Deutschland gibt es 23 KVen (Abb. 2).

Die Aufgaben der KVen teilen sich in:
- hoheitsrechtliche Funktionen,
- ordnungspolitische Funktionen (Abb. 3 ).

Zu den Aufgaben der KV zählen im einzelnen:
- *Sicherstellungsauftrag*: Vor Inkrafttreten des SGB V wirken nach § 72 Abs. 1 SGB V „Ärzte und Krankenkassen *gemeinsam* zur Sicherstellung der vertragsärztlichen Versorgung zusammen“.
- *Gewährleistungsauftrag:* Gewährleistung einer ordnungsgemäßen Durchführung der vertragsärztlichen Tätigkeit einschließlich des ambulanten Notfalldienstes.

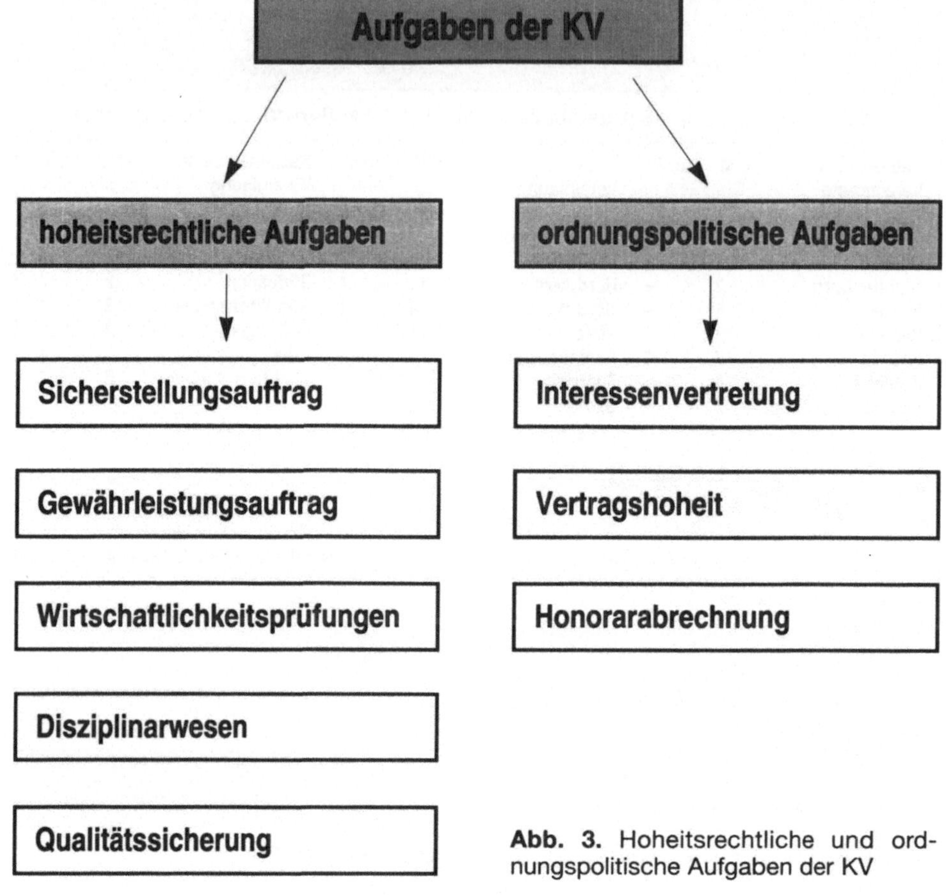


**Abb. 3.** Hoheitsrechtliche und ordnungspolitische Aufgaben der KV

- *Wirtschaftlichkeitsprüfung:* Überwachung der vertragsärztlichen Wirtschaftlichkeit durch paritätisch besetzte Prüfungsausschüsse (vgl. 3).
- *Disziplinarwesen:* Disziplinarische Befugnisse gegenüber Vertragsärzten, die ihre vertragsärztlichen Pflichten nicht oder nicht ordnungsgemäß erfüllen.
- *Qualitätssicherung:* Formulierung von Qualitätsnormen und deren Überwachung (vgl. 6.1.13).
- *Interessenvertretung:* Wahrung der Interessen der Mitglieder gegenüber den Krankenkassen.
- *Vertragshoheit:* Abschluß von Verträgen mit den Kassen im Auftrag der Vertragsärzte.
- *Honorarabrechnung:* Durchführung der Honorarverteilung.

## 1.4 Der Vertragsarzt

Durch den Akt der Zulassung durch den Zulassungsausschuß wird der niedergelassene Arzt zum „Vertragsarzt" (vgl. 1.2.2). Da über 90 % unserer Bevölkerung Mitglied der GKV sind, hat der Vertragsarzt (früher „*Kassenarzt*") auch Zugang zur ärztlichen Versorgung nahezu der gesamten Bevölkerung. Der *Privatarzt* alter Struktur bietet heute für die allermeisten Kollegen keine wirtschaftliche Existenzgrundlage mehr.

### 1.4.1 Pflichten

Der Vertragsarzt ist neben der ambulanten ärztlichen Versorgung von Anspruchsberechtigten der Gesetzlichen Krankenkassen auch zur Behandlung der Postbeamten A, der Kriegshinterbliebenen, der Zivildienstleistenden, des Bundesgrenzschutzes und der Bundeswehr berechtigt (vgl. Tabelle 5).

Der Gesetzgeber sieht eine abgestufte Behandlungszuständigkeit für die vertragsärztliche Versorgung vor:
- *Ärzte der hausärztlichen Versorgungsebene:* Allgemeinärzte, Internisten und Pädiater,
- *Ärzte der spezialistischen Versorgungsebene:* alle anderen niedergelassenen Fachärzte,
- *Ermächtigte Krankenhausärzte,*
- *Ermächtigte Institutionen.*

**Merke**
Die *Polikliniken* an den Universitäten sind von der vertragsärztlichen Versorgung ausgeschlossen. Ihre Diagnostik und Therapie soll ausschließlich der Forschung und Lehre dienen.

Rechte und Pflichten des Vertragsarztes sind im Bundesmantelvertrag/Ärzte (BMV-Ä), Arzt-Ersatzkassen-Vertrag (EKV) und Knappschaftsarztvertrag niedergelegt.

### 1.4.2 Zulassungsrecht

Die *Zulassung* erfolgt für den Ort der Niederlassung (Vertragsarztsitz). Die rechtskräftige Zulassung bewirkt für den Vertragsarzt, daß er Mitglied seiner Kassenärztlichen Vereinigung (KV) wird und zur Teilnahme an der vertragsärztlichen Versorgung berechtigt und verpflichtet ist. Mit der Zulassung werden die vertraglichen Bestimmungen über die vertragsärztliche Versorgung für den Vertragsarzt verbindlich.

Einen *Antrag auf Zulassung als Vertragsarzt* kann nur stellen, wer ins *Arztregister* einer KV eingetragen ist. Die Eintragung erfolgt auf Antrag und ist gebührenpflichtig. Sie hat folgende Voraussetzungen:
- Approbation als Arzt,
- die abgeschlossene *Facharztweiterbildung* einschließlich *Facharztprüfung,*
- die Ableistung einer *Vorbereitungszeit* auf die vertragsärztliche Tätigkeit (gegenwärtig 6 Monate). Angerechnet werden nur Tätigkeiten von mindestens zusammenhängend 3 Wochen. Beachte: Der Zulassungsantrag muß schriftlich beim Zulassungsausschuß der KV, in deren Zulassungsbezirk der gewählte Ort der Niederlassung liegt, gestellt werden. Der Ort der Niederlassung ist anzugeben.

Dem Antrag müssen beigefügt werden:
- ein Auszug aus dem *Arztregister*,
- eine Bescheinigung über die seit der Approbation ausgeübten ärztlichen Tätigkeiten,
- die Facharztanerkennung,
- eine Bescheinigung über die Teilnahme an einem vertragsärztlichen Einführungslehrgang,
- Lebenslauf,
- polizeiliches Führungszeugnis,
- eine Erklärung über die zum Zeitpunkt der Antragstellung bestehenden Dienst- und Beschäftigungsverhältnisse,
- eine Erklärung des Arztes über mögliche Abhängigkeit und frühere Entziehungskuren.

Zum 1. Januar 1993 (GSG '93) wurden die *Kriterien für Überversorgung* gesetzlich neu gefaßt und die *Kriterien für die Zulassungsbeschränkungen* wesentlich verschärft, so daß in überversorgten Regionen für bestimmte Arztgruppen Zulassungsbeschränkungen eingetreten sind.

Hinsichtlich der Verfassungsmäßigkeit solcher Zulassungsbeschränkungen ist der Gesetzgeber zu folgendem Schluß gekommen: „Bei der Abwägung zwischen der Finanzierbarkeit der Gesetzlichen Krankenversicherung und dem Recht eines jeden Arztes auf Zugang zum Kassenarztsystem hat die Sicherung der GKV Vorrang."

### 1.4.3 Überversorgung

*Überversorgung* liegt vor, wenn der allgemeine bedarfsgerechte Versorgungsgrad, der vom Bundesausschuß der Ärzte und Krankenkassen auf der Grundlage des tatsächlichen Versorgungsstandes vom 31. Dezember 1990 für eine Arztgruppe in einem *Planungsbereich* festgelegt wird, *um mehr als 10% überschritten* wird. In diesem Fall ist der jeweilige Landesausschuß der Ärzte und Krankenkassen verpflichtet, eine *Zu-*

*lassungsbeschränkung* für die betreffende Arztgruppe auszusprechen; er hat insoweit keinen Ermessensspielraum. Die regionalen Planungsbereiche sollen den Stadt- und Landkreisen entsprechen.

Die Abstimmungs- und Rechenvorgänge bei der bundeseinheitlichen Ermittlung des allgemeinen bedarfsgerechten Versorgungsgrades durch den Bundesausschuß der Ärzte und Krankenkassen sind kompliziert.

In jüngster Zeit kommt ein völlig neuer Aspekt der durch das GSG '93 angeordneten Zulassungsbeschränkungen zum Tragen. Gerade in ländlichen Bereichen trifft es niedergelassene Allgemeinärzte zum Teil unvorbereitet und löst große Beunruhigung aus: Spezialisten lassen sich plötzlich auf der grünen Wiese nieder.

Die hohen Niederlassungszahlen der Gebietsärzte, die sich traditionell im städtischen Bereich mit Hauptschwerpunkt in den kreisfreien Städten deutlich gemacht hatten, führten dort verstärkt zu Zulassungsbeschränkungen. Die jetzt als eigenständige Planungsbereiche zu betrachtenden Landkreise hingegen stehen weit offen und suggerieren einen gewaltigen Arztbedarf. Dieser ist in Wahrheit natürlich gar nicht gegeben, da die Patienten vom Land zur Versorgung die Spezialisten in der Stadt aufsuchen [8].

Weiß der Facharzt, daß ihm der Allgemeinarzt regelmäßige Überweisungen zukommen läßt, so wird er selbst weniger Veranlassung haben, in der Versorgung „zu wildern" und damit eine direkte Konkurrenz aufzubauen [8].

## 1.5 Der Hausarzt und seine Funktion

Immer häufiger wird heute im berufs- und gesundheitspolitschen Zusammenhang vom *Hausarzt* gesprochen, wenn es um eine rasche, preiswerte und kompetente ärztliche Versorgung der Bevölkerung geht.

„Mit Sicherheit ist es die Weiterbildung zum Facharzt für Allgemeinmedizin, die am ehesten für die Wahrnehmung hausärztlicher Versorgungsfunktionen qualifiziert", schreibt Kirch in „AOK im Dialog" [5].

### 1.5.1 Der Hausarzt aus der Sicht der deutschen Ärzteschaft

Der 97. Deutsche Ärztetag in Köln hat sich in seinem „Gesundheitspolitischen Programm der deutschen Ärzteschaft" u.a. auch ausführlich mit dem Hausarzt, insbesondere dem Allgemeinarzt, im Gegensatz zum Spezialisten, befaßt [3]:

*„Die hausärztliche Versorgung hat insbesondere folgende Leistungen sicherzustellen:*
- *die allgemeine und fortgesetzte ärztliche Betreuung eines Patienten in Diagnostik und Therapie bei Kenntnis seines häuslichen und familiären Umfeldes einschließlich der dazu erforderlichen Präsenz;*
- *die Hausbesuchstätigkeit;*
- *die Notfallversorgung;*
- *die Veranlassung diagnostischer, therapeutischer und pflegerischer Maßnahmen sowie ihre Koordination;*
- *die Dokumentation, insbesondere Zusammenführung, Bewertung und Aufbewahrung der wesentlichen Behandlungsdaten, Befunde und Berichte aus der ambulanten und stationären Versorgung;*
- *die Einleitung oder Durchführung präventiver und rehabilitativer Maßnahmen;*
- *die Integration nichtärztlicher Hilfen und flankierender Dienste in die Behandlungsmaßnahmen.*

*„Hierauf hat sich die hausärztliche Versorgung zu konzentrieren“* (Kapitel 8.3 Abs. 5).

*„Durch die Weiterbildungsordnung muß ein den Versorgungsbelangen entsprechendes, nach Fachgebieten etc. gegliedertes hausärztliches und spezialärztliches Leistungsspektrum definiert und gegenüber der Bevölkerung transparent gestaltet werden. Ein derart strukturiertes Versorgungsangebot entspricht den Bedürfnissen der Patienten und sichert die wirtschaftliche Verwendung der Mittel“* (Kapitel 8.3 Abs. 6).

*„Eine bessere Aufgabenteilung zwischen Hausärzten und Spezialärzten in der ambulanten ärztlichen Versorgung ist schrittweise zu realisieren. Die freie Arztwahl ist dabei aufrecht zu erhalten. Der unmittelbare Zugang des Patienten zu den in freier Praxis niedergelassenen Spezialisten muß auch in Zukunft erhalten bleiben. Bei Wahl eines Hausarztes durch den Patienten sollte die Inanspruchnahme von Spezialisten und Angehörigen anderer Heilberufe durch den Hausarzt koordiniert werden. Dies erfordert eine umfassende Dokumentation aller für die hausärztliche Betreuung eines Patienten notwendigen Befunde beim Hausarzt“* (Kapitel 8.3 Abs. 7).

Und die wohl wesentlichste Aussage in diesem sog. *„Blauen Papier“* lautet:

*„... Der Allgemeinarzt ist in erster Linie auf die Funktion des Hausarztes vorbereitet, er kann in umfassender Weise die gesundheitliche Betreuung des einzelnen und der Familie übernehmen und eine unkoordinierte, gleichzeitige Inanspruchnahme mehrerer Ärzte vermeiden, die nicht nur medizinisch oft sinnlos, sondern häufig auch unwirtschaftlich ist“* (Kapitel 18.5).

### 1.5.2 Die Funktionen des Hausarztes

Die Deutsche Gesellschaft für Allgemeinmedizin (DEGAM) beschreibt das Gebiet Allgemeinmedizin folgendermaßen:

*„Allgemeinmedizin ist die Akut- und Langzeitbehandlung von kranken Menschen mit körperlichen und seelischen Gesundheitsstörungen und die ärztliche Betreuung von Gesunden, unabhängig von Alter und Geschlecht, unter besonderer Berücksichtigung der Gesamtpersönlichkeit, der Familie und der sozialen Umwelt."*

Entsprechend dieser Definition leiten sich die fünf Funktionen des *Allgemeinarztes* her:
1. Die primärärztliche Funktion einschl. Sieb- und Notfallfunktion.
2. Die haus- und familienärztliche Funktion.
3. Die soziale Integrationsfunktion.
4. Die Gesundheitsbildungsfunktion.
5. Die Koordinationsfunktion.

## 1.6 Rechtsbeziehung zu Kassen und Patient

Der Vertragsarzt ist in eine *Übereckbeziehung* [4] zwischen Patient, Kasse und KV eingebunden (Abb. 4).

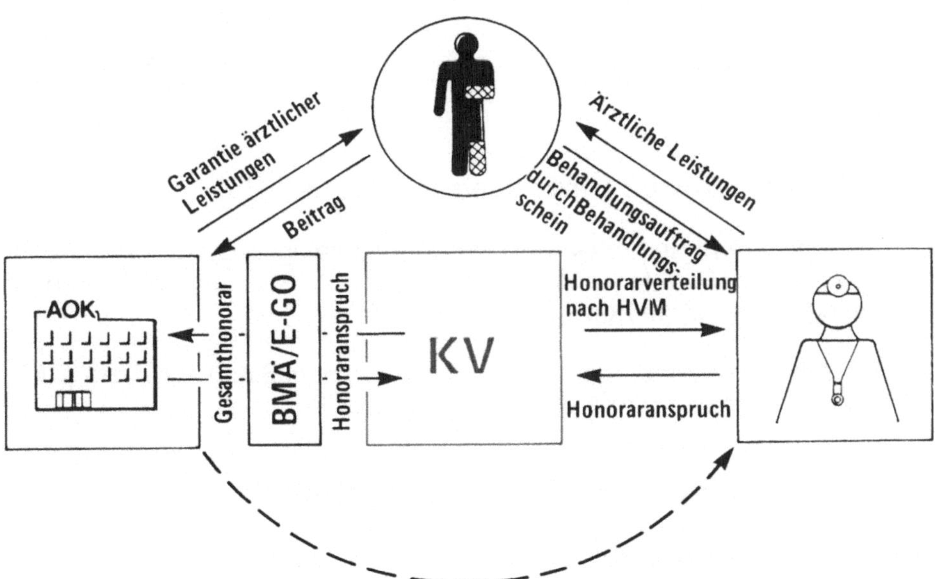


**Abb. 4.** Rechtsbeziehung zwischen Vertragsarzt, Patient, KV und Kasse im Hinblick auf die Honorarverteilung. Öffentlich-rechtliches Übereckverhalten

**Merke**
- Zwischen Krankenkasse und Vertragsarzt bestehen keine direkten vertraglichen Beziehungen.
- Zwischen Vertragsarzt und Patient besteht kein Dienstleistungsvertrag.

Obwohl *kein* Dienstleistungsvertrag zwischen Vertragsarzt und Patient besteht, haftet dennoch der Vertragsarzt wie bei einem Dienstleistungsvertrag. Dagegen besteht bei der Privaten Gebührenordnung (GOÄ) (vgl. Abb. 5 in 8.1.1) ein *direkter Dienstleistungsvertrag* zwischen Arzt und Patient.

## 1.7 Rechtsgrundlagen der Gebührenordnung

Das Arztrecht umfaßt die Summe der Rechtsnormen, unter denen der Arzt und seine Berufstätigkeit stehen. Diesen zahlreichen Gesetzen, Verordnungen und Satzungen für Berufsausbildung und Berufsausübung ist das EG-Recht übergeordnet.

Es bestehen zwei große Rechtsblöcke (Abb. 5):
- Allgemeines Arztrecht (Kammer),
- Vertragsarztrecht (KV).

Das SGB V sieht in § 87 die Erstellung eines *Einheitlichen Bewertungsmaßstabes (EBM)* vor.

### 1.7.1 Der Einheitliche Bewertungsmaßstab (EBM)

Der EBM bestimmt den *Inhalt* der abrechnungsfähigen Leistungen und ihr *wertmäßiges, in Punkten ausgedrücktes Verhältnis* zueinander. Darüber hinaus legt er die *Leistungslegenden* fest.

Der EBM ist die Grundlage für den *Bewertungsmaßstab für Ärzte (BMÄ '96)* und *Ersatzkassengebührenordnung (E-GO '96)*.

### 1.7.2 Die Gebührenordnung für Ärzte (GOÄ)

Die *Gebührenordnung für Ärzte (GOÄ)* wird aufgrund § 11 Bundesärzteordnung (BÄO) durch die Bundesregierung erlassen und durch den Bundesrat beschlossen (vgl. 8). Die GOÄ '96 gilt in erster Linie für Privatpatienten (Abb. 5).

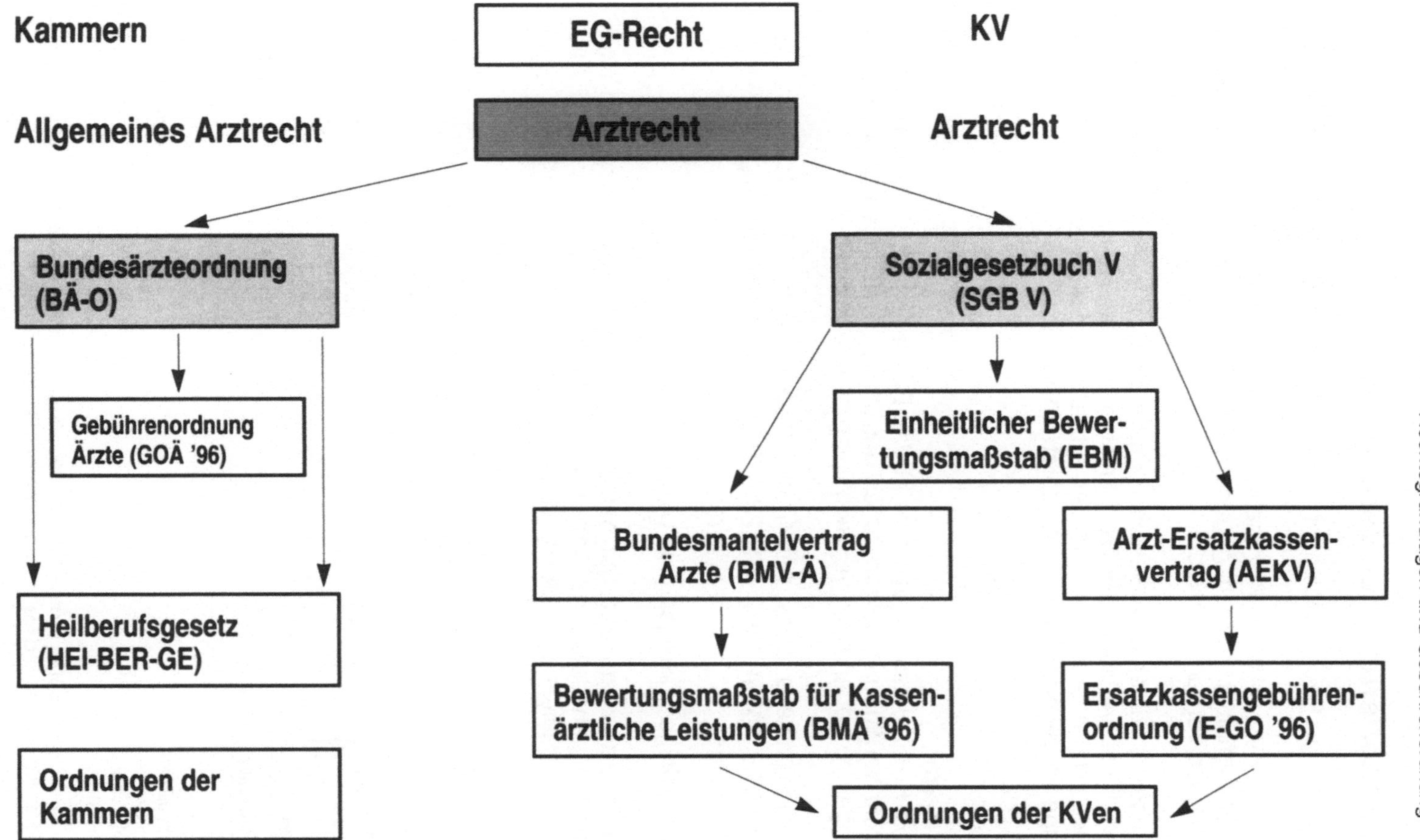


**Abb. 5.** Die Rechtsgrundlagen der ärztlichen Gebührenordnungen GOÄ '96 sowie BMÄ '96 und E-GO '96

## 1.8 Honorierung des Vertragsarztes

Es gibt keine Rechtsbeziehung zwischen Vertragsarzt und Krankenkasse (vgl. Abb. 4), sondern nur zwischen dem einzelnen Vertragsarzt und seiner KV. Die KV weist in Wahrnehmung ihres gesetzlichen Auftrags eine „Januskopfigkeit" sowohl gegenüber den Interessen der Kasse als auch denen des Vertragsarztes auf.

Die Kassen zahlen eine *Gesamtvergütung* mit befreiender Wirkung an die KVen. Diese verteilen das Geld im Rahmen des *Honorarverteilungsmaßstabes (HVM)* entsprechend der erbrachten Fallzahlen und Leistungsmenge an die einzelnen Vertragsärzte (Abb. 6).

**Merke**

Den Krankenkassen steht nicht das Recht zu, mit dem Vertragsarzt direkt Verbindung aufzunehmen und ihm Anweisungen oder Empfehlungen zu geben oder gar Richtlinien zu interpretieren.

Darüber hinaus ist es den Krankenkassen auch nicht erlaubt, mit bestimmten Arztgruppen Sonderverträge abzuschließen (sog. *„Einkaufsmodelle")*.

Die alleinige Vertragshoheit bleibt bei der KV!

Die Vertragsärzte sind gut beraten, trotz mancher Frustrationen nicht aus dem genossenschaftlichen Schutz der KV auszuscheren und kurzfristig ihr Heil in Einzelabschlüssen mit den Kassen zu suchen!

AOK
Krankenkasse
Gesamt-
vergütung
KV
Honorar-
verteilung
(HVM)
Kassenarzt
Festbetrag
Kopfpauschale
Fallpauschale
Einzelleistung
Mischsystem
Honorar nach Fallzahl
und Leistungsmenge

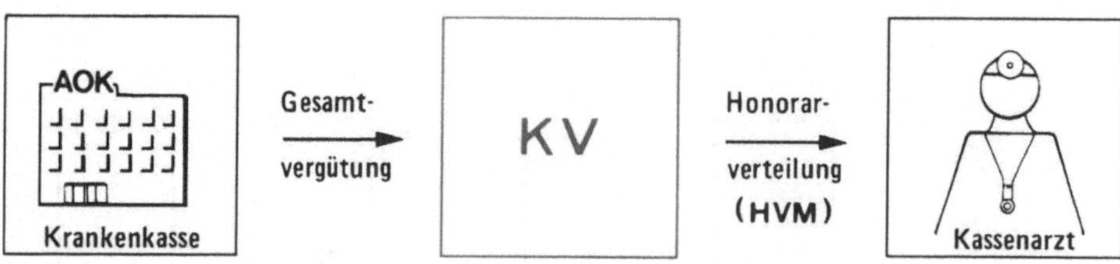

**Abb. 6.** Verschiedene Möglichkeiten der Vergütungsform zwischen Kasse und KV sowie zwischen KV und Vertragsarzt nach § 85 SGB V

Der Kassenarzt muß gegenüber der KV für seine Abrechnung einstehen, d.h. er muß sich um die Einhaltung einschlägiger Regelungen und Richtlinien selbst bemühen. Er hat sich im Rahmen der Delegation dieser Aufgabe davon zu überzeugen, daß die Abrechnung
- richtig,
- zuverlässig,
- pünktlich,

vorgenommen wird.

## 1.8.1 Vergütungsformen

Die Vergütungsformen zwischen Kasse und KV sowie zwischen KV und Vertragsarzt können sich grundlegend unterscheiden (vgl. Abb. 6).

Im Rahmen des Gesamthonorars zwischen Kasse und KV (§ 85 Abs. 2 SGB V) sind alle Vergütungsformen denkbar:
- Festbetrag,
- Kopfpauschale,
- Fallpauschale,
- Einzelleistungsvergütung,
- Mischsystem.

Bei der *Honorarverteilung* zwischen KV und Vertragsarzt muß das Honorar stets nach *Fallzahl* und *Leistungsmenge* gezahlt werden (§ 85 Abs. 4 SGB V).

Der Verteilungsmaßstab soll sicherstellen, daß eine übermäßige Ausdehnung der Tätigkeit des Vertragsarztes verhütet wird.

Eine reine *Pauschalvergütung* des Vertragsarztes ist im Gesetz nicht vorgesehen.

## 1.8.2 Kopf- und Fallpauschale

*Kopfpauschale*
Gesamthonorar nach Anzahl der Mitglieder (M) und Rentner (R) einer Gesetzlichen Krankenkasse. Dabei bleiben Familienversicherte (F) und Überweisungen (Ü) unberücksichtigt. Das Gesamthonorar setzt sich zusammen aus dem Festbetrag pro Kopf mal Anzahl der Köpfe (Abb. 7).

Nachteile
Das Risiko ansteigender Fallzahlen (Morbiditätsrisiko) liegt bei den Ärzten. Das Risiko der ärztlichen Leistungsmenge (Mengenausweitung) liegt ebenfalls bei den Ärzten (Abb. 7).

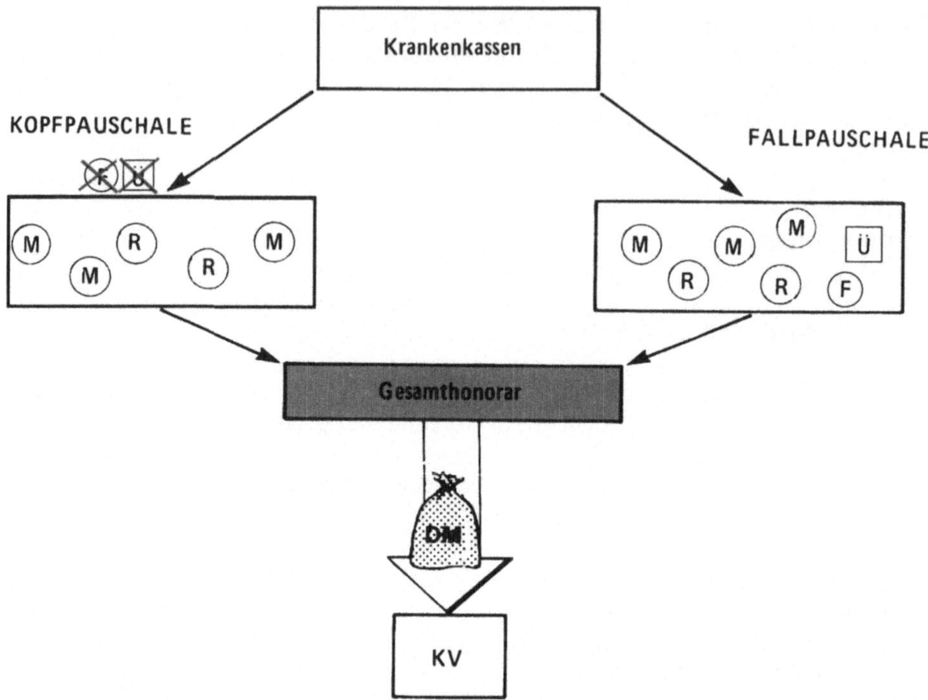


**Abb. 7.** Gegenüberstellung von Kopfpauschale und Fallpauschale in Abhängigkeit von Mitgliedern (M), Rentnern (R), Familienversicherten (F) und Überweisungen (Ü) in bezug zum Gesamthonorar

Vorteile
- Das Gesamthonorar bleibt auch bei sinkenden Fallzahlen erhalten (modifizierter Festbetrag).
- Das Gesamthonorar bleibt auch bei weniger ärztlichen Leistungen erhalten.

*Fallpauschale*
Gesamthonorar nach Anzahl der Originalfälle und Überweisungen (= M + R + F + Ü). Das Gesamthonorar setzt sich zusammen aus einem Festbetrag pro Fall mal Anzahl aller abgerechneten Fälle (= *Inanspruchnahmen*) (Abb. 7).

Nachteile
- Das Risiko der Mengenausweitung ärztlicher Leistungen geht zu Lasten der Vertragsärzteschaft.
- Das Gesamthonorar sinkt bei sinkenden Fallzahlen.

Vorteil
- Das Risiko ansteigender Fallzahlen (Morbiditätsrisiko) tragen die Kassen (z.B. vor allem Überweisungen).

Während die Abschlagszahlung monatlich vorgenommen wird (auf der Basis des gleichen Quartals im Vorjahr), erfolgt die Restzahlung viermal nach Abgabe der Quartalsabrechnung.

## 1.9 Hausärztliche Versorgungskonzepte

Das SGB V sieht in den §§ 63-65 *„Erprobungsregelungen"* für „neue Leistungen, Maßnahmen und Verfahren, auch als Modellvorhaben" vor, „um die Gesetzliche Krankenversicherung weiter zu entwickeln. Sie soll dabei auf verstärkte Anreize hinwirken, Leistungen kostengünstig zu erbringen und sparsam in Anspruch zu nehmen".

### 1.9.1 „Hausarzt-Abo"

Ein solches Modell ist das vom Bundesverband der Ortskrankenkassen ins Gespräch gebrachte „Hausärztliche Versorgungskonzept" (*„Hausarzt-Abo"*).

In einem gut funktionierenden Gesundheitssystem muß alles daran gesetzt werden, die Patientenprobleme auf der adäquaten Stufe zu lösen (Abb. 8).

**Merke**
Bis zu 95% aller Patientenprobleme – von der Bronchitis des Kleinkindes bis zur Demenz des alten Menschen – können ambulant betreut und oft auch in diesem Versorgungsbereich gelöst werden.

Die breite Basis dieser Pyramide bilden die hausärztliche und die fachärztliche ambulante Versorgung.

Die stationäre Krankenhausbehandlung finden wir auf der nächsten Stufe der Pyramide. Ihrer bedarf – wie auch der Betreuung durch Hightech- und Höchstkompetenzmedizin – nur ein kleiner Prozentsatz der Patienten. Die Pyramide der Kosten pro Problemlösung steht im Vergleich zur Pyramide der Patientenproblemlösung auf dem Kopf. Mit anderen Worten: Eine gute hausärztliche Betreuung an der Basis löst die ihr zugängigen Patientenprobleme mit vergleichsweise geringen Kosten [11].

In einem solchen hausärztlichen Versorgungskonzept geleitet der Hausarzt quasi als Lotse seine Patienten durch das hochkomplexe und weitverzweigte Gesundheitssystem. Er ist insbesondere für multimorbide ältere Menschen eine Art Lebensbegleiter. Er berät und koordiniert Maßnahmen zur Gesundheitsförderung und Rehabilitation und kümmert sich häufig auch um die pflegerische Abfederung seiner ärztlichen Tätigkeit.

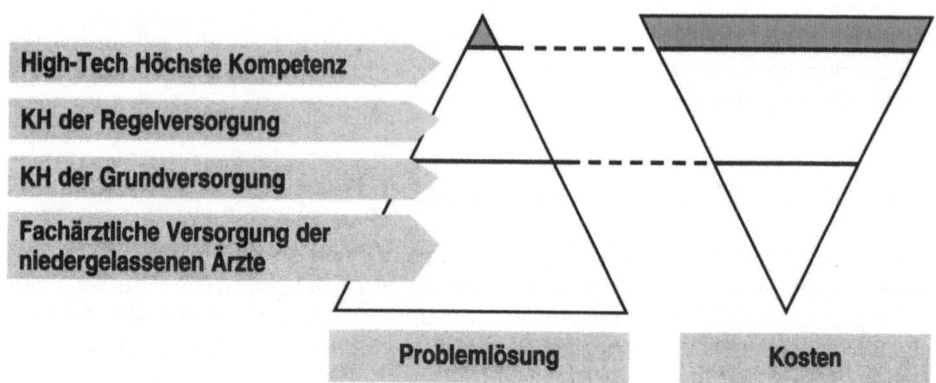


**Abb. 8.** Die Pyramide der Kosten pro Problemlösung steht im Vergleich zur Pyramide der Patientenproblemlösung auf dem Kopf [11]

Im Mittelpunkt der hausärztlichen Versorgung stehen weitreichende Kooperations- und Koordinierungsaufgaben, die heute mit dem modischen Wort *„Case-Management"* umschrieben sind.

Bestandteil des hausärztlichen Versorgungskonzepts der AOK ist auch die verbindliche Einrichtung von Qualitätszirkeln für Hausärzte (vgl. 2.4). Die Teilnehmer der regelmäßig stattfindenden Qualitätszirkel sollten sich verpflichten, ihre Behandlungsabläufe kontinuierlich zu dokumentieren und regelmäßig an einer Reflexion über diese Behandlungsprozesse im Kreise der Kollegen teilzunehmen.

Die Bindung an den Hausarzt muß für den Patienten *freiwillig sein*. Die hausärztliche Versorgung soll durch Qualität und Inhalt überzeugen [5].

Der freiwillige Verzicht des Patienten auf die *Primärinanspruchnahme von Spezialisten* (mit Ausnahme von Gynäkologen und Augenärzten) soll nach Vorstellung der AOK durch einen Anreiz bei der Beitragsgestaltung honoriert werden.

**Merke**
Alle Modellversuche und Konzepte sollen nur mit Zustimmung der KV realisiert werden!

## 1.9.2 Hausärztliches Leistungsprofil

Das *hausärztliche Leistungsprofil* umfaßt also die gesamte *primärärztliche Versorgung*, d.h. die Diagnostik und Therapie zur allgemeinen fortgesetzten ärztlichen Betreuung eines Patienten. Hausärzte dürfen daher nach Ansicht der AOK keine „Barfußärzte" sein. Sie benötigen eine *angemessene Praxisausstattung*, um ihren medizinischen Aufgaben qualifiziert gerecht zu werden (siehe ausführlich „Empfehlungen des BDA zur Ausrüstung einer Allgemeinpraxis mit medizinisch-technischen Geräten nach Standard, Spektrum und Highlights"[1]).

### 1.9.3 Ausschlußliste zur hausärztlichen Versorgung

Seit dem 1.4.1994 ist die *Ausschlußliste zur hausärztlichen Versorgung* in Kraft. Für die Allgemeinärzte und die hausärztlich tätigen Internisten hat damit eine neue Ära ihres diagnostischen Handlungsspielraumes begonnen; ab dem 1.1.1996 werden nämlich bestimmte Leistungen nicht mehr vergütet (Tabelle 7).

**Tabelle 7.** Nach § 6 Abs. 1 des Vertrages über die hausärztliche Versorgung auszuschließende Leistungen (Kurzbezeichnung)

- Echokardiographie,
- Funktionsanalyse multiprogrammierbarer Herzschrittmacher,
- spezielle kardiologische Leistungen (Elektrostimulation, Herzkatheterismus),
- Duplex-Sonographie,
- spezielle pneumologische Leistungen,
- Ganzkörperplethysmographie,
- Blutgasanalyse,
- Bronchoskopie,
- Thorakoskopie,
- Ösophagusvarizensklerosierung, ERCP,
- Koloskopie,
- koloskopische Polypektomie, Laparoskopie, Laserkoagulation,
- Dialyseleistungen,
- Speziallabor,
- Histologie, Zytologie, Zytogenetik,
- Röntgendiagnostik.

Der Vergütungsausschluß (im Jargon auch *„k.o.-Katalog"*) wirkt sich zunächst nur für Ärzte aus, die mit der Leistungserbringung erst nach dem 1.1.1994 begonnen hatten. Vertragsärzte, die bereits früher Leistungen aus dem Ausschlußkatalog erbracht haben, können die Leistungen noch bis zum 31.12.2002 erbringen und abrechnen.
Es ist davon auszugehen, daß ca. 15-20% der Allgemeinpraxen Leistungen erbringen, die unter die Ausschlußregelung fallen; dabei liegt der Hauptteil der betroffenen Leistungen im Bereich der Röntgen-

[1] Ausführlich auf S. 7-9 in: Drews M, Kölling W, Mader FH (1995) Unternehmen Arztpraxis. Strategien zum Erfolg. Springer Verlag, Berlin Heidelberg New York

diagnostik mit etwa 11% aller Praxen. Eine größere Gruppe stellen jene Praxen dar, die aus dem Speziallabor O III Leistungen erbringen (immerhin noch 5%). Onkologische Leistungen sowie spezielle pneumologische Leistungen dürften mehr als 3% aller Allgemeinpraxen betreffen [9].

Ein Teil der betroffenen Ärzte wird außerdem im Zeitraum von heute bis zum Jahr 2002 an die Praxisabgabe denken müssen. Für den Nachfolger bedeutet die Neuregelung jedoch, daß das Leistungsspektrum der Praxis nicht unverändert fortgeführt werden kann, weil die Ausschlußliste für ihn sofort Gültigkeit hat.

## Literatur


1. Arnold M (1995) Solidarität 2000. Die medizinische Versorgung. Refinanzierung nach der Jahrtausendwende. Enke, Stuttgart
2. Drews M, Kölling W, Mader FH (1995) Unternehmen Arztpraxis. Strategien zum Erfolg. Springer, Berlin Heidelberg New York London Paris Tokyo Hong Kong Barcelona Budapest
3. Gesundheitspolitisches Programm der deutschen Ärzteschaft (1994) 94. Deutscher Ärztetag. Ärzteverlag, Köln
4. Heinemann GW, Liebold R (1986) Kassenarztrecht in 4 Bd. Engel, Berlin Wiesbaden
5. Kirch P (1994) Perspektiven der hausärztlichen Versorgung. in: Der Arzt Ihrer Wahl. Das hausärztliche Versorgungskonzept der AOK. AOK im Dialog, Bonn
6. Liebold R (1994) Handlexikon für den Vertragsarzt. 4. Aufl. Asgard, St. Augustin
7. Ortwein I (1995) Kleines Lexikon des deutschen Gesundheitswesens. Pieper, München
8. Riedel F (1995) Spezialisten gehen auf die grüne Wiese. Allgemeinarzt 17: 296-300
9. Riedel F (1995) Hausärztliche Versorgung. Welche High-Tech-Leistungen sind in Zukunft nicht mehr abrechenbar? Allgemeinarzt 17: 92
10. Rieger (1994) Lexikon des Arztrechtes. de Gruyter, Berlin
11. Schwoerer P (1994) Was führt die Hausärzte aus ihrer tiefen Identitätskrise? AOK im Dialog Nr. 2

# 2 Abrechnungstechnik EBM

Der von der KBV-Vertreterversammlung am 21.05.1995 beschlossene Entwurf für eine EBM-Reform ist zum 1. Januar 1996 in Kraft getreten. Die Änderungen des EBM (im folgenden *„EBM '96"*) sind für die Hausärzte von grundlegender Bedeutung.

Ein EBM auf reiner *Einzelleistungsbasis* mag dem Selbstverständnis von ärztlicher Arbeit noch so sehr entsprechen, eine solche Vergütungsgrundlage ist jedoch in Zeiten der Begrenzung der finanziellen Mittel und der immens hohen Arztzahlen nicht mehr zu handhaben. Es fehlen die Steuerungselemente zur sinnvollen Verwendung der Ressourcen, es fehlt der Stopper, der unser „Hamsterrad" endlich zur Ruhe bringt [8].

**Merke**
Der EBM '96 will nicht die Addition einzelner ärztlicher Leistungen stärker begünstigen, sondern die Gesamtschau. Anders ausgedrückt: Ärztliche Erfahrung muß und wird sich im Ertrag der ärztlichen Praxis widerspiegeln [8].

Gefordert werden:
- sinnvolle, patientenorientierte Steuerung der ärztlichen Arbeit durch Anreize,
- eine in jeder Praxis spürbare Reduzierung der Praxiskosten,
- Straffung der Gebührenordnung,
- eine generelle Leistungsbewertung anhand betriebswirtschaftlicher Kalkulationen,
- Begrenzung einer medizinisch nicht plausiblen Mengenentwicklung,
- strikter Leistungsbezug,
- Stabilisierung des Punktwertes.

**Merke**
Der *Punktwert* alleine sagt nichts aus über das zu erwartende *Honorar;* Das Honorar setzt sich zusammen aus:
- hausärztliche Grundvergütung
- Leistungsmenge (Punktzahlen) und Punktwert sowie
- HVM-Regelungen (vgl. 2.3.2).

Die *Straffung der Gebührenordnung* gegenüber dem EBM '87 wurde durch eine Zusammenfassung der Ziffern und des Gesamthonorars um ca. 50 % erreicht.

Die im EBM '96 vorgesehenen Pauschalierungen sollen auch dazu dienen, neben der Vereinfachung der Abrechnung durch den Vertragsarzt zugleich auch eine Vereinfachung des Abrechnungs- und Prüfungsaufwandes (vgl. 3) in den Kassenärztlichen Vereinigungen zu bewirken.

Es ist jedoch völlig falsch, wenn der Hausarzt glaubt, angesichts der pauschalierten Leistungen auf die Erbringung verschiedener qualifizierter Leistungen verzichten zu können.

**Merke**
**Durchschnittsleistung führt zu Durchschnittshonorar, besondere Leistung auch zu besonderem Honorar!**

Darüber hinaus fallen im EBM '96 die leidigen (nicht logisch begründbaren) rein honorarbegrenzenden Leistungsausschlüsse weg.

## 2.1 Abrechnungskommentare

In einem Bewertungsmaßstab mit rund 2.000 einzelnen Leistungspositionen besteht immer das Risiko einer falschen Zuordnung der erbrachten Leistungen durch den Vertragsarzt. Ein Leistungsverzeichnis läßt sich nie so exakt fassen, daß nicht bezogen auf die Abrechnungsfähigkeit einzelner Leistungen *Interpretationsspielräume* bestehen.

Schließt sich der Arzt der Auffassung eines Kommentars an, so kann ihm jedenfalls eine betrügerische Abrechnung kaum nachgewiesen werden, soweit nicht dieser Kommentar erkennbar in der Absicht geschrieben worden ist, Ärzte in der falschen Abrechnung erbrachter Leistungen zu unterstützen [3].

Die zahlreichen, auf dem Markt befindlichen sog. *Abrechnungskommentare* sind künftig weitgehend überflüssig, da alle interpretationsbedürftigen Auslegungen und Unklarheiten bezüglich des EBM weitgehend von einem *Bewertungsausschuß der KBV* geregelt werden. Dieser ist im übrigen auch schneller als die bisherigen Kommentatoren.

## 2.2 Abrechnungsfehler

Abrechnungsfehler können zahlreiche Ursachen haben:
- Zum einen kann der Arzt Leistungen abrechnen, die er tatsächlich nicht erbracht hat.
- Außerdem können dem Arzt – und das ist wohl die Hauptursache für überhöhte Abrechnungsanforderungen – Fehler bei der Subsumption seiner tatsächlichen Tätigkeit unter die Gebührenordnung unterlaufen.
- Schließlich kann der Arzt Leistungen unwirtschaftlich abrechnen.
- Die letzte Fehlerquelle, der rein rechnerische Fehler, kann hier wohl vernachlässigt werden (z.B. Nichtberücksichtigung bestimmter Ausschlußregelungen in der Gebührenordnung).

Völlig unproblematisch ist die Frage nach der Strafbarkeit bei bewußt überhöhten Forderungen zu beurteilen. Rechnet der Arzt bewußt eine nicht erbrachte Leistung ab, ordnet er seine Tätigkeit bewußt falsch der Gebührenordnung zu oder stellt er eine auch von ihm als unwirtschaftlich erkannte Behandlung in Rechnung, macht er sich wegen Betruges strafbar.

Mit seiner Unterschrift auf der Sammelerklärung am Quartalsende erklärt der Arzt zumindest konkludent, daß ihm nach seiner Überzeugung die beanspruchten Gebühren zustehen. In den genannten Fällen weiß der Arzt aber, daß diese Erklärung falsch ist, weil ihm Gebühren objektiv nicht zustehen. Weil er sich auch hier zu Unrecht bereichern will, macht er sich gemäß § 263 StGB *wegen eines Betruges strafbar.*

Ebenso klar scheidet aber eine Strafbarkeit da aus, wo dem Arzt der *Abrechnungsfehler unbewußt unterlaufen* ist, er also irrtümlich eine falsche gebührenrechtliche Zuordnung vornimmt oder selbst nicht erkennt, daß die gewählte Behandlungsart unwirtschaftlich war, so daß ihm Gebühren dafür nicht zustehen. Weil der Arzt in all diesen Fällen nicht erkennt, daß ihm die beanspruchten Gebühren nicht zustehen, will er weder die Kassen schädigen, noch sich zu Unrecht bereichern; er macht sich also nicht strafbar [7].

## 2.3 Grundsätze und Elemente der Reform

Mit der Reform des EBM sollen im wesentlichen drei Ziele erreicht werden:
- angemessene Relationen der Bewertung der ärztlichen Leistungen zueinander
- wirksame Begrenzung von medizinisch nicht plausiblen Leistungsvermehrungen und damit Punktwertstabilisierung,
- Korrektur von unausgewogenen, sachlich nicht begründbaren Verteilungseffekten unter den Arztgruppen.

Damit geht die EBM-Reform des Jahres 1996 in ihrer Zielsetzung weit über bloße Punktzahlkorrekturen hinaus; sie will *strukturell* wirken und

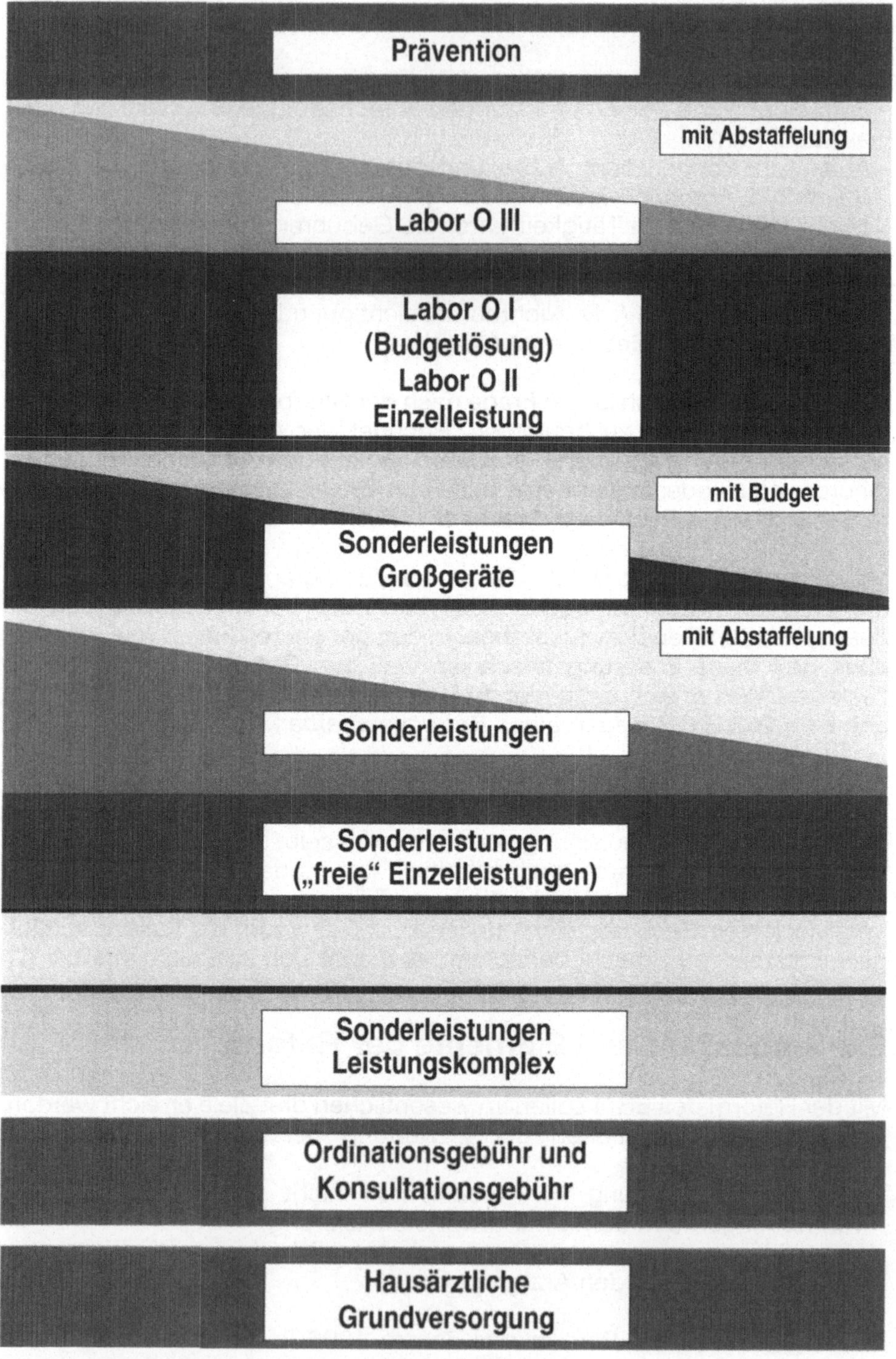


**Abb. 1.** Aufbau der Honorarstruktur des EBM '96 (KBV)

dies nicht nur im Bereich der Basisleistungen. Dazu gehören eine Reihe von Maßnahmen, die der Gesetzgeber vorgegeben hat (Abb. 1), beispielsweise

- die Bildung von *Leistungskomplexen*,
- spezielle *Vorhalteleistungen für Hausärzte* sowie
- *Abstaffelungen* im medizinisch-technischen Bereich,
- eigenes hausärztliches EBM-Kapitel.

### 2.3.1 Betriebswirtschaftliche Kalkulation

Der durchgreifendste Reformschritt ist wohl die betriebswirtschaftliche Kalkulation der ärztlichen Leistungen. Sie dient als Basis für die Neufestsetzungen der Punktzahlen im EBM.

Die Grundlagen der betriebswirtschaftlichen Kalkulation erfordert zwingend gewisse Standardisierungen. Es ist deshalb ausgeschlossen, jegliche Praxisform zu berücksichtigen. Bei Kostenblöcken wie Miete, Personal und Verbrauchsmaterialien muß also von Durchschnittswerten ausgegangen werden. Noch schwieriger gestaltet sich die Festlegung des *„kalkulatorischen Arzthonorars"*.

Nicht jede einzelne Leistung im EBM ist betriebswirtschaftlich kalkuliert, es gibt 80 „Leit-Leistungen", die als Maßstab für die Festsetzung der übrigen Leistungen dienen. Aufgrund der Kalkulationen sind viele Leistungen neu bewertet. Hiermit wird eine legitime Forderung der Kassenärzte für eine zeitgemäße Anpassung des Honorarwerkes durchgeführt.

Wie sich die Neubewertungen konkret im Honorar des einzelnen Vertragsarztes auswirken werden, ist zum Zeitpunkt der Drucklegung nicht vorherzusagen (Januar 1996). Bereits die Abschätzung der Auswirkungen auf eine Fachgruppe ist äußerst schwierig; dies aus mehreren Gründen:

- Viele Leistungen sind nicht nur neu bewertet, sondern neu definiert, manche Leistungsgruppen sind neu geordnet worden; Abrechnungsfrequenzen lassen sich hierbei kaum vorhersagen.
- Änderungen im EBM, vor allem, wenn sie struktureller Art sind, haben immer auch Änderungen im Abrechnungsverhalten der Ärzte zur Folge. Dies läßt sich weder abschätzen noch vorausberechnen.
- Die Neubewertung auf der Basis der betriebswirtschaftlichen Kalkulation wird auch zur Folge haben, daß sich gewisse Mindestfrequenzen ergeben werden, ab der sich der Einsatz medizinisch-technischer Apparate überhaupt erst rechnet. Sicherlich wird dies ein Anreiz sein, daß Ärzte verstärkt kooperativ zusammenarbeiten. Auch diese, durchaus gewünschte Entwicklung, wird zu einem anderen Abrechnungsverhalten führen.

**Merke**
Es gibt keine anerkannte und seriöse Methode, die auch nur annähernd sicher vorausbestimmen könnte, welches Honorar von welcher Arztgruppe bzw. von welchem Arzt erwirtschaftet wird. Einzig und allein die Abrechnungspraxis wird es zeigen.

### 2.3.2 Basis der Bewertung

Der neue EBM ermöglicht es den Ärzten ab dem 1.1.1996, daß sie nicht ohne Netz den „Abrechnungsseiltanz" beginnen müssen:

- Basis der Berechnungen ist die *Abrechnungsfrequenz des Jahres 1991*. Hiermit wird vermieden, daß sich Honorarverschiebungen, die sich während der EBM-Diskussion vor 1996 innerhalb der einzelnen Arztgruppen ergeben hatten, fortgeschrieben werden.
- Bewertungsänderungen basieren einzig und allein auf tatsächlichen Zahlen und betriebswirtschaftlichen Notwendigkeiten. Damit kann im allgemeinen eine normal strukturierte Praxis nicht in Probleme geraten.
- Als Vorsichtsmaßnahme hat die KBV den Kassenärztlichen Vereinigungen die Verabschiedung eines *Honorarverteilungsmaßstabes (HVM)* empfohlen. Mit ihm lassen sich große Verwerfungen zeitnah verhindern und die Auswirkungen der Reform schnell korrigieren.

Honorarverteilungsmaßstab (HVM)

Honorarverteilungsmaßstäbe sind Akte autonomer Rechtssetzung und können nicht Gegenstand einer Anfechtungsklage sein. Insbesondere sind sie keine Verwaltungsakte. Mit dem Honorarverteilungsmaßstab wird eine abstrakte Regelung getroffen, die für alle denkbaren künftigen Anwendungsfälle gilt und den betroffenen Personenkreis nicht abgrenzt. Nach herrschender Meinung handelt es sich daher bei den Honorarverteilungsmaßstäben um Rechtsnormen, die allerdings keiner abstrakten Normenkontrolle unterworfen werden können, da ein solches Verfahren dem Sozialgerichtsgesetz fremd ist.

Nach dem SGB kann Rechtsschutz nur gegen Einzelakte der Verwaltung in Anspruch genommen werden. Ist der betroffene Arzt daher der Auffassung, daß der Honorarverteilungsmaßstab wegen Verstoßes gegen höherrangiges Recht nichtig ist, muß er das im Anfechtungsprozeß gegen einen Honorarbescheid geltend machen. Das Gericht ist dann zur Inzidenzprüfung verpflichtet. Als Beispiel aus der jüngeren Geschichte sei hier die Klage einiger Ärzte gegen den Hamburger HVM erwähnt, der letztlich vom BSG beanstandet wurde (Dierks Ch [1995] Sozialrechtliche Fragen des ambulanten Operierens. Der Allgemeinarzt, Heft 17/1995).

### 2.3.3 Bildung von Leistungskomplexen

Mit ablaufbezogenen *Leistungskomplexen* (vgl. Abb. 1) will die KBV einem von Fachärzten häufig geäußerten Wunsch nach Zusammenfassung von

Leistungen nachkommen, die in der Regel in sog. „Leistungsketten" erbracht werden. Solche typischen Diagnose- und Therapieketten sind jetzt nach medizinischen Kriterien zusammengefaßt und komplex vergütet.

An den Abrechnungsmodalitäten von *Präventionsleistungen* (vgl. Abb. 1) und *hausärztlicher Vergütung* ändert sich nichts wesentliches. Präventionsleistungen werden weiter als Leistungskomplex einzeln vergütet, die hausärztliche Grundvergütung (vgl. Abb. 1) wird als pauschales Honorar an die nach den entsprechenden Verträgen berechtigten Hausärzte (vgl. Abb. 2, Tabelle 2) ausgezahlt.

### 2.3.4 Einzelleistungsvergütung und Abstaffelung

Der weitaus größte Teil aller Leistungen wird auch weiterhin nach *Einzelleistung* honoriert (vgl. Abb. 1). Diese Leistungen in Diagnostik und Therapie werden in aller Regel vom Arzt persönlich erbracht und bieten auch nur wenig Möglichkeiten der Rationalisierung. In diesem Einzelleistungsbereich werden allerdings ebenfalls Vereinfachungen durchgeführt.

*Abstaffelungen* (vgl. Abb. 1) sollen einen Teil der Rationalisierungsgewinne, dei durch einen häufigen Ansatz derselben Leistungen entstehen, nach Fixkostendeckung abschöpfen. Deshalb kann dies grundsätzlich nur für Leistungen mit technisch-apparativer Unterstützung gelten.

*Persönliche Beratungs- und Untersuchungsleistungen* des Arztes ohne technisch-apparative Unterstützung enthalten kein Rationalisierungspotential und werden deshalb auch nicht abgestaffelt.
Damit ist der Ansatz für die Abstaffelung bestimmt: es geht um Leistungen mit technisch-apparativer Unterstützung. Diese haben zwei verschiedene Kostenblöcke:

- *Variable Kosten*, die bei jeder Untersuchung neu anfallen. Dazu zählen Verbrauchsmaterial, Energiekosten, Personalkosten; also beispielsweise auch der Arztlohn.
- *Fixkosten*: Hierunter fallen die Anschaffungskosten, Wartung, Versicherung und externe Kosten wie Miete und Raumkosten.

Legt man nun rechnerisch die Kosten jeder Untersuchung auf das gezahlte Honorar um, dann sinkt der Fixkostenanteil in dem Maße, wie die Frequenz der Leistungserbringung ansteigt. Mit Hilfe betriebswirtschaftlicher Kriterien läßt sich ermitteln, ab welchem Zeitpunkt die Fixkosten gänzlich gedeckt sind und nur noch variable Kosten anfallen. Ab dieser Schwelle („Break even point") beginnen die teilweise erheblichen Erträge in der Technik. Die jetzt einsetzende Abstaffelung soll hierbei ungerechtfertigte Gewinne abschöpfen. Es wird allerdings auch niemand gezwungen, Leistungen zu erbringen, deren Kosten nicht gedeckt sind und die keinerlei Honorar mehr abwerfen.

Betriebswirtschaftliche Kalkulationen sind auch für ambulante Operationen die Grundlage der Neubewertung.

## 2.3.5 Komplexleistungen

Dem Ziel der Vereinfachung des EBM dient vor allen Dingen die komplexe Honorierung der fachgruppenspezifischen Basisleistungen durch Bildung von *„Komplexleistungen“* (vgl. Abb. 1):
- Ordinationsgebühr (beinhaltet das *Therapiemodul)*,
- Konsultationszuschlag,
- Verwaltungsgebühr.

Die Vereinfachung bezieht sich nicht nur auf die Abrechnung, sondern auch mittelbar darauf, daß fortan verschiedene „ungeliebte“ Ausschlußregelungen überflüssig sind. Darüber hinaus ist die Abrechnung der Hausbesuche und der Sonographieleistungen erheblich vereinfacht worden. Daneben enthält der EBM '96 weitere Vereinfachungen, die nicht nur den Abrechnungsaufwand in den Praxen reduzieren (z. B. keine Begründungen, nahezu keine Uhrzeitangaben), sondern auch die Erfassung der Abrechnung in den KVen.

### *2.3.5.1 Hausärztliche Grundvergütung*

Die *hausärztliche Grundvergütung (HGV)* (Abb. 2) leitet sich aus § 87 Abs. 2a SGB V ab. Je Behandlungsfall (kurativ-ambulant) sind hierfür 90 Punkte vorgesehen. Sie wird fallbezogen als Quartalspauschale ausbezahlt.

**Merke**
Von der hausärztlichen Grundvergütung ausgenommen sind folgende Behandlungsfälle:
- Abrechnungsschein für offiziellen ärztlichen Notdienst, kollegialen Notfalldienst oder Urlaubs- bzw. Krankheitsvertretung (Muster 19);
- alle Zielaufträge;
- Behandlungsfälle, bei denen eine oder mehrere Leistungen abgerechnet werden, die in der Liste nach § 6 Abs. 2 des Vertrages über die hausärztliche Versorgung aufgeführt sind (Ausschlußliste, vgl. 1.9.3);
- Scheine, die lediglich die GNrn. 3 oder 170 enthalten.

Abgesehen von den von der hausärztlichen Vergütung ausgenommenen Behandlungsfällen zahlt die KV für jeden eingereichten Behandlungsausweis *automatisch* die Grundvergütungsgebühr.

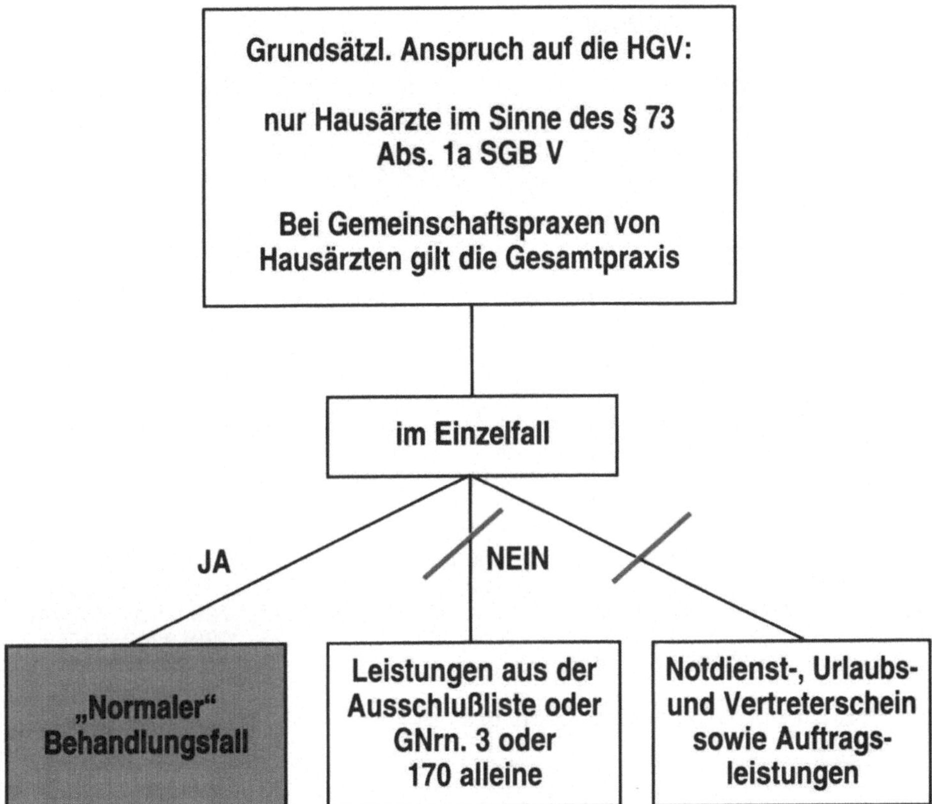


**Abb. 2.** Die hausärztliche Grundvergütung (HGV) mit ihren Ausschlüssen im Einzelfall

**Merke**
Für den Arzt ist eine besondere Kennzeichnung der Behandlungsausweise im Hinblick auf die hausärztliche Grundvergütung nicht erforderlich.

Darüber hinaus ist die Abrechnung z.B. der Besuche, der Sonographie, der elektrophysikalischen Therapie sowie der Injektionen und Verbände extrem vereinfacht worden.

Besondere Aufmerksamkeit sollte der Hausarzt den neuen Betreuungs- und Beratungsleistungen widmen. Dieses Kapitel ist nicht nur als reines *„Hausarzt-Kapitel"* ausgestaltet, sondern es enthält auch Leistungen, die fachübergreifend abgerechnet werden dürfen.

Darüber hinaus finden sich hier auch Leistungen, die *mehrfach im Quartal*, sowie solche, die nur *einmal im Quartal* abrechenbar sind (vgl. 2.3.6).

### *2.3.5.2 Ordinationsgebühr*

Bestimmte *Beratungs-, Untersuchungs- und Therapieleistungen* des EBM '87 (Tabelle 1) werden im EBM '96 fachgruppenspezifisch und rentnergewichtet komplex abgegolten; sie erscheinen daher nicht mehr explizit in der Abrechnung des Hausarztes, werden gleichwohl aber täglich in großem Umfang erbracht.

**Tabelle 1.** Ordinationsgebühr, Konsultationsgebühr und Verwaltungsgebühr nach den GNrn. 1, 2 und 3. Sämtliche aufgeführten Ziffern des EBM '87 können im EBM '96 nicht mehr einzeln abgerechnet werden. Die *kursiv* hervorgehobenen Ziffern waren davon die umsatzstärksten Leistungen

Die GNrn. 1 + 2 (EBM '96) enthalten folgende GNrn. des EBM '87:
*1, 4, 8, 9, 10, 14, 61, 62*, und *63*, ferner
*200*, 201, *204*, 206, 208, 210, 211, *250, 252, 253, 255, 261, 265, 266, 267*, 270, 297, 298, *361*, 362, 400, 401, 405, *406, 407, 410, 415, 420, 421*, 600, 1070, 1075, 1200 bis 1207, 1209, 1216, 1217, 1225, 1228, 1229, 1240, bis 1244, 1255, 1256, 1274 bis 1277, 1279, 1280, 1293, 1338, 1339, 1400 bis 1402, 1405, 1407, 1408, 1440, 1447, 1448, 1475, 1501, 1502, 1530, 1531, 1532, 1540, 1541, 1542, 1544, 1550, 1551, 1558, 1561, 1590, 1593, 1596, 1700, 1701, 1704, 1720, 1721, 1725 bis 1735, 1740, 1750, 1775, 1791, *2000, 2001, 2003, 2006, 2007*, 2010, 2025, 2030, 2200, 2205, 2206, 2208, 3002, 3005 und 3215.

Die GNr. 3 (EBM '96) enthält die GNrn. des EBM '87:
*70, 71* und *76*.

Die *Ordinationsgebühr* ist für die Gruppe der Allgemeinärzte, Praktischen Ärzte und Hausarzt-Internisten gleich hoch; sie fällt einmalig beim ersten *direkten* Arzt-Patienten-Kontakt an. Die Abrechnung erfolgt nach GNr. 1.

Dagegen wird die Konsultationsgebühr (vgl. 2.3.5.3) bei jedem weiteren Kontakt oder einem telefonischen Kontakt jeweils fällig.

**Merke**
Die in der Tabelle 1 aufgeführten Leistungen des EBM '87 sind mit der Ausbezahlung der Ordinationsgebühr abgegolten.

Für Allgemeinärzte, Praktische Ärzte und Hausarzt-Internisten beträgt die Ordinationsgebühr für die Gruppe der Mitglieder/Familienversicherte 265 Punkte, für die Gruppe der Rentner 475 Punkte.

Die Ordinationsgebühr der gebietsgleichen bzw. gebietsverschiedenen *Gemeinschaftspraxen* ist in Abbildung 3 dargestellt.

Die Erhöhung der Ordinationsgebühr um 10% bei fachgleichen Gemeinschaftspraxen (z. B. Allgemeinarzt/Allgemeinarzt oder Allgemeinarzt/Hausarzt-Internist) gegenüber Einzelpraxen bzw. fachübergreifenden Gemeinschaftspraxen ist ungenügend und bedarf sicherlich der Korrektur. In Urlaubs- und Krankheitsvertretungsfällen (Muster 19) beträgt die Ordinationsgebühr die Hälfte (Mitglieder/Familienangehörige 132,5 Punkte, Rentner 237,5 Punkte).

Im *Notfalldienst* wird die GNr. 1 als spezielle „Ordinationsgebühr" ausbezahlt, die für Mitglieder, Familienversicherte und Rentner gleichermaßen 220 Punkte beträgt (Tabelle 2).

**Tabelle 2.** Höhe der Ordinations- und Konsultationsgebühr nach GNr. 1 in Punkten für einzelne Fachgruppen einschließlich im Notfalldienst

| Fachgruppe | M/F | MF + R | R | Konsultation |
|---|---|---|---|---|
| Allgemeinärzte und Hausarzt-Internisten | 265 | | 475 | 50 |
| Kinderärzte | | 200 | | 50 |
| Notfalldienst | 220 | | 220 | |

Die Notfall-Ordinationsgebühr ist nicht abrechenbar neben der Ordinationsgebühr im selben Behandlungsfall (automatischer Ausschluß durch die KV).

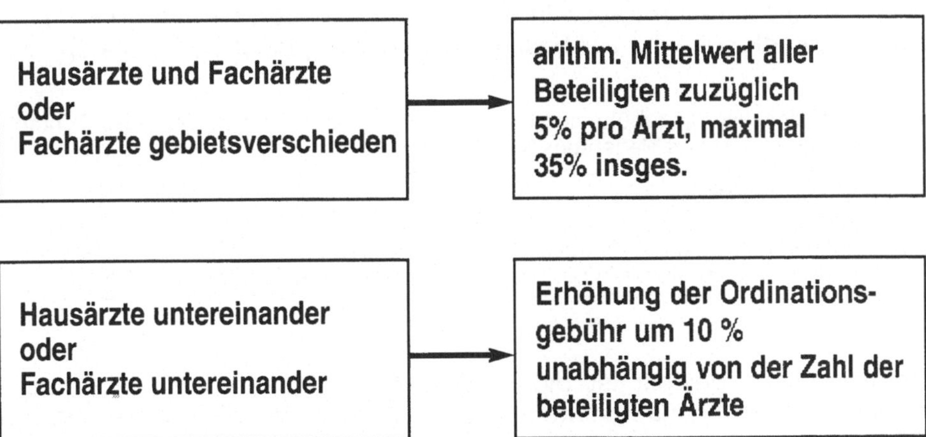


**Abb. 3.** Berechnung der Ordinationsgebühren nach GNr. 1 bei gebietsgleichen bzw. gebietsverschiedenen Gemeinschaftspraxen

**Tip** Eigene Patienten im Notfalldienst grundsätzlich über den üblichen Abrechnungsschein abrechnen (= höhere Ordinationsgebühr!).

### *2.3.5.3 Konsultationsgebühr*

Bei jedem weiteren Arzt/Patienten-Kontakt (auch telefonisch!) während desselben Quartals muß die *Konsultationsgebühr* nach GNr. 2 angesetzt werden; sie ist mit 50 Punkten bewertet.

Die GNr. 2 kann auch in jenen Fällen als erste Leistung im Quartal zum Ansatz kommen, bei denen entweder kein direkter Arzt/Patienten-Kontakt oder lediglich ein telefonischer Kontakt zustande gekommen war.

**Merke**
Konsultationsgebühr nach GNr. 2 (50 Punkte)
- bei jedem Arzt/Patienten-Kontakt, auch telefonisch;
- zusammen mit Sonderleistungen abrechenbar;
- nur vor oder nach Ordinationsgebühr;
- auch mehrfach am selben Tag – mit Uhrzeitangabe, jedoch keine Extrabegründung nötig!

### *2.3.5.4 Verwaltungsgebühr*

Die *Verwaltungsgebühr* nach GNr. 3 ist eine typische Non-Contact-Nummer; diese kommt auch in der niedrigen Bewertung mit 30 Punkten zum Ausdruck. Sie wird bei bestimmten Leistungen fällig (Tabelle 3).

**Tabelle 3.** Verwaltungsgebühr nach GNr. 3 (30 Punkte) als typische Non-Contact-Nummer (also ohne Arzt/Patienten-Kontakt) bei

- Wiederholungsrezept,
- Überweisung,
- Befundmitteilungen durch Arzthelferin,
- Automatischer Wegfall bei Ansatz der GNrn. 1 oder 2 im Quartal (vgl. Abb. 4).

Berufspolitisch gewollt ist die Förderung des direkten Arzt/Patienten-Kontaktes; dies gilt insbesondere auch im Hinblick auf die Ausstellung von *Wiederholungsrezepten.*

**Tip** Der Hausarzt sollte bestrebt sein, möglichst grundsätzlich den direkten Arzt/Patienten-Kontakt zu erzielen – und das nicht nur aus abrechnungstechnischen Gründen!

Die GNrn. 1, 2 und 3 und ihre Abrechenbarkeit werden an einem Praxisbeispiel in Abb. 4 dargestellt.

### *2.3.5.5 Zuschläge bei besonderen Zeiten*

Der EBM '96 sieht auch wie der EBM '87 eine besondere Vergütung für die außerordentliche Belastung zur *„Unzeit"* vor. Während im EBM '87 noch eigene Beratungs- und Besuchsziffern anzusetzen waren, vereinfacht der EBM '96 dies durch einen generellen Zuschlag zur jeweiligen Einzelleistung nach GNr. 5 (= 300 Punkte) (Abb. 5). Die Höhe dieses Zuschlags kann derzeit als angemessen angesehen werden.

Der Zuschlag wird fällig bei persönlicher, auch telefonischer Inanspruchnahme des Arztes:
- an Samstagen, außer bei telefonischer Inanspruchnahme von 8 Uhr bis 12 Uhr -, an Sonntagen, gesetzlichen Feiertagen, abends zwischen 20 Uhr und 8 Uhr,
- am 24.12. und 31.12 (Abb. 6),
- bei Besuchen nach den GNrn. 25 und 26 oder bei Besuchen mit Unterbrechung der Sprechstundentätigkeit, aber auch bei „Mietbesuchen nach GNr. 32,
- bei den Leistungen nach GNrn. 51 und 202.

## I10, G43.9, I25.9

| Datum | GNr. | Leistung/Legende | Punkte | Bemerkung |
|---|---|---|---|---|
| 5.1. | 3 | Rezept ausgestellt | ~~30~~ | 3 wegen Nr. 1 gestrichen (automatisch durch KV) |
| 13.1. | 2 | telef. Beratung | 50 | Uhrzeitangabe |
| | 2 | telef. Beratung | 50 | Uhrzeitangabe |
| 20.1. | 1–603 | | 475–250 | |

**Abb. 4.** Abrechnungsbeispiel für den individuellen Ansatz der GNrn. 1, 2 und 3 sowie für den mehrfachen Ansatz der GNr. 2 am selben Tag sowie automatischer Wegfall der GNr. 3 am 5.1. bei Ansatz der Koordinationsgebühr nach GNr. 1 am 20.1. (Diagnosen in der Verschlüsselung nach ICD-10: Hypertonie, Migräne, KHK). Die GNr. 3 wird automatisch gestrichen, sobald der Ansatz der GNr. 1 bzw. 2 erfolgt.

**R10.4**

| Datum | GNr. | Leistung/Legende | Punkte | Bemerkung |
|---|---|---|---|---|
| 10.8. | 1–5 | | 265 + 300 | in der Abrechnung keine Uhrzeitangabe erforderlich |
| 22.8. | 2–5 | | 50 + 300 | |

**Abb. 5.** Abrechnung am Beispiel des Beratungsproblems „Abdomenopathie" (R 10.4) zur Nachtzeit (10.8.) sowie am Wochenende (22.8.)

Einige Ärzte hatten bereits zu Zeiten des EBM '87 erkannt, daß ein Sprechstundenangebot am Wochenende, ja sogar an den hohen Feiertagen wie Weihnachten (Abb. 6), nicht nur die Patientenbindung an die Praxis fördert, sondern auch attraktiv vergütet wird.

**Merke**
Bei Abrechnung der GNr. 5 ist eine Uhrzeitangabe grundsätzlich nicht erforderlich (außer bei Mehrfachansatz am selben Tag)! Aus Gründen der Dokumentationsqualität wird jedoch dem Arzt empfohlen, in seinen persönlichen Aufzeichnungen bei sog. „Unzeiten" die Uhrzeit zu vermerken!

**Merke**
Ärzte, die an normalen Werktagen (Montag bis Freitag) Sprechzeiten vor 8 Uhr früh und nach 20 Uhr anbieten, können bei Patienten, die während dieser „Unzeiten" behandelt werden, keine GNr. 5 abrechnen. – Anders verhält es sich bei offiziellen Sprechstunden an Samstagen: Hier kann bei jedem Patienten, auch bei dem bestellten (!), die GNr. 5 zusätzlich abgerechnet werden. Dies gilt auch dann, wenn nur Präventionsleistungen (vgl. 2.3.13) an diesem Tag erbracht werden.

### 2.3.6 Beratungs- und Betreuungsleistungen

Völlig neu im EBM '96 sind die „Beratungs- und Betreuungsleistungen". Sie sollen in besonderer Weise jene Tätigkeiten des Hausarztes beschreiben und abrechenbar machen, die bisher gar nicht oder nur ungenügend vergütet wurden.

Dr. Stefano Mann
Arzt für Allgemeinmed.
Naturheilverfahren
und Sportmedizin
Sprechstunden
am 24., 25. u. 26.12.87
9.00–11.00 Uhr
Hainsacker, Lorenzer S

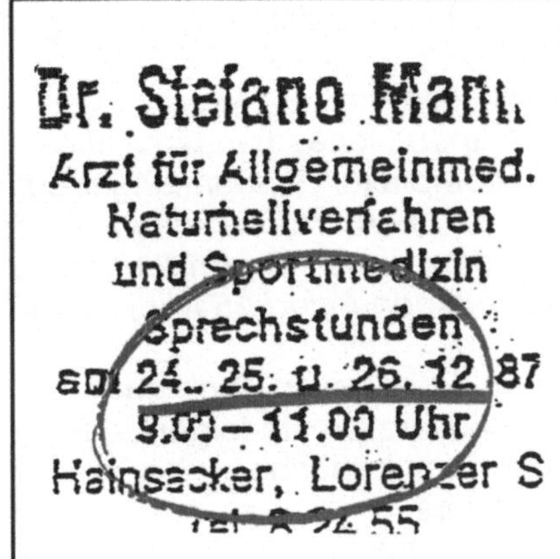

**Abb. 6.** Der EBM machts möglich: Selbst an den hohen Feiertagen der Christenheit werden Sprechstunden angeboten (Kleinanzeige in der Tageszeitung)

### *2.3.6.1 Hausärztliche Beratungs- und Exklusivleistungen*

Die hausärztlichen Beratungs- und Betreuungsleistungen (sog. „Exklusivleistungen") sind nur von Hausärzten gemäß § 73 Abs. 1a SGB V (vgl. 1.9.3) berechnungsfähig. Insgesamt handelt es sich um vier „rein hausärztliche" Gebührenordnungsnummern (Tabelle 4).

**Tabelle 4.** Zusammenstellung der hausärztlichen Beratungs- und Betreuungsleistungen (sog. „Exklusivleistungen" oder „Königsnummern")

| GNr. | Punkte | Kurzlegende | Hinweise |
|---|---|---|---|
| 10 | 450 | hausärztlich-therapeutisches Gespräch bei komplexen Problemen (mind. 15 Min) | |
| + 18 | 450 | dito (länger als 30 Min) | keine |
| 11 | 450 | Diagnostik und/oder psychische Destabilisierung/Erkrankung (mind. 15 Min) | |
| + 18 | 450 | dito (länger 30 Min) | |
| 12 | 600 | Quartalsbetreuung bei Pflegestufe III zuhause | |
| 13 | 1000 | Präop. Untersuchung | gilt nur bei ambulant oder belegärztlich durchgeführten Operationen! |

## *GNr. 10 Hausärztlich-therapeutisches Gespräch*

Originallegende
*„Therapeutisches hausärztliches Gespräch*
*- zu komplexen, erkrankungsbedingten Patientenproblemen und/oder*
*- Beratungen und Instruktionen der Eltern und/oder Bezugspersonen von Kindern und Jugendlichen mit Verhaltensstörungen oder Suchtproblemen (mind.15 Min) ... 450 Punkte."*

Unter „komplexen Problemen" und deren Auswirkungen könnte man in der Hausarztpraxis folgende Probleme verstehen:
- partnerschaftliche,
- familiäre,
- schulische,
- berufliche,
- soziale Belange.

Bei Kindern bis zum 18. Lebensjahr:
- Verhaltensstörungen,
- Lernschwierigkeiten,
- Schulschwierigkeiten,
- Suchtprobleme.

Damit lassen sich in angemessener Weise die meist länger dauernden Praxisgespräche und deren Problemlösung abrechnen und bewältigen.

> **Hinweis** Die GNr. 10 ist grundsätzlich neben den GNrn. 1, 2, 25 und 26 abrechenbar.

> **Beachte** Die GNr. 10 ist nicht abrechenbar neben den GNrn. 12, 14, 15 und 20 im Quartal bzw. den GNrn. 11, 17, 18, 850 ff, 860 ff und Präventionsleistungen am gleichen Tag.

## *GNr. 11 Diagnostik/ Behandlung psychischer Destabilisierung/Erkrankung*

Originallegende
*„Diagnostik und/oder Behandlung einer psychischen Destabilisierung oder einer psychischen Krankheit durch hausärztliches Gespräch (mind. 15 Min) 450 Punkte."*

Als Beispiele für typische Praxissituationen lassen sich denken:
- Verhaltensstörungen,
- subjektives Krankheitsempfinden,

- Konflikt- und Krisensituation,
- psychische Symptome,
- Demenzerkrankungen,
- geistige Behinderung.

**Hinweis** Die GNr. 11 ist grundsätzlich neben den GNrn. 1, 2, 25, 26 sowie neben den Präventionsleistungen (!) (vgl. 2.3.13) ansetzbar.

**Beachte** Die GNr. 11 kann nicht neben den GNrn. 12, 14, 15 und 20 im gesamten Quartal bzw. den GNrn. 10, 17 und 850 ff, 860 ff am gleichen Tag abgerechnet werden.

*GNr. 12 Betreuung bei Pflegestufe III im häuslichen Milieu*

Originallegende
*„Ärztliche Organisation aller entsprechenden Maßnahmen und kontinuierliche Betreuung eines in der familiären bzw. häuslichen Umgebung versorgten Pflegebedürftigen der Pflegestufe III entsprechend § 3 SGB XI einschl. Überwachung aller pflegerischen und weiteren nichtärztlichen Maßnahmen, einmal im Behandlungsfall 600 Punkte".*

Der Hausarzt wird die GNr. 12 nur in äußerst seltenen Fällen abrechnen können, da die im häuslichen Milieu betreuten Patienten nach Pflegestufe III sehr selten sind. Die GNr. 12 ist mit 600 Punkten darüber hinaus so unverhältnismäßig niedrig als Quartalspauschale angesetzt, daß allein schon der zweimalige Ansatz einer Gesprächsleistung nach den GNrn. 10, 11 oder 17 diese Gebühr mit 900 Punkten deutlich übersteigt.

**Beachte** Die GNr. 12 kann nicht neben den GNrn. 10, 11 und 17 abgerechnet werden, ebenso nicht neben den anderen Quartalspauschalen, den GNrn. 14, 15 und 20.

**Tip** Der Arzt sollte die (wenigen) Patientenkarteien kennzeichnen, für die eine Abrechnung nach GNr. 12 (= 600 Punkte) in Frage kommt: So vergißt er nicht, gleich beim ersten Arzt-Patienten-Kontakt im Quartal diese Gebührenordnungsnummer anzusetzen. Sollten im Laufe der weiteren Behandlung zwei oder mehr Gesprächsleistungen nach den GNrn. 10 und 17 erbracht werden, so ist die GNr. 12 zugunsten der höher bewerteten Gesprächsleistungen zu streichen.

*GNr. 13 Präoperativer Untersuchungskomplex*

Originallegende
*„Präoperativer hausärztlicher Untersuchungskomplex vor ambulant oder belegärztlich durchgeführten Eingriffen in Narkose oder rückenmarksnahen Regionalanästhesien (spinal, peridural) einschl.*
*- Beratung und Erörterung,*
*- Erhebung des Ganzkörperstatus nach GNr. 60,*
*- Ruhe-EKG nach GNr. 603,*
*- Laboruntersuchung nach GNr. 3848,*
*- Dokumentation und/oder*
*- ausführlicher Befundbericht, ggf. nach Vordruck für den Operateur und/oder den Anästhesisten 1000 Punkte".*

**Merke**
Die Abrechnung der GNr. 13 gilt nur für ambulante oder belegärztlich durchgeführte Operationen (Abb. 7), sie darf jedoch nicht neben GNrn. 10 und 17 am gleichen Tag angesetzt werden.

**Tip** Die präoperative Diagnostik bei stationär durchgeführten Operationen ist weiterhin möglich; sie muß jedoch per Einzelleistung abgerechnet werden (Abb. 8).

**K42.0; ZOO.8**

| Datum | GNr. | Leistung/Legende | Punkte | Bemerkung |
|---|---|---|---|---|
| 23.10. | 1 | Ordinationsgebühr | 475 | |
| 25.10. | 13 | präop. Untersuchungskomplex | 1000 | |
| | 3500 | Urinstatus | 20 | |
| | 3550 | BKS | 30 | |
| | 3823 | Quick | 60 | |
| | 7140 | Fotokopie | | ca. 0,20 DM + Telefonkosten |
| | | Gesamt | 1585 | |

**Abb. 7.** Abrechnungsbeispiel für das Beratungsproblem „Nabelhernie" einschließlich präoperativer Diagnostik. Patient wird ambulant operiert. Abrechnung nach Pauschale (GNr. 13)

**K42.9; ZOO.8**

| Datum | GNr. | Leistung/Legende | Punkte | Bemerkung |
|---|---|---|---|---|
| 23.10. | 1 | Ordinationsgebühr | 475 | |
| | 10 | intensives Gespräch | 450 | |
| 25.10. | 60 | Ganzkörperstatus | 320 | |
| | 603 | EKG | 250 | |
| | 3848 | Laborpauschale | 150 | Urin + BKS + Quick sind in der GNr. 3848 nicht enthalten |
| | 3500 | Urinstatus | 25 | |
| | 3550 | BKS | 30 | |
| | 3823 | Quick | 60 | |
| 26.10. | 2 | Konsultationsgebühr | 50 | |
| | 78 | Arztbrief | 180 | |
| | 7140 | Fotokopie je Blatt | | ca. 0,20 DM + Telefonkosten (regionale KV-Regelungen) |
| | | Gesamt | 1990 | |

**Abb. 8.** Abrechnungsbeispiel für das Beratungsproblem „Nabelhernie" einschließlich präoperativer Diagnostik. Der Patient wird stationär operiert; die Leistungen für die präoperative Diagnostik müssen jedoch einzeln abgerechnet werden.

### *2.3.6.2 Fachübergreifende Beratungs- und Betreuungsleistungen*

Die GNrn. 14 und 15 (vgl. Tabelle 4) als sog. „Quartalspauschalen" gelten der kontinuierlichen haus- bzw. nervenärztlichen Betreuung eines in der familiären bzw. häuslichen Umgebung versorgten

- Demenzkranken,
- mehrfach behinderten Kindes oder Jugendlichen,
- andauernd betreuungsbedürftigen geistig Behinderten
- einschließlich Anleitung und Führung der Bezugs- und Betreuungsperson(en), einschl. aller Koordinierungsmaßnahmen, mit ggf. einbezogenen sozialen Diensten (=1800 Punkte).

Neben den Leistungen nach den GNrn. 14 und 15 sind im selben Quartal die Leistungen nach den GNrn. 10, 11 und 17 bzw. 20 nicht berechnungsfähig. Tabelle 5 gibt einen Überblick über die fachübergreifenden Beratungs- und Betreuungsleistungen.

**Tabelle 5.** Überblick über die fachübergreifenden Beratungs- und Betreuungsleistungen nach den GNrn. 14, 15, 17, 19, 20 und 21. GNr. 17 gilt als „Königsnummer".

| GNr. | Punkte | Kurzlegende | Hinweise |
|---|---|---|---|
| 14 | 1800 | Betreuung<br>– Demenzkranker<br>– mehrfach behindertes Kind/Jugendlicher<br>– geistig Behinderter | Haus- und Nervenärzte |
| 15 | 800 | wie GNr. 14 (jedoch in beschützender Einrichtung) | Haus- und Nervenärzte |
| 17 | 450 | Intensive ärztliche Beratung und Erörterung (mind. 15 Min) | fachübergreifend |
| + 18 | 450 | dito (länger als 30 Min) | fachübergreifend |
| 19 | 500 | Fremdanamnese bei psychisch oder kommunikationsgestörtem Kranken | fachübergreifend |
| 20 | 800 | Sterbebegleitung | fachübergreifend |
| 21 | 800 | Psychische Dekompensation | fachübergreifend |

*GNr. 17 Intensive ärztliche Beratung und Erörterung*

Originallegende
*„Intensive ärztliche Beratung und Erörterung zu den therapeutischen, familiären, sozialen und beruflichen Auswirkungen und deren Bewältigung bei nachhaltiger lebensverändernder oder lebensbedrohender Erkrankung ggf. unter Einbeziehung von Bezugspersonen und fremdanamnestischen Angaben, mind. 15 Min., 450 Punkte."*

Die GNr. 17 honoriert in angemessener Weise die umfangreichen Bemühungen des Hausarztes um seine chronischen und/oder schwer erkrankten Patienten, dies kann auch die Beratung bei *Sexualkonflikten* einschließen.

**Beachte** Die GNr. 17 ist nicht abrechenbar neben den GNrn. 12, 14, 15 und 20 im gesamten Quartal bzw. den GNrn. 10, 11, 850 ff und 860 ff am gleichen Tag.

**Hinweis** Die „Königsnummer" – GNr. 17 kann durchaus neben den GNrn. 1, 2, 25, 26 und 60 abgerechnet werden.

*GNr. 19 Fremdanamnese bei psychisch oder kommunikationsgestörtem Kranken*

Originallegende
*„Erhebung der Fremdanamnese, ggf. bei mehreren Personen, über einen psychisch, hirnorganisch oder krankheitsbedingt erheblich kommunikationsgestörten Kranken (z.B. Taubheit, Sprachverlust) und/oder Unterweisung und Führung der entsprechenden Bezugsperson(en), einmal im Behandlungsfall 500 Punkte."*

Die *Erhebung der Fremdanamnese* bzw. der Unterweisung und Führung der entsprechenden Bezugsperson ist eine klassische hausärztliche Leistung, die bisher von knapp 50 % aller Allgemeinärzte mindestens einmal im Quartal angesetzt wurde.

**Merke**
GNr. 19 schließt GNrn. 10 und 17 im Quartal nicht aus!

*GNr. 20 Sterbebegleitung*

Originallegende
*„Betreuung eines moribunden Kranken unter Einbeziehung der Gespräche mit den versorgenden und unmittelbar betroffenen Personen zu einem dem Zustand und Verlauf angemessenen Umgehen mit dem Sterbenden und zu seiner abgestimmten humanen, sozialen, pflegerischen und ärztlichen Versorgung, einmal im Behandlungsfall 1800 Punkte."*

Das „angemessene *Umgehen mit dem Sterbenden*" gehört schon seit jeher zum Grundverständnis des ärztlichen Berufes. Mit der GNr. 20 soll vornehmlich der teilweise nicht unerhebliche Aufwand für die Betreuung des Umfeldes abgegolten werden (Abb. 9).

**Beachte** Die GNr. 20 ist im gesamten Quartal nicht neben den GNrn. 10, 11, 17 bzw. 14 und 15 berechnungsfähig.

**C34.9**

| Datum | GNr. | Punkte |
|---|---|---|
| 14.3. | 25 – 1 – 20 | 400 + 475 + 1800 |
| 18.3. | 25 – 2 | 400 + 50 |
| 22.3. | 25 – 2 – 5 | 400 + 50 + 300 |

**Abb. 9.** Abrechnungsbeispiel für die Betreuung eines Sterbenden mit Hausbesuchstätigkeit

**Hinweis** Zieht sich der Sterbefall beispielsweise über 2 Quartale hin, so ist die GNr. 20 entsprechend auch zweimal ansetzbar.

*GNr. 21 Psychische Dekompensation*

Originallegende
*„Sofortige ärztliche Intervention bei akuter psychischer Dekompensation (z.B. Suizidversuch), ggf. einschließlich der ärztlichen Einflußnahme auf die unmittelbar betroffenen Personen des familiären und sozialen Umfeldes des Kranken 800 Punkte."*

**Hinweis** Die GNr. 21 ist abrechenbar neben den GNrn. 1, 2, 5, 25 und 26.

Eine Zusammenfassung der Beratungs- und Betreuungsleistungen nach der Häufigkeit ihrer Abrechenbarkeit im Quartal gibt die Tabelle 6.

**Tabelle 6.** Beratungs- und Betreuungsleistungen, aufgegliedert nach der möglichen Häufigkeit der Abrechenbarkeit im Quartal

| GNrn. 10, 11, 17, 21 | GNrn. 12, 14, 15, 19, 20 |
|---|---|
| mehrfach im Quartal abrechenbar | nur einmal im Quartal abrechenbar |

## 2.3.7 Hausbesuche

Grundsätzlich ist jeder Arzt (ob am Krankenhaus oder niedergelassen) beim jeweilig betreuten Patienten sowie bei Notfällen immer zum angeforderten Besuch verpflichtet (Tabelle 7).

**Merke**
Hausbesuche sind nicht die Domäne des Allgemeinarztes, jedoch ein Charakteristikum allgemeinärztlicher Tätigkeit.

Dagegen können *Regelhausbesuche* auch ohne Anforderung dann abgerechnet werden, wenn es die Erkrankung erfordert.

Der EBM '96 sieht keine eigenen Abrechnungsziffern für *Visiten* vor; die Vergütung für Visiten ist in der Hausbesuchsgebühr enthalten. Die Visiten werden abrechnungstechnisch wie Hausbesuche behandelt.

**Tabelle 7.** Übersicht über verschiedene Besuche

| GNr. | Kurzlegende | Punkte |
|---|---|---|
| 25 | Besuch | 400 |
| 26 | Dringender Besuch, unverzüglich ausgeführt | 600 |
| 32 | Mitbesuch | 130 |
| 5 | Nacht-, Wochenend-, Feiertagsbesuch, Besuch aus der Sprechstunde heraus | 300 |
| 33 | Transportbegleitung | 600 |

**Tip** Ein *Chipkarten-Lesegerät* (etwas größer als eine Zigarettenschachtel, ca. 180 g leicht, im Handel um 400 DM) ist für die Arzttasche wichtiger denn je: dadurch lassen sich mühelos bei Hausbesuchen bis zu 100 Plastikkärtchen sofort einlesen. Auf diese Weise können ggf. Notfallscheine vermieden werden; dadurch kommt der Arzt in den Genuß der hausärztlichen Grundvergütung (vgl. 2.3.5.1).

### *2.3.7.1 Besuche*

Der *Hausbesuch* nach GNr. 25 wird üblicherweise während der Sprechstunde angefordert und in der sprechstundenfreien Zeit ausgeführt.

Bei chronisch kranken Patienten wird ein solcher Besuch öfter anfallen und ausgeführt werden.

Die Durchführung eines Hausbesuches erfordert sicherlich ein gewisses Maß an Zeit, was auch durch die erhöhte Punktezahl zum Ausdruck kommt. Der Arzt sollte wissen, daß in einzelnen KV-Bezirken im Rahmen der Erstellung eines sog. *Tagesprofils* für die Ausführung eines Hausbesuches von 15 Min. ausgegangen wird.

Neben einem Hausbesuch kann der Arzt Kilometergeld, Gesprächs- und Sonderleistungen abrechnen.
Werden an einem Tag Hausbesuche mehrmals ausgeführt, so ist eine Uhrzeitangabe erforderlich.

Wenn beispielsweise Landärzte, die einen Patienten in einem Dorf nach GNr. 25 besuchen, von einem vorbeikommenden Nachbarn um die Ausstellung eines Rezeptes gebeten werden, kann in diesem Fall nicht die Besuchsgebühr nach GNr. 25 angesetzt werden, sondern jeweils nur die GNrn. 2 oder 3.

Besuche, die ausgeführt werden, um dem Patienten den Weg in die Praxis des Arztes zu ersparen (z.B. ungünstige Verkehrsverbindungen, geographische Verhältnisse, schlechte Witterungsbedingungen) sind als sog. *Gefälligkeitsbesuche* nicht nach den GNrn. 25 und 26 abrechnungsfähig. Es handelt sich in diesen Fällen um eine ausgelagerte „Sprechstundentätigkeit, so daß die aus Entgegenkommen des Arztes nicht in der Praxis, sondern beispielsweise in der Wohnung des Patienten erbrachten Leistungen nur so berechnet werden können, als wären sie in den Praxisräumen des Arztes erbracht worden" [7].

### *2.3.7.2 Eilbesuche*

Der Hausbesuch nach GNr. 26 ist ein Besuch der angefordert und *unverzüglich* ausgeführt wird. Im allgemeinen handelt es sich um Einzelbesuche bei Notfällen.

Nach einem Landessozialgerichtsurteil bedeutet „sofort": Ausführung innerhalb von ca. 30 Minuten. Wenn zwischen Anforderung und Ausführung mehr als 30 Minuten liegen, so kann dieser Besuch nicht mehr als *Eilbesuch*, sondern nur noch als einfacher Besuch nach GNr. 25 abgerechnet werden.

Wird dieser Besuch aus der Sprechstunde, in der Nacht zwischen 20 und 8 Uhr morgens, an Samstagen und Feiertagen sowie am 24.12. und 31.12. durchgeführt, ist zusätzlich der „Unzeit"-Zuschlag nach GNr. 5 anzusetzen (vgl. 2.3.5.5).

### *2.3.7.3 Besuche in Altersheimen, Altenwohnungen, Mehrfamilienhaus*

Schwierigkeiten bereitet immer wieder die Abrechnung der *Hausbesuche in Altersheimen, Altenwohnungen oder Mehrfamilienhäusern*. Hier können die GNrn. 25 und 32 verschieden angesetzt werden.

Die Gebührenordnungen unterscheiden grundsätzlich zwischen
- Altersheim (Abb. 10),
- Altenwohnung,
- Mehrfamilienhaus.

*Altersheim*
Gebäude zur Unterbringung von Senioren, die nicht mehr selbständig ihren Haushalt führen, in gleicher sozialer Gemeinschaft. Der Altersheimkomplex kann auch aus mehreren Gebäuden bestehen (Abb. 11).

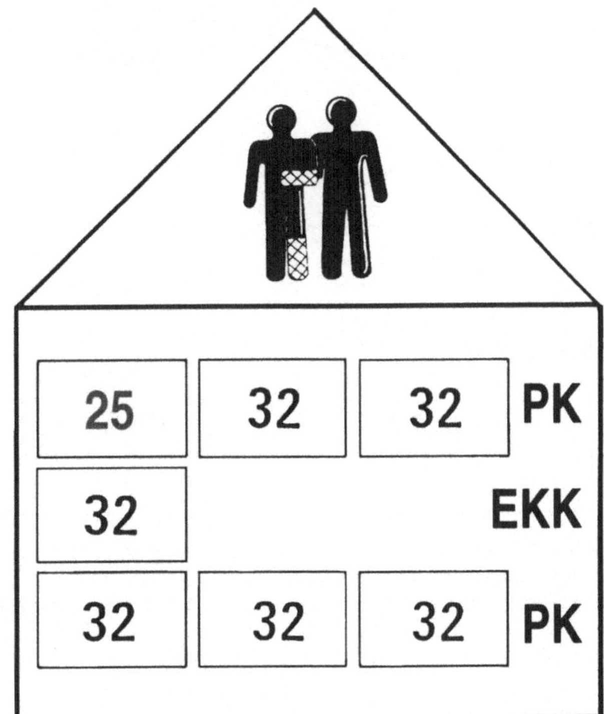


**Abb. 10.** Hausbesuch in einem Altersheim nach den GNrn. 25 und 32. Trotz verschiedener Kassenarten (Primärkassen/PK und Ersatzkassen/EK) ist nur der erste Besuch nach GNr. 25 abrechenbar.

**Merke**
Bei Besuchen in Altenheimen oder ähnlichen Einrichtungen ist die GNr. 32 nicht berechnungsfähig, wenn der Kranke *im Rahmen einer Sprechstunde* vor Ort behandelt wird. In diesem Fall ist der Ansatz der GNrn. 1 bzw. 2 angezeigt.

*Altenwohnungen*
Abgeschlossene Wohneinheiten in einem Gebäudekomplex mit weitgehend selbständiger Haushaltsführung (Abb. 12).

*Mehrfamilienhaus*
Verschiedene Wohneinheiten für verschiedene Wohnzwecke (Abb. 13). Abrechnungstechnisch wird das Mehrfamilienhaus wie die Altenwohnung (Abb. 12) behandelt.

*Familienbesuch*
Eine Familie (Eltern, Kinder), die im selben Mehrfamilienhaus, aber in getrennten Wohnungen mit getrennter Haushaltsführung lebt, stellt keine „soziale Gemeinschaft" dar. Jeder Hausbesuch in jedem Haushalt ist also nach GNr. 25 abzurechnen.

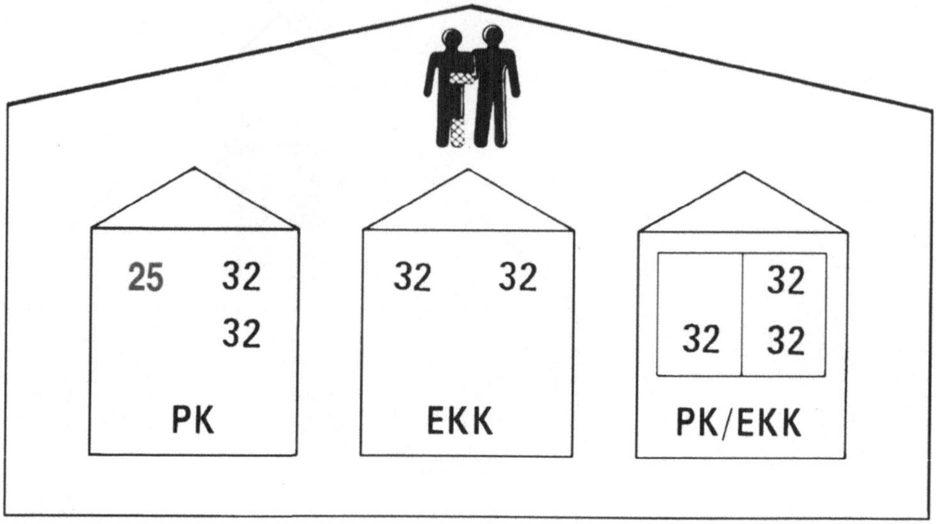

25 32
32
PK

32 32
EKK

32
32 32
PK/EKK

**Abb. 11.** Abrechnung von Hausbesuchen in einem Altersheimkomplex, der aus mehreren Gebäuden besteht, nach den GNrn. 25 und 32. Auch hier kann in dieser gleichen sozialen Gemeinschaft trotz verschiedener Kassenarten (Primärkassen/PK und Ersatzkassen EKK) nur der erste Besuch mit GNr. 25 abgerechnet werden, alle weiteren sind nur noch mit anteilig GNr. 32 anzusetzen.

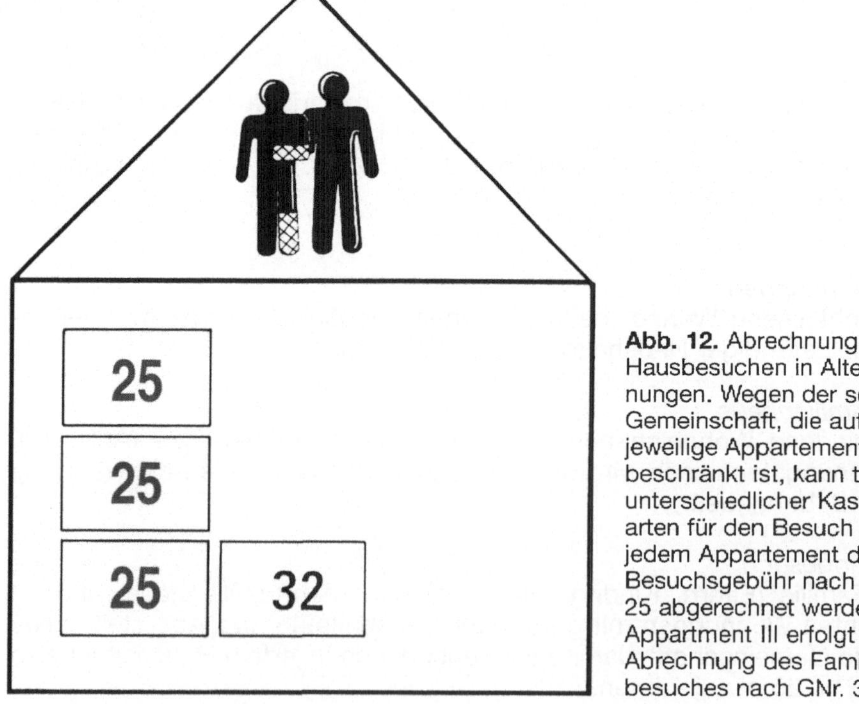


**Abb. 12.** Abrechnung von Hausbesuchen in Altenwohnungen. Wegen der sozialen Gemeinschaft, die auf das jeweilige Appartement beschränkt ist, kann trotz unterschiedlicher Kassenarten für den Besuch in jedem Appartement die volle Besuchsgebühr nach GNr. 25 abgerechnet werden. Im Appartment III erfolgt die Abrechnung des Familienbesuches nach GNr. 32.

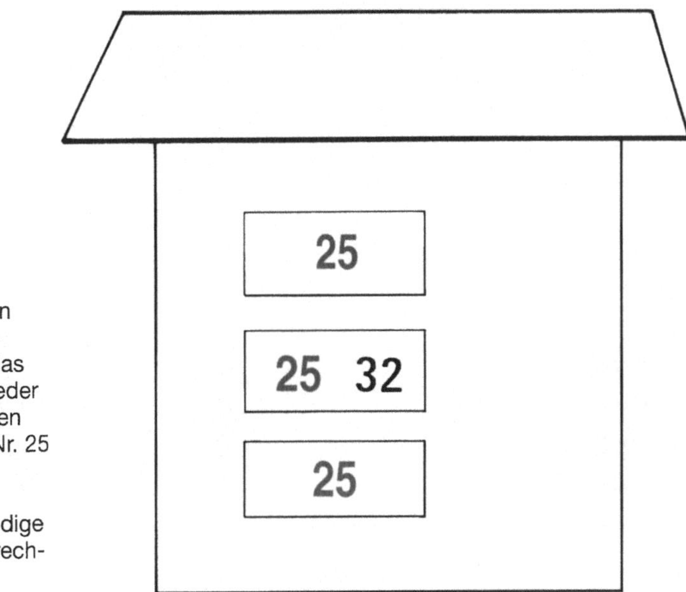


**Abb. 13.** Abrechnung von Hausbesuchen im Mehrfamilienhaus. Bis unter das Dach im 3. Stock kann jeder Hausbesuch mit der vollen Besuchsgebühr nach GNr. 25 für den jeweils ersten Patienten innerhalb des Stockwerkes (= selbständige Haushaltsführung) abgerechnet werden.

Wird im Rahmen eines Hausbesuchs ein weiterer Patient desselben Haushalts mitbehandelt, „weil der Doktor gerade da ist", so kann dieser Besuch nicht als Familienbesuch nach GNr. 32, sondern nur als GNr. 1 bzw. 2 oder (im Falle eines Wiederholungsrezeptes) nur nach GNr. 3 abgerechnet werden. Diese Behandlung erfolgte nämlich nur aufgrund der örtlichen Gegebenheiten oder sonstiger nicht durch die Art der Krankheit bedingte Umstände.

*Mitbesuche bei Unzeit*
Bei Besuchen zur „Unzeit" (vgl 2.3.5.5) können sowohl die GNr. 26 als auch der Zuschlag nach GNr. 5 angesetzt werden (Abb. 14).

Verschiedene Versicherungsarten
Im Unterschied zu BMÄ '96 und E-GO '96 kann bei Patienten, bei denen nach GOÄ '96 abgerechnet wird *(Privatpatienten)* auch trotz derselben sozialen Gemeinschaft der volle Besuch nach GNr. 50 plus Wegegeld angesetzt werden (Abb. 15).

### *2.3.7.4 Vergebliche Hausbesuche*

Eine Leistung ist nur dann abrechnungsfähig, wenn der Leistungsinhalt vollständig erbracht wurde.

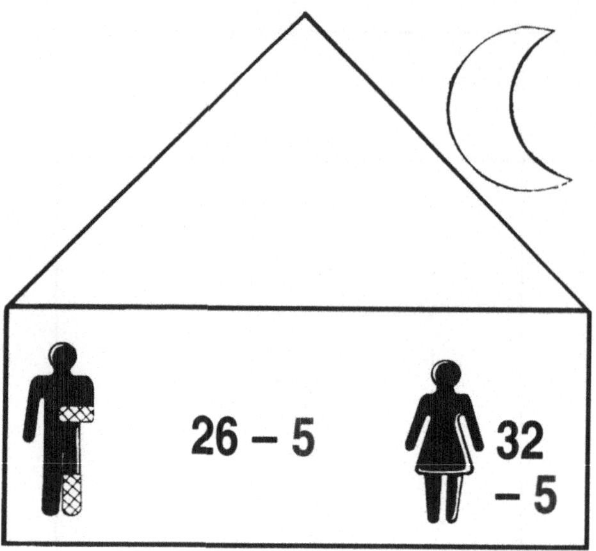


**Abb. 14.** Beispiel für Hausbesuch um 21.30 Uhr bei verletztem Ehemann und bei der Ehefrau. Der Mitbesuch bei der Ehefrau kann mit Zuschlagziffer nach GNr. 5 abgerechnet werden.

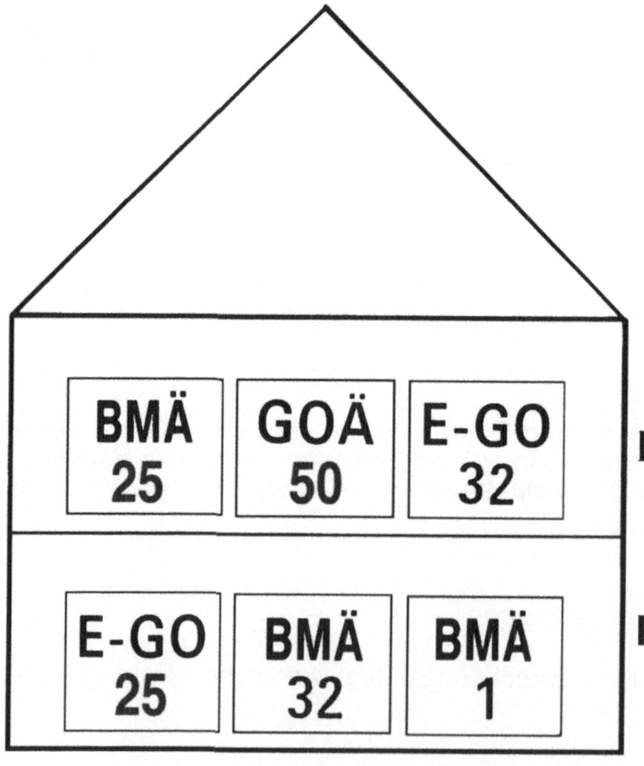


**Abb. 15.** Beispiel von Besuchen und Beratung bei zwei Familien verschiedener Kassenarten (Primärkasse/BMÄ, Ersatzkrankenkasse/E-GO, Privat/GOÄ) in einem Mehrfamilienhaus.
Bei Familie I kann der Besuch beim Privatpatienten ebenfalls mit der vollen Gebühr nach GNr. 50 abgerechnet werden. Bei Familie II erfolgte beim dritten Patienten lediglich eine Beratungsleistung nach GNr. 1.

Beim *unvollendeten Besuch* ist grundsätzlich keine Leistung ansetzbar, auch wenn die Nichtvollendung des Besuches nicht in der Schuld des Arztes liegt. In diesem Fall wäre der Arzt allerdings berechtigt, dem Patienten die Kosten für Zeitverlust und Wegstrecke *privat* in Rechnung zu stellen [7]. Als einzige Ausnahme wurde für die Ersatzkassenabrechnung folgendes vereinbart (Feststellung Nr. 503 der AG gemäß § 19 EKV): „Wird ein Vertragsarzt in dringenden Fällen (zu einem Verkehrsunfall) gerufen und wird der Patient nicht angetroffen, so kann der Vertragsarzt unter Angabe von Gründen die GNr. 26 in voller Höhe berechnen".

Eine solche Situation liegt vor, wenn beispielsweise ein Mitbürger wegen eines *Notfalls* gleich mehrere Ärzte und Rettungswagen anruft. Nur für den Ersatzkassenbereich können die Besuchsgebühren nach der GNr. 26 verrechnet werden, nicht dagegen für den Primärkassenbereich.

**Merke**
Auch wenn der (Haus-)Arzt den Notarztwagen von sich aus alarmiert hatte, muß er trotzdem grundsätzlich sofort zum Eilbesuch aufbrechen (Achtung: BSG „unterlassene Hilfeleistung"!).

Ein Besuch ist ebenfalls nicht abrechenbar, wenn z.B. bei regelmäßiger Besuchstätigkeit alle 4 Wochen der Patient zufällig einmal nicht anwesend ist (Abb. 16).

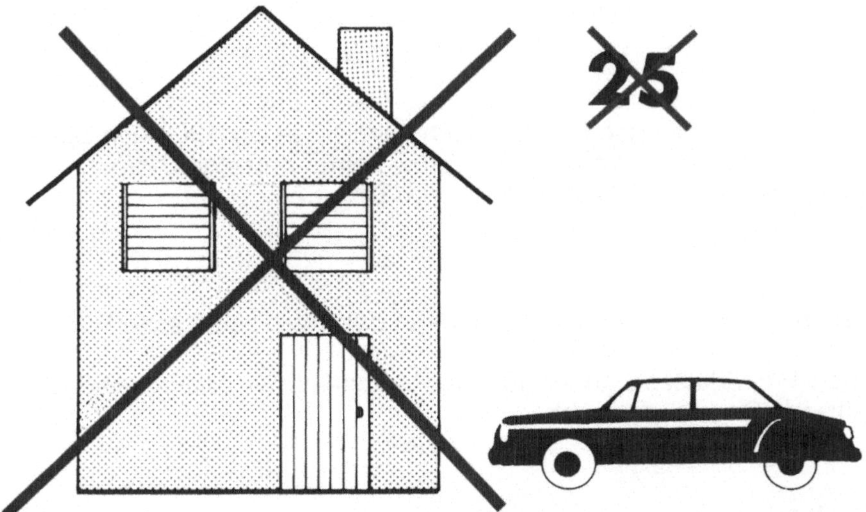


**Abb. 16.** Der „vergebliche Besuch" (z.B. verschlossene Tür) darf grundsätzlich nicht nach GNr. 25 abgerechnet werden, auch wenn der Patient wegen seines chronischen Leidens regelmäßig z.B. alle 4 Wochen zuhause aufgesucht wird.

Im Gegensatz zum EBM '87 sieht der EBM '96 keine Abrechnung von „Hausbesuchen unter erschwerten Bedingungen" vor.

### 2.3.7.5 Wegegeld

Die Abrechnung von *Wegepauschale* und *Wegegeld* bereitet nicht selten Schwierigkeiten und ist bei den Primärkassen von KV- zu KV-Bereich verschieden geregelt.

Bei den Ersatzkassen wird die Abrechnung des Wegegeldes bundeseinheitlich gehandhabt. Die Wegegeldregelungen der EKK gilt gleichermaßen für Stadt und für Land sowie für Ärzte aller Gebiete:

| | | |
|---|---|---|
| 7234 | Pauschale für Besuche im Kernbereich bis zu 2 km Radius bei Tage zwischen 8 und 20 Uhr . . . . . . . . . . . | 6,20 DM |
| 7235 | Pauschale für Besuche im Randbereich bei mehr als 2 km bis zu 5 km Radius bei Tage zwischen 8 und 20 Uhr . . . . . . . . . . . . . . . . . . . . . . . . . . . . . . | 12,40 DM |
| 7236 | Pauschale für Besuche im Fernbereich bei mehr als 5 km Radius bei Tage zwischen 8 und 20 Uhr . . . . . . | 18,00 DM |
| 7237 | Pauschale für Besuche im Kernbereich bis zu 2 km Radius bei Nacht zwischen 20 und 8 Uhr . . . . . . . . . | 12,40 DM |
| 7238 | Pauschale für Besuche im Randbereich bei mehr als 2 km bis zu 5 km Radius bei Nacht zwischen 20 und 8 Uhr. . . . . . . . . . . . . . . . . . . . . . . . . . . . . . . | 19,15 DM |
| 7239 | Pauschale für Besuche im Fernbereich bei mehr als 5 km Radius bei Nacht zwischen 20 und 8 Uhr . . . . . | 25,90 DM |

**Merke**
Das Wegegeld bei den Ersatzkassen kann für jeden einzelnen Besuch einzeln angesetzt werden. Es gibt keine anteilige Verrechnung, Ausnahme bei Familienbesuchen nach GNr. 32.

Die GNrn. 7234 bis 7239 beinhalten auch das Wegegeld für die Rückfahrt.

Bei den Primärkassen gelten für die Wegegeldberechnung regional KV-spezifische Regelungen (Abb. 17).

**Merke**
Bezüglich der Wegegeldregelung im Notfalldienst bei der zuständigen KV nachfragen!

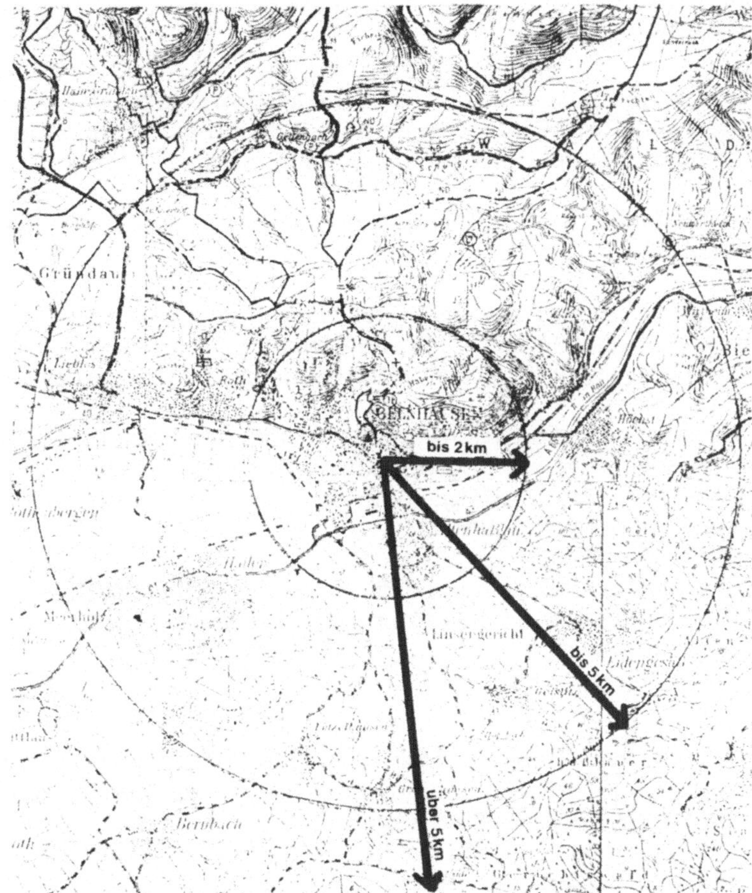


**Abb. 17.** Darstellung der Wegegeldregelung für die Ersatzkassen (EKK) und Primärkassen (PK) nach Kern-, Rand- und Fernbereichen.

Bei einer Entfernung bis 2 km GNr. 7234 (tags), GNr. 7237 (nachts); zwischen 2 und 5 km GNr. 7235 (tags), GNr. 7238 (nachts). Darüber hinaus GNr. 7236 (tags) bzw. 7239 (nachts). Im Bereich der KV Bayerns z.B. Ansatz der Ziffer „Z1“ bis 2 km, „Z2“ bis 5 km bzw. „Z3“ über 5 km.

## 2.3.8 Verweilen und Konsil

Die Abrechnung der ärztlichen Leistung für das „Verweilen ohne Erbringung berechnungsfähiger Leistungen wegen der Erkrankung“ (GNr. 40) gibt nicht selten Anlaß zu Diskussionen zwischen dem abrechnenden Kassenarzt und der diese Leistungen streichenden KV; dabei vermutet die

KV eine nicht korrekte Erfüllung des Leistungsinhaltes, was das (untätige) Verweilen betrifft.

Grundsätzlich ist ein solches *Verweilen* nicht gegeben, wenn der Arzt beispielsweise wegen einer laufenden Infusion am Krankenbett auf den Notarztwagen wartet, und sei dies noch so lange.

Ein positives Beispiel für die Abrechnungsfähigkeit der GNr. 40 gibt Abbildung 18.

Im EBM '96 sind *Konsilien zwischen Ärzten derselben Gebietsbezeichnung* oder Hausärzten nicht berechnungsfähig, wenn sie Mitglieder derselben Praxisgemeinschaft oder Gemeinschaftspraxis sind.

Dagegen kann die GNr. 42 mit 300 Punkten angesetzt werden, wenn eine konsiliarische Erörterung bei einer Mindestdauer von 10 Min zwischen 2 oder mehr Ärzten erfolgt (300 Punkte); dies ist höchstens zweimal im Behandlungsfall möglich.

Die typische Praxissituation dürfte das telefonische Gespräch zwischen dem betreuenden Hausarzt und dem konsultierten Spezialisten in Klinik oder Praxis sein.

**Merke**
Bei der Abrechnung der GNr. 42 ist der (die) Name(n) des Konsiliarpartner(s) auf dem Behandlungsausweis anzugeben. Wird wegen eines Patienten in stationärer Behandlung ein telefonisches Konsil mit dem Krankenhausarzt durchgeführt, kann GNr. 42 nicht abgerechnet werden (Bundesmantelvertrag).

**J45.9**

| Datum | GNr. | Leistung/Legende | Punkte | Bemerkung |
|---|---|---|---|---|
| 12.7. | 26 | unverzüglicher Besuch | 600 | Keine Uhrzeitangabe |
| | 5 | Unzeit-Zuschlag | 300 | erforderlich |
| | 2 | Konsultationsgebühr | 50 | |
| | 40 | Verweilen > 30 Min. | 900 | |

**Abb. 18.** Beispiel für die Abrechenbarkeit der Verweilgebühr nach GNr. 40 bei einem Asthmaanfall.
Beginn der Behandlung am Krankenbett um 1.35 Uhr mit Untersuchung und Gabe einer i.v.-Spritze. Danach untätiges Abwarten des Therapieerfolgs während 45minütiger Dauer. In unserem Beispiel wurde davon ausgegangen, daß die Ordinationsgebühr nach GNr. 1 bereits angefallen war. Daher erfolgte der Ansatz der Konsultationsgebühr nach GNr. 2.

## 2.3.9 Untersuchungsleistungen

Was die sog. *Untersuchungsleistungen* betrifft, so soll der Hausarzt bei der Abrechnung nicht nur die GNr. 60 („Ganzkörperstatus") im Blickfeld haben, sondern bedenken, daß es darüber hinaus auch weitere Untersuchungsleistungen gibt, die in der Allgemeinpraxis anfallen (Tabelle 8).

**Tabelle 8.** Übersicht über die sog. Untersuchungsleistungen, die als Einzelleistungen zusätzlich zur Ordinations- bzw. Konsultationsgebühr abgerechnet werden dürfen

| GNr. | Kurzlegende | Punkte |
|---|---|---|
| 60 | Ganzkörperstatus, nur Allgemeinärzte, Kinderärzte & Internisten | 320 |
| 360 | Rektale Untersuchung | 90 |
| 801 | Neurologische Basisdiagnostik und Verlaufskontrolle für den Hausarzt | 170 |
| 850 | Psychosomat. Untersuchung | 250 |
| 851 | Psychosomat. Gespräch mehr als 15 Min | 450 |

### *2.3.9.1 Ganzkörperstatus*

Originallegende

*„Erhebung des Ganzkörperstatus, einschl. orientierender Untersuchungen des ZNS und der Sinnesorgane, einschl. Befragung, Beratung und Dokumentation, für die Gebiete Allgemeinmedizin (Praktische Medizin), Innere Medizin und Kinderheilkunde, einmal im Behandlungsfall 320 Punkte."*

Die Beschreibung des Leistungsinhalts der GNr. 60 macht diese Gebührenordnungsnummer zu einer „Königsleistung" für Allgemeinärzte (Abb. 19).

Die GNr. 60 ist beispielsweise abzurechnen bei umfangreicher Untersuchung eines neuen Patienten, der Überprüfung von sog. „Dauerdiagnosen" im Rahmen der langjährigen hausärztlichen Betreuung, Abklärung unklarer multipler Symptome oder Metastasensuche im Rahmen der onkologischen Nachsorge, ferner bei der präoperativen Diagnostik, soweit die Operation im Krankenhaus durchgeführt wird (vgl. 2.3.6.1) (die präoperative Diagnostik bei ambulanter Operation ist nach GNr. 13 abzurechnen). Gerade bei Kindern ist sie eine Königsleistung für den Allgemeinarzt.

**„Ganzkörperstatus"**
**einschließlich:**
**– Befragung,**
**– orientierende Untersuchung ZNS,**
**– orientierende Untersuchung Sinnesorgane,**
**– Beratung**
**– Dokumentation**

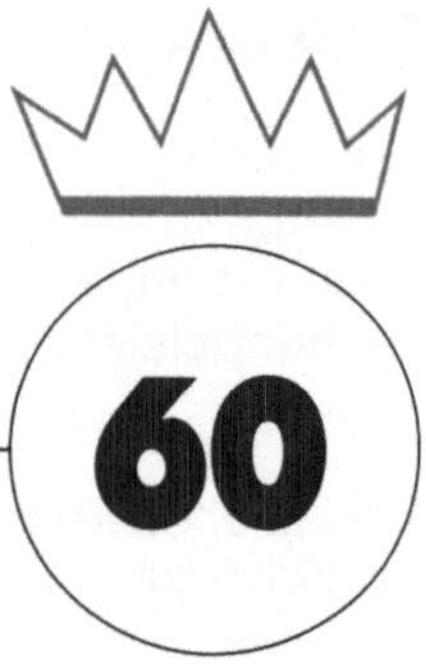

**60**

**Abb. 19.** GNr. 60 als „Königsleistung" für Allgemeinärzte. Einmal pro Quartal abrechenbar, bei Kindern unter 2 Jahren auch mehrfach.

**Hinweis** Neben der GNr. 60 sind zusätzlich abrechenbar: Die GNrn. 1, 2, 5, 10, 11, 17, 25, 26, 32, 360, 851.

**Merke**
Nicht abrechenbar ist die GNr. 60 neben den Präventionsleistungen, den GNrn. 801 und 850.

Der Ansatz der GNr. 60 kann in Einzelfällen durchaus auch im *ärztlichen Notdienst* anfallen.

### *2.3.9.2 Nervensystem und Psyche*

*GNr. 801 Neurologische Basisdiagnostik und Verlaufskontrolle*
*Nur zweimal im Behandlungsfall berechnungsfähig 170 Punkte*

**Merke**
Die GNr. 801 ist eine Königsleistung für den Hausarzt. Sie darf in keiner Abrechnung fehlen!

Während die psychiatrischen bzw. psychosozialen Leistungen des Hausarztes nach den GNrn. 11, 14, 15, 19 und 21 abgerechnet werden, gilt für die psychosomatischen Krankheitsbilder der Ansatz der GNrn. 850 und 851.

*GNr. 850 Differentialdiagnostische Klärung psychosomatischer Krankheitszustände*

Originallegende
*„Differentialdiagnostische Klärung psychosomatischer Krankheitszustände mit schriftlichem Vermerk über die ätiologischen Zusammenhänge, einschließlich Beratung, bis zu zweimal im Behandlungsfall 250 Punkte."*

*GNr. 851 Verbale Intervention bei psychosomatischen Krankheitszuständen*

Originallegende
*„Verbale Intervention bei psychosomatischen Krankheitszuständen unter systematischer Nutzung der Arzt/Patienten-Interaktion, je Sitzung (Dauer mind. 15 Min) 450 Punkte."*

Die Abrechenbarkeit der GNrn. 850 und 851 ist an bestimmte *Qualifikationsvoraussetzungen* für Ärzte zur Durchführung der *psychosomatischen Grundversorgung* gebunden (vgl. 2.4.3). Diese sind in den Psychotherapie-Vereinbarungen mit den Pflichtkrankenkassen vom 1. Oktober 1990 in § 2 Abs. 6 festgelegt; gleichlautende Voraussetzungen finden sich ebenfalls in § 2 Abs. 6 der Anlage 1 Arzt-/Ersatzkassenvertrag:

„Maßnahmen der psychosomatischen Grundversorgung nach dem Leistungsinhalt der GNrn. 850, 851 BMÄ darf mit Einwilligung der für den Kassenarztsitz zuständigen KV ein an der kassenärztlichen Versorgung teilnehmender Arzt ausführen, wenn er seiner KV
- eine mindestens 3jährige Erfahrung in selbstverantwortlicher ärztlicher Tätigkeit,
- den Erwerb von Kenntnissen in einer psychosomatisch orientierten Krankheitslehre sowie
- reflektierte Erfahrungen über die psychosomatische und therapeutische Bedeutung der Arzt/Patienten-Beziehung

nachweist."

Ärzte, die eine solche Qualifikation nicht besitzen, können ihre „psychosomatischen Gespräche" lediglich nach GNr. 10 abrechnen.

| GNr. | 1 | 2 | 60 |
|---|---|---|---|
| 801 | + | + | / |
| 850 | + | + | / |
| 851 | + | + | + |
| 11 | + | + | + |
| 14 | + | + | + |
| 15 | + | + | + |
| 21 | + | + | + |

**Abb. 20.** Übersicht über Kombinationsmöglichkeit und Ausschlüsse von Gebührenordnungsnummern, die neurologische/psychiatrische und somatische Leistungen beinhalten

Die GNrn. 850 und 851 zählen zum Spektrum allgemeinärztlicher Leistungen und gelten ebenfalls als „Königsleistungen" für Hausärzte.

Eine Übersicht über die mögliche Kombinierbarkeit neurologischer, psychiatrischer bzw. psychosomatischer Ziffern mit Ordinations-, Konsultationsgebühr bzw. Ganzkörperstatus findet sich in Abbildung 20.

### 2.3.10 Schriftliche Mitteilungen und Gutachten

Die Gebührenordnungsnummern für *schriftliche Mitteilungen und Gutachten* (Tabelle 9) kann man auch als die „ungeliebten Nummern" des Hausarztes bezeichnen, obwohl sie nahezu in jeder Allgemeinpraxis anfallen.

Ein Beispiel für das Ausfüllen eines Formulars „Kurvorschlag des Arztes" (Muster 25 [1.1996]) zeigt Abbildung 21.

**Tabelle 9.** Zusammenstellung der Gebührenordnungsnummern für schriftliche Mitteilungen und Gutachten

| GNr. | Kurzlegende | Punkte | Hinweise |
|---|---|---|---|
| 72 | Kurze Bescheinigung | 60 | * |
| 73 | Krankheitsbericht | 120 | * |
| 74 | Kurzer Bericht über Untersuchung | 40 | |
| 75 | Arztbrief | 80 | |
| 76 | Gutachterliche Stellungnahme | 225 | * |
| 77 | schriftliches Gutachten | 225 | * |
| 78 | Ausführlicher Arztbrief | 180 | Nur nach GNr. 60 |
| 79 | Kurvorschlag (Muster 25) | 140 | * |

* auf Verlangen der Kasse

**Tip** Auf den Vordrucken der Krankenkassen zu spezifischen Fragen ist einer Vereinbarung zwischen Kassen und KBV zufolge die jeweils abrechenbare Gebührenordnungsnummer aufgedruckt. Der Arzt sollte also die entsprechenden Hinweise nicht übersehen und die betreffenden Ziffern ansetzen.

Eine eigene Gebührenordnungsnummer für die Ausstellung einer *Arbeitsunfähigkeitsbescheinigung* sieht der EBM '96 nicht vor; sie ist in der Ordinations- bzw. Verwaltungsgebühr enthalten.

*Arztbriefe*
Grundsätzlich ist der Leistungsinhalt für einen kurzen ärztlichen Bericht über das Ergebnis einer Patientenuntersuchung nach GNr. 74 (= 40 Punkte) dann erbracht, wenn auf einem gesonderten Blatt (z.B. Privatrezept) die kritische Stellungnahme (z.B. weiteres Vorgehen an den mitbehandelnden oder weiterbehandelnden Kollegen) niedergelegt wird (Abb. 22).
Ein *„Brief ärztlichen Inhalts“* nach GNr. 75 stellt die klassische schriftliche Epikrise im Rahmen der kollegialen Zusammenarbeit zwischen dem Spezialisten und dem Hausarzt dar. Bei Hausärzten untereinander werden vermutlich nur selten solche Briefe anfallen.

Es handelt sich hier meistens um einen schreibmaschinenschriftlichen Brief mit Durchschrift oder Kopie des Verfassers von mindestens einer halben Schreibmaschinenseite (Abb. 23) nach GNr. 75 (= 80 Punkte).

*Befundberichte*, und sind sie auch noch so lang, können nicht eigens vergütet werden (Abb. 24).

# Kurvorschlag des Arztes

☐ als Vorsorgekur (bei Gesundheitsgefährdung) ☐ als Kindervorsorgekur
☒ als Rehabilitationskur (bei Krankheit oder Krankheitsfolgen) ☐ Durchführung als Kompaktkur

Aufgrund des derzeitigen Gesundheitszustandes ist eine Kur vor Ablauf der gesetzlichen Wartefrist von drei Jahren dringend notwendig ☐ ja ☒ nein

Die Kur ist notwendig wegen ☐ Arbeitsunfallfolgen ☐ sonstiger Unfallfolgen
ENTFÄLLT ☐ Berufskrankheit ☐ Versorgungsleiden nach dem BVG/OEG

Indikationen, die den Kurantrag begründen:
RÜCKENSCHULE, KRANKENGYMNASTIK – intensiv – BEWEGUNGSTHERAPIE, GEWICHTSREDUKT

Diagnosen:
DEGEN. WS-SYNDROM, REZID. PHS li; ÜBERGEWICHT, BLUTHOCHDRUCK

Bisherige Therapie:
in 95: orthop. Mitbehandlg.; 12 x KG, 6 x Massagen; Atenolol: 1–1/2-0 (darunter RR 140–160/90–95 mm Hg.)

Aktuelle Befunde: ☐ sind beigefügt ☒ können bei Bedarf angefordert werden ☐ liegen nicht vor

Untersuchungsberichte (z. B. Facharzt,- Krankenhausentlassungsberichte ☐ sind beigefügt ☒ können bei Bedarf angefordert werden ☐ liegen nicht vor

Liegen Risikofaktoren vor? ☐ Rauchen ☒ Bewegungsmangel ☐ Streß ☐ Ernährung
☐ Sonstige: Größe 170 cm, Gewicht 92 kg (Okt. 95)

Sind besondere Maßnahmen zur Selbsthilfe erforderlich (z. B. Diabetikerschulung)? ☐ nein ☒ ja:

Sind besondere Anforderungen zu stellen?
– an die Kureinrichtung (z. B. behindertengerechte Ausstatttung, Aufnahme von Mutter und Kind) ☒ nein ☐ ja:
– an den Kurort (z. B. Klima, Allergenfreiheit) ☒ nein ☐ ja:

Kurort
n. Wahl, z.B. Reichenhall/Tölz

Kurdauer
3 Wochen

München, den
Ort, Datum

– Für die Angaben des Arztes ist die Nr. 79 BMÄ/E-GO berechnunsfähig

Dr. M. Mustermann
Vertragsstempel/Unterschrift des Arztes

**Abb. 21.** Beispiel für das Ausfüllen eines Formulars „Kurvorschlag des Arztes" (Muster 25 [1.1996]) nach GNr. 79

Praxis
Dr. Durchblick
Allgemeinarzt

**74**

Diagnose

Akute Lumboischialgie mit pseudoradikulärer Symptomatik (Parästhesien Ober-, Unterschenkel und Fersenbereich) bei Blockierung des Segmentes L 5 / S 1, rechts, derzeit kein Anhalt für eine radikuläre Symptomatik.

Therapie

Chirotherapie, lokale Wärme, Krankengymnastik, entlastende Lagerungen.

**Abb. 22.** Befundbericht auf Privatrezept, hier als vorläufiger Arztbrief (Gezielte Überweisung zur Chirodiagnostik)

In Einzelfällen können auch Allgemeinärzte an andere Allgemeinärzte einen Brief schreiben, obwohl grundsätzlich die Überweisung von einem Gebietsarzt zum anderen nicht möglich ist. Für eine solche Überweisung gibt es jedoch dann Ausnahmen, wenn der allgemeinärztliche Kollege bestimmte Praxisschwerpunkte aufweist, die der andere Kollege nicht anbietet, z.B.

- naturheilkundliche,
- homöopathische,
- sportmedizinische,
- proktologische,
- phlebologische,
- operative,
- sonographische,
- gastroenterologische,

Tätigkeit usw.

Auch der *ausführliche Arztbrief* als Begleitschreiben im Rahmen einer stationären Einweisung, der die formale Voraussetzung für einen Brief erfüllt, kann nach GNr. 75 bzw. 78 abgerechnet werden (z.B. zur Übermittlung von Daten und der kritischen *Beurteilung* der Befindlichkeit des Patienten im Rahmen von vorstationären diagnostischen Untersuchungen).

Ein „ausführlicher Arztbericht“ nach GNr. 78 (= 180 Punkte) ist nur im Zusammenhang mit der GNr. 60 abrechenbar (vgl. Tabelle 9). Dies dürfte am häufigsten im Rahmen der präoperativen Diagnostik bei stationärer Weiterbehandlung der Fall sein; was die präoperative Diagnostik bei ambulant durchgeführten Eingriffen betrifft, so ist die Berichtgebühr hierfür bereits in der Komplexziffer 13 enthalten.

*Diätpläne*
Eine spezielle Gebühr für die Erstellung eines individuellen schriftlichen Diätplans sieht der EBM ’96 nicht vor; die Vergütung hierfür ist in der Ordinationsgebühr enthalten (vgl. 2.3.6.1).

Gerade dem Hausarzt fällt bei der Erstellung diverser Diätanweisungen im Rahmen seiner Patientenbetreuung eine wichtige Rolle zu (Abb. 25 und 26).

*Telefongebühren*
Die *Telefongebühren* gehören generell zu den allgemeinen Praxiskosten und können mit den Krankenkassen nicht gesondert abgerechnet werden.

Praxis
Dr. Durchblick
Allgemeinarzt

15.9.1988

**75**

Frau
Dr. med. Susanne Müller-Norden
Ärztin für Allgemeinmedizin
2001 Nordhaus

Sehr geehrte Frau Kollegin,

vielen Dank für die freundliche Überweisung der Patientin K a t h r i n H i n z , geb. 17.3.1946, in meine proktologische Behandlung wegen analer Blutungen.

Frau H. beobachtet seit vier Wochen hellrotes Blut nahezu nach jedem Stuhl Keine weiteren subjektiven Beschwerden. Perineum unauffällig. Ausreichender willkürlicher Sphinktertonus. Bei 9 Uhr 10 mm lange reizlose, hyperthrophe Analpapille. Im Proktoskop sehr große, spontan blutende innere Hämorrhoiden, die ich in drei Sitzungen nach der Methode von BLOND sklerotherapiert habe. Ab der zweiten Sitzung wurde kein Blut mehr beobachtet. Die Rektoskopie (9.9.88) war bis 24 cm unauffällig.

Mit freundlichen kollegialen Grüßen

Ihr

**Abb. 23.** Brief ärztlichen Inhalts nach GNr. 75 im Rahmen der kollegialen Zusammenarbeit zwischen zwei Allgemeinärzten (Gezielte Überweisung zur proktologischen Mitbehandlung)

Praxis
Dr. Durchblick
Allgemeinarzt

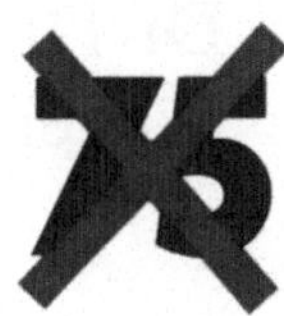

Befund am: 14.3.1988

Insgesamt erheblich eingeschränkte Untersuchungsbedingungen, Leber in der rechten MCL in Atemmittellage rippenbogenrandständig, intrahepatisches Reflex- und Gefäßmuster scheint regelrecht zu sein, Konturen nicht sicher beurteilbar.
Gallenblase an typischer Stelle gelegen, frei von Binnenreflexen.
Ductus choledochus zart.
Im Bereich der rechten Niere stellt sich am cranialen Pol nach dorsal ziehend eine ca. 2 cm große, echoarme Struktur dar ohne dorsalen Schallschatten, die von der Umgebung nicht scharf abzugrenzen ist.
Linke Niere soweit beurteilbar unauffällig.
Pankreas im Korpusbereich einsehbar, hier regelrecht.
Große intraabdominelle Gefäße nicht zu beurteilen.

Beurteilung:
Bei insgesamt erheblich eingeschränkten Untersuchungsbedingungen durch Adipositas und Meteorismus:
1) Prozeß am cranialen Pol der rechten Niere, der dringend abklärungsbedürftig ist
2) Hinweise für diskreten diffusen Leberparenchymschaden.
3) Übrige Oberbauchorgane soweit einsehbar unauffällig.

**Abb. 24.** Beispiel für einen Sonographie-Befundbericht bei Auftragsleistung, der jedoch nicht eigens abrechnungsfähig ist

Die einzige Ausnahme bildet das Telefonat mit dem Krankenhaus (Arzt oder Bettenstation), um eine stationäre Einweisung zu veranlassen. Hier können die tatsächlich entstandenen Kosten berechnet werden.

Beachte regionale KV-Regelungen!

## 2.3.11 Pauschalvergütungen

Neben der Honorierung von ärztlichen Leistungen nach *Punktzahlen* und *Punktwerten* gibt es sog. *Pauschalvergütungen*, welche in DM-Beträgen ausbezahlt werden; die wichtigsten davon sind die Portokosten (Abb. 27).

## 2.3.12 Diabetikerschulung

Originallegende
*„Programmierte ärztliche Schulung und Betreuung von Typ II-Diabetikern in Gruppen in der Praxis des behandelnden Arztes bei einer Teilnehmerzahl von 4 – 10 Personen je Teilnehmer und Sitzung ... 15 DM.*

Praxis
Dr. Durchblick
Allgemeinarzt

Rp. **76**

| | |
|---|---|
| 1. Tag | bis abends:<br>Teepause mit Elotrans neu |
| 2. Tag | Reisschleim<br>ca. 1 l in 24 Std. |
| 3. Tag | leichte Kost:<br>fettarm, z.B. geriebener Apfel, Banane, Rindssuppe, Karottengemüse. Nichts Gebratenes, kein Ei, kein Obst |

**Abb. 25.** Beispiel für einen individuellen Diätplan bei einem Kleinkind (2 Jahre, 12,4 kg Körpergewicht) mit akuter Dyspepsie. Berechnung des Elektrolytgetränks mit 80 ml/kg Körpergewicht = ca. 1000 ml Flüssigkeit

*Behandlung von Typ II-Diabetikern aus dem Vertragsgebiet Ost ... 10,50 DM.*

*Die Abrechnung der GNr. 7215 bedarf der Genehmigung durch die KV".*

Die Diabetikerschulung wird abgerechnet nach GNrn. 7215.

Angesichts der Tatsache, daß man mit 4 Millionen Diabetikern in Deutschland rechnen muß, sollte die *Schulung* eine ganz andere Rolle im Behandlungsgefüge der Hausarztpraxis erhalten.

Schulung läßt sich dabei als *ambulante Rehabilitation* verstehen, zu deren Durchführung jeder Allgemeinarzt verpflichtet ist (§ 73 SGB V), die jedoch bisher nur ungenügend in den Allgemeinpraxen (2,1 %) bzw. in den Praxen der hausärztlich tätigen Internisten (3,1 %) erbracht wurde [5].

Praxis
Dr. Durchblick
Allgemeinarzt

**76**

Meier, Hedwig, geb. 11.9.08

| | |
|---|---|
| Größe: | 164 cm |
| Gewicht: | 92,0 kg |
| Sollgewicht: | 55,0 kg |
| Übergewicht: | 37,0 kg |
| Diät: | 14 BE |
| 1. Frühstück | 2 |
| 2. Frühstück | 1 |
| Mittagessen | 4 |
| 1. Zwischenmahlzeit | 1 |
| 2. Zwischenmahlzeit | 1 |
| Abendessen | 4 |
| Spätmahlzeit | 1 |

**Abb. 26.** Beispiel für einen individuellen Diätplan bei einer Diabetikerin

Typ II-Diabetiker sind noch mehr auf die Schulung angewiesen als Typ I-Diabetiker, weil ohne vernünftige Ernährung und ohne Bewegung eine Behandlung mit Tabletten sinnlos ist. Es konnte vielfältig gezeigt werden, daß durch eine ausreichende Schulung der Betroffenen eine wesentliche Stoffwechselverbesserung erreicht wurde.

Der Maßstab für eine erfolgreiche Schulung ist das Ergebnis. Hier kommen auf die *Qualitätssicherung* entscheidende Aufgaben zu, d.h. der Erfolg muß am HbA 1c – bei Typ II-Diabetikern auch am Gewicht – und an den Folgekrankheiten gemessen werden. Weitere ausführliche Informationen sind in dem Sonderdruck von H. Hasche „Diabetes mellitus. Ein Leitfaden zur Qualitätssicherung" (Der Allgemeinarzt spezial [1994]) enthalten.

## 2.3.13 Prävention und Impfungen

Die Leistungen im Rahmen der Prävention und der sonstigen Hilfen sowie die Leistungen für Impfungen sind mit eigenen Gebührenordnungsnummern versehen.

In gesonderten Leistungsgruppen geführt, unterliegen sie nicht der Wirtschaftlichkeitsprüfung (vgl. 3) und belasten nicht den eigenen Fallwert.

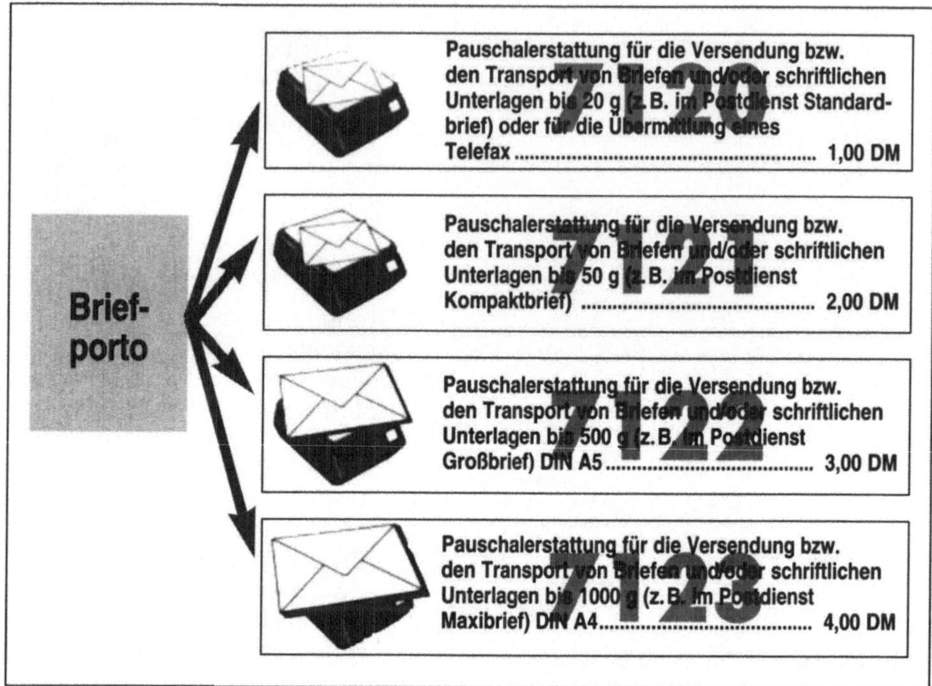


**Abb. 27.** Beispiele für die Pauschalerstattungen nach den GNrn. 7120-7123

Unter „sonstigen Hilfen" versteht man
- Beratungen und Fragen der Empfängnisregelung,
- Ansprüche auf nichtrechtswidrige Sterilisation,
- Ansprüche auf nichtrechtswidrigen Schwangerschaftsabbruch.

Seit den 60er Jahren wird zunehmend Gewicht auf die verschiedenen Vorsorgeprogramme gelegt. Mittlerweile sind sie ein fester Bestandteil der ärztlichen Tätigkeit.

*Früherkennungs- und/oder Vorsorgeuntersuchungen* sind programmierte Untersuchungen, die nach den gültigen „Richtlinien" durchzuführen sind. Sie dienen der Früherkennung von Krankheiten.

Eine Früherkennungsuntersuchung gilt nur dann als durchgeführt, wenn alle vorgegebenen Einzeluntersuchungen erfolgt sind und dokumentiert würden. Es ist unzulässig, einzelne Programmpunkte von anderen Ärzten erbringen zu lassen. Die Richtlinien schreiben vor, daß Früherkennungsuntersuchungen nur von dem/der durchgeführt werden sollen, der/die vorgesehenen Leistungen aufgrund seiner/ihrer Kenntnisse und Erfahrungen auch wirklich erbringen kann [2].

Bei den betreffenden Gebührenordnungsnummern für Früherkennungsuntersuchungen sind bestimmte Kombinationen mit anderen Gebührenordnungsnummern bzw. Leistungsausschlüsse zu bedenken (Abb. 28 und 29).

### 2.3.13.1 *Früherkennungsuntersuchungen bei Kindern*

Die Basisfrüherkennungsuntersuchungen U1 und U2 werden in unserem Buch bewußt ausgenommen, da sie in aller Regel vom Geburtshelfer bzw. Kinderarzt erbracht werden, also nur selten eine Leistung in der Praxis darstellen.

Dagegen sind die *Früherkennungsuntersuchungen* von Kindern nach den GNrn. 143 (U3) bis 149 (U9) Leistungen, die durchaus in das Spektrum einer qualifizierten Allgemeinpraxis fallen (Tabelle 10).

| Symbol | GNr. | Legende | Punkte | Leistungsausschluß GNr. | Kombinationen GNr. |
|---|---|---|---|---|---|
| | 143<br>149 | U3–U9 | 650 | 60 | 1–2 |
| | 157 | ♀ | 310 | 60 | 1–2 |
| | 158 | ♂ | 260 | 60 | 1–2 |
| | 159 | okkultes Blut | | 50 | |

**Abb. 28.** Früherkennungsuntersuchungen bei Kindern (U3 bis U9) nach den GNrn. 143-149, Früherkennungsuntersuchungen bei Frauen (GNr. 157) und Männern (GNr. 158), Untersuchung auf okkultes Blut (GNr. 159)

| Symbol | GNr. | Legende | Punkte | Leistungs-ausschluß GNr. | Kombinationen GNr. |
|---|---|---|---|---|---|
| | 160 | **Status** (= „Check-up") | 780 | 60 | 1–2 |
| + 157 + 159 | 161 | **Status plus ♀ Vorsorge** | 990 | 60 | 1–2 |
| + 158 + 159 | 162 | **Status plus ♂ Vorsorge** | 940 | 60 | 1–2 |

**Abb. 29.** Gesundheitsuntersuchungen nach den GNrn. 160-162 bei Männern und Frauen, sowohl als ausschließliche Leistung (GNr. 160) wie auch im Zusammenhang mit den Krebsfrüherkennungsuntersuchungen nach den GNrn. 157 bzw. 158

**Tabelle 10.** Zusammenstellung der Früherkennungsuntersuchungen von Kindern (U3 – U9)

| GNr. | Untersuchungs-schritt | Kurzlegende | Punkte |
|---|---|---|---|
| 143 | U3 | Untersuchung in der 4. bis 6. Lebenswoche | 650 |
| 144 | U4 | Untersuchung im 3. bis 4. Lebensmonat | 650 |
| 145 | U5 | Untersuchung im 6. bis 7. Lebensmonat | 650 |
| 146 | U6 | Untersuchung im 10. bis 12. Lebensmonat | 650 |
| 147 | U7 | Untersuchung im 21. bis 24. Lebensmonat | 650 |
| 148 | U8 | Untersuchung im 43. bis 48. Lebensmonat | 650 |
| 149 | U9 | Untersuchung im 60. bis 64. Lebensmonat | 650 |

Alle auffälligen Befunde werden festgehalten, ggf. kontrolliert oder durch weiterführende Untersuchungen abgeklärt. Jede Früherkennungsuntersuchung ist in jeweils 3 Abschnitte gegliedert:
- erfragte Befunde,
- erhobene Befunde,
- Ergebnis.

Erhobenen Befunden liegt eine eingehende Untersuchung zugrunde. Sie umfaßt die Körpermaße, die Haut, die Brustorgane, die Bauchorgane, die

Geschlechtsorgane, das Geschlechtssystem, die Sinnesorgane, die Motorik und das Nervensystem. Bei der 8. und 9. Untersuchung kommen Harntests hinzu. Außerdem ist bei diesen beiden letzten Untersuchungen darauf zu achten, daß auch das Hören und Sehen, bei der U9 auch das Stereo-Sehen, die Sprache und die Visuomotorik zwingend überprüft werden müssen [2].

Weitere Hinweise zum „Beratungsproblem Kinder und Jugendliche" in dem gleichnamigen Buch des Pädiaters Uwe Goering[1].

### 2.3.13.2 Krebsfrüherkennungsuntersuchung bei Frauen und Männern

Nach wie vor ist die Inanspruchnahme der *Krebsfrüherkennungsuntersuchungen* sowohl bei den Männern als auch bei den Frauen weit hinter den gesundheitspolitischen Erwartungen zurückgeblieben, obwohl durch Krankenkassen, Ärzteverbände und Medien immer wieder Aufklärungskampagnen gestartet wurden.

Ohne die Durchführung von Krebsfrüherkennungsuntersuchungen durch die Hausärzte würden die Untersuchungsquoten jedoch noch geringer sein: Immerhin führt ein Viertel der Allgemeinärzte in Bayern eine Krebsfrüherkennung bei Frauen durch, bei Männern ist es nahezu die Hälfte der Ärzte [5].

Während die Früherkennungsuntersuchung bei Männern zum Leistungsstandard einer Allgemeinpraxis gehört, zählen Früherkennungsuntersuchungen bei Kindern sowie bei Frauen eher zum Leistungsspektrum (vgl. Abb. 28).

### 2.3.13.3 Gesundheitsuntersuchung („Check-up")

Seit dem 1.10.1989 hat jeder Versicherte ab dem 35. Lebensjahr Anspruch auf einen *Gesundheits-Check-up* (Ganzkörperstatus). Zusätzlich kann daneben noch eine Krebsvorsorge für Männer (GNr. 162 = 940 Punkte) oder Frauen (GNr. 161 = 990 Punkte) abgerechnet werden, so daß eine angemessene Vergütung anfällt (vgl. Abb. 29).

Für den Check-up sind die Untersuchungsintervalle auf 2 Jahre festgelegt.

Durch einen Stempelaufdruck („Check") auf dem oberen Feld der Karteikarte läßt sich in einfacher Weise für den Arzt und für die Helferinnen

[1] Goering U (1993) Beratungsproblem Kinder und Jugendliche. Reihe: Neue Allgemeinmedizin. Springer, Berlin, Heidelberg, New York.

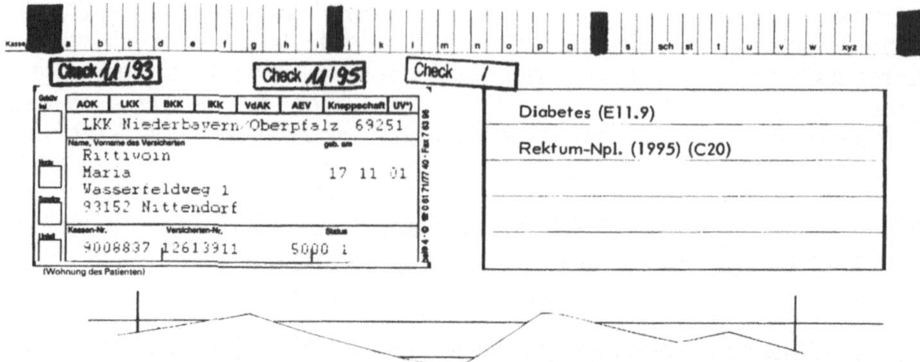
Check 1/93 Check 1/95 Check /

| AOK | LKK | BKK | IKK | VdAK | AEV | Knappschaft | UV |
|---|---|---|---|---|---|---|---|

LKK Niederbayern/Oberpfalz 69251
Rittivoin
Maria 17 11 01
Wasserfeldweg 1
93152 Nittendorf
9008837 12613911 5000 1
(Wohnung des Patienten)

Diabetes (E11.9)
Rektum-Npl. (1995) (C20)

**Abb. 30.** Stempelaufdruck „Check" auf der Karteikarte mit handschriftlichem Eintrag über die durchgeführten Check-up-Untersuchungen. Im rechten Feld als „Dauerdiagnosen" „Diabetes" und „Rektum-Npl." mit ICD-Verschlüsselung. Optomechanische Markierung dieser Dauerbefunde auf der Karteikarte oben links (gelb) und rechts (schwarz)

kenntlich machen, ob und ggf. wann der betreffende Patient sich einer Gesundheitsuntersuchung unterzogen hatte (Abb. 30).
Abrechnungstechnisch setzt sich die GNr. 160 aus folgenden Einzelleistungen zusammen: GNr. 160, ggf. 603, 3500, 3661, 3664, 3668, 3670 und 3671.

**Merke**
Wenn im Behandlungsfall (= Quartal) nach den Präventionsleistungen (GNrn. 160, 161, 162) ein EKG nach GNr. 163 abgerechnet wird, so muß dieser Ansatz besonders begründet werden.

### *2.3.13.4 Impfungen*

Der Hausarzt kann seine Kompetenz in Fragen der Primärprophylaxe am besten durch die *Impfberatung* herausstellen. Die Studie eines deutschen Impfstoffherstellers in Zusammenarbeit mit der KBV hat ergeben, daß in einer durchschnittlichen Hausarztpraxis pro Quartal Impfleistungen im Wert von rund 2.000 DM durchgeführt werden müßten – aber leider nicht erfolgen.

Nicht nur, was den Praxisumsatz betrifft (Impfen = Leistung zu festen DM-Beträgen, Geld ohne Regreß), sondern auch aus gesundheitspolitischen Überlegungen heraus lohnt sich eine Analyse der eigenen Impfpraxis. Darüber hinaus wird dieses Geld aus einem Sondertopf bezahlt und belastet damit nicht das Gesamtbudget.

Die *Impfkampagne* muß dabei sowohl Kinder als auch Erwachsene gleichermaßen ansprechen. Der Arzt sollte den Eindruck vermeiden, Impfungen seien etwas „nur für Kinder".

Ausführlich werden die Möglichkeiten der Patientenbindung durch Impfungen in dem Buch „Drews, Kölling, Mader: Unternehmen Arztpraxis" [1] beschrieben.

Üblicherweise werden die Schutzimpfungen für Ersatzkassen und Bundesknappschaft nach den GNrn. 8900 und 8901 abgerechnet (Tabelle 11), während für die Primärkassen und Sozialämter sehr differenzierte Ziffern für die Einzelimpfungen ausgewiesen sind (Tabelle 12).

Bezüglich der Abrechnung sind die Sonderregelungen der jeweiligen KV zu beachten.

**Tabelle 11.** Gebührenordnungsnummern für Schutzimpfungen bei Ersatzkassen und Bundesknappschaft

| GNr. | Kurzlegende |
|---|---|
| 8900 | erste Impfleistung im Rahmen eines Arzt/Patientenkontakts |
| 8901 | jede weitere Impfleistung im Rahmen desselben Arzt/Patientenkontakts |

**Tabelle 12.** Gebührenordnungsnummern für Einzelimpfungen sowie für Mehrfach- und Simultanimpfungen (nur Primärkassen und Sozialämter)

| Erstimpfungen | | | |
|---|---|---|---|
| **GNr.** | **DM** | **Pkt.** | **Kurzlegende** |
| 8900 | 9,00 | 90 | Diphtherie |
| 8901 | 9,00 | 90 | Virus-Hepatitis B |
| 8902 | 9,00 | 90 | Influenza (Virusgrippe) |
| 8903 | 9,00 | 90 | Keuchhusten |
| 8904 | 9,00 | 90 | Übertragbare Kinderlähmung |
| 8905 | 9,00 | 90 | Masern |
| 8906 | 9,00 | 90 | Mumps |
| 8907 | 9,00 | 90 | Röteln |
| 8908 | 9,00 | 90 | Tuberkulose |
| 8909 | 9,00 | 90 | Wundstarrkrampf |
| 8910 | 9,00 | 90 | Tollwut |
| 8911 | 9,00 | 90 | Frühsommermeningoenzephalitis (FSME) |
| 8912 | 9,00 | 90 | Haemophilus influenzae b |

**Tabelle 12.** Fortsetzung

| Mehrfach- und Simultanimpfungen | | | |
|---|---|---|---|
| **GNr.** | **DM** | **Pkt.** | **Kurzlegende** |
| 8920 | 9,00 | 90 | Diphtherie, Keuchhusten, Tetanus (DPT) |
| 8921 | 9,00 | 90 | Diphtherie, Tetanus (DT) |
| 8922 | 9,00 | 90 | Masern, Mumps |
| 8923 | 9,00 | 90 | Masern, Mumps, Röteln |
| 8924 | 9,00 | 90 | DPT oder DT und Masern, Mumps |
| 8925 | 9,00 | 90 | Sonstige Mehr- und Simultanimpfungen |
| 8926 | 9,00 | 90 | DPT oder DT, Schluckimpfung |

Tips zur Förderung des „Impfgedankens" in der Praxis:
- Patienten ansprechen
- beim Erstkontakt,
- bei Verletzungen,
- bei Prävention,
- bei Reisen.

**Merke**
Werden Sie Impfprofi in Ihrer Praxis!

## 2.3.14 Nicht gebietsbezogene Sonderleistungen

Die *nicht gebietsbezogenen Sonderleistungen* umfassen die Kapitel
- Verbände,
- Injektionen und Infusionen,
- Punktionen,
- Allergologie,
- Proktologie,
- Sonographie.

Durch die Einführung der Ordinationsgebühr im EBM '96 (vgl. 2.3.5.2) wurden viele im EBM '87 noch einzeln abrechenbare geringwertigere *Sonderleistungen* pauschaliert.

Der Hausarzt sollte sich jedoch trotz der Pauschalierung nicht davon abhalten lassen, solche Sonderleistungen weiterhin zu erbringen und darüber hinaus sich vermehrt um die qualifizierte Erbringung der höherwertigen Sonderleistungen des EBM '96 zu bemühen; diese werden weiterhin als *Einzelleistungen* vergütet.

### 2.3.14.1 *Verbände, Schienen, Gipse*

Einfache *Verbände* fallen in der Praxis des Allgemeinarztes häufiger an, da der Hausarzt in zahlreichen Fällen die Weiterbehandlung des Patienten, der beispielsweise in der chirurgischen Ambulanz erstversorgt wurde, übernimmt.

Im EBM '96 werden zahlreiche kleinere Verbände mit der Ordinationsgebühr pauschal abgegolten (vgl. Tabelle 1).

Einige wenige Verbände sind jedoch per Einzelleistung abrechenbar (Abb. 31).

Der Allgemeinarzt sollte in seiner Praxis ein Sortiment kleinerer Schienen vorrätig halten; bewährt haben sich die Plastikschienchen nach Stack (Abb. 32) beispielsweise zur Versorgung bei Strecksehnenverletzungen an den Finger-Endgelenken.

| GNr. | Punkte | Symbol | Leistung/Legende | Hinweise |
|---|---|---|---|---|
| 205 | 160 | | Entstauender Verband an Fuß und Unterschenkel | je Bein |
| 212 | 180 | | Fixierender Verband über mind. 2 große Gelenke mit wiederverwertbarem Material | vorgefertigte Schiene |
| 213 | 120 | | wie 212 bei Wiederanlegen | |
| 214 | 230 | | Fixierender Verband an Extremität über mind. 1 großes Gelenk mit nicht wiederverwertbarem Material | Tape, Zinkleim, Gips |
| 215 | 500 | | Fixierender Verband mit Einschluß zweier großer Gelenke mit nicht wiederverwertbarem Material | Gipstutor |
| 246 | 170 | | Abnahme zirkulärer Gips | |
| 247 | 130 | | Änderung Gips | |

**Abb. 31.** Zusammenstellung der Verbände, Schienen und Gipse, welche im EBM '96 per Einzelleistung abrechenbar sind

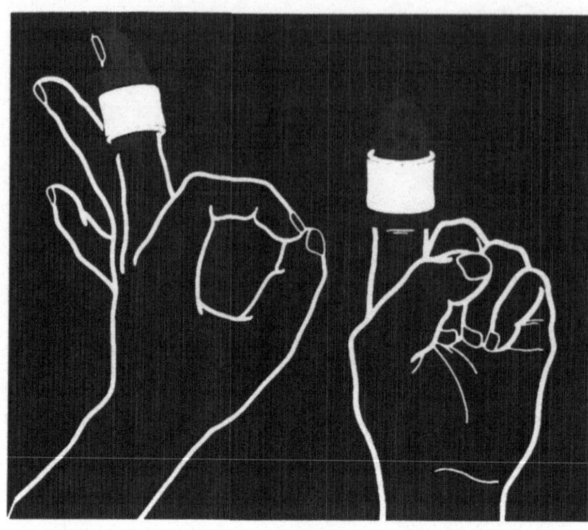

**Abb. 32.** Plastikschiene, bevorzugt für Verletzungen im Fingerendgliedbereich nach Stack (Fa. Link)

Daneben empfehlen sich auch Aluminium-/Schaumstoffschienen für größere Schienenverbände (z.B. Ruhigstellung bei Distorsion). Schließlich sollte in keiner Allgemeinpraxis auch eine rechtwinklig gebogene größere gepolsterte Cramer-Schiene fehlen, z.B. zur Erstversorgung bei Frakturen im Unterarmbereich, zur Ruhigstellung bei Lymphadenitiden am Arm oder zur Ruhigstellung nach Punktion einer Olekranon-Bursitis.

Das Anlegen eines *Zinkleimverbandes* nach GNr. 214 oder das Anfertigen einer einfachen volaren oder dorsalen Radiusschiene (z.B. bei Tendopathien im Unterarmbereich) sollten zum allgemeinärztlichen Standard in der *„Kleinen Chirurgie"* ebenso gehören wie der Klebeverband, beispielsweise am Sprunggelenk nach GNr. 214, der mit Tape-Zügeln verstärkt wird.

Abbildung 33 vermittelt einen Überblick über verschiedene Schienen, die in einer Allgemeinpraxis bereit gehalten werden sollten.

### *2.3.14.2 Injektionen, Punktionen, Allergologie*

Die Injektionen stellen in der Vielfalt ihrer Technik eine klassische allgemeinärztliche Leistung dar. Bis auf die GNr. 273 (Infusion länger als 10 Min. = 130 Punkte) und die GNr. 285 (Aderlaß mind. 200 ml = 120 Punkte) (Abb. 34) fallen alle übrigen Injektionen unter die Ordinationsgebühr.

Was die Eingriffe am Gelenk betrifft, so sind die *intraartikulären Injektionen* ebenfalls pauschaliert, während die Punktionen per Einzelleistung abrechenbar sind (Abb. 34).

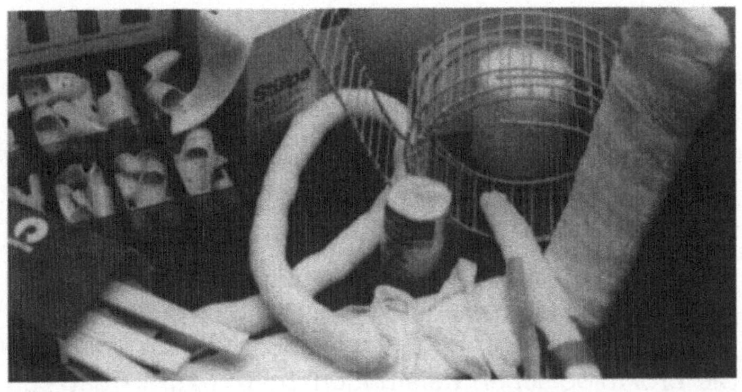

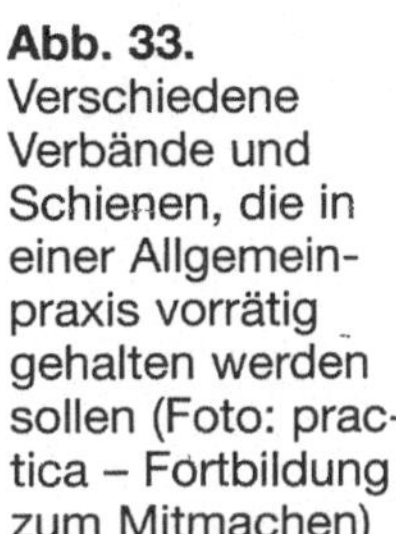

**Abb. 33.** Verschiedene Verbände und Schienen, die in einer Allgemeinpraxis vorrätig gehalten werden sollen (Foto: practica – Fortbildung zum Mitmachen)

Bei *Punktionen* wird zunächst Flüssigkeit beispielsweise aus einer Bursa oder einem Gelenk entnommen, anschließend wird bei liegender Kanüle evtl. ein Medikament appliziert.

Von den für den Hausarzt relevanten allergologischen Leistungen sind lediglich die GNrn. 348 und 359 ansetzbar oder von Bedeutung (Abb. 34).

| GNr. | Punkte | Symbol | Leistung/Legende |
|---|---|---|---|
| **273** | **130** | | **Infusion > als 10 Min.** |
| **285** | **120** | | **Aderlaß mind. 200 ml** |
| **301** | **240** | | **Punktion Gelenk** |
| **303** | **180** | | **Punktion Schleimbeutel, Serom, Hygrom etc.** |
| **348** | **45 max. 450** | | **Skarifikationstest bis 10 Tests, je Test** |
| **359** | **180** | | **Hyposensibilisierung** |

**Abb. 34.** Zusammenstellung der nicht pauschalierten Injektionen, Punktionen und allergologischen Leistungen für den Hausarzt

**Merke**
Voraussetzung für die Berechnung der Leistungen nach der GNr. 359 (= Hyposensibilisierung) ist die Erfüllung der notwendigen sachlichen und personellen Bedingungen für eine ggf. erforderliche *Schockbekämpfung.*

### *2.3.14.3 Proktologie*

Die *proktologischen Leistungen* sollten zum Rüstzeug einer jeden Allgemeinpraxis gehören.

Allem voran steht die *rektale Untersuchung* (digito-rektale Untersuchung) des Enddarms, die im EBM '87 in den meisten Fällen durch Leistungsausschlüsse nicht in der Abrechnung darstellbar war. Dies ist im EBM '96 berechtigterweise korrigiert worden.

**Merke**
Die rektale Untersuchung nach GNr. 360 (= 90 Punkte!) ist neben der GNr. 60 und neben der GNr. 160 einzeln abrechenbar (Abb. 35).

| GNr. | Punkte | Symbol | Leistung/Legende |
|---|---|---|---|
| 360 | 90 | | **Rektale Untersuchung** |
| 361 | 210 | | **Spreizspekulum** |
| 371 | 320 | | **Sklerosierung, Analpolypen, Marisquenentfernung, Perianalthrombose-Spaltung** |
| 755 | 350 | | **Rekto-Sigmoidoskopie** |
| 363 | 300 | | **Mastdarmausräumung, manuell** |
| 364 | 160 | | **Sphinkterdehnung in L. A.** |

**Abb. 35.** Zusammenstellung der wichtigsten proktologischen Leistungen für den Hausarzt. Die Untersuchung mit dem Spreizspekulum ist keine Standard-Leistung sondern ein „Highlight".

Leistungsausschlüsse bestehen lediglich für die GNrn. 157, 158, 161 und 162 (= Früherkennungsuntersuchung).

**Merke**
Die GNr. 360 gehört zum absoluten Untersuchungsstandard einer jeden Allgemeinpraxis; sie sollte in allen nur möglichen diagnostisch relevanten Situationen erbracht werden.

Dagegen ist die *Proktoskopie*, z.B. mit dem Seitblickproktoskop nach Blond, bedauerlicherweise nicht einzeln abrechenbar, wohl aber die Untersuchung mit dem Spreizspekulum (Abb. 35), das wohl nur in wenigen Hausarztpraxen vorhanden sein dürfte.

Ebenso zum Standard gehört die *manuelle Mastdarmausräumung* bei Koprostase, die in Einzelfällen bei alten Patienten auf der Pflegestation erforderlich ist.

Unter einer *Sphinkterdehnung* ist nicht die Bougierung mit dem Analdehner zu verstehen, sondern es handelt sich hierbei um eine gezielte manuelle Dehnung unter Anästhesie (Abb. 35). Die Spaltung einer *Perianalthrombose* sollte ebenso wie die Rektoskopie[2] zum Spektrum einer qualifiziert arbeitenden Allgemeinpraxis gehören (Abb. 35).

### *2.3.14.4 Sonographie*

*Ultraschalluntersuchungen* des Bauches gehören heute unzweifelhaft zu den Spektrum-Leistungen einer jeden Hausarztpraxis.

Gegenüber dem EBM '87 hat der EBM '96 eine erhebliche und sinnvolle Abrechnungsvereinfachung gebracht: Es gibt nur noch die GNr. 378 (= 450 Punkte). Die technische Abstaffelungsregelung greift (erst) ab 255 Untersuchungen im Quartal. Ein Viertel der Allgemeinpraxen und die Hälfte der hausärztlich tätigen Internisten sonographieren derzeit. Im Durchschnitt sonographieren diese Praxen unter 100 x im Quartal. Die Abstaffelungsgrenze für Gemeinschaftspraxen erhöht sich um 85 Sonographien im Quartal je Arzt mit Sonographiezulassung.

**Tabelle 13.** Sonographien mit Abstaffelungsregelungen je Quartal

| | |
|---|---|
| bis einschl. 255 Sonographien im Quartal: | 450 Punkte |
| über 255 Sonographien abgestaffelt: | 150 Punkte |

[2] Prokto- und Rektoskopie z.B. mit dem preiswerten, leicht zu reinigenden, lichtstarken und kabellosen „Prokto- und Rektoskopieset nach Mader". Hersteller: Fa. Heine Optotechnik, Kientalstraße 7, 82211 Herrsching.

## 2.3.15 Physikalisch-medizinische Leistungen

Fast jeder Hausarzt führt in seiner Praxis elektrophysikalische Behandlungen durch. Obwohl gerade bei längeren Behandlungsserien meist die Helferin mit der technischen Seite der Behandlung befaßt ist, sollte der Arzt selbst jederzeit über den Behandlungsstand und -erfolg informiert sein.

**Merke**
Eine Behandlungsserie sollte ohne ärztliche Kontrolle nicht mehr als fünf Anwendungen überschreiten.

Dies gilt um so mehr, zumal die betreffende Gebühr für die elektrophysikalische Therapie oder Maßnahme erst dann anfällt, wenn mindestens 3 Behandlungen erbracht wurden (Tabelle 14). Diese Gebührenordnungsnummern sind als Quartalspauschale zu verstehen, denn sie werden vergütet unabhängig von der maximalen Erbringungszahl, vom zeitlichen Einsatz, vom Ort der Anwendung und Art der Anwendung (Mikrowelle oder Iontophorese).

**Tabelle 14.** Übersicht über physikalische Anwendungen in der Hausarztpraxis. Die Prozentangaben in Klammern drücken aus, in welchem Ausmaß Allgemeinärzte im Quartal IV/1994 in Bayern diese Leistungen erbracht hatten [5].

| GNr. | Punkte | Kurzlegende | Hinweise |
|---|---|---|---|
| 537 | 250 | Mikrowelle (52 %), Reizstrom (47 %), Iontophorese (18 %), Elektrostimulation, Wärme (1,7 %), Kältepackungen (14 %), Ultraschall (14 %), bei mindestens 3 Anwendungen | Einmal im Quartal |
| 526 | 55 | apparative Kompressionstherapie je Sitzung | |

Unter diesen Vergütungsgesichtspunkten ist die elektrophysikalische Therapie in der Hausarztpraxis wirtschaftlich eine reine „Serviceleistung". Im Interesse der Verbesserung der Patienten-Compliance empfiehlt es sich, auch für Bestrahlungen feste Termine auszugeben. Hier hat sich auch im Sinne des Praxismarketing ein Recall-Zettel bewährt (Abb. 36).

Die intermittierende Kompressionstherapie („Lymphdrainage") nach GNr. 526 wird unabhängig, ob sie an einem oder an beiden Beinen erbracht wird, mit 55 Punkten je Sitzung vergütet.

## 2.3.16 Herz- und Lungenfunktionstests

Bestimmte apparative Untersuchungen von Herz, Kreislauf und Lunge sind Standard- bzw. Spektrum-Leistungen einer jeden Hausarztpraxis, die in Abhängigkeit von der Allgemeinpraxis bzw. der internistischen Praxis in unterschiedlicher Häufigkeit erbracht werden (Tabelle 15).

## 2.3.17 Kleine Eingriffe

Kleine konservative und operative Eingriffe (sog. Kleine Chirurgie) sind integraler Bestandteil allgemeinärztlicher Tätigkeit. Nur noch wenige Allgemeinärzte haben in den letzten Jahren fixierende Verbände, Wundversorgung und Operationen in ihrer Praxis gepflegt; dadurch sind diese Patienten fast vollständig zu den Spezialisten abgewandert.

**Dr. med. Detlev Durchblick**
Facharzt für Allgemeinmedizin
Flinker Weg 4
**91302 Weitschau**

**Liebe Patientin,**
**lieber Patient,**

wie wir heute gemeinsam besprochen haben, ist es im Rahmen Ihrer Behandlung erforderlich, auch eine Bestrahlungs- bzw. Reizstromtherapie vorzunehmen.

Diese Maßnahme kann jedoch nur Erfolg bringen, wenn sie mehrmals und in möglichst regelmäßigen Abständen durchgeführt wird.

Deshalb schlagen wir in Absprache mit Ihnen die folgenden Termine vor, die Sie unbedingteinhalten sollten. Im Verhinderungsfall erbitten wir telefonische Benachrichtigung.

| | | |
|---|---|---|
| 1. Termin: | 21.8. | 8°° |
| 2. Termin: | 22.8. | 8°° |
| 3. Termin: | 24.8. | 14°° |
| 4. Termin: | 25.8. | 14°° |
| 5. Termin: | 27.8. | 17°° |

**Abb. 36.** Beispiel für einen Recall-Zettel für elektrophysikalische Therapie

**Tabelle 15.** Zusammenstellung der wichtigsten Herz- und Kreislauffunktionstests für den Hausarzt mit Angabe der Häufigkeiten der abrechnenden Allgemeinärzte [5]

| GNr. | Punkte | Kurzlegende | Hinweise | abrechnende Allgemeinärzte |
|---|---|---|---|---|
| 601 | 180 | Ergometrie | | |
| 603 | 250 | Ruhe-EKG | | 87,1 % |
| 604 | 600 | Belastungs-EKG | Schockbekämpfung; Defibrillator; | 33,7 % |
| 606 | 400 | Langzeit-EKG | Ableitung | 10,9 % |
| 612 | 300 | Langzeit-Blutdruckmessung (ABDM) | | |
| 613 | 200 | Zuschlag zu GNr. 606 | | |
| 666 | 50 | unidirektion. Doppler an Extremitäten-Venen oder -Arterien, je Bein | | 14,4 % |
| 667 | 130 | dito, mit Belastung | | 10,2 % |
| 691 | 150 | Spirometrie, in- *und* exspiratorisch | | 46,0 % |

**Merke**
Jeder Allgemeinarzt muß zur Erbringung einiger bestimmter Grundleistungen in der Kleinen Chirurgie in der Lage sein!

Bezüglich der Abrechnung der Verbände, Schienen und Gipse wird auf Kapitel 2.3.14.1 verwiesen.

Die Zuschlagsziffern für *ambulante Operationen* spielen in der Allgemeinpraxis nur im Rahmen von sog. Highlights eine Rolle (z.B. als Zuschlagsziffern zu den GNrn. 2145 und 2147). Der Ansatz solcher Zuschlagsziffern für das ambulante Operieren ist seitens der KBV an bestimmte apparative, räumliche und personelle Voraussetzungen gebunden. Auskünfte darüber gibt die KV.

### *2.3.17.1 Wundversorgung*

Die Durchführung der Wundversorgung ist an die Bereithaltung eines chirurgischen Instrumentariums gebunden, das in keiner Allgemeinpraxis fehlen darf (Abb. 37).

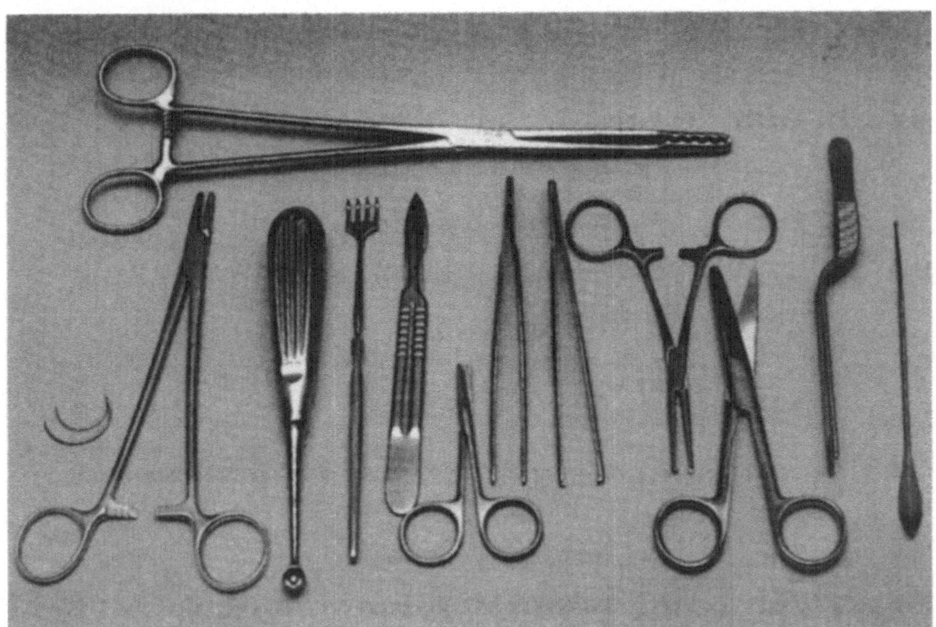

**Abb. 37.** Beispiel für chirurgisches Instrumentarium zum Einsatz in einer Allgemeinpraxis: Kornzange zum Fassen von Tupfern (querliegend). Von links nach rechts: Wundnadeln, geschlossener Nadelhalter mit Hartbacken nach Mayo, scharfer Löffel, Wundhäkchen, Skalpell, Schere zur Fadenentfernung, anatomische und chirurgische Pinzetten, kleine Moskito-Klemme, Schere spitz/stumpf, Bajonett-Pinzette, Myrtenblattsonde [6] (Foto: practica – Fortbildung zum Mitmachen).

Der Allgemeinarzt, der sich mit der kleinen Wundversorgung befaßt, wird bald mit zahlreichen Formen von Wunden konfrontiert werden, z.B. kleinen Schürf-, Riß-, Quetsch-, Schnittwunden, Verbrennungen, Verbrühungen und schlecht oder sekundär heilenden Wunden.

Diese Leistungen stehen bei vielen Allgemeinärzten im Ruf, angesichts des instrumentellen, apparativen, räumlichen und personellen Aufwands verhältnismäßig schlecht vergütet zu werden.

Einerseits ist im Rahmen der „Kleinen Chirurgie" die dabei erforderliche Lokalanästhesie mit der Ordinationsgebühr abgegolten und damit auch nicht mehr einzeln abrechenbar, andererseits sollte der Allgemeinarzt nicht vergessen, bei *sekundär („schlecht") heilenden Wunden* neben den GNrn. 2020/2021 die Konsultationsgebühr abzurechnen.

In den Abbildungen 38 und 39 sind zwei Abrechnungsbeispiele in ihrem zeitlichen Verlauf „großflächige Schürfung" bzw. „Versorgung einer Schnittverletzung an der Hand" dargestellt, wie sie typischerweise in sehr vielen Allgemeinpraxen anfallen.

| Datum | GNrn. | Hinweise |
|---|---|---|
| **17.8.** | **1–8900** | **Grundversorgung, Td-Immunisierung** |
| **18.8.** | **5–2021** | **Wundkontrolle und -behandlung** |
| **20.8.** | **5–2021** | **Wundkontrolle und -behandlung** |
| **22.8.** | **5–2021** | **Wundkontrolle und -behandlung** |
| **24.8.** | **5–2020** | **abschließende Wundkontrolle, Behandlung eines kleinen Restdefekts** |

**Abb. 38.** Abrechnungsbeispiel für die Versorgung einer großflächigen Schürfwunde

| Datum | GNrn. | Hinweise |
|---|---|---|
| **17.8.** | **1-2004-8900** | **primäre Wundversorgung einschließlich Wundtoilette und -naht, Td-Immunisierung** |
| **18.8.** | **5** | **Wundkontrolle, Verband** |
| **20.8.** | **5** | **Wundkontrolle, Verband** |
| **22.8.** | **5** | **Wundkontrolle, Verband** |
| **25.8.** | **5** | **Wundkontrolle, Verband, Abschluß der Behandlung** |

**Abb. 39.** Abrechnungsbeispiel für die Versorgung einer Schnittverletzung an der Hand

Die Abrechnung der Konsultationsgebühr bei *primär* heilenden Wunden als alleinige Leistung ist geregelt; sie beinhaltet ggf. den Verband und die kleine Schienung sowie das Fädenentfernen. Die Zusammenstellung der wichtigsten chirurgischen Ziffern findet sich in Abbildung 40.
Die Größen der einzelnen Läsionen oder der krankhaften Prozesse sind exakt definiert (Abb. 41, Tabelle 16).

**Tabelle 16.** Definition der Begriffe „klein“ oder „groß“ bei Läsionen oder krankhaften Prozessen

| | |
|---|---|
| Länge | kleiner oder größer als 3 cm |
| Fläche | kleiner oder größer als 4 $cm^2$ |
| Raum | kleiner oder größer als 1 $cm^3$ |

**Merke**
Nicht anzuwenden ist der Begriff „klein“ bei Eingriffen am
- Kopf,
- Händen,
- Kindern bis zum vollendeten 6. Lebensjahr.

| GNrn. | Punkte | Symbol | Leistung/Legende |
|---|---|---|---|
| 2002 | 260 | 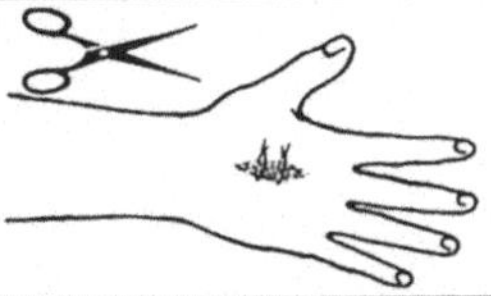 | Versorgung kleine Wunde mit Ausschneiden und Verschluß |
| 2004 | 300 | 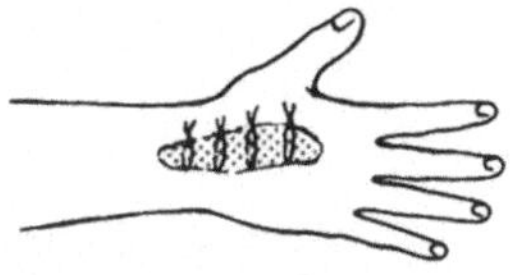 | Versorgung große Wunde mit Verschluß |
| 2005 | 520 | 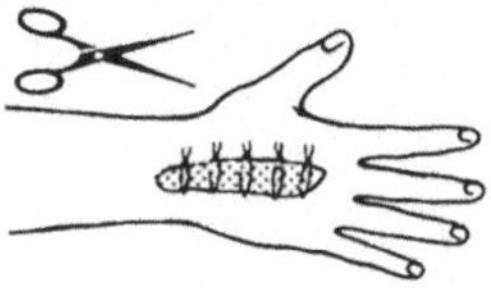 | Versorgung große Wunde mit Ausschneiden und Verschluß |
| 2011 | 200 | 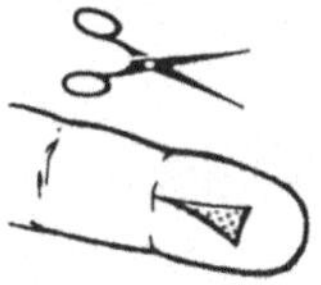 | Entfernung oberflächlicher Fremdkörper durch Schnitt |
| 2020 | 80 | 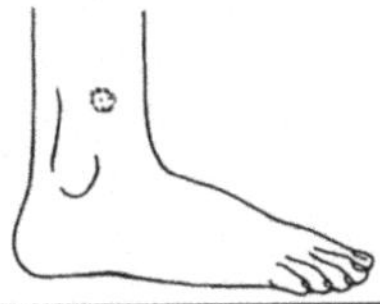 | Behandlung nicht primär heilende kleine Wunde |
| 2021 | 120 | 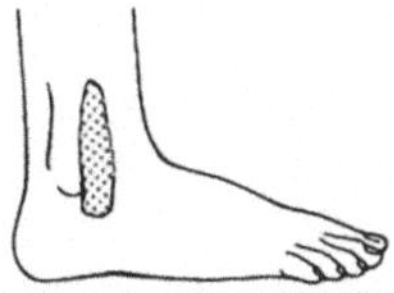 | dito große Wunde |

**Abb. 40.** Zusammenstellung der wichtigsten chirurgischen Leistungen des Hausarztes

## *2.3.17.2 Operationen*

Ebenso wenig Attraktivität scheinen kleine Operationen für den Allgemeinarzt zu besitzen; dabei gibt es zahlreiche Indikationen für kleine Eingriffe, die auch in der weniger ausgerüsteten Allgemeinpraxis gut durchgeführt werden können, beispielsweise
- Entfernen eines Zeckenrestes,
- Entfernen eines Glassplitters,
- Entfernen eines Rosendornes,
- einfache Nagelentfernung bei traumatischer Nagelluxation,

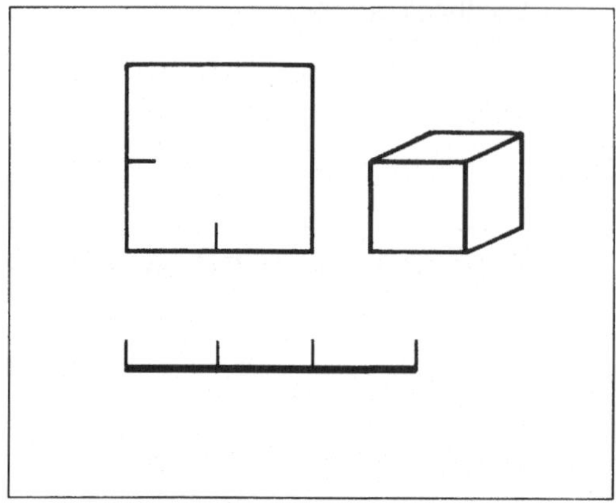

**Abb. 41.** Graphische Darstellung der Begriffsdefinition „klein" oder „groß" im Hinblick auf operative Eingriffe (Originalgröße. Maßstab in cm)

- Spaltung eines Abszesses (Abb. 42),
- Exzision einer kleinen Geschwulst (Abb. 42),
- Abtragung eines gestielten Fibroms,
- Entfernung von Warzen (Verruca) (Abb. 43),
- Entfernung von Hornhautschwielen (Callositas),
- Entfernung von Hühneraugen (Clavus).

Gerade das Entfernen von Warzen, Hornhautschwielen oder pendelnden Fibromen mit dem scharfen Löffel oder der elektrischen Schlinge stellt einen besonders dankbaren Eingriff in der Hausarztpraxis dar (Abb. 43).

**Merke**
GNr. 904 (Entfernung/Nachbehandlung von Warzen an Händen und Füßen bis zu 5 Stück) je Sitzung, bis zu 3x (Angabe der Zahl) mit scharfem Löffel oder per Kauterisation abrechenbar.

GNr. 905 (Entfernung/Nachbehandlung vulgärer Warzen, Mollusken und pendelnder Fibrome außerhalb von Händen und Füßen bis zu 5 Stück, bei pendelnden Fibromen bis zu 15) maximal 3x je Sitzung abrechenbar.

### 2.3.18 Phlebologie

Auch die *phlebologischen Leistungen* sollten zum hausärztlichen Standard- bzw. zu den Spektrum-Leistungen gehören. Im wesentlichen handelt es sich dabei um die entstauenden Kompressionsverbände (z.B. nach Pütter, nach Fischer, nach Haid), die überwiegend im Rahmen der Behandlung des Ulcus cruris eingesetzt werden. Die Verödungsleistungen gehören in die Hand des Geübten (Tabelle 17).

| GNrn. | Punkte | Symbol | Leistung/Legende | Hinweise |
|---|---|---|---|---|
| 2100 | 160 | 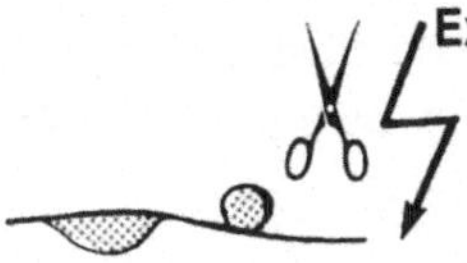 | **Exzision kleine Geschwulst** | |
| 2105 | 400 + 400 | 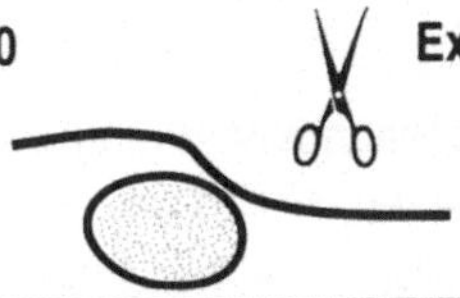 | **Exzision tiefliegendes Gewebe** | + Nr. 80! |
| 2140 | 200 | 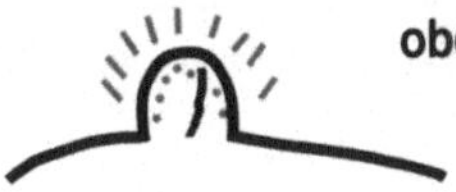 | **Öffnung Körperkanalverschluß oder oberflächlicher Abszeß oder Furunkel** | |
| 2142 | 250 | 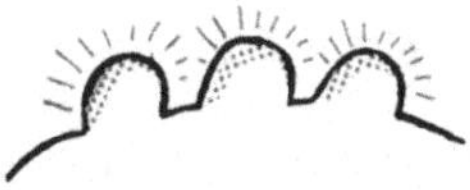 | **Eröffnung disseminierter Abszesse** | |
| 2145 | 400 + 400 | 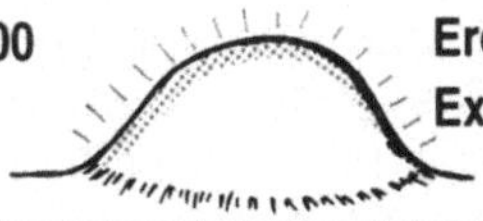 | **Eröffnung tiefliegender Abszeß oder Exzision Karbunkel** | + Nr. 80 |
| 2210 | 200 | 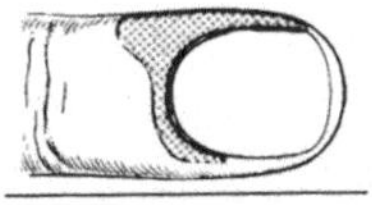 | **Eröffnen subcutanes Panaritium oder Paronychie** | |
| 2213 | 350 | 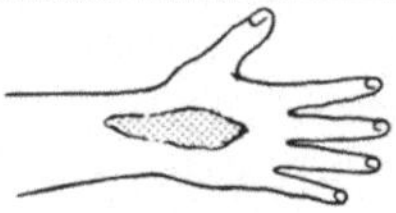 | **Abtragung ausgedehnter Nekrosen Hand/Fußbereich** | |

**Abb. 42.** Zusammenstellung von kleineren Operationen in der Allgemeinpraxis

**Tabelle 17.** Zusammenstellung der wichtigsten phlebologischen Leistungen für den Hausarzt

| GNr. | Punkte | Kurzlegende | Hinweis |
|---|---|---|---|
| 205 | 160 | entstauender phlebologischer Verband | je Bein |
| 2022 | 200 | Kompressionsverband mit Ulcus cruris-Behandlung | je Bein |
| 2023 | 300 | Kompressionsverband mit Venenverödung | je Bein |
| 2024 | 400 | Kompressionsverband mit Verödung und Ulcus cruris-Behandlung | je Bein |

| GNrn. | Punkte | Symbol | Leistung/Legende | Hinweise |
|---|---|---|---|---|
| 904 | 130 | | Entfernung/Nachbehandlung bis 5 plantare, sub- oder paraunguale Warzen o.ä. | je Sitzung bis zu 3 x ansetzbar |
| 905 | 80 | | Entfernung/Nachbehandlung bis zu 5 vulgäre Warzen, Mollusken o.ä. oder bis zu 15 pendelnde Fibrome | je Sitzung 3 x ansetzbar |

**Abb. 43.** Zusammenstellung der GNrn. 904/905 im Rahmen der „Warzenbehandlung"

## 2.3.19 Labor

Wurde noch in den 50er Jahren dem Hausarzt der Vorwurf gemacht, er betreibe „Opas Praxis", vor allem, er führe keine oder kaum eigene Laboruntersuchungen durch, so hat sich das Bild seit Ende der 70er bis Mitte der 80er Jahre völlig gewandelt: Fast jede Allgemeinpraxis verfügt über ein mehr oder minder großes Individuallabor, seit Anfang der 90er Jahre sind die allermeisten Praxen einer Laborgemeinschaft angeschlossen.

*Preisverfall*
Der Preisverfall des Punktwertes im Labor setzte Anfang der 80er Jahre mit der *„Deckelung" des Laborhonorars* ein. Da in nicht wenigen Praxen Erlöse aus dem Labor bis zu 30% des Gesamtumsatzes ausmachten, wichen viele Praxen angesichts des Punktwertverfalles in die Menge aus.

Diesem Trend steuerten die KVen durch Maßnahmen der *Abstaffelung*, Einführung von *Höchstwerten* oder *Individualbudgets* entgegen. Die Gebührenordnungen von 1987 sahen eine dramatische Absenkung des Laborpunktwertes um nahezu die Hälfte gegenüber den Gebührenordnungen von 1978 bei den wichtigsten chemischen Untersuchung vor. Das in Millionenhöhe freiwerdende Honorarvolumen sollte nach den Vorstellungen der Gebührenordnungsreformer von damals in erster Linie dazu dienen, die sog. gesprächsintensiven Leistungen (*„Zuwendungsmedizin"*) zu fördern und damit die hausärztliche Grundvergütung zu ermöglichen.

Bisher sind alle auch noch so raffiniert konzipierten Laborhonorierungen von der technischen Entwicklung überrollt worden.

Die kurativ-ambulanten *Laboratoriumsuntersuchungen* nach Abschnitt O I sind je Arztpraxis (Abrechnungsnummer) und Abrechnungsquartal bis zu einer begrenzten Gesamtpunktzahl abrechnungsfähig *(Budgetobergrenze)*, deren Höhe sich aus dem Produkt aus arztgruppenbezogener Fallpunktzahl und der Zahl kurativ-ambulanter Fälle der Arztpraxis ergibt. In die Berechnung der begrenzten Gesamtpunktzahl gehen nicht ein alle Überweisungsfälle zur ausschließlichen Erbringung von Leistungen des O III-Labors (Abb. 44).

Bei der Berechnung einer begrenzten Gesamtpunktzahl bleiben jene Leistungen nach Abschnitt O I und die Zahl der Fälle unberücksichtigt, die in den in Tabelle 18 aufgeführten Krankheitsfällen erbracht werden. Vom abrechnenden Arzt sind dabei die angegebenen Kennziffern zu vermerken.

**Tabelle 18.** Zusammenstellung der Krankheitsbilder einschließlich Kennziffern, welche nicht ins Budget fallen

| Kennziffer | ICD-Nummer | Krankheit |
|---|---|---|
| 3493 | E84.8 | Mukoviszidose |
| 3494 | N19.8 | Chronische Niereninsuffizienz mit einer endogenen Kreatinin-Clearance < 25 ml/min |
| 3495 | Z51.0/Z51.1 Z09.1/Z09.2 | Erkrankungen mit systemischer Zytostatika-Therapie und/oder Strahlentherapie |
| 3496 | Z94.9 | Nachsorge nach Organtransplantation oder Transplantation von Knochenmark (auch Zellseparation) |
| 3497 | B24 | Therapiebedürftige HIV-Infektionen |
| 3498 | E10.9 | Insulinpflichtiger Diabetes mellitus |
| 3499 | M05.9 | Rheumatoide Arthritis (cP) einschl. Sonderformen und Kollagenosen unter immunsuppressiver oder immunmodulierender (z.B. Gold) Langzeit-Basistherapie |

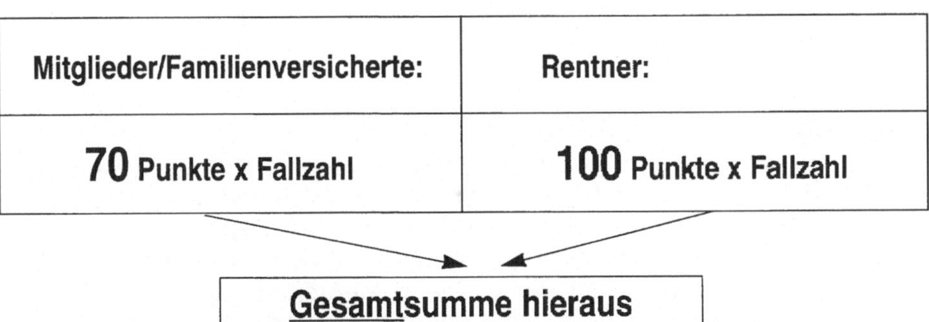


**Abb. 44.** Labor-O I-Budget für Allgemeinärzte und Hausarzt-Internisten

**Merke**
Patienten mit den Kennziffern 3493 bis 3499 sollten bereits auf der Karteikarte bzw. in der EDV als Dauerdiagnose gekennzeichnet sein, so daß sie mühelos in die laufende Abrechnungsdokumentation Eingang finden können.

Die Leistungen nach dem O *II-Labor* (Tabelle 19) unterliegen nicht dem Budget.

**Tabelle 19.** Leistungen nach dem O II-Labor (= Allgemeinlabor), die nicht dem Budget unterliegen und die für den Hausarzt von Bedeutung sein können

| GNr. | Punkte | Leistungslegende |
|---|---|---|
| 3602 | 50 | nativmikroskopische Untersuchung |
| 3722 | 100 | HbA1c |
| 3740 | 65 | IgA |
| 3741 | 65 | IgG |
| 3742 | 65 | IgM |
| 3743 | 65 | Transferrin |
| 3823 | 60 | TPZ (Quick) |
| 3848 | 150 | Präoperatives Labor |
| 3858 | 45 | Mikroalbuminurie |
| 3885 | 35 | Uricult® |

Bestimmte Basisuntersuchungen, die in jeder Allgemeinpraxis direkt vor Ort erbracht werden, haben eine *Budgetobergrenze* (z.B. Blutsenkung, Hämoccult®, Urinstatus, Blutzuckerbestimmung)

Die Leistungen des *O III-Speziallabors* dürfen nur mit nachgewiesenen Fachkenntnissen abgerechnet werden.

**Merke**
Bei Überweisungen zur Durchführung von Laboratoriumsuntersuchungen aus dem O III-Labor hat der überweisende Vertragsarzt Art und Umfang der Leistungen durch Angabe der *Gebührenordnungsnummer* oder der *Leistungslegende* und der *Diagnose* oder *Verdachtsdiagnose konkret* (!) zu definieren. Der ausführende Laborarzt darf nur diese Leistungen berechnen. Eine Erweiterung des Auftrags bedarf der (ausdrücklichen) Zustimmung des überweisenden Arztes.

Damit sind beispielsweise folgende beliebten Pauschalüberweisungsaufträge nicht mehr gestattet:
- „Hepatitisserologie",
- „Schilddrüsenüberfunktion",
- „Schilddrüsenantikörper",
- „Niereninsuffizienz",
- „Sexualhormone",
- „Tumorantigene".

Es muß also in jedem Einzelfall die gewünschte Untersuchung angegeben werden!

## 2.4 Qualifikationsnachweise

Um die Qualität der ärztlichen Leistungen auf der einen Seite zu definieren und auf der anderen Seite zu gewährleisten, wurden und werden auf Bundes- und KV-Ebene Richtlinien geschaffen, in denen die einzelnen Bereiche der ärztlichen/vertragsärztlichen Tätigkeit geregelt und abgegrenzt sind bzw. sein sollten. Zudem dienen diese *Qualifikationsnachweise* als Voraussetzung für die Abrechnung für bestimmte Leistungen. Qualifikationsnachweise sind von der Ärztekammer aufgestellt und leiten sich aus den Texten der Weiterbildungsordnung bzw. der Fachkunden her. Auch in das Regelwerk des EBM '96 haben bestimmte Qualifikationsnachweise Eingang gefunden.

Angesichts der Vielfalt an Richtlinien (daneben gibt es noch Gesetze, Verordnungen und Verträge zu beachten!) ist es jedoch fraglich, ob diese in der Praxis echte Hilfen für die Vertragsärzte darstellen oder ob sie nicht eher zu Verwirrung führen, wie R. Liebold ausführlich darlegt [4].

Gemäß § 92 Abs. 1 SGB V beschließen die Bundesausschüsse (gemeint sind der Bundesausschuß der Ärzte und Krankenkassen für den ärztlichen Bereich und der Bundesausschuß der Zahnärzte und Krankenkassen für den zahnärztlichen Bereich) die zur Sicherung der ärztlichen Versorgung erforderlichen Richtlinien über die Gewähr für eine ausreichende, zweckmäßige und wirtschaftliche Versorgung der Versicherten. Die Richtlinien, die für den ärztlichen Bereich Anwendung finden, sind in Tabelle 20 dargestellt.

Neben den bereits bekannten Qualifikationsforderungen der KV (vgl. 2.4.1), wie z.B. Psychosomatische Grundversorgung (vgl. 2.3.9.2 und 2.4.3), Chirotherapie, Langzeit-EKG, sonographische Leistungen (vgl. Tabelle 21), sind derzeit weitere Qualifikationsnachweise Gegenstand der Diskussion.

**Tabelle 20.** Zusammenstellung von 16 Richtlinien des Bundesausschusses der Ärzte und Krankenkassen gemäß § 92 Abs. 1 SGB V [4]

1. Richtlinie über die Beurteilung der *Arbeitsunfähigkeit* und über die *Maßnahmen zur stufenweisen Wiedereingliederung*.
2. Richtlinie über die Verordnung von *Arzneimitteln* in der vertragsärztlichen Versorgung.
3. Richtlinie über die *Bedarfsplanung* sowie über die Maßstäbe zur Feststellung von Überversorgung und Unterversorgung in der vertragsärztlichen Versorgung.
4. Richtlinie über die *Gesundheitsuntersuchung* zur Früherkennung von Krankheiten.
5. Richtlinie über die Verordnung von *Heilmitteln* und *Hilfsmitteln* in der vertragsärztlichen Versorgung.
6. Richtlinie über die Früherkennung von Krankheiten bei Kindern bis zur Vollendung des 6. Lebensjahres.
7. Richtlinie über die Verordnung von *Krankenfahrten* und *Krankentransportleistungen*.
8. Richtlinie über die Verordnung von *Krankenhauspflege*.
9. Richtlinie über die Früherkennung von *Krebserkrankungen*.
10. Richtlinie über ärztliche Maßnahmen zur *künstlichen Befruchtung*.
11. Richtlinie über die ärztliche Betreuung während der Schwangerschaft und nach der Entbindung *(Mutterschafts-Richtlinien)*.
12. Richtlinie über die Einführung *neuer Untersuchungs- und Behandlungsmethoden* (z.B. LDL-Apherese, Methadon-Substitutionsbehandlung, Schlafapnoe).
13. Richtlinie über die Durchführung der *Psychotherapie* in der vertragsärztlichen Versorgung.
14. Richtlinie und die Kriterien zur *Qualitätsbeurteilung* der *radiologischen Diagnostik* gemäß § 136 SGB V.
15. Richtlinie über medizinische und ergänzende Leistungen zur *Rehabilitation*.
16. Richtlinie über *Sonstige Hilfen:* Ärztliche Maßnahmen zur Empfängnisverhütung, zum Schwangerschaftsabbruch und zur Sterilisation.

Darüber hinaus werden von den Kassenärztlichen Vereinigungen regional zum Teil noch eigene Richtlinien geschaffen (z.B. EKG-Richtlinien) oder auch ergänzende Richtlinien zu den aufgeführten bundeseinheitlichen Richtlinien (z.B. zu den Radiologie- oder den Ultraschall-Richtlinien).

Bezüglich der Verbindlichkeit des Inhalts der Richtlinien im einzelnen wird auf 2.4.1 und 2.4.2 verwiesen.

### 2.4.1 Richtlinien der KBV

Gemäß § 135 Abs. 2 SGB V vereinbaren die Vertragspartner der Bundesmantelverträge für ärztliche Untersuchungs- und Behandlungsmethoden, die ihrer Eigenart nach besondere Kenntnisse und Erfahrungen voraussetzen, *einheitliche Qualifikationserfordernisse* für die an der vertragsärztlichen Versorgung teilnehmenden Ärzte.

**Merke**
Nur Ärzte, welche die Qualifikation erfüllen, dürfen die entsprechenden Leistungen abrechnen.

Für den Hausarzt von Bedeutung sind im wesentlichen die KBV-Empfehlungen bzw. Qualifikationsvoraussetzungen
- zur chiropraktischen Behandlung,
- zur Langzeit-Elektrokardiographie,
- zur Durchführung von Sonographie und
- über die Durchführung der Psychotherapie.

Vor dem Inkrafttreten des GRG (1.1.1989) wurden diese „Qualifikationsvoraussetzungen" ebenfalls *Richtlinien* genannt. Die für den ärztlichen Bereich geltenden Richtlinien/Qualifikationsvoraussetzungen sind in Tabelle 21 zusammengefaßt.

**Tabelle 21.** Richtlinien bzw. Qualifikationsvoraussetzungen der KBV [4]

1. Qualifikationsvoraussetzungen zur Ausführung und Abrechnung arthroskopischer Leistungen.
2. Qualifikationsvoraussetzungen zur Ausführung und Abrechnung von Blutreinigungsverfahren (Dialyse).
3. Empfehlungen der KBV zur chiropraktischen Behandlung.
4. Qualifikationsvoraussetzungen für die Durchführung von Untersuchungen zur Herzschrittmacher-Kontrolle.
5. Qualifikationsvoraussetzungen zur Durchführung von Untersuchungen in der Kernspintomographie.
6. Richtlinien für die Durchführung von Laboratoriums-Untersuchungen.
7. Qualifikationsvoraussetzungen zur Durchführung von Langzeit-elektrokardiographischen Untersuchungen.
8. Richtlinien für Verfahren der Qualitätssicherung gemäß § 135 Abs. 3 SGB V.
9. Qualifikationsvoraussetzungen zur Durchführung von Untersuchungen in der diagnostischen Radiologie und Nuklearmedizin und von Strahlentherapie.
10. Qualifikationsvoraussetzungen zur Durchführung von Untersuchungen in der Ultraschalldiagnostik.
11. Qualifikationsvoraussetzungen zur Durchführung von zytologischen Untersuchungen zur Diagnostik der Karzinome des weiblichen Genitale.

## 2.4.2 Richtlinien der BÄK

Gemäß § 1 der Muster-Berufsordnung (MBO) ist jeder Arzt verpflichtet, die von seiner Ärztekammer eingeführten *Maßnahmen zur Sicherung der Qualität der ärztlichen Tätigkeit* durchzuführen.

Diese Qualitätssicherungsmaßnahmen sind in *Richtlinien* bzw. *Leitlinien* der Bundesärztekammer (BÄK) formuliert. Tabelle 22 stellt die derzeit gültigen wichtigsten Richtlinien zusammen, wobei auf die Aufzählung von Richtlinien über „ärztliche Sterbebegleitung", „Gentransfer" usw. verzichtet wird [4].

**Tabelle 22.** Zusammenstellung der neuen Richtlinien bzw. Leitlinien der Bundesärztekammer [4]

1. Richtlinien zur Qualitätssicherung *ambulanter Operationen.*
2. Leitlinien zur Qualitätssicherung in der *Computertomographie.*
3. Richtlinien zur Qualitätssicherung *endoskopischer Eingriffe.*
4. Richtlinien zur Qualitätssicherung in der *Immunhämatologie.*
5. Richtlinien zur Durchführung des intratubaren Gametentransfers, der *In-vitro-Fertilisation mit Embryotransfer* und anderer verwandter Methoden (Teil der Berufsordnung).
6. Richtlinien zur Qualitätssicherung in medizinischen Laboratorien (gem. § 4 der Eichordnung).
7. Richtlinien zur Qualitätssicherung auf dem Gebiet der medizinischen *Mikrobiologie.*
8. Leitlinien zur Qualitätssicherung in der *Röntgendiagnostik.*
9. Leitlinien zur Qualitätssicherung *zytologischer Untersuchungen* im Rahmen der Früherkennung des Zervixkarzinoms.

## 2.4.3 Psychosomatische Grundversorgung

Auch für Maßnahmen der *psychosomatischen Grundversorgung* nach dem Leistungsinhalt der GNrn. 850 und 851 (vgl. 2.3.9.2) sind gemäß § 2 Abs. 6 der Psychotherapie-Vereinbarungen verbindliche Qualifikationsvoraussetzungen festgelegt. Diese ermöglichen den KVen eine einheitliche Handhabung der Bestimmungen; zudem wird auch dem gesetzlichen Auftrag zur Festlegung von Qualifikationsvoraussetzungen nach § 135 Abs. 2 SGB V entsprochen.

Seit dem 1.1.1994 gilt als Voraussetzung für die Abrechnung der GNrn. 850/851 folgendes:
- mindestens 3jährige Erfahrung in selbstverantwortlicher Tätigkeit,
- Kenntnisse in der psychosomatisch orientierten Krankheitslehre,
- reflektierte Erfahrungen über die Psychodynamik und therapeutische Relevanz der Arzt/Patienten-Beziehung,
- Erfahrungen in verbalen Interventionstechniken als Behandlungsmaßname.

Aus entsprechenden Zeugnissen und Bescheinigungen muß hervorgehen, daß
- entsprechende Kenntnisse und Erfahrungen in einem Umfang von insgesamt mindestens 80 Stunden erworben wurden.

Im Rahmen dieser Gesamtdauer müssen gesondert belegt werden:
- Theorieseminare von mindestens 20stündiger Dauer, in denen Kenntnisse zur Theorie der Arzt/Patienten-Beziehung, Kenntnisse und Erfahrungen in psychosomatischer Krankheitslehre und der Abgrenzung psychosomatischer Störungen von Neurosen und Psychosen und Kenntnisse zur Krankheiten-Familiendynamik, Interaktion in Gruppen, Krankheitsbewältigung *(Coping)* und Differentialindikation von Psychotherapie-Verfahren erworben wurden,
- Reflexion der Arzt/Patienten-Beziehung durch kontinuierliche Arbeit in Balint- oder Selbsterfahrungsgruppen von mindestens 30stündiger Dauer (d.h. bei Balint-Gruppen mindestens 15 Doppelstunden),
- Vermittlung und Einübung verbaler Interventionstechniken von mindestens 30stündiger Dauer.

Die Kenntnisse und Erfahrungen müssen in anerkannten Weiterbildungsangeboten und die Reflexion der Arzt/Patienten-Beziehung bei anerkannten Balint-Gruppen-Leitern bzw. anerkannten Supervisoren erworben worden sein.

Wegen der geplanten Anhebung der Weiterbildungszeit in der Allgemeinmedizin von 3 auf 5 Jahre ist zu vermuten, daß künftig die Qualifikationsnachweise entfallen werden.

## Literatur


1. Drews M, Kölling W, Mader FH (1995) Unternehmen Arztpraxis. Strategien zum Erfolg. Springer-Verlag, Berlin Heidelberg New York London Paris Tokyo Hong Kong Barcelona Budapest
2. Goering U (1993) Beratungsproblem Kinder und Jugendliche. Springer-Verlag, Berlin Heidelberg New York London Paris Tokyo Hong Kong Barcelona Budapest
3. Hess R (1988) in: Steinhilper G (1988) Arzt und Abrechnungsbetrug. Rechtsfragen zu den Ermittlungsverfahren. Kriminalistik-Verlag, Heidelberg
4. Liebold R (1995) Die KV-Abrechnung. Kassenarzt. September-Beilage
5. Mader FH (1995) Leistungsbreite von allgemeinärztlichen und internistischen Praxen in Bayern. Vergleich der Praxisstrukturen in München sowie auf dem flachen Land nach Leistungshäufigkeiten und nach Leistungsschwierigkeiten (Standard-Spektrum-Highlights). Institut für Praxisforschung (PRAFO), Nittendorf
6. Mader FH, Weißgerber H (1995) Allgemeinmedizin und Praxis. Anleitung in Diagnostik und Therapie. Mit Fragen zur Facharztprüfung. 2. Aflg. Springer-Verlag, Berlin Heidelberg New York London Paris Tokyo Hong Kong Barcelona Budapest
7. Moewes M, Effer E, Hess R (1987) Kölner Kommentar zum EBM. Deutscher Ärzte-Verlag, Köln
8. Theyssen J (1988) in: Steinhilper G (1988) Arzt und Abrechnungsbetrug. Rechtsfragen zu den Ermittlungsverfahren. Kriminalistik-Verlag, Heidelberg
9. Wittek L (1995) EBM '96. Der Praktische Arzt. Heft 12. Sonderbeilage

# 3 Wirtschaftlichkeitskontrolle

Die Überprüfung der kassenärztlichen Wirtschaftlichkeit und die damit verbundene Konsequenz von Honorareinbehalt oder Rückforderung eines Arzneimittelregresses gehören mit zu den unangenehmsten Erscheinungen unseres kassenärztlichen Alltags.

Allerdings sollte man nicht vergessen, daß die institutionalisierte Überprüfung ärztlicher Abrechnungen der Tribut ist, den die Kassenärzte dem *Naturalleistungsprinzip* zollen.

Im Naturalleistungsprinzip zahlt der Patient seiner Krankenversicherung kontinuierliche Beiträge und erwirbt damit den Anspruch auf ärztliche Leistungen. Die Krankenversicherung wiederum befriedigt diesen Anspruch, indem sie sich frei praktizierender Ärzte bedient, die diese ärztlichen Leistungen für die Krankenkassenmitglieder erbringen.

Das Verhältnis von Arzt und Patient ist in der GKV nicht über einen Dienstleistungsvertrag (vgl. 8.1.1) wie in der privaten Versicherung gekennzeichnet. Es fließt also kein Geld zwischen beiden Parteien (Abb. 1).

**Merke**
**Es gibt keine Rechtsbeziehung zwischen Arzt und Krankenkasse.**

Durch die Einführung des EBM '96 mit weitgehenden Pauschalvergütungen spielt die Wirtschaftlichkeitskontrolle des ärztlichen Honorars keine besondere Rolle mehr.

## 3.1 Rechtsgrundlagen

§ 12 SGB V regelt das „*Wirtschaftlichkeitsgebot*“ für den Vertragsarzt:
„Die Leistungen müssen
- ausreichend,
- zweckmäßig und
- *wirtschaftlich*

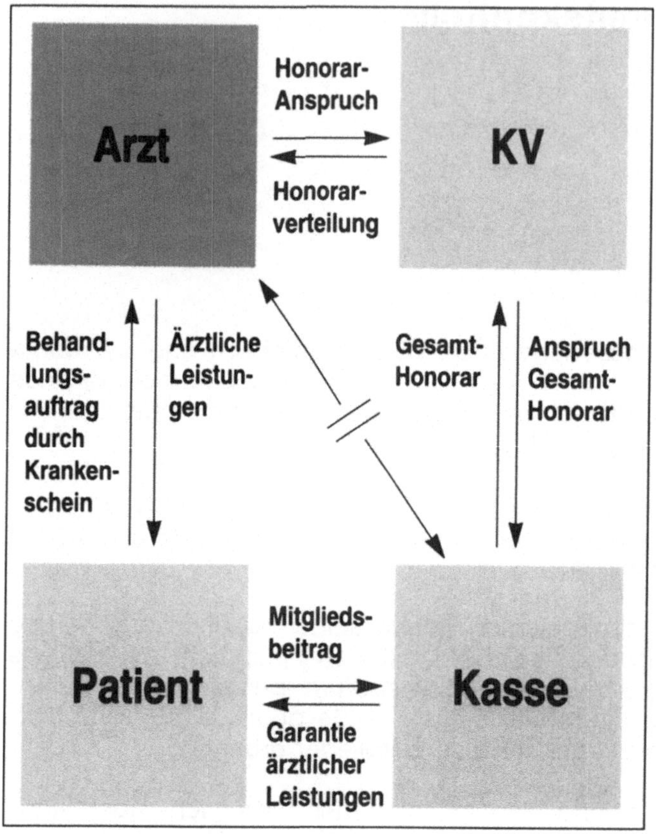

**Abb. 1.** Geldfluß und Leistungen der GKV [2]

sein; sie dürfen das *Maß des Notwendigen* nicht *überschreiten*. Leistungen, die *nicht notwendig* oder *unwirtschaftlich* sind, können Versicherte nicht beanspruchen, dürfen die Leistungserbringer nicht bewirken und Krankenkassen nicht bewilligen." (Hervorhebungen durch die Verfasser)

Damit hat der Gesetzgeber die drei an der ärztlichen Versorgung beteiligten Partner (Kassen – Ärzte – Patienten) in gleicher Weise bezüglich der Wirtschaftlichkeit in die Pflicht genommen (Abb. 2). Leistungen nämlich, die unwirtschaftlich sind, dürfen weder vom Arzt verordnet, noch vom Patienten beansprucht, noch von der Krankenkasse gewährt werden.

Das Wirtschaftlichkeitsgebot wurde zum 1.1.1993 in einem Abs. 3 in § 12 SGB V ergänzt:

*„Hat die Krankenkasse Leistungen ohne Rechtsgrundlage oder gegen geltendes Recht erbracht und hat der Geschäftsführer davon gewußt, oder hätte er hiervon wissen müssen, hat die zuständige Aufsichtsbehörde nach Anhörung des Geschäftsführers den Vorstand zu veranlassen, den*

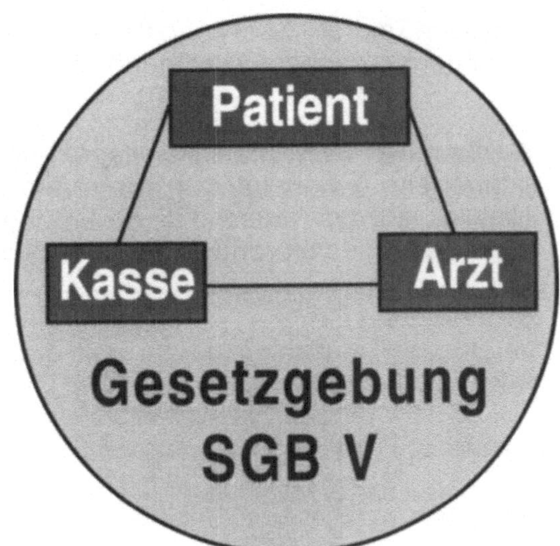


**Abb. 2.** Wirtschaftlichkeitsgebot: Der Gesetzgeber hat die drei Partner gleichermaßen in die Pflicht genommen

*Geschäftsführer auf Ersatz des aus der Pflichtverletzung entstandenen Schadens in Anspruch zu nehmen ...".*

In der Gesetzesbegründung wird dazu geschrieben:

„Es kommt immer wieder vor, daß Krankenkassen insbesondere wegen des Wettbewerbs mit anderen Krankenkassen aus Kulanz Leistungen zusprechen, für die es keine Rechtsgrundlage gibt und die sogar die behandelnden Ärzte als nicht notwendig, im Vergleich zu gleichwirksamen Alternativen zu teuer oder aus sonstigen Gründen als unwirtschaftlich eingeschätzt haben. Eine derartige 'Großzügigkeit' der Krankenkassen ist nicht nur pflichtwidrig; sie desavouiert und konterkariert die Anstrengungen von Leistungserbringern, dem Wirtschaftlichkeitsgebot zu genügen."

In diesem Zusammenhang sei nur an die großzügige Gewährung von Zuschüssen bestimmter Gesetzlicher Kassen beispielsweise zu Jazzdance, Aerobic usw. erinnert.

## 3.2 Überprüfung der Behandlungsweise

Die entscheidende rechtliche Grundlage des Wirtschaftlichkeitsprüfverfahrens liegt seit dem 1.1.1990 in der sehr umfangreichen Bestimmung des § 101 SGB V. Damit wurde erstmals das Prüfverfahren bei den Primärkassen und den Ersatzkassen vereinheitlicht.

§ 106 (1) SGB V befaßt sich mit der *„Wirtschaftlichkeitsprüfung der vertragsärztlichen Versorgung"*. Darin wird festgeschrieben, daß die „Krankenkassen und die Kassenärztlichen Vereinigungen die Wirtschaftlichkeit der vertragsärztlichen Versorgung überwachen".

**Definition** *Wirtschaftlichkeitsprüfung* bedeutet die gesetzlich vorgeschriebene Überwachung der vertragsärztlichen Versorgung im Hinblick auf die wirtschaftliche Erbringung von Leistungen bzw. die wirtschaftliche Verordnung der ärztlich veranlaßten Leistungen.

Das Bundesverfassungsgericht hält die vom Bundessozialgericht legitimierte Rechtsprechung

Wirtschaftlichkeit = Fachgruppendurchschnitt

für zulässig (1 BvR 95/177 vom 29.05.1978).

**Merke**
**Es ist sinnlos, den Prüfmaßstab der Vergleichsprüfung rechtlich anzufechten.**

Die Wirtschaftlichkeit der Versorgung wird seit dem 1.1.1993 nach § 106 (2) SGB V geprüft durch

1. arztbezogene *Prüfung* ärztlicher und ärztlich verordneter Leistungen *nach Durchschnittswerten;*
2. arztbezogene Prüfung bei Überschreitung der Richtgrößen nach § 84 *(Auffälligkeitsprüfung)* und
3. arztbezogene Prüfung ärztlich verordneter Leistungen auf der Grundlage von arztbezogenen und versichertenbeziehbaren Stichproben, die zwei vom Hundert je Quartal (Zufälligkeitsprüfung) umfassen.

Die Prüfungen umfassen in diesem Sinne auch die Häufigkeit von

- Überweisungen,
- Krankenhauseinweisungen und
- Feststellungen der Arbeitsunfähigkeit [16].

Die Landesverbände der Krankenkassen und die KVen gemeinsam können über die vorgesehenen Prüfungen hinaus andere arztbezogene Prüfungsarten vereinbaren.

**Merke**
**Die Prüfart nach *Durchschnittswerten* hat durch den Praxiscomputer, aber auch durch die weitgehende Pauschalierung der ärztlichen Leistungen im EBM '96 zunehmend an Bedeutung verloren.**

Häufig verwenden die Vertragsärzte die Bezeichnung *„Regreß"* und meinen damit eine *„Honorarkürzung"*. Beide Bezeichnungen sind jedoch auseinanderzuhalten:

*Honorarkürzung*
Der Kürzungsbetrag wird zunächst einmal vom Honorarkonto des Kassenarztes einbehalten. Nach der Rechtsprechung tritt eine aufschiebende Wirkung allerdings dann ein, wenn die Prüfmaßnahmen nach Erlaß des Quartalshonorarbescheides durch die KV ergangen ist, wenn also bereits durch den Honorarbescheid positiv festgesetztes Honorar nachträglich zurückgefordert wird. Dies wird in der Praxis der Wirtschaftlichkeitsprüfung allerdings außerordentlich selten passieren, da in allen KV-Bereichen der zeitliche Ablauf der Wirtschaftlichkeitsprüfung im Honorarbereich so geplant ist, daß die Prüfmaßnahmen noch in die laufende Honorarabrechnung einbezogen werden können.

*Verordnungsregreß*
Anders sieht es bei Verordnungsregressen aus. Diese sind immer ein *echter Schadensersatz*, d.h. eine Rückforderung vom Arzt. Insofern haben bei allen Verordnungsregressen die Widersprüche gegen die Prüfmaßnahme aufschiebende Wirkung. Aber in diesen Fällen ist zu beachten, daß dies nur für die Widersprüche, nicht aber die Klage beim Sozialgericht gilt. Wenn also der Beschwerdeausschuß oder die Beschwerdekommission über einen Widerspruch im Verordnungsbereich zu Ungunsten des Arztes entschieden hat, dann wird der Regreß vollziehbar, auch wenn gegen diese Entscheidung Klage beim Sozialgericht erhoben wird [6].

### 3.2.1 Vorwarnung bei Unwirtschaftlichkeit

In aller Regel wird nicht die Unwirtschaftlichkeit in einem einzelnen Behandlungsfall oder in einer im Behandlungsfall erbrachten Leistung festgestellt, sondern eine Unwirtschaftlichkeit in bestimmten Leistungssparten (z.B. Sonderleistungen, Röntgenleistungen, Labor) oder im Gesamtbereich der Praxisführung [11].

Vor sonstigen Maßnahmen *(Kürzung bzw. Regreß)* sollen gezielte Beratungen vorangehen, bevor härtere Eingriffe durch die Prüforgane (vgl. unten) vorzunehmen sind. Wie das Wort „sollen“ ausdrückt, besteht jedoch *kein Rechtsanspruch* auf diese Reihenfolge (§ 106 Abs. 5 SGB V).

### 3.2.2 Kürzungsmaßnahmen und Beweislast

Wenn ein Kassenarzt mit einer Honorarkürzungsmaßnahme konfrontiert wird, ist es für seine Entlastung von entscheidender Bedeutung, jene Grenzwerte zu kennen, bei denen üblicherweise Kürzungen erfolgen. Die Grenzwerte sind deswegen besonders wichtig, da im Prüfverfahren die Beweislast unterschiedlich verteilt ist. Die Behandlungsweise des Arztes ist bei vermuteter Unwirtschaftlichkeit zu überprüfen (Ausnahme: Zufälligkeitsprüfung – vgl. 3.2); dabei werden in der Rechtsprechung unterschiedliche Begriffe verwendet.

#### *3.2.2.1 Fachgruppenvergleich*

Der *Fachgruppendurchschnitt* bezeichnet die durchschnittlichen Kosten der ärztlichen Leistungen je Behandlungsfall und Abrechnungsquartal, einer Leistungsgruppe oder einer einzelnen Leistung im Durchschnitt aller abrechnenden Ärzte einer Fachgruppe.

Der Fachgruppendurchschnitt wird u.a. für Wirtschaftlichkeitsprüfungen und zur Bildung von Richtgrößen herangezogen [17].

#### *3.2.2.2 Normale Streubreite*

Unter einer *„Normalstreubreite"* versteht man

| | |
|---|---|
| Fallwert | bis + 20 % |
| Leistungsgruppe | bis + 20 % |
| einzelne Gebührenordnungsnummern | bis + 50 % |

Die „normale Streubreite" läßt überhaupt keinen Raum für die Feststellung einer „unwirtschaftlichen Behandlungs- oder Verordnungsweise" bei dieser Prüfart zu [16].

#### *3.2.2.3 Übergangszone*

Unter einer *„Übergangszone"* versteht man

| | |
|---|---|
| Fallwert | zwischen + 20 % und 30 % |
| Leistungsgruppe | zwischen + 20 % und 50 % |
| einzelne Gebührenordnungsnummern | zwischen + 50 % und 100 % |

In der „Übergangszone" muß die Unwirtschaftlichkeit durch eine genügende Anzahl von Beispielen nachgewiesen werden (6 RKa 9/77). Als eine genügende Zahl werden ca. 10 % der Gesamtfallzahl eines Arztes rechtlich anerkannt (31 RKa 348/81).

Auch in diesen Fällen liegt die Beweislast beim Prüfungsausschuß. Er muß die Kassenunwirtschaftlichkeit jedoch nicht an einzelnen Fällen nachweisen, sondern an einer „hinreichenden Anzahl von Fällen", im allgemeinen bei ca. 10 % der Gesamtfallzahl.

#### *3.2.2.4 Offensichtliches Mißverhältnis*

Bei der Überschreitung der Grenzsetzung im *„offensichtlichen Mißverhältnis"* bedarf es hingegen zur Feststellung der Unwirtschaftlichkeit keinerlei weiterer Überprüfungen von „Einzelbeispielsfällen“. Unter einem „offensichtlichen Mißverhältnis“ versteht man

| | |
|---|---|
| Fallwert | über + 50 % |
| Leistungsgruppe | über + 50% |
| einzelne Gebührenordnungsnummern | über + 100 % |

Diese Überschreitungen gelten generell gegenüber dem Durchschnitt der Fachgruppe.

Beim „offensichtlichen Mißverhältnis“ besteht eine *„Beweislastumkehr“*; in diesem Fall muß der Kassenarzt selbst seine wirtschaftliche Arbeitsweise nachweisen. Hierbei genügt es nicht, daß der überprüfte Arzt pauschale Hinweise gibt. Es genügt auch nicht, daß sich gewisse Hinweise über die Richtigkeit der Darstellung des Arztes ergeben. Anders als im Zivilrecht muß der Anscheinsbeweis nicht bloß erschüttert, sondern widerlegt werden, also der *Gegenbeweis* gelingen (BSG U.v. 3.7.1974 – 6 RKa 29/73, seither wohl gefestigte Rechtsprechung) [16].
Die ständige Rechtsprechung hat hier gewisse Grenzen gesetzt, die jedoch nicht als starr festgelegt anzusehen sind. Das BSG drückt dies negativ aus, indem es sagt: „Es kann von den Prüfgremien im allgemeinen nicht als rechtswidrig angesehen werden, wenn diese aufgrund ihres Erfahrungswissens die Grenzen zum offensichtlichen Mißverhältnis bei einer *Fallwertüberschreitung* von 50 % sehen“ (6 RKa 23/96; 4 RKa 24/83).

### *3.2.2.5 Praxisbesonderheiten*

Die wesentlichen Gegenargumente, die der Arzt rechtzeitig, spätestens im Widerspruchsverfahren (vgl. 3.2.4.4) bringen muß, kann man unter dem Schlagwort,
- Praxisbesonderheiten,
- kompensatorische Einsparungen (vgl. 3.2.2.6),
zusammenfassen.

Neben der allgemeinen Berücksichtigung von *Praxisbesonderheiten*, die sich in der richtigen Auswahl der Vergleichsgruppe manifestieren soll, müssen auch zusätzliche, individuelle, nur den Arzt im Einzelfall betreffende Praxisbesonderheiten beachtet werden.

**Merke**
Je spezieller eine Vergleichsgruppe gewählt worden ist, desto geringer werden die Chancen, daß zusätzliche Praxisbesonderheiten geltend gemacht werden können.

Praxisbesonderheiten, die dem Prüfungsausschuß bekannt sind, etwa aus der Prüfung früherer Quartale, oder weil sie aufgrund des von der KV vorgelegten Datenmaterials offenkundig sind (z.B. hoher Rentneranteil), sind vom Prüfungsausschuß von „amtswegen" zu beachten.

**Merke**
Es ist Sache des Arztes, lieber zu viel an Praxisbesonderheiten anzugeben, als zu wenig vorzutragen.

Ausführlich befaßt sich Rechtsanwalt Johann Wolfgang A. Niedermayer in seinem Büchlein „Honorarkürzung und Arzneimittelregreß"[1] mit der Aufzählung von Praxisbesonderheiten im einzelnen (Tabelle 1).

**Tabelle 1.** Mögliche Argumente, die als Praxisbesonderheit (PB) vor dem Prüfungsausschuß geltend gemacht werden können [16]

1. *Anfängerpraxis:* Es liegt ein „objektiv erhöhter Behandlungsbedarf wegen ausschließlich neuer Patienten vor – erhöhter Diagnosebedarf – und/oder es liegen „subjektive Anfangsschwierigkeiten des Anfängers" vor, weil er sich mit dem Gebot der Wirtschaftlichkeit noch nicht hinreichend auskennt. Im objektiven Bereich ist dem Anfänger ein „Bonus" beim Fallwert zuzugestehen, im letzteren Fall kann im Rahmen des pflichtgemäßen „Schätzungsermessens" eine großzügige Handhabung des Kürzungsbetrages geboten sein (nur etwa 2–3 Quartale).
2. *Apparative Ausstattung* – grundsätzlich keine PB: „Nicht die Praxisausstattung als solche ist entscheidend, sondern allenfalls ein außergewöhnliches Krankengut, zu dessen diagnostischer bzw. therapeutischer Behandlung eine außergewöhnliche Praxisausstattung notwendig ist" (BSG, U.v. 23.5.84 - 6 Rka 17/82).
3. *Außergewöhnlich niedrige Fallzahlen* können PB darstellen: „Es ist Sache der Prüfgremien, im Rahmen ihres Beurteilungsspielraums zu erwägen, ob diese Einwendung im Einzelfall begründet ist und welcher Mehraufwand dadurch gerechtfertigt ist" (BSG-U.v. 11.6.86 - 6 Rka 2/85).
4. *Hohe Besuchstätigkeit in einer Landpraxis* kann PB sein, insbesondere, wenn sie durch schlechte öffentliche Verkehrsverbindungen geboten ist.
5. *Fachfremde Leistungen sind keine PB* (BSG-U.v. 15.4.86 – Rka 27/84).
6. *Homöopathische Praxisführung* kann eine PB sein, es sei denn, daß schon eine entsprechend engere Vergleichsguppe homöopathisch tätiger Ärzte geschaffen wurde (BSG-U.v. 29.5.72 - 6 Rka 27/79).
7. *Leistungsumfang* allein reicht als PB nicht aus.
8. *Operative Tätigkeit* kann eine PB sein (BSG-U.v. 11.6.86 - 6 Rka 2/85).
9. Ein *erhöhter Rentneranteil* gegenüber der Vergleichsgruppe, beispielsweise 25% gegenüber 15%, ist eine PB (BSG-U.v. 9.11.82 - 6 Rka 16/82).
10. *Schwere („schwerste") Fälle* werden teilweise nicht als PB anerkannt, es sei denn, daß diese epidemieartig auftreten (BSG-U.v. 9.5.1985 - 6 Rka 8/84).
    In dieser Verallgemeinerung wird man dies allerdings so nicht sagen können. Wenn

[1] Niedermayer J.W.A. (1992) 2. Afl. Honorarkürzung und Arzneimittelregreß. Spiralheftung. DM 28 inkl. Versand. Über practica - Fortbildung zum Mitmachen, Talstraße 3, 93152 Nittendorf

**Tabelle 1.** Fortsetzung

ein Arzt wesentlich mehr schwere („schwerste") Fälle hat als die Ärzte seiner Vergleichsgruppe, so stellt dies natürlich eine PB dar.[2]

11. Ein *hoher Überweisungsanteil* kann eine PB darstellen, wenn es sich um „gezielte Überweisungen" handelt und diese einen hohen Anteil der Fälle ausmachen (BSG-U.v. 19.11.85 – 6 Rka 13/84, sowie SG Mainz v. 4.5.83 – S 2 Ka 102/82).
12. *„Vollständige Behandlung" der Krankheiten* kann eine PB darstellen, wenn etwa andere Ärzte der gleichen Prüfgruppe in größerem Umfang die Patienten zu speziellen Untersuchungen oder Behandlungen an Gebiets (-Fach-)Ärzte verweisen (BSG-U.v. 3.6.87 – 6 Rka 24/86).
13. *Epidemieartig auftretende Erkrankungen* gerade im Patientengut des geprüften Arztes.[3]
14. *Außergewöhnlicher Anfall eingehender Untersuchungen bei speziellem Patientengut*, z.B.:
    a) Im Einzugsbereich des betroffenen Arztes befindet sich eine Großbaustelle mit „lagerartiger Unterbringung der Arbeitnehmer", die zudem rasch wechseln. Diese Patienten kennt er von früheren Behandlungen natürlich nicht, so daß verständlicherweise vermehrte „eingehende Untersuchungen" anfallen.
    b) Hoher Anteil von sprachunkundigen Ausländern unter dem Patientengut des Arztes („Asylantenlager").
15. Phlebologie (BSG-U v. 22.5.84 – 6 Rka 16/83).

Die Auflistung in Tabelle 1 ist selbstverständlich nicht erschöpfend. Sie könnte sicherlich noch beträchtlich erweitert werden.

**Merke**
**Keine Praxisbesonderheit ist primär die apparative und/oder personelle Ausstattung einer Praxis allein. Erst im Zusammenwirken mit insbesondere der Praxisausrichtung kann dies erheblich werden.**

**Merke**
**Keine Besonderheit stellt es dar, wenn es sich z.B. in einer „guten Wohngegend" um anspruchsvolle Patienten handelt.**

---

[2] Die Schwierigkeit liegt nur darin, dies zu beweisen. Die *Häufigkeitsstatistiken (Frequenztabellen)* enthalten ja keine besonderen Spalten, in denen bezüglich der Vergleichsgruppe angegeben wird, wieviele schwere und schwerste Fälle dort behandelt werden, zumal die Definition dieser Begriffe Schwierigkeiten bereitet. Regelmäßig wird eine derartige Argumentation mit dem Hinweis zurückgewiesen, daß ja auch die anderen Ärzte der Vergleichsgruppe schwere und schwerste Fälle haben.

[3] Beispiel: Zum Patientengut des geprüften Arztes gehörte ein Priesterseminar. Bei „eisiger Kälte im Winter machte das Priesterseminar mit bloßen Füßen eine lange Buß-Wanderung". Die Folgen waren Erfrierungen bei etwa 9/10 der Teilnehmer dieser Wanderung. Der konkrete Arzt hatte diese ausschließlich behandelt. Die angewandte Behandlung und die entsprechenden Gebührenordnungsnummern sprengten bei diesem Arzt natürlich im Vergleich zur Vergleichsgruppe den Rahmen.

Der Hausarzt sollte fortlaufend während des Quartals an zentraler Stelle (z.B. in der Anmeldung) ein Buch führen, in das er sofort mit Datum alle in Diagnostik und/oder Therapie besonders aufwendigen Fälle schreibt (Abb. 3). Diese Fälle können auch in der EDV dokumentiert werden. Damit besitzt der Arzt für den möglichen Fall einer Honorarprüfung rasch gezielte Argumente im Widerspruch.

**Tip** Der Hausarzt ist gut beraten, wenn er schon während des laufenden Quartals seine Praxisbesonderheiten (z.B. „schwere Fälle", „teure Verordnungen") sofort in einem speziellen Büchlein oder in der EDV dokumentiert.

### *3.2.2.6 Kompensatorische Einsparungen*

Ein „Ausgleich" durch kompensatorische Einsparungen ist grundsätzlich möglich, weil die Wirtschaftlichkeit der gesamten Tätigkeit des Kassenarztes zu berücksichtigen ist.

**Definition** Die kompensatorische Einsparung ist der Ausgleich eines Mehraufwandes in einem Leistungsbereich durch einen Minderaufwand in einem anderen Leistungsbereich.

Voraussetzung für die Akzeptierung von kompensatorischen Einsparungen ist jedoch nicht nur das Vorliegen eines Minderaufwandes im Verhältnis zum Mehraufwand in anderen Leistungssparten, vielmehr muß ein Ursachenzusammenhang zwischen Mehraufwendungen in einem Leistungsgebiet und Minderaufwendungen in einem anderen bestehen, wofür der Vertragsarzt die entsprechende Darlegungs- und Nachweispflicht hat [16].

Als Argumentationshilfen für kompensatorische Einsparungen gelten:
- viele Beratungen und Besuche – wenig Sonderleistungen,
- viele Sonderleistungen – wenig Besuche und Beratungen,
- viele physikalisch-medizinische Leistungen – wenig Medikamentenverordnung,
- viele Medikamentenverordnungen – wenig physikalisch-medizinische Leistungen,
- hoher Fallwert – wenig Medikamentenverordnung.

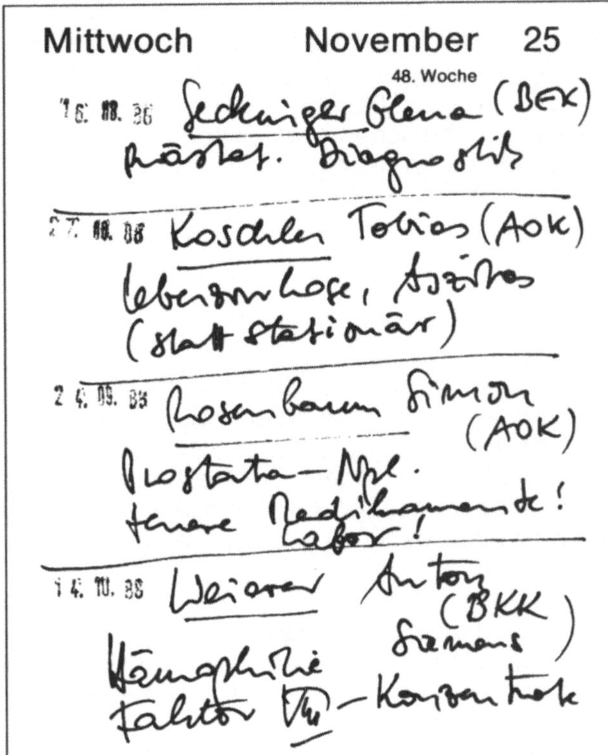


**Abb. 3.** Beispiele für besonders kostenintensive Behandlungsfälle in einer Allgemeinpraxis, die in einem Büchlein fortlaufend handschriftlich festgehalten werden (Auszug)

**Beispiel** *Sehr gut hat ein Arzt im Bezug auf einen schwerst erkrankten Patienten vorgetragen. Er legte für diesen konkreten Patienten unter konkreter Nennung seines Namens, seiner Krankenkasse und der Kassennummer die „Krankenblätter" vor. Dieser Patient litt an „Cholelithisasis, Nierenzyste rechts, metastasierendem Prostata-Ca sowie Verwirrtheitszuständen". Er wurde vom Arzt zuhause behandelt und zwar vom 8.1. eines Jahres bis zum 28.2. des gleichen Jahres. An diesem Tag verstarb der Patient. Der Patient wußte, daß er in der Endphase seiner Erkrankung war und daß mit seinem baldigen Ableben zu rechnen war. Das gleiche wußte auch seine Familie. Die Familie wollte diesen Kranken nicht im Krankenhaus sterben lassen. Die Schwiegertochter des Patienten, die im gleichen Haushalt wie der Patient lebte, war von Beruf Krankenschwester. Den Beruf übte sie jedoch wegen Kindererziehung damals nicht aus. Dank des Einsatzes der Schwiegertochter als erfahrener Krankenschwester sowie des Arztes konnte im Haushalt des Patienten eine krankenhausähnliche Betreuung geschaffen werden. Die Folge war aber für den Arzt, der hier täglich, manchmal mehrmals täglich den Patienten besuchen mußte, natürlich eine*

*Explosion der Besuchsziffern, sowie ganz bestimmter dabei erbrachter Sonderleistungen. Hier konnte der Arzt unter konkreter Darlegung der Situation dieses Patienten überzeugend erklären, daß durch seinen Einsatz an Besuchen und Sonderleistungen u.a. die Einweisung des Patienten ins Krankenhaus vermieden wurde.*

### *3.2.2.7 Überweisungsverhalten*

Die im SGB V vereinbarte *Dokumentationspflicht bei Überweisungen* (vgl. 6.1.1 und 6.1.6) ist in ihren Grundzügen nicht neu, jedoch erhält sie durch den weiterhin zunehmenden Kostendruck im Gesundheitswesen einen neuen Stellenwert, indem die Rechtfertigung der Wirtschaftlichkeit von Maßnahmen immer beim überweisenden Arzt liegt (§ 106 Abs. 2 SGB V), sofern er nicht dezidiert andere Gründe auf dem Überweisungsformular dokumentiert.

Die „Wirtschaftlichkeit" bestimmter Leistungen, wie der Überweisung, wird geprüft an Richtgrößen, die auf der Grundlage von arztbezogenen und versichertenbeziehbaren Stichproben gezogen werden (§ 84 SGB 5).

Eine Überprüfung der Überweisungsscheine sieht das GRG vor. Diese soll stichpunktartig in rund 10% der Praxen von Vertragsärzten durch die Prüfungsausschüsse der KVen und Krankenkassen stattfinden. Eine solche gesetzliche Vorgabe kann eine präzisere Dokumentation der Ärzte bewirken. Welche Maßnahmen die KVen oder die Krankenkassen jedoch bei Überschreiten von Durchschnittswerten ergreifen werden, ist per Gesetz nicht definiert und liegt in der Entscheidung der Prüfungsausschüsse [19].

Von der *Wirtschaftlichkeitsprüfung der Überweisungstätigkeit* wird eine Kontrollfunktion erwartet, welche die Abwicklung von *Ringüberweisungen* und die Entstehung von „Überweisungskartellen" verhindern sollen [19].

Die europäische Überweisungsstudie [8] benannte für folgende Länder Überweisungsraten (bezogen auf 100 Konsultationen): Großbritannien (4,7), Niederlande (4,4), Dänemark (6,5), Bundesrepublik Deutschland (5,5) und Deutsche Demokratische Republik (4,1).

Das Überweisungsverhalten des Hausarztes wird durch unterschiedlichste Faktoren bestimmt (vgl. 6.1.1.1), die teilweise kontrovers diskutiert werden. Dabei läßt sich zusammenfassen:

- Angehörige der unteren Sozialschichten werden häufiger überwiesen als die der oberen Schichten;

- mit Zunahme des Alters der Patienten steigt die Zahl der Überweisungen;
- in den mittleren Altersgruppen werden mehr Frauen als Männer überwiesen;
- spezialisierte Hausärzte überweisen mehr, weil sie auf dem Gebiet ihrer Expertise derartige Problemlagen mehr erkennen. Hohe Überweisungsraten müssen demnach nicht unbedingt mit einer geringeren Akzeptanz von Unsicherheit einhergehen [19].

### 3.2.3 Andere Kürzungsmaßnahmen

Einen Überblick über „andere Kürzungsmaßnahmen" gibt die Tabelle 2.

**Tabelle 2.** Überblick über andere Kürzungsmaßnahmen [2]

- Sachlich-rechnerische Richtigstellung.
- Übermäßige Ausdehnung – HVM.
- Feststellen eines sonstigen Schadens.
- Überprüfung der wirtschaftlichen Leistungserbringung nach Fachgruppendurchschnitten.

#### *3.2.3.1 Sachlich-rechnerische Richtigstellung*

Unter *„sachlich-rechnerischer Richtigstellung"* ist das Streichen von erbrachten Leistungen zu verstehen, z.B. wegen
- Nichteinhalten von Abrechnungsbestimmungen,
- fehlender Qualifikationsnachweise (z.B. Sonographie, Labor und Langzeit-EKG) (vgl. 2.4),
- Nichteinhalten der Apparaterichtlinien (z.B. Röntgen),
- Überschreiten des Behandlungsauftrages (z.B. Auftragsleistungen),
- Abrechnung von fachfremden Leistungen.

**Merke**
Diese Kürzungen haben nichts mit der Wirtschaftlichkeitsprüfung zu tun; deshalb muß der Arzt seinen Widerspruch an den Vorstand der KV richten. Die nächsthöhere Instanz ist das Sozialgericht.

#### *3.2.3.2 Übermäßige Ausdehnung der Kassenpraxis*

Die Kassenärztlichen Vereinigungen sind in § 45 Abs. 4 SGB V vom Gesetzgeber verpflichtet worden, solche Maßnahmen in den Honorarverteilungsmaßstäben aufzunehmen, die einer *übermäßigen Ausdehnung der Ver-*

*tragsarztpraxis* entgegenwirken. Solche automatischen *„Heckenschnittkürzungen“* richten sich nach der Überschreitung von Fallzahlen, den angeforderten Gesamtpunktzahlen und den Fallwerten. Der Arzt muß also sowohl den *Fallwert* als auch gleichzeitig die *Fallzahl* entsprechend einer Durchschnittspraxis überschritten haben. Die Grenzen dafür sind in den einzelnen *Honorarverteilungsmaßstäben (HVM)* der jeweiligen KVen festgelegt. In diese Berechnungen gehen auch die Ersatzkassenpatienten ein.

**Merke**
Gegen Kürzungen aufgrund der HVM-Empfehlung können keine Rechtsmittel eingelegt werden. Dagegen kann Widerspruch an den Vorstand der KV und später Klage zum Sozialgericht eingelegt werden. Große Erfolgsaussichten sind nicht gegeben.

Dieses Vorgehen der KVen wurde nicht eingeführt, um einzelne stark unwirtschaftliche oder übermäßig arbeitende Ärzte in Grenzen zu halten, sondern allein, um Honoraranforderungen und Gesamtvergütung anzunähern und ein zu starkes Absinken des nachträglich zu errechnenden Punktwertes (Bewertungsmaßstab) zu vermeiden [10], sowie dem Versicherten eine zweckmäßige und ausreichende, d.h. gründliche und sorgfältige Versorgung zu gewährleisten (BSGE 26,174).

### *3.2.3.3 Feststellung eines sonstigen Schadens*

In § 34 III BMV-Ä geht es um die Regelung eines finanziellen Schadens, den der Arzt durch schuldhafte Verletzung der kassenärztlichen Pflichten verursacht hat, z.B. die notwendige Krankenhausbehandlung infolge einer ärztlichen Fehlbehandlung (*„Kunstfehler“*) (6 RKa 3/81).

**Merke**
Die Abrechnung nicht erbrachter Leistungen fällt nicht unter den Begriff „sonstiger Schaden“. Eine solche Verletzung vertragsärztlicher Pflichten wird strafrechtlich und berufsrechtlich verfolgt.

### *3.2.3.4 Punktwertabsenkungen*

Seit die Kassenärzteschaft ein gedeckeltes Gesamthonorar – ausbezahlt als Kopfpauschalfestbetrag – von den Krankenkassen erhält, geht die Mengenausweitung ärztlicher Leistungen zu Lasten eines sinkenden Punktwertes. Seit dieser Zeit kann der Arzt nicht mehr mit einem kalkulierbaren Honorar für seine Arbeit rechnen. Der tatsächliche Punktwert rechnet sich als Produkt von Gesamthonorar und abgerechneter Gesamtpunktzahl:

$$\frac{\text{Gesamthonorar (Kopfpauschalfestbetrag)}}{\text{Gesamtpunktzahl aller Ärzte}} = \text{effektiver Punktwert.}$$

Der *effektive Punktwert* liegt daher erst am Ende eines Quartals fest.

**Merke**
Gegen diese Form der „Sippenhaftungskürzung“ gibt es kein Rechtsmittel.

Abbildung 4 zeigt den Weg der vom Kassenarzt geltend gemachten Honoraranforderung durch die einzelnen Prüfungsinstanzen. Der Betrag nach Prüfung wird meistens als anerkanntes Honorar, Leistungsbedarf oder Brutto-Honorarauszahlung bezeichnet.

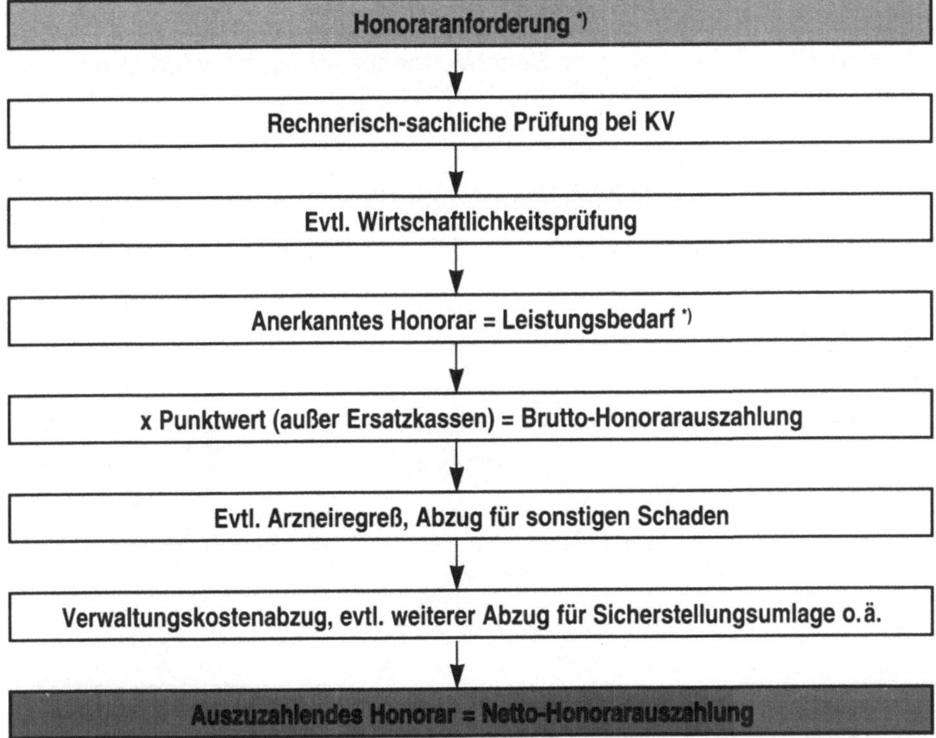


**Abb. 4.** Bearbeitungsweg von Honoraranforderung zur Netto-Honorarauszahlung [13]

Nach Abzug möglicher Regresse (vgl. 3.2), der Verwaltungskosten sowie eventuell einer Sicherstellungsumlage u.ä. ergibt sich die *Netto-Honorarauszahlung.*

Der Ablauf des Prüfverfahrens vollzieht sich in mehreren Phasen von Prüfung und Widerspruch (Abb. 5):

- Die Abrechnung wird durch hauptamtliche Prüfärzte der KV überprüft.
- Prüfantrag von KV oder Krankenkasse.
- Der Prüfungsausschuß, welcher paritätisch durch Kassenvertreter und Ärzte besetzt ist (jährlich wechselnder Vorsitz) (Abb. 6) spricht eine Prüfmaßnahme aus *(Prüfbescheid)*. Dieser Prüfbescheid geht an den Arzt.
- Der Arzt legt fristgerecht Widerspruch zum Prüfungsausschuß mit oder ohne Begründung ein *(Widerspruch)*, oder er reicht die Begründung nach.
- Das sog. *Abhilfeverfahren* (gleiche Zusammensetzung wie im Prüfungsausschuß) überprüft aufgrund des Widerspruchs nochmals den Prüfbescheid. Der Abhilfeausschuß bestätigt entweder die Kürzungen, legt reduzierte Kürzungen fest oder hebt die Kürzung ganz auf.
- Der im Abhilfeverfahren festgelegte Neubescheid geht an den Arzt, der einen erneuten *Widerspruch* zum *Beschwerdeausschuß* einlegen kann.
- Der Beschwerdeausschuß, der wiederum paritätisch besetzt ist mit Ärzten und Kassenvertretern (ebenfalls mit jährlich wechselndem Vorsitz), hat sich mit der Abrechnung auseinanderzusetzen.
- Gegen des Bescheid des Beschwerdeausschusses wiederum kann *Klage zum Sozialgericht* erhoben werden.

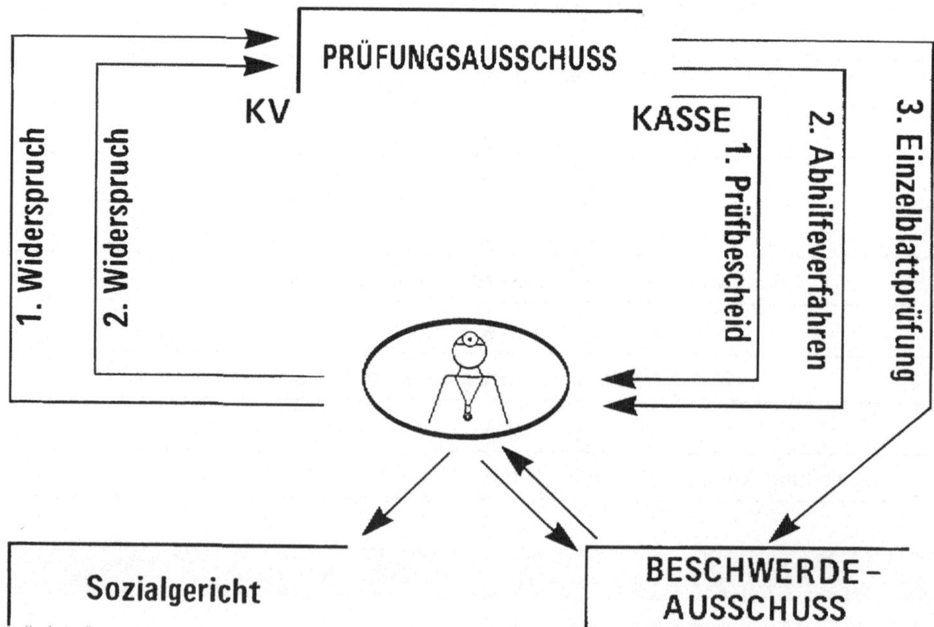


**Abb. 5.** Ablauf des kassenärztlichen Prüf- und Widerspruchverfahrens

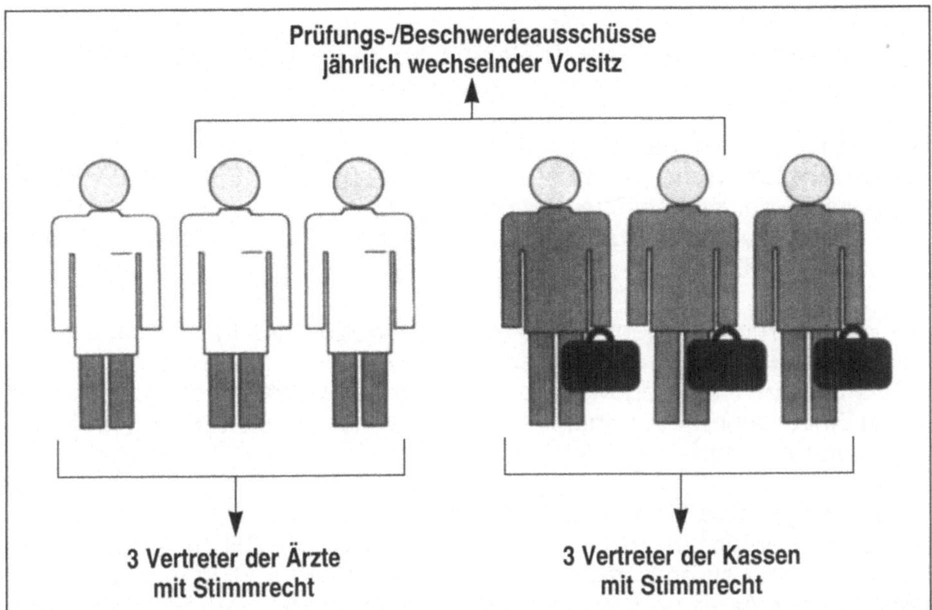


**Abb. 6.** Zusammensetzung des Prüfungsausschusses bei Primärkassen und Ersatzkassen

Darüber hinaus kann in einzelnen besonders gelagerten Fällen der Arzt sich direkt an das Sozialgericht oder an den Beschwerdeausschuß (auch der Beschwerdeausschuß an den Arzt) wenden.

## 3.2.4 Der formale Rechtsweg (Prüfverfahren)

Nach § 106 Abs. 5 SGB V entscheidet der Prüfungsausschuß auf Antrag der Krankenkasse und/oder der KV, ob der Kassenarzt gegen das Wirtschaftlichkeitsgebot (vgl. 3.2) verstoßen hat und welche Maßnahmen gegen ihn zu treffen sind.

Unklar ist es hierbei, ob es eines derartigen Antrages auch bedarf, wenn jene Prüfart betroffen ist, nach der zwei vom Hundert der Ärzte je Quartal auf der Grundlage von Stichproben zu prüfen sind (Zufälligkeitsprüfung – vgl. 3.2).

### *3.2.4.1 Prüfverfahren*

Für den Bereich der Primär- und Ersatzkassen sind Prüfungs- und Beschwerdeausschüsse (Abb. 5) zur Prüfung der Wirtschaftlichkeit der Behandlungs- und Verordnungsweise bei den KVen einzurichten (§ 106

Abs. 4 und Abs. 7 SGB V). Die Prüforgane sind zwar bei den KVen zu bilden, sie sind jedoch keine ihrer Organe, sondern gemeinsame Organe der KVen und der Landesverbände der Krankenkassen.

Die gesetzliche Neuregelung in § 106 Abs. 2 SGB V übernimmt die vom Bundessozialgericht in beständiger Rechtsprechung entwickelten Grundsätze der statistischen Vergleichsprüfung, deren Zulässigkeit auch vom Bundesverfassungsgericht abgesegnet wurde (Beschluß vom 29.5.1978 - 1 BvR 951 - 77).

Die Rechtsprechung geht davon aus, daß wegen des Massenanfalls von Abrechnungen und Verordnungen (ca. 3 Millionen Berechtigungsscheine und 5 Millionen Verordnungen pro Jahr in der vertragsärztlichen Versorgung) Einzelfallprüfungen nur in vergleichsweise seltenen Fällen praktisch durchführbar sind.

Die Prüfungs- und Beschwerdeausschüsse sind mit Ärzten und Kassenvertretern paritätisch zu besetzen (§ 106 Abs. 4 SGB 5) (Abb. 6). Alle Mitglieder sind stimmberechtigt. Den Vorsitz führt jährlich wechselnd ein Vertreter der Ärzte und ein Vertreter der Krankenkassen. Bei Stimmengleichheit gibt die Stimme des Vorsitzenden den Ausschlag.

### *3.2.4.2 Antrag auf Prüfung*

Der Prüfungsausschuß entscheidet auf *Antrag* der Krankenkassen, des Krankenkassenverbandes oder der KV, ob der Vertragsarzt, der ermächtigte Arzt oder die ermächtigte, ärztlich geleitete Einrichtung gegen das Wirtschaftlichkeitsverbot verstoßen haben und welche Maßnahmen zu treffen sind (§ 106 Abxs. 5 SGB V).

Eingeleitet wird das Verfahren fast immer mit einem *Antrag*; ohne Antrag können lediglich die Prüfungen bei Überschreitung der Richtgrößen (vgl. 3.3.2) stattfinden. Dies bedeutet damit regelmäßig, daß der betroffene Arzt sich schriftlich zur Prüfungsantragsschrift äußern kann, er jedoch keine Gelegenheit erhält, seine Argumente mündlich vor dem Prüfungsausschuß darzulegen. Der betroffene Arzt kann sich natürlich zum Zweck dieser schriftlichen Äußerung eines Rechtsanwaltes bedienen, muß dies aber nicht [16].

**Merke**
Im *Beschwerdeausschuß* wird die persönliche Anhörung gewünscht. Der Arzt sollte dringend vor diesem Gremium erscheinen und seine Argumente sachlich darlegen. Wenn er sich unsicher fühlt, kann er auf Antrag auch einen versierten Kollegen mitnehmen. Von der Begleitung durch einen Rechtsanwalt ist aus psychologischen Gründen abzuraten.

Nach Ablauf einer angemessenen Äußerungsfrist (im allgemeinen 1 Monat) erteilt dann der Prüfungsausschuß einen schriftlichen Bescheid, der auch zu begründen ist und welcher der betroffenen antragstellenden Krankenkasse, den betroffenen Landesverbänden, dem betroffenen Vertragsarzt und der örtlich zuständigen KV-Bezirksstelle zuzustellen ist. Der Bescheid hat eine *Rechtsbehelfsbelehrung* zu enthalten, wonach die Betroffenen, aber auch die Landesverbände der Krankenkassen, binnen eines Monats nach Bekanntgabe des Bescheides *Widerspruch* zum *Beschwerdeausschuß* in schriftlicher Form erheben können.

### *3.2.4.3 Einlegen von Widerspruch*

Der Widerspruch sollte zunächst formlos innerhalb der meist gesetzten Widerspruchsfrist erfolgen, um auf alle Fälle den Anspruch zu wahren (Abb. 7).

**Merke**
Der Arzt sollte fristgerecht, also *umgehend* nach Erhalt des Prüfbescheids, Widerspruch einlegen. Der Widerspruch sollte *formlos und schriftlich* erfolgen.

*Textvorschlag:*

Dr. ________________ Datum ________________

An KV ________________
Abrechnungsstelle

________________

________________

Betr.: Kürzungs-(Regreß-)Bescheid vom ________________

Hiermit lege ich gegen den Honorarkürzungsbescheid (Regreßforderung) fristgemäß Widerspruch ein.
Eine Begründung wird nachgereicht.
(Eine Begründung erfolgt durch micht anläßlich der mündlichen Verhandlung.)

Mit kollegialem Gruß

**Abb. 7.** Beispiel für sofortige und noch unbegründete Einlegung eines Widerspruchs im Kürzungs- oder Regreßfall

Fehlt im Prüfbescheid die *Rechtsbehelfsbelehrung*, so beträgt die Widerspruchsfrist ein Jahr.

Folgende Grundsätze sollten nach J.W.A. Niedermayer [16] im *Widerspruchsverfahren* durch den Vertragsarzt beherzigt werden:

1. Legen Sie fristgerecht, also umgehend nach Erhalt des Prüfbescheides, Widerspruch ein!
2. Der Widerspruch sollte formlos und schriftlich erfolgen (Abb. 7).
3. Der Widerspruch sollte aus Beweisgründen „per Einschreiben mit Rückschein" erfolgen.
4. Legen Sie von dem gesamten Schriftwechsel eine eigene Akte an, in der auch die Fotokopien bzw. Durchschläge Ihrer Schreiben aufbewahrt werden!
5. Begründen Sie später aber auch Ihren Widerspruch, denn im Rahmen des Abhilfeverfahrens – gleiche personelle Zusammensetzung wie der Prüfungsausschuß – kann aufgrund Ihrer Argumentation die Kürzung bereits zurückgenommen werden!
6. Nehmen Sie sich ausreichend Zeit für die Begründung Ihres Widerspruchs! Jedes entlastende Argument kann von Wichtigkeit sein.
7. Stellen sie in minutiöser Kleinstarbeit Ihre Praxisbesonderheiten dar! Der damit verbundene Zeitaufwand lohnt sich immer. Dauerdiagnosen auf der Karteikarte oder im Computer (Abb. 30 in Kap. 2) erleichtern Ihnen die Argumentation.
8. Untermauern Sie Ihre Widerspruchsbegründung mit statistischen Zahlen! Hier macht sich eine kleine EDV-Praxisstatistik durchaus bezahlt. Fügen sie ggf. medizinische Literatur bei!
9. Fehlen Ihnen für Ihre Argumentation dringend benötigte statistische Daten, so fordern Sie diese von Ihrer KV an! Begnügen Sie sich nicht mit fadenscheinigen Daten, die obendrein noch fernmündlich übermittelt werden. Bestehen Sie auf der schriftlichen Zusendung dieser Daten!

   Die Prüfgremien sind verpflichtet, dem Arzt zumindest Einsicht in die statistischen Unterlagen zu gewähren, soweit diese den Prüfgremien zur Verfügung stehen (Anzahl- und Summenstatistik, Krankenhauseinweisungen, AU-Tage, Arzneimittelvergleichswerte der Fachgruppe etc.).
10. Da die meisten Kürzungsmaßnahmen auf der Ebene der Prüfungsausschüsse nur pauschal vorgenommen werden, sollten sie durch einen erneuten fristgerechten Widerspruch vor das Beschwerdegremium gehen (Abb. 8).
11. Nehmen Sie Kontakt mit Ihrem begutachtenden Kollegen auf, da jetzt eine individuelle Prüfung anhand Ihrer Krankenscheine erfolgt (Name wird von der KV mitgeteilt)! Viele offene Fragen können so im Vorfeld geklärt werden. Der Vortrag des begutachtenden Arztes vor dem Beschwerdegremium ist entscheidend für das Urteil dieser Instanz.
12. Im Beschwerdegremium ist persönliche Anhörung erwünscht. Falls diese nicht vorgesehen ist, sollten Sie darauf schriftlich bestehen.

Seien Sie dann aber gut vorbereitet, evtl. können sie auch einen versierten Kollegen mitnehmen. Bei schwierigen juristischen Fragen empfiehlt es sich, einen versierten Fachanwalt zu Rate zu ziehen! (Auskunft über Ihren Berufsverband[4]).

13. In den Vorverfahren (Prüfungsausschuß, Abhilfeverfahren und Beschwerdeausschuß) wird ein Rechtsanwalt grundsätzlich für nicht notwendig erachtet. Das Bundessozialgericht geht in einem Urteil (6 RKa 21/87) davon aus, daß der Arzt selbst am besten in der Lage sei, die Besonderheiten seiner Praxis darzustellen.
14. Kommt es im Beschwerdeausschuß nicht zu einer befriedigenden Regelung für alle Beteiligten, müssen Sie innerhalb eines Monats nach Erhalt des Bescheids vor dem Sozialgericht Klage einreichen (Abb. 9). Es entstehen Ihnen kaum Kosten, da hier nach dem „Armenrecht" vorgegangen wird. Auch ein Rechtsanwalt ist nicht zwingend erforderlich, deshalb sind die Kosten oft kalkulierbar. Achten Sie aber auf den Zeitaufwand, da Sie zu den anberaumten Sitzungsterminen keine Praxis abhalten können!
15. Eine gütliche Einigung im Vergleich ist meist sinnvoll und nervenschonender als eine Klage, insbesondere bei Kürzungsbeträgen unter 4.000 DM.
16. Bringen Sie Ihre Argumente ruhig und sachlich vor, unterlassen Sie alle unqualifizierten Angriffe gegen Kollegen, KV und Kasse. Bedenken Sie immer, daß die in den Ausschüssen arbeitenden Kollegen durch die niedergelassenen Ärzte nach demokratischen Spielregeln für eine bestimmte Zeit gewählt sind.
17. Wer es sich in den Beschwerde- und Prüfungsausschüssen einfach, leicht und bequem macht, der macht es auch den Ausschüssen leicht, den Widerspruch zurückzuweisen.

**Merke**
**Eine gütliche Einigung im Vergleich ist meist sinnvoll und nervenschonender als eine Klage, insbesondere bei Kürzungsbeträgen unter 4.000 DM.**

### *3.2.4.4 Gang zum Sozialgericht*

Nachdem den Betroffenen am Klageverfahren ausreichende Gelegenheit zur schriftlichen Stellungnahme gegeben worden ist, entscheidet dann das Sozialgericht nach mündlichen Verhandlungen in der Besetzung mit einem Berufsrichter und zwei Laienrichtern (ein Vertragsarzt und ein Vertreter der Kassen) durch Urteil.

---

[4] Auch für Allgemeinärzte empfiehlt sich allein schon aus Beratungs- und Servicegründen die Mitgliedschaft in einem Berufsverband, z.B. Berufsverband der Allgemeinärzte Deutschlands – Hausärzteverband – e.V. (BDA), Theodor-Heuss-Ring 14, 50668 Köln

*Textvorschlag:*

Dr. ______________________ Datum ________________

An KV ________________________________________________
– Abrechnungsstelle –

________________________________________________________

Betr.: Kürzungs-(Regreß-)Bescheid vom ____________________

Auf den Kürzungs-(Regreß-)Bescheid vom ____________________

habe ich am __________________ fristgemäß Widerspruch eingelegt.

Ich begründe diesen wie folgt:

Am __________________ habe ich meine bei der Abrechnungsstelle vorhandenen Unterlagen eingesehen und dabei folgende Ergänzungen in der Rubrik Diagnosen der Krankenblätter für erforderlich gehalten (siehe anliegende Aufstellung). Damit hoffe ich, die Wirtschaftlichkeit meiner ärztlichen Tätigkeit anhand der nunmehr ergänzten Diagnosen begründet zu haben. Zur mündlichen Verhandlung kann ich mit weiteren Informationen dienen, so daß eine individuelle Überprüfung möglich sein wird.

Mit kollegialem Gruß

**Abb. 8.** Beispiel für Begründung eines Widerspruchs [12]

Gegen die Entscheidung des Sozialgerichtes kann nur dann Berufung eingelegt werden, wenn mehr als ein Abrechnungsquartal zur Beurteilung ansteht oder ein „versehentlicher Mangel im Verfahren der 1. Instanz" gerügt werden soll. Über die Berufung hat das Landessozialgericht zu entscheiden.

Auch im Berufungsverfahren besteht kein Anwaltszwang. Es kann sich also der betreffende Arzt selber vertreten.

**Merke**
Gegen ein Urteil des Landessozialgerichts steht den Betroffenen die Revision zum Bundessozialgericht nur zu, wenn diese im Urteil des LSG zugelassen worden ist. Gegen die Nichtzulassung der Revision besteht die Möglichkeit der Beschwerde an das BSG (Nichtzulassungsbeschwerde). Vor dem BSG herrscht jedoch Anwaltszwang.

*Dr. med. Dieter Durchblick*
*Arzt für Allgemeinmedizin*
*Flötzstraße 52*
*44627 Herne*

Herne, den ________

An das Sozialgericht
44000 Dortmund

Dr. med. D. Durchblick
Arzt für Allgemeinmedizin
Flötzstraße 52, 44627 Herne

– Kläger –
gegen Kassenärztliche Vereinigung – WL,
Beschwerdeausschuß II. f. Primärkassen
– Beklagte –

In der Anlage füge ich die Kopie des Ausgangsbescheides des Prüfungsausschusses II. f. Primärkassen der Kassenärztlichen Vereinigung WL vom ________ und des Widerspruchbescheides des Beschwerdeausschusses II. f. Primärkassen vom ________ bei.

Hiermit erhebe ich gegen beide Bescheide Klage.

Anträge und Begründungen erfolgen in einem gesonderten Schriftsatz. Ich werde hierzu Rechtsanwalt Dr. Jürgen Justus bitten, meine Vertretung zu übernehmen.

Dr. med. Dieter Durchblick
– Arzt für Allgemeinmedizin –

Anlagen:
Kopie des Ausgangsbescheides und des Widerspruchbescheides

**Abb. 9.** Muster einer Klage vor dem Sozialgericht [12]

Im Verfahren vor dem BSG kann sich also der Arzt nicht mehr selbst vertreten. Spätestens mit dem Urteil des BSG sind die möglichen Rechtsmittel gegen Prüfungsentscheidungen erschöpft [16].

## 3.3 Arzneimittel- und Heilmittelregreß

Ein *Arzneimittel- oder Heilmittelregreß* (vgl. 3.2) ist ein *Ersatzanspruch* der Kassen gegen Vertragsärzte.

Die Krankenkassen sind dabei der Meinung, daß die Gesamtbehandlung des Arztes *unwirtschaftlich* erfolge. Der Arzt soll also gezwungen werden, an die Kassen Gelder für Medikamente zurückzuzahlen, die von den Patienten im Rahmen der Behandlung längst schon eingenommen worden sind.

Ein wichtiger Indikator für das gesamte Therapieverhalten eines Arztes ist die Abweichung vom sog. *Fachgruppendurchschnitt*. Daß diese Abweichung allerdings nicht allein ausschlaggebend sein kann, liegt auf der Hand. Die von der Rechtsprechung herausgearbeitete Toleranzbreite von etwa 40% ist erheblich und der Durchschnitt wird willkürlich selbst mit „Wirtschaftlichkeit" gleichgesetzt.

### 3.3.1 Arzneimittelbudget

§ 84 SGB V sieht Ausführungen zum Arznei- und Heilmittelbudget sowie zu den Richtgrößen vor. Die Gesetzesbegründung der Bundestagsdrucksache vom 5.11.1992 führt dazu aus:

„Mit den von der Selbstverwaltung der Krankenkassen und der Ärzte zu vereinbarenden *Arznei- und Heilmittelbudgets* wird ein weiteres Element einer globalen Ausgabenbegrenzung zur Gesetzlichen Krankenversicherung eingeführt. Zugleich wird für die Ärzteschaft, die durch ihre Verordnungen die Entwicklung der Arznei- und Heilmittelausgaben wesentlich bestimmt, ein Anreiz für eine wirtschaftliche, an der medizinischen Notwendigkeit ausgerichteten Verordnungsweise geschaffen ...".

Flankierend zu der globalen Ausgabenbegrenzung durch das Budget werden die Vorgaben für die *Richtgrößen für Arznei- und Heilmittel* konkretisiert. Die Funktion der Richtgrößen als differenzierte Auffälligkeitskriterien für die Durchführung von gezielten Beratungen und Wirtschaftlichkeitsprüfungen wird verdeutlicht. Die Richtgrößen erhalten als flankierende Steuerungsinstrumente zum Konzept der Budgetsteuerung eine zusätzliche – präventive – Bedeutung: Sie können wesentlich dazu beitragen, eine Überschreitung des vereinbarten Budgets und die Verwendung der für diesen Fall vorgesehenen Ausgleichsregelungen zu vermeiden.

Die Richtgrößenprüfung bedeutet eine arztbezogene Prüfung bei Überschreitung der Richtgrößen nach § 84 SGB V.

### 3.3.2 Arzneimittellisten

Die Vielzahl der auf dem deutschen Arzneimittelmarkt angebotenen Medikamente macht es für den praktizierenden Arzt schwierig, sich einen Überblick zu verschaffen, um bei der Pharmakotherapie dem Patienten das richtige Arzneimittel zu verordnen und dabei gleichzeitig Gesichtspunkte der Wirtschaftlichkeit zu beachten.

Schier unüberschaubar ist für den „gewöhnlichen" Vertragsarzt der Wirrwarr von *Arzneimittellisten*, die offiziell, offiziös oder aus merkantilen Gründen durch die KV, Pharmafirmen oder Verleger angeboten wurden oder werden. Dieser „Listenwirrwarr" ist nicht selten Anlaß dafür, daß der Vertragsarzt entweder „abschaltet" und sich nicht mehr über eine rationelle Verordnung kundig macht – oder daß er andererseits skrupulös wird und – im Bestreben, das allerbilligste Medikament zu verordnen -, praktisch fortlaufend seine Verordnungen umstellt.

Allen diesen Listen ist gemeinsam, daß sie für den Kassenarzt *keine Rechtsverbindlichkeit* mit Ausnahme der auf den Arzneimittel-Richtlinien basierenden Negativ-Liste (siehe unten) besitzen.

### *3.3.2.1 Negativliste*

§ 34 SGB V regelt die von der vertragsärztlichen Versorgung ausgeschlossenen Arznei-, Heil- und Hilfsmittel *(„Negativliste"):*
- Arzneimittel zur Anwendung bei Erkältungskrankheiten und grippalen Infekten einschließlich der bei diesen Krankheiten anzuwendenden Schnupfenmittel, Schmerzmittel, hustendämpfenden und hustenlösenden Mittel;
- Mund- und Rachentherapeutika, ausgenommen bei Pilzinfektionen,
- Abführmittel;
- Arzneimittel gegen Reisekrankheit.

Diese Regelung gilt nur für Versicherte, die das 18. Lebensjahr vollendet haben.

Darüber hinaus können Heil- und Hilfsmittel von geringem oder umstrittenem therapeutischen Nutzen oder geringem Abgabepreis bestimmt werden, deren Kosten die Kasse nicht übernimmt.

Als weitere *Negativliste* wird zum Teil die Aufzählung von Mitteln in Nr. 17.1 der *„Arzneimittelrichtlinien"* angesehen:
a) Genußmittel, sämtliche Weine (auch medizinische Weine), deren Wirkung nach ähnliche, Ethylalkohol als einen wesentlichen Bestandteil (mind. 5 Vol.%) enthaltene Mittel (ausgenommen Tinkturen im Sinne des deutschen Arzneibuches und tropfenweise einzunehmende ethylalkoholhaltige Arzneimittel) sowie Mittel, bei denen die Gefahr besteht, daß sie wegen ihrer wohlschmeckenden Zubereitung als Ersatz für Süßigkeiten genossen werden.
b) Mineral-, Heil- oder andere Wässer.
c) Mittel, die auch zur Reinigung und Pflege oder Färbung der Haut, des Haares, der Nägel, der Zähne, der Mundhöhle dienen, einschließlich medizinische Haut- und Haarwaschmittel sowie medizinische Haarwässer und kosmetische Mittel. Ausgenommen sind als Arzneimittel zugelassene Basiscremes, Basissalben, Haut- und Kopfhautpflegemittel, soweit und solange sie Teil der arzneilichen Therapie (Intervall-Therapie bei Neurodermitis/endogenem Ekzem, Psoriasis, Akne-

Schältherapie und Strahlentherapie) sind und nicht der Färbung der Haut und -anhangsgebilde sowie der Vermittlung von Geruchseindrücken dienen.

d) Balneotherapeutika, ausgenommen als Arzneimittel zugelassene Balneotherapeutika bei Neurodermitis/endogenem Ekzem, Psoriasis und Erkrankungen des rheumatischen Formenkreises.
e) Mittel, die der Veränderung der Körperform (z.B. Entfettungscreme, Busencreme) dienen sollen.
f) Mittel, die ausschließlich der Anreizungen und Verstärkung der sexuellen Potenz dienen sollen.
g) Mittel zur Raucherentwöhnung.
h) Saftzubereitungen für Erwachsene, von in der Person des Patienten begründeten Ausnahmen abgesehen.
i) Würz- und Süßstoffe, Obstsäfte, Lebensmittel im Sinne des § 1 des Lebensmittel- und Bedarfsgegenständegesetzes, Krankenkost- und Diätpräparate. Als Ausnahmen sind nur zulässig: Aminosäurenmischungen und Eiweißhydrolysate bei angeborenen Enzymmangelkrankheiten, Elementardiäten (Gemische von Nahrungsgrundbausteinen, Vitaminen und Spurenelementen) bei M. Crohn, Kurzdarmsyndrom, stark Untergewichtigen, mit Mukoviszidose bei Patienten mit chronischer terminaler Niereninsuffizienz unter eiweißarmer Ernährung und bei Patienten mit konsumierenden Erkrankungen sowie bei medizinisch indizierter Sondenernährung.
j) Abmagerungsmittel und Appetitzügler.
k) Anabolika, außer bei neoplastischen Erkrankungen.
l) Stimulantien (z.B. Psychoanaleptika, Psychoenergetika und Leistungsstimulantien), ausgenommen bei Narkolepsie mit schwerer Zerebralsklerose sowie beim hyperkinetischen Syndrom und bei der sogenannten minimalen zerebralen Dysfunktion vorpubertärer Schulkinder.
m) Sog. Zellulartherapeutika und Organhydrolysate.
n) Sog. Geriatrika und sog. Arteriosklerosemittel.
o) Roborantien, Tonika und appetitanregende Mittel.
p) Insekten-Abschreckmittel.
q) Fixe Kombinationen aus Vitaminen und anderen Stoffen, ausgenommen Vitamin-D-Fluorid-Kombinationen zur Anwendung bei Kindern und zur Osteoporose-Prophylaxe.
r) Arzneimittel, welche nach Art. 1 § 11 Abs. 3 des Gesetzes zur Neuordnung des Arzneimittelrechts nur für einen oder mehrere der folgenden Hinweise:
   traditionell angewendet:
   a) zur Stärkung oder Kräftigung,
   b) zur Besserung des Befindens,
   c) zur Unterstützung der Organfunktion,
   d) zur Vorbeugung,
   e) als mildwirkendes Arzneimittel

und in den Verkehr gebracht werden.

**Merke**
Die Verordnung der Arzneimittel in zugelassenen Fällen ist in der ärztlichen *Dokumentation* (vgl. 6.1.8) zu begründen.

Nach Ziffer 17.2 der Arzneimittelrichtlinien sollen über die nachstehend genannten Ausnahmen hinaus nur verordnet werden, wenn eine medikamentöse Behandlung mit diesen Arzneimitteln *zwingend erforderlich* ist:

a) Carminativa, Amara und Azida, ausgenommen gasbildende Mittel vor diagnostischen Maßnahmen.
b) Gallenwegs- und Lebertherapeutika, ausgenommen Arzneimittel zur Auflösung von Cholesteringallensteinen zur Behandlung bei Präkoma/Coma hepaticum, hepatischer Enzephalopathie.
c) Mittel zur Regulation der Darmflora einschließlich Stoffwechselprodukte, Zellen, Zellteile und Hydrolysate von bakteriellen Mikroorganismen enthaltene Präparate.
d) Antihypotonika zur oralen Anwendung.
e) Arzneimittel zur Behandlung dysmenorrhoischer und klimakterischer Beschwerden, ausgenommen:
   - hormonelle Substitution,
   - Prostaglandin-Synthesehemmer als Monopräparate,
   - Chemotherapeutika als Monopräparate bei Mykosen, Trichomoniasis und Kolpitis,
   - topische Sexualhormone,
   - Uterusmittel und
   - Ovulationsauslöser.
f) Sog. Umstimmungsmittel und Immunstimulantien.
g) Mineralstoffpräparate zur oralen Anwendung, ausgenommen:
   - Calcium-Verbindungen als Monopräparate bei dokumentierter Hypokalziämie und Osteoporose (auch kombiniert mit Fluorid),
   - Fluorid zur Kariesprophylaxe des Kindes und bei Osteoporose,
   - Zink-Verbindungen als Monopräparate bei nachgewiesenem Zinkmangel, z.B. bei Hämodialysebehandlung,
   - gepufferte und ungepufferte Kaliumverbindungen als Monopräparate bei Hypokaliämie,
   - Magnesium- und Magnesium-Kalium-Verbindungen zur kardialen Therapie,
   - Magnesiumverbindungen als Monopräparate bei neuromuskulären Störungen
   - Elektrolytsubstitution bei schwerer Diarrhoe, Nierenerkrankungen und zum Ausgleich des Säure-Basen-Haushalts.
h) Vitaminpräparate, ausgenommen bei nachgewiesenem Vitaminmangel jeglicher Ursache, der durch eine entsprechende Ernährung nicht behoben werden kann.

Ausgenommen sind weiterhin die prophylaktische Gabe von Vitamin D zur Prävention der Rachitis des Kindes oder der renalen Osteopathie, die Vitamin K-Prophylaxe bei Neugeborenen, die Gabe von Vitaminen bei therapeutisch verursachtem Mehrbedarf sowie eine parenterale prophylaktische Anwendung von Vitaminen, insbesondere von Vitamin B12 oder Folsäure und den fettlöslichen Vitaminen, bei irreversiblem Malassimilationssyndrom jeglicher Ursache, bei parenteraler Ernährung und Sonderernährung sowie länger dauernder Infusionstherapie, und ferner die niedrig dosierte Gabe von Vitamin D bei der Behandlung der Osteoporose mit Calciumpräparaten.

i) Fixe Kombinationen von
   - Antazida,
   - Muskelrelaxantien,
   - Antiphlogistika/Antirheumatika mit anderen Wirkstoffen.

j) Venentherapeutika zur topischen und systemischen Anwendung bei varikösem Syndrom und chronisch venöser Insuffizienz, ausgenommen Verödungsmittel.

k) Arzneimittel zum Schutz der Gelenkfunktion bei Abbauerscheinungen des Knorpels zur lokalen und systematischen Anwendung (sog. Chondroprotektiva und Antiarthrotika).

### *3.3.2.2 Positivliste*

Eine lebhafte Diskussion entstand innerärztlich und in der Pharma-Industrie, nachdem der erste Entwurf einer sog. *„Positivliste"* des „Instituts für Arzneimittel in der Krankenversicherung (IAK)" veröffentlicht wurde.

Gesetzliche Grundlage für eine solche Positivliste ist § 34 a SGB V.

**Definition** Die Positivliste ist eine Arzneimittelliste, in der solche Mittel aufgeführt sind, die zu Lasten der Krankenkassen verordnet werden dürfen. Nicht genannte Mittel werden von den Kassen nicht bezahlt.

In einigen Staaten außerhalb Deutschlands sind solche Listen seit längerem in Gebrauch.

Auch wenn zunächst die Positivliste in Deutschland als gescheitert gelten kann, muß davon ausgegangen werden, daß die Einteilung des Arzneimittelmarktes in „unumstrittene", „unverzichtbare" und „sonstige" Arzneimittel – und zu diesen würden wohl auch Arzneimittel gegen geringfügige Gesundheitsstörungen (vgl. 3.3.3) zählen – im Zusammenhang mit den Bemühungen einer Kosteneinsparung im Arzneimittelsektor weiter diskutiert wird [9].

### 3.3.2.3 *Preisvergleichsliste*

Nach § 92 Abs. 2 SGB V hat der Bundesausschuß der Ärzte und Krankenkassen Arznei- und Heilmittel in *Preisvergleichslisten* unter Berücksichtigung der Festbeträge so zusammenzustellen, daß dem Arzt der Preisvergleich und die Auswahl therapiegerechter Verordnungsmengen ermöglicht werden.

Ein solcher Vergleich läßt sich nur bei Monopräparaten herstellen. Die Liste wird über die KV allen Vertragsärzten zugestellt. Die Preisvergleichsliste ist Bestandteil der Arzneimittel-Richtlinien. Sie soll in regelmäßigen Zeitabständen aktualisiert werden.

Mit der Verordnung einer „Positivliste" (vgl. 3.3.2.2) entfällt die Bestimmung des § 92 Abs. 2 SGB V und damit die Preisvergleichsliste für Arzneimittel [14].

### 3.3.2.4 *Hausärztliche Arzneimittelliste*

Eine Arbeitsgruppe des Berufsverbands der Allgemeinärzte Deutschlands – Hausärzteverband (BDA) e.V. hat eine *„hausärztliche Arzneimittelliste"* erarbeitet und dem Bundesgesundheitsministerium überreicht [7].

In einem Begleitschreiben legen die Autoren Wert auf die Feststellung, daß eine Auflistung verordnungsfähiger Arzneimittel für sie nur akzeptabel ist, wenn mit Sicherheit gewährleistet wird, daß keine therapeutischen Lücken entstehen, daß Patientenprobleme in der hausärztlichen Praxis auch dann behandelbar bleiben, wenn sie aus der Sicht klinischer Mediziner als „geringfügig" gelten und daß die Definition des therapeutischen Nutzens den Erfordernissen der hausärztlichen Praxis entspricht.

Die Verfasser haben daher herausgestellt, daß die Auflistung das Ergebnis eines *„Hausarzt-Standards"* für die Indikation einer Arzneimitteltherapie berücksichtigen muß. Freilich mangelt es bisher an einem solchen wissenschaftlich fundierten Standard. Ursächlich dafür sei die Tatsache, daß es in der Arzneimittelforschung fast ausschließlich *klinische* Studien gibt, während jegliche *anwendungsbezogene Forschung* brach liegt.

### 3.3.2.5 *Sonstige Orientierungshilfen*

Neben den genannten Listen gibt es eine weitere Gruppe von Übersichten und Orientierungshilfen, die den Vertragsärzten eine wirtschaftliche Verordnungsweise nahebringen bzw. Preisvergleiche ermöglichen wollen, deren Benutzung jedoch *nicht verbindlich* ist, z.B.

- Rote Liste (herausgegeben vom Bundesverband der Pharmazeutischen Industrie),
- Gelbe Liste Pharmindex (herausgegeben von IMP Kommunikation, Neu-Isenburg),
- Weiße Liste (oder Transparenztelegramm). Fakten und Vergleich für die rationelle Therapie (herausgegeben von A.T.I. Arzneimittelinformationsdienst, Berlin),
- Arzneimittel-Index (oder Greiser-Liste) (seit mehr als zehn Jahren nicht mehr lieferbar),
- Scholz-Liste (Arzneimittel-Wechselwirkungen) (herausgegeben vom Thieme-Verlag, seit Jahren nicht mehr lieferbar),
- Generika-Liste (herausgegeben vom Verband aktiver Pharmafirmen, Generika-Hersteller, Tauting).

### 3.3.3 Geringfügige Gesundheitsstörungen

In der gegenwärtigen gesundheitspolitischen Diskussion taucht häufig der Begriff *„geringfügige Gesundheitsstörung"* (Synonym: *„Bagatellerkrankung")* auf. Juristisch handelt es sich um einen unbestimmten Rechtsbegriff [9].

Der Begriff „geringfügige Gesundheitsstörung" bzw. die Redewendung „Arzneimittel gegen geringfügige Gesundheitsstörung" wurde in der Gesundheitsgesetzgebung in der Regelung des § 182 RVO („Negativliste", „Bagatellarzneimittel-Liste") verwendet. Im Zusammenhang mit dem Haushaltsbegleitgesetz 1983 wurde am 1. April 1983 auf der Grundlage von § 182 f RVO der Ausschluß von Arzneimitteln bei geringfügigen Gesundheitsstörungen aus dem Leistungskatalog der GKV für über 18jährige Versicherte verfügt. Dabei handelte es sich um Arzneimittel zur Anwendung bei Erkältungskrankheiten und grippalen Infekten sowie um Rachentherapeutika, Abführmittel und Arzneimittel gegen Reisekrankheiten (vgl. 3.3.2.1).

Seit Inkrafttreten des SGB V am 1. Januar 1989 ist die Negativliste nach § 34 Abs. 1 SGB V in Kraft. Sie stellt eine Fortschreibung von § 182 RVO dar.

**Definition** „Gesundheitsstörungen, die nur geringe Auswirkungen auf den Gesundheitsstatus haben und mit einfachen Mitteln rasch behandelt werden können (§ 92 h SGB V).

**Definition** „Gesundheitsstörungen, die nach ärztlicher Verlaufsbeobachtung nur geringe und vorübergehende Auswirkungen auf den Gesundheitsstatus und bezüglich sozialer Folgen aufweisen" (Arbeitsgemeinschaft der Medizinalbeamten der Länder/AMÄ).

In einer Repräsentativumfrage wurde versucht herauszufinden, welche Krankheiten die Bevölkerung als „eher geringfügig" bzw. „eher nicht geringfügig" einstuft (Tabelle 3).

**Tabelle 3.** Einstufung von verschiedenen Erkrankungen durch die Mehrzahl der repräsentativ Befragten als geringfügige/nicht geringfügige Gesundheitsstörung [mod. n. 9]

| eher geringfügig | eher nicht geringfügig |
|---|---|
| 83,5 % leichte Kopfschmerzen | 79,9 % starke Magenschmerzen |
| 79,5 % Husten | 79,7 % starke Muskel- und Gelenkschmerzen |
| 73,3 % Reisekrankheit/Seekrankheit | 74,4 % starke Kopfschmerzen |
| 72,1 % Halsschmerzen | 72,7 % Erkältung mit Fieber mit Kopf- und Gliederschmerzen |
| 70,7 % leichte Magenschmerzen | 72,1 % Blasenentzündung |
| 67,9 % Erkältung ohne Fieber mit Kopf- und Gliederschmerzen | 65,7 % Migräne |
| 47,6 % Verstopfung | 61,7 % gutartige Prostatabeschwerden |
| | 51,8 % Schlafstörungen |
| | 51,6 % nervöse Angst-, Spannungs- und Unruhezustände |
| | 49,2 % zu niedriger Blutdruck |

Bei geringfügigen Erkrankungen versuchen sich 54 % der Befragten zunächst mit Hausmitteln selbst zu helfen. 56 % sind der Meinung, daß Hausmittel bei leichten Erkrankungen genauso gut oder besser als Arzneimittel helfen. Häufig wird angegeben, daß man sich keine Zeit für den Arztbesuch nehmen möchte (22 %).

Die zweitgrößte Gruppe stellen die Personen dar, die bei leichten Erkrankungen nichts unternehmen (19,0 %). Die dritte große Gruppe sind Personen, die eine Selbstmedikation durchführen (rund 15 %) und hierbei Arzneimittel benutzen, die sie noch im Hause haben oder aus der Apotheke kaufen. Nur rund 9 % der 2.000 befragten Personen gehen bei geringfügigen Gesundheitsstörungen zum Arzt. Die Mehrzahl davon möchte der Gefahr vorbeugen, eine ernste Krankheit zu verschleppen und sich vergewissern, daß es sich bei einer leichten Erkrankung nicht um den Beginn einer schweren Krankheit handelt [9]. Dagegen ergab eine im September 1994 durchgeführte Meinungsumfrage des EMNID-Instituts, daß sogar jeder fünfte Befragte bei leichten Erkrankungen zum Arzt geht [5].

Die Beurteilung des Schweregrades der Patientenanliegen kann jedoch nur unter Berücksichtigung des medizinischen, sozialen und psychologischen Kontextes und somit *nur* von Arzt und Patient *gemeinsam* in der jeweiligen Situation getroffen werden. So kann z.B. die Sinusitis bei einer Hausfrau ein relativ geringfügiges Gesundheitsproblem darstellen, während eine Stewardeß mit der gleichen Erkrankung krankgeschrieben werden müßte. Viele Fälle umfassen ein mehr oder weniger breites Spektrum von „leicht“ bis „schwer“ [7].

**Merke**
Ob eine Gesundheitsstörung „geringfügig“ ist oder war, stellt sich immer erst im nachhinein heraus [1].

### 3.3.4 Wirtschaftlichkeitsprüfung und Richtgrößen

Mit dem GSG wurde 1993 in den alten Bundesländern ein *Arzneimittelbudget* eingeführt; seit 1994 gibt es auch in den neuen Bundesländern ein Arzneimittelbudget.

Das Budget wird als eine Obergrenze für die von den Ärzten veranlaßten Gesamtausgaben für Arznei-, Verbands- und Heilmittel vereinbart (Art. 29 GSG). Bei einer Überschreitung des so festgesetzten Budgets hat nach den Vorschriften die KBV sicherzustellen, daß durch geeignete Maßnahmen der übersteigende Betrag bis zu einer Höhe von insgesamt 280 Millionen DM gegenüber den Krankenkassen ausgeglichen wird.

**Merke**
Das Budget produziert bei seiner Überschreitung eine Kollektivhaftung der Ärzte *(„Malus“)*.

Richtgrößen (vgl. 3.3.1) und Budget stehen nach den Vorschriften des Gesetzes in einem Zusammenhang.

Die Partner der Gesamtverträge, also die Kassenärztlichen Vereinigungen und die Landesverbände der Krankenkassen sowie die Verbände der Ersatzkassen, haben nach § 84 Abs. 3 und 4 SGB V *„arztgruppenspezifische Richtgrößen“* für das „Volumen der je Arzt verordneten Leistungen, insbesondere von Arznei-, Verband- und Heilmitteln“ zu vereinbaren.

Wird von einem Arzt die betreffende Richtgröße um mehr als 15 % überschritten, ist nach § 106 Abs. 5 a SGB V eine Prüfung durch die Prüfungseinrichtung durchzuführen, ohne daß es einer Antragsstellung bedarf. Bei einer Überschreitung um mehr als 25 % hat der Vertragsarzt den sich daraus ergebenden Mehraufwand zu erstatten, soweit dieser nicht durch Praxisbesonderheiten begründet ist (vgl. 3.2.2.5) [14].

**Merke**
Die Richtgrößenregelung produziert bei Überschreitung eine Einzelhaftung. Dies könnte bei Arztgruppen, wie beispielsweise Allgemeinärzten und Internisten, die rund 80% der Arzneimittelverordnungen vornehmen, zu existenzgefährdenden Risiken führen, falls die vereinbarten Richtgrößen dies nicht entsprechend berücksichtigen [18].

In den bisher getroffenen Regelungen wird sinnvollerweise zunächst auf eine pharmakologische Beratung der mit den Arzneiverordnungen hoch liegenden Vertragsärzte Wert gelegt [14].

Die Kassenärztlichen Vereinigungen sind häufig dazu übergegangen, bevor sie einen Arzneimittelregreß aussprechen, ein sog. „Beratungsgespräch" mit dem betroffenen Kassenarzt durchzuführen. Diese Gespräche sollten immer in Zusammenarbeit zwischen KV und Kasse stattfinden.

**Merke**
Beratungsgespräche wegen eines Arzneimittelregresses sollten niemals alleine mit Vertretern der Krankenkasse erfolgen. Die Information des Arztes sollte grundsätzlich durch einen Arzt erfolgen und nicht durch einen Kassenvertreter.

## 3.3.5 Festbetragsregelung

Ende 1989 wurden von Krankenkassen und Ärzten für bestimmte Arzneimittel Festbeträge festgelegt (Gesundheitsreformgesetz/GRG). Diese Arzneimittel sind in drei Gruppen eingeteilt:
- wirkstoffgleich,
- vergleichbarer Wirkstoff,
- vergleichbares Wirkprinzip.

Sollten die Hersteller der Originalpräparate mit ihren Preisen nicht auf den Festbetrag heruntergehen, so hat der Patient den Mehrbetrag aus eigener Tasche draufzulegen. Derzeit sind ca. 60% aller verschriebenen Arzneimittel in die Festbetragsregelung eingebunden.

**Merke**
Der Arzt muß den Patienten über mögliche Zuzahlungen bereits vor der Verordnung informieren (gesetzlich festgelegte Aufklärungspflicht).

### 3.3.6 Heil- und Hilfsmittel

Auch die Verordnung von Heilmitteln[5] und Hilfsmitteln[6] (Abb. 10) in der Kassenpraxis unterliegt den Gesetzen der Wirtschaftlichkeit. Dies ist ausdrücklich in den „Allgemeinen Verordnungsgrundsätzen" der „Heilmittel- und Hilfsmittel-Richtlinien" vom 26.2.1982 festgelegt:
„Bei der Verordnung von Heilmitteln und Hilfsmitteln sind die Grundsätze von Notwendigkeit und Wirtschaftlichkeit zu beachten."

**Merke**
Verordnungen von Hilfsmitteln, wie Stomaversorgungen[7] (Abb. 11) und Inkontinenzversorgungen belasten grundsätzlich nicht das Arzneimittelbudget des Arztes (§ 84 SGB V).

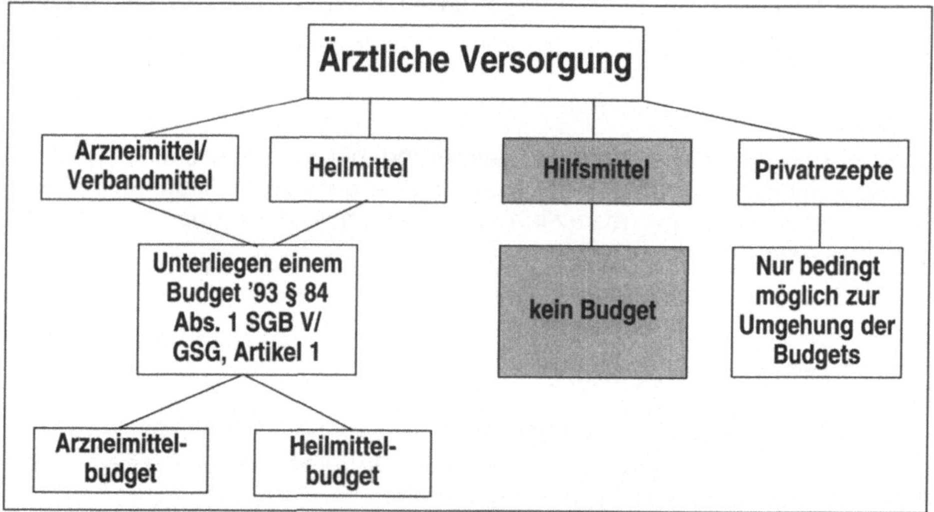


**Abb. 10.** Ärztliche Verordnungen von Arzneimittel/Verbandmittel, Heilmittel, Hilfsmittel und Privatrezepten im Hinblick auf eine mögliche Budgetierung

5 Heilmittel: Nichtsächliche Mittel, die vorwiegend äußerlich auf den Körper zur Heilung oder Linderung einer Krankheit einwirken wie Massagen, Bäder, Packungen, Krankengymnastik, Sprachtherapie, Ergotherapie [13].

6 Hilfsmittel: Sächliche Mittel, die im Gegensatz zu Heilmitteln zwar nicht durch äußere Einwirkungen eine Krankheit heilen oder lindern, die jedoch dem Kranken helfen, mit der Krankheit oder ihren Folgen zu leben, insbesondere nach der Krankheit, die durch Verunstaltung oder Verkrüppelung beseitigte oder gefährdete Arbeitsfähigkeit wiederherzustellen oder zu sichern. Dazu zählen u.a. Körperersatzstücke (außer Zahnersatz), Stöcke, Krücken, Krankenfahrstühle, Hörgeräte und das notwendige Zubehör sowie Instandhaltung und Ersatz und Ausbildung im Gebrauch der Hilfsmittel (Orthesen und Prothesen) [13].

7 Der Stomaausweis (Abb. 11) mit dem Versorgungsscheckheft enthält im allgemeinen 12 Versorgungsschecks, die für den Jahresbedarf ausreichen.

## Stoma-Ausweis

Name des Versicherten/Versorgungsberecht. Vorname geb. am
M. Josef 3.3.16
Ehegatte/Kind/Sonst. Angeh. Vorname geb. am
Am Marktplatz 8, 400243493
Arbeitgeber/Dienststelle/Rentner/BVG/Freiw.
Altenheim, Status - 54161 - Rentner
Wohnung des Patienten
93152 Nittendorf

Standardversorgung für einen Monatsbedarf

| Anzahl | Artikel |
|---|---|
| | |

Ausstellungstag — Stempel und Unterschrift des Arztes

**Hinweis für den Kassenarzt:**
Auf den Verordnungsblättern ist der Aufdruck des Arztstempels und die Unterschrift **nicht** erforderlich.

Stoma-Ausweis Nummer * 45987

AOK Bayern - Die Gesundheitskasse
Direktion Regensburg
20. SEP. 1999

**Bitte beachten Sie den Hinweis auf der Rückseite!**

Eine Ergänzung bzw. Veränderung der Standardversorgung wird aus ärztlicher Sicht für notwendig erachtet ☐

Datum — Stempel und Unterschrift des Arztes

**Abb. 11.** Spezieller Stoma-Ausweis zum Bezug von Hilfsmitteln zur Stomaversorgung. Diese Verordnungen belasten nicht das Arzneimittelbudget des Arztes.

> **Tips** Stellen Sie für Hilfsmittel separate Rezepte aus, damit sorgen Sie für Klarheit.
> Verwenden Sie ein separates Verordnungsblatt (Abb. 12).
> Zuzahlungen für Stomaprodukte sind nicht notwendig.

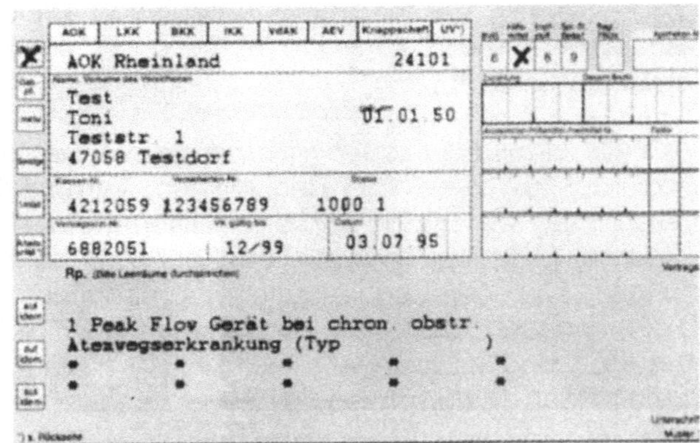

AOK | LKK | BKK | IKK | VdAK | AEV | Knappschaft | UV

X AOK Rheinland 24101
Test
Toni 01.01.50
Teststr. 1
47058 Testdorf
4212059 123456789 1000 1
6882051 12/99 03.07.95
Rp.
1 Peak Flow Gerät bei chron. obstr.
Atemwegserkrankung (Typ )

**Abb. 12.** Verordnung von einem Peak-flow-Meter als Hilfsmittel. Auf dem Rezept müssen das Feld „Gebühr frei" und das Feld 7 „Hilfsmittel" angekreuzt sein

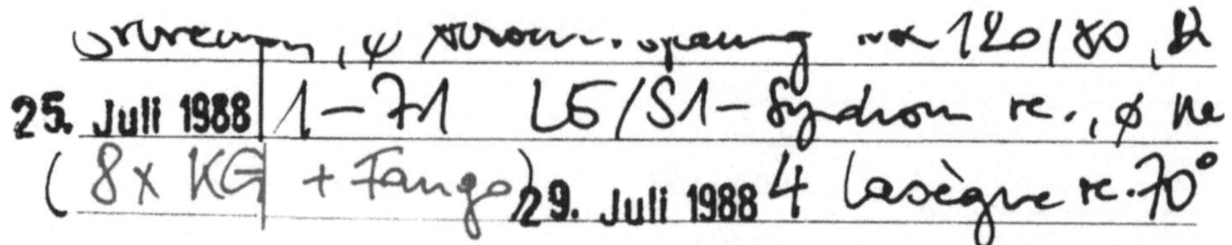

**Abb. 13.** Beispiel für korrekte und detaillierte handschriftliche Aufzeichnung im Krankenblatt („8x Krankengymnastik und Fango") von verordneten Hilfsmitteln (Ausriß)

Die Richtlinien fordern den Arzt ferner auf, „vor jeder Wiederholung von Heilmittelverordnung zu prüfen, ob eine Wiederholung erforderlich ist." Die Richtlinien verpflichten den Kassenarzt auch, „Art und Umfang der Verordnung in seinen Behandlungsunterlagen aufzuzeigen" (Abb. 13).

**Merke**
Die Heilmittel sind Teil der Krankenbehandlung (§ 27 SGB V).

**Merke**
Im Hinblick auf eine wirksame und wirtschaftliche Behandlungs- und Verordnungsweise soll der Vertragsarzt den zu behandelnden Körperteil, die Art der Behandlung, ggf. den zeitlichen Abstand bei Behandlungsserien, bei Bädern die Art des medizinischen Zusatzes und die eventuelle Temperatur, angeben [14].
Für die Verordnung von Heilmitteln ist generell das Arzneiverordnungsblatt zu verwenden (Abb. 12).

Der umfangreiche *Hilfsmittelkatalog* listet alle verordnungsfähigen bzw. nichtverordnungsfähigen Hilfsmittel auf.

Die Kosten für die Hilfsmittel unterliegen keiner Budgetierung (Abb. 10), wohl aber – wie die Verbandmittel und Heilmittel – der Forderung nach Wirtschaftlichkeit.

Im Falle eines *Heil- oder Hilfsmittelregresses* obliegt es regelmäßig dem Arzt nachzuweisen, daß der von ihm verursachte Mehraufwand bei der Verordnung von Heilmitteln oder Hilfsmitteln mit einem Minderaufwand in anderen Gebieten seiner Tätigkeit (z.B. Arzneiverordnungen, Verordnungen von Krankenhauspflege) ursächlich im Zusammenhang steht. Dieser Kausalzusammenhang ist vom Arzt im Einzelfall differenziert darzustellen und zu belegen, weil ein Minderaufwand in einem Leistungsbereich den Mehraufwand in einem anderen nicht generell rechtfertigen kann [4].

### 3.3.7 Tips zur Regreßvermeidung

Fürs praktische Vorgehen in der Kassenpraxis haben sich folgende „32 Goldenen Tips" der Autoren zur wirtschaftlichen Verordnungsweise bewährt [15]:

1. Kümmern Sie sich als Arzt um die Kontrolle und fortlaufende Ergänzung der sog. Dauerdiagnosen sowie um die sofortige und möglichst ausführliche Niederschrift des aktuellen Beratungsergebnisses in der Karteikarte!
2. Beschränken Sie sich auf wenige Medikamente und Wirkstoffgruppen, die Ihnen bekannt sind und mit denen Sie sicher umgehen können! Sie können sich dadurch rascher von Wirkung und Nebenwirkung der Verordnungen in Ihrem „Verordnungsrevier" ein Bild machen.
3. Das von Ihnen eingesetzte Medikament sollte in einer möglichst breiten galenischen Palette vorrätig sein (z.B. Tropfen, Tabletten, mite- und retard-Form, Saft, Zäpfchen, Ampullen, Salbe, Creme).
4. Denken Sie auch daran, daß sich Ihre Patienten die Namen des Medikamentes möglichst merken sollen! Der generic name (z.B. Glibenclamid oder Beta-Methyldigoxin) ist nicht immer der einprägsamere als der eingeführte Name der bewährten Originalsubstanz.
5. Halten sie nicht jedes Genericum von vornherein für billiger als die bewährte Spezialität. Überprüfen Sie zunächst mal Ihre Verordnungsgewohnheit! Sind Sie nicht vielleicht ein Polytoxikograph? Disziplinieren sie also Ihren planlosen Verordnungsdrang!
6. Werden sie nicht zum Pfennigfuchser bei jedem neu auf den Markt gekommenen Medikament! Der Patient honoriert Ihr weitgehend konstantes Verordnungsverhalten durch verstärkte Compliance.
7. Ein richtig indiziertes Spitzenpräparat der forschenden pharmazeutischen Industrie kann im Einzelfall immer noch „billiger" sein als zwei überflüssig verordnete Generika.
8. Wehret den Neueinführungen! Die Annahme auch von nur einem einzigen Arzneimuster zwingt Sie zur sachgerechten Lagerung, zur vorschriftsmäßigen Abfallbeseitigung oder zur gezielten Abgabe an den Patienten mit dem Zwang, möglicherweise später diese Neueinführung verordnen zu müssen.
9. Machen Sie nicht jede pharmakologische Mode mit! Derzeit haben die Monosubstanzen starken Auftrieb. Manche Kombinationspräparate sind oft wesentlich billiger und haben bei bestimmten Patientengruppen noch lange nicht ausgedient.
10. Hüten Sie sich vor einer Wohlstandstherapie (z.B. Antiallergikum für sonnenempfindliche Kreta-Urlauber)!
11. Halten Sie sich strikt an die Vorschriften der Negativliste und der Arzneimittelrichtlinie § 31-34 SGB V (u.a. Verordnung von sog. Bagatellarzneimitteln), entscheiden Sie sich aber im „Zweifelsfall für den Patienten" und vermerken sie dies auch in der Karteikarte (bzw. in der EDV-Dokumentation) in Form eines entsprechenden Beratungs-

ergebnisses sowie zusätzlich auf dem Krankenschein in Form der adäquaten ICD-Verschlüsselung!

12. Bunkern Sie nicht regaleweise Ärztemuster ein (theoretisch zehntausende von Mark)! Sie ruinieren dadurch den gesamten Schnitt Ihrer Fachgruppe: Sind Sie also solidarisch!
13. Suchen Sie sich Ihre Medikamente für Ihre Hausapotheke selbst zusammen und verzichten Sie auf eine Bemusterung mit solchen Arzneimitteln, die ohnedies nur recht ungern abgegeben werden, da die entsprechenden Medikamente von selbst laufen!
14. Sind Sie kollegial: Verordnen Sie nicht großzügig, wenn Sie wissen, daß der Kollege in der Nachbarschaft mit seinen Patienten um deren Verordnungswünsche arg ringt!
15. Lassen Sie sich niemals verlocken, den Laborwert zu behandeln (z.B. etwas erhöhte Transaminasen bei bekannter äthylischer Fettleber oder den erhöhten Harnsäurewert bei Adipositas)!
16. Ersetzen Sie Medikamente oder weichen Sie auf andere Behandlungsmaßnahmen aus, z.B.:

| | | |
|---|---|---|
| bei Husten | → | Inhalieren |
| bei Arthralgien | → | Physikalische Therapie |
| bei Hämorrhoiden | → | Sklerotherapie, Stuhlregulierung |
| bei erhöhten Blutwerten | → | Diät |
| bei exogener Fettleber und/oder Gicht | → | Gewichtsreduktion und Alkoholkarenz |
| bei Bronchitis | → | Rauchen einstellen |
| bei Varikosis | → | Beine wickeln oder Kompressionsstrümpfe. |

17. Meiden Sie Dauermedikationen über die Jahre hinweg, z.B. Glykosid- oder Nitrat-Verordnungen, ohne zwischenzeitlichen Auslaßversuch oder gezielte körperliche Untersuchung auf kardiale Insuffizienzzeichen!
18. Vermeiden Sie die gleichzeitige Verordnung von Medikamenten für dasselbe Indikationsgebiet (z.B. Analgetika neben auch analgetisch wirkenden Antiphlogistika)!
19. Sind Sie besonders kritisch bei der „Verordnung über den Schalter", besonders wenn Nachbarn für einen Patienten möglicherweise eine Wunschverordnung mitbringen sollen (z.B. Husten-Saft statt Tropfen)!
20. Vertrauen Sie auch mal auf die Selbstheilkraft der Natur, empfehlen Sie doch einen Tee und Abwartendes Offenlassen für 24 Stunden bei einfachen Symptomen. Vielleicht genügt die Verordnung von Arbeitsruhe alleine schon!
21. Denken Sie daran: Oft ist eine Kreislaufspritze i.m. eindrucksvoll wirksamer und preisgünstiger als die Verordnung einer Packung Kreislauftabletten!
22. Denken Sie daran, wenn sie mal ein gutes Muster haben, daß es sich in Einzelfällen lohnt, den Patienten zwei oder drei Tabletten „zum Probieren" mitzugeben, bevor Sie eine OP verordnen: z.B. nur eine Nifedipin-Kapsel im Hinblick auf mögliche Kopfschmerzen oder drei Tabletten Cotrimoxazol für die Einmaltherapie von bestimmten Zystitisformen.

23. Verordnen Sie angemessen: Vermeiden Sie also die Rezeptur von unwirtschaftlichen Kleinpackungen (z.B. N1 bei chronischen Krankheiten)! Vermeiden Sie aber ebenso die Rezeptur von unwirtschaftlichen Großpackungen bei akuten Erkrankungen (z.B. N2/N3)!
24. Denken Sie daran: Die Verordnung einer kleinen OP kann oft wirtschaftlicher sein als die primäre Verordnung einer großen OP, wenn das Medikament nicht vertragen oder auch nicht eingenommen wird!
25. Gelegentlich geben Patienten die restlichen Medikamente wieder an Sie zurück, die sie nicht vertragen haben. Genieren Sie sich nicht, solche Schachteln aufzuheben, die Sie mit einer seriösen Bemerkung über die Notwendigkeit zum allgemeinen Sparen an andere Patienten weiterreichen!
26. Geben Sie dem Patienten, z.B. bei einer Kontusion, für den häuslichen Verbandwechsel einen Salbenrest aus Ihrem Sprechstundenbedarfsarsenal mit, bevor Sie eine eigene OP rezeptieren! Überprüfen Sie kritisch und von Verordnung zu Verordnung individuell die Notwendigkeit von Venentherapeutika, Ohrenschmerzmitteln, Antilipämika, Urikostatika, durchblutungsfördernden Mitteln, „Leberschutzpräparaten" und Einreibungen!
27. Beachten Sie die „Prüfkriterien für die ärztliche Verordnung":
    - Beziehungslosigkeit zwischen Diagnose und Verordnung,
    - Inkongruenz zwischen Leistungs- und Behandlungsdauer,
    - Doppelverordnung,
    - Ineffizienz der Verordnung
      - Wirksamkeit,
      - Preisvergleich
      - Laienwerbung,
    - Verordnungsmenge und Packungsgrößen,
    - Inadäquanz der Verordnung.
28. Geraten Sie wegen einer einmaligen Arzneimittelkosten-Überschreitung nicht gleich in Panik und setzen Sie nicht deswegen alle bewährten Spitzenpräparate ab!
29. Schreiben Sie sich grundsätzlich alle kostenintensiven Verordnungen in einem eigenen Buch auf (z.B. FSME-Hyperimmunglobulin, Zytostatika, teuere Antibiotikafälle)!
30. Nicht jeder Arzt-Patienten-Kontakt muß mit einer Rezeptverordnung enden!
31. Versehen Sie jene Verordnungen, die Sie als Muster abgegeben haben, in Ihrer Dokumentation vorschlagsweise mit einem „M" bzw., die Sie auf Privatrezept bei Kassenpatienten abgegeben haben, mit einem „P". Das erspart Ihnen die spätere Identifizierung Ihrer Verordnung.
32. Hüten Sie sich jedoch davor, in Verordnungsgrenzfällen (z.B. medizinische Haarwaschmittel, medizinische Bäder, einfache Schmerzmittel) – entsprechende Indikationen vorausgesetzt – zu restriktiv zu sein. Eine solche Vorgehensweise ist mit Sicherheit die beste Vertreibungsstrategie für Ihre Patienten!

### 3.3.8 Regreßschutzversicherung

Besonders vorsichtig sollte der Arzt beim Abschluß von sog. *„Regreßschutzversicherungen"* sein und sich nicht der Illusion hingeben, er könne ab jetzt ins blinde hinein verordnen: Die Ausschlußkriterien sind oft erheblich.

Dieser Versicherungstyp wird auch eher als „Luxusversicherung" bezeichnet [3].

## 3.4 Anwaltschaftliche Beratung

Es bleibt in die Entscheidung eines jeden Arztes gestellt, ob er schon im Vorverfahren einen *Rechtsanwalt* einschaltet. Vieles spricht dafür, daß bis zu diesem Zeitpunkt eine kompetente und fundierte „Eigenverteidigung" meist bessere Ergebnisse gewährleistet.

Schließlich kann man auch einen Mittelweg gehen, indem der Arzt sich bei den schriftlichen Eingaben der Hilfe eines Anwaltes bedient, hingegen in der mündlichen Verhandlung ohne Anwalt auftritt. Dies könnte auch unter psychologischen Gesichtspunkten vorteilhaft sein.

**Merke**
Der betroffene Arzt alleine trägt letztendlich die Verantwortung für das Vorgehen im Verfahren.

Das Bundessozialgericht geht in einem Urteil (6 RKa 21/87) davon aus, daß der Arzt selbst am besten in der Lage sei, die Besonderheiten seiner Praxis darzustellen. Daher bietet sich in erster Linie ein unmittelbares Gespräch (persönliche Anhörung) zwischen dem Arzt und dem Beschwerdeausschuß an.

**Merke**
In der Regel wird der Arzt auch bei erfolgreicher Beschwerdeführung die Kosten für einen Anwalt[8] selbst tragen müssen.

[8] Die Berufsverbände übernehmen in der Regel nur die Kosten für die Erstberatung. Alle weiteren Kosten hat der betreffende Arzt selbst zu bezahlen.

## 3.5 Gesamtüberprüfungspraxis

Die Bestimmungen des § 106 SGB V formulieren die Bedingungen der „Wirtschaftlichkeitsprüfung der Kassenärztlichen Versorgung". Dadurch soll die vertragsärztliche Arbeit präzise und allumfassend kontrolliert und reglementiert werden.

Die *Gesamtüberprüfungspraxis* sieht folgendermaßen aus:
- Überprüfung ärztlicher Leistungen an Fachgruppendurchschnitten,
- Überprüfung der Verordnung der Arzneimittel an Richtwerten,
- Überprüfung der Verband- und Heilmittel an Richtwerten,
- Überprüfung der Arbeitsunfähigkeit (Häufigkeit und Dauer) an Richtwerten,
- Überprüfung der Krankenhauseinweisungen (Häufigkeit und Dauer) an Richtwerten,
- Überprüfung der Überweisungen (Häufigkeit und Menge der veranlaßten Leistungen) an Richtwerten,
- Überprüfung der kassenärztlichen Gesamttätigkeit (sog. Plausibilitätskontrolle – vgl. 3.2) in einem Stichprobenverfahren von 2% aller Ärzte je Quartal und Kassenart („Zufälligkeitskontrolle" – vgl. 3.2).

**Merke**
Der Vertragsarzt ist aufgerufen, sich noch viel intensiver als bisher um seine Arbeitsweise und deren statistische Aufarbeitung zu kümmern. Bei Nichtbeachtung kann es zu existenzbedrohenden finanziellen Situationen kommen.

**Beachte** Die in den Prüf- und Beschwerdeinstanzen tätigen Ärzte sind ebenso niedergelassene Kollegen wie Sie, deren Zeit genau so kostbar ist wie Ihre eigene!

Helfen Sie diesen ehrenamtlich arbeitenden Ärzten, indem Sie auf jeden Fall Ihre Überschreitungen klar begründen! Legen Sie grundsätzlich gegen Prüfbescheide *begründeten* Widerspruch ein, da widerspruchslos hingenommene Honorarkürzungen von Kasse und KV so aufgefaßt werden, als habe der Kassenarzt seine Unwirtschaftlichkeit geradezu betont!

Die *Unterlassung des Widerspruchs* kann Disziplinarmaßnahmen oder sogar Entzug der Kassenzulassung zur Folge haben.

**Tip** Schimpfen Sie nicht auf „die KV“ und „die da oben“! Vielleicht machen Sie sich selbst einmal sach- und fachkundig und bemühen sich um die Übernahme eines solchen Ehrenamtes im Rahmen unserer demokratisch organisierten Selbstverwaltungsgremien.

## Literatur


1. Braun RN (1986) Lehrbuch der Allgemeinmedizin. Theorie, Praxis und Fachsprache. Kirchheim, Mainz
2. Brüggemann E (oJ) Abrechnungsleitfaden und Honorarkürzung und Arzneimittelregreß. Farmasan, Karlsruhe
3. Drews M, Kölling W, Mader FH (1995) Unternehmen Arztpraxis. Strategien zum Erfolg. Springer, Berlin Heidelberg New York London Paris Tokyo Hong Kong Barcelona Budapest
4. Effer E, Engels A, Wenig M (1982) Heilmittel und Hilfsmittel. Deutscher Ärzte-Verlag, Köln
5. EMNID (1994) Meinungsumfrage zum Thema „Leichte Erkrankungen“, Bielefeld
6. Filler G, Hermanns PM (1991) Wirtschaftlichkeitsprüfung. Hinweise zur Vermeidung von Honorarkürzung und/oder Regreß. Hermanns-Verlag, Bendesdorf
7. Fischer GC, Härter G, König B (1995) Hausärztliche Arzneimittelliste des BDA. Köln
8. Fleming D (1992) The European Study of Referals Primary to Secondary Care. Royal College of General Practitioners, Occasional Paper No 56
9. Harms, Beske (1994) Institut für Gesundheitssystemforschung. Kiel
10. Heinemann GW, Liebold R (1986) Kassenarztrecht 4. Bd. 5. Aufl. Engel, Berlin Wiesbaden
11. Hess R (1988) in: Steinhilper G (1988) Arzt und Abrechnungsbetrug. Rechtsfragen zu den Ermittlungsverfahren. Kriminalistik-Verlag, Heidelberg
12. Kellner H (1981) Die Abrechnung des Kassenarztes. Boehringer Mannheim
13. Liebold R (1983) Handlexikon des Kassenarzt- und Kassenzahnarztrechts, 2. überarb. Aufl. Asgard, St. Augustin
14. Liebold R (1994) Handlexikon für den Vertragsarzt. 4. Aufl. Asgard, St. Augustin
15. Mader FH (1993) Tips gegen den Arzneimittelregreß. Allgemeinarzt 15: 90-92
16. Niedermayer JWA (1992) Honorarkürzung und Arzneimittelregreß. practica-Verlag, Nittendorf
17. Ortwein (1994) Kleines Lexikon des deutschen Gesundheitswesens. Bonn
18. Pütz-Reuter K (1994) Wirtschaftliche Verordnung in der vertragsärztlichen Versorgung. VWA-Verlag, Köln
19. Thies-Zajonc S (1995) Wenn der Hausarzt überweist. Perspektiven von Ärzten und Patienten zu den Bedeutungen von Überweisungen. Peter Lang, Bern Berlin Frankfurt New York Paris Wien

# 4 Pflegeversicherung

Zum 1. Januar 1995 trat das Sozialgesetzbuch XI (Soziale Pflegeversicherung) in Kraft. Es tangiert in vielerlei Hinsicht die allgemein- und hausärztliche Tätigkeit.

Die *Pflegeversicherung* ist ein neuer Versicherungszweig neben der Gesetzlichen Krankenversicherung (GKV), um das Risiko der Unterbringung in Pflege und Heimen, bei Invalidität und im Alter abzusichern[1]. Sie gilt in Deutschland als die „4. Säule" der sozialen Absicherung (neben der Krankenversicherung, Rentenversicherung und der Unfallversicherung) (vgl. 1).

## 4.1 Rechtsgrundlagen

Die wesentlichen Rechtsgrundlagen sind in den §§ 20–25 des SGB XI niedergelegt.

Diese §§ enthalten Ausführungen zu:
- Versicherungspflicht einer sozialen Pflegeversicherung für Mitglieder der Gesetzlichen Krankenversicherung/GKV(§ 20);
- Versicherungspflicht in der sozialen Pflegeversicherung für sonstige Personen (§ 21);
- Versicherungspflicht für Versicherte der privaten Krankenversicherungsunternehmen/PKV (§ 23);
- Familienversicherung (§ 25).

## 4.2 Anspruchsberechtigte

Grundsätzlich besteht *Versicherungspflicht* für alle Bürger der Bundesrepublik Deutschland. Diese Versicherung ist eine gesetzliche Pflichtversicherung (ähnlich einer Kfz-Haftpflichtversicherung).

[1] Zum Thema „Pflegeversicherung" ausführlich in Piechowiak H, Seger W (1994) Praktische Sozialmedizin und Versicherungsmedizin. Arbeitsunfähigkeit, Kuren, Renten, Schwerbehinderung und Pflegebedürftigkeit. Mit Abrechnungshinweisen. 102 S. Kirchheim, Mainz

Wer wo pflegeversichert wird bzw. eine Wahlmöglichkeit hat, ist davon abhängig, wo er bisher krankenversichert ist.

**Merke**
Grundsätzlich gilt: Die Pflegeversicherung gehört zur Krankenversicherung (Abb. 1).

Es ist sinnvoll, Pflege- und Krankenversicherung bei derselben Versicherung zu führen nach dem Konzept: „Pflegeversicherung folgt Krankenversicherung".

**Merke**
Ärzte, die in einer Privaten Krankenversicherung versichert sind, müssen ebenfalls eine private Pflegeversicherung abschließen!

## 4.3 Pflegebedürftigkeit

Die Richtlinien gem. § 17 SGB XI bestimmen die Merkmale der *Pflegebedürftigkeit* und der Pflegestufen (vgl. 4.4) sowie das Verfahren der Feststellung der Pflegebedürftigkeit bei häuslicher Pflege.

Alle krankenversicherten Personen
Gesetzliche Krankenversicherung
Private Krankenversicherung
Pflichtversichert
Freiwillig versichert
Automatisch bei gesetzlicher Krankenvers. („Pflegekasse") pflegeversichert
Wechsel zur privaten Pflegeversicherung möglich. Fristen beachten!
Pflegeversicherung bei anderem privaten Anbieter möglich. Fristen beachten!

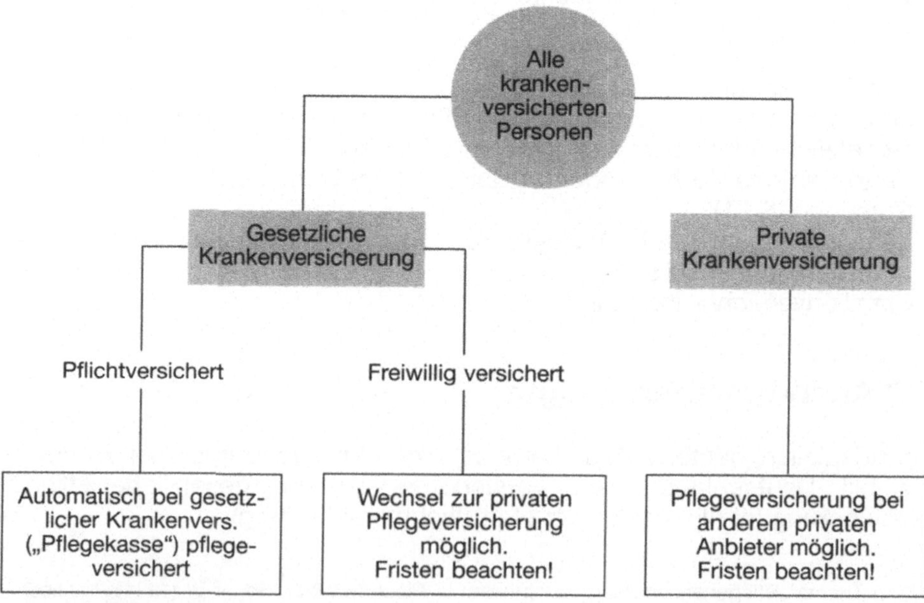

**Abb. 1.** Zuordnung der krankenversicherten Personen zur Gesetzlichen bzw. zur Privaten Krankenversicherung

**Definition** Pflegebedürftigkeit *„auf Dauer“* liegt vor, wenn sich die funktionellen Defizite *„voraussichtlich innerhalb von 6 Monaten nach Eintritt der Hilfsbedürftigkeit nicht wiederherstellen lassen“*. Pflegebedürftigkeit *„auf Dauer“* liegt auch dann vor, *„wenn die verbleibende Lebensspanne voraussichtlich weniger als 6 Monate beträgt“*. *„Maßstab der Beurteilung der Pflegebedürftigkeit“* sind „ausschließlich die Fähigkeiten zur Ausübung (bestimmter) Verrichtungen und nicht Art oder Schwere vorliegender Erkrankungen“ (wie z.B. Krebs oder Aids) *„oder Schädigungen“* (wie z.B. Taubheit, Blindheit, Lähmung).

*Verrichtungen* in diesem Sinne sind die in Tabelle 1 aufgeführten Tätigkeiten.

**Tabelle 1.** „Verrichtungen“, anhand deren die Beurteilung der Pflegebedürftigkeit erfolgt [2]

| | |
|---|---|
| im Bereich der Körperpflege:<br>- Waschen, Duschen, Baden;<br>- Zahnpflege, Kämmen, Rasieren;<br>- Darm- oder Blasenentleerung. | im Bereich der Mobilität:<br>- Gehen, Stehen, Treppensteigen;<br>- Aufstehen und Zu-Bett-Gehen;<br>- An- und Auskleiden;<br>- Verlassen und Wiederaufsuchen der Wohnung. |
| im Bereich der Ernährung:<br>- mundgerechtes Zubereiten der Nahrung;<br>- Aufnahme der Nahrung. | im Bereich der hauswirtschaftlichen Versorgung:<br>- Einkaufen und Kochen;<br>- Spülen und Reinigen der Wohnung;<br>- Wechseln und Waschen der Wäsche und Kleidung;<br>- Beheizen. |

## 4.4 Leistungen

In § 15 SGB XI sind drei *Pflegestufen* vorgesehen (Tabelle 2).

**Tabelle 2.** Gesetzliche Definition der drei Pflegestufen [2]

| Pflegestufe I<br>Erheblich Pflegebedürftige | Pflegestufe II<br>Schwerpflegebedürftige | Pflegestufe III<br>Schwerstpflegebedürftige |
|---|---|---|
| sind Personen, die bei der Körperpflege, der Ernährung oder der Mobilität für wenigstens zwei Verrichtungen aus einem oder mehreren Bereichen | | |
| für wenigstens zwei Verrichtungen aus einem oder mehreren Bereichen mindestens einmal täglich | mindestens dreimal täglich zu verschiedenen Tageszeiten | täglich rund um die Uhr, auch nachts |
| der Hilfe bedürfen und zusätzlich mehrfach in der Woche Hilfen bei der hauswirtschaftlichen Versorgung benötigen. | | |

Die Leistungen zur *teilstationären Pflege* sind am 1.4.1995 in Kraft getreten.

Die wichtigsten Leistungsarten sind:
- die *Pflegesachleistung* (Inanspruchnahme professioneller Pflegekräfte, meist über eine ambulante Pflegeeinrichtung);
- das *Pflegegeld* (in der Regel bei Pflege durch Angehörige, Freunde oder Nachbarn) bzw.
- eine *Kombination beider Leistungen* („Sowohl-als-auch-Prinzip") sowie
- wie bisher schon bei Schwerpflegebedürftigkeit
- die sog. *Urlaubspflege* (häusliche Pflege bei Verhinderung der Pflegeperson).

Die entsprechenden Leistungen sind in Tabelle 3 aufgelistet.

**Tabelle 3.** Pflegegeld und Aufwendungen für Pflegeleistungen für die drei Pflegestufen im Rahmen der „Leistungen bei häuslicher Pflege" [2]

| | Pflegestufe I | Pflegestufe II | Pflegestufe III |
|---|---|---|---|
| Pflegegeld pro Monat | 400 DM | 800 DM | 1300 DM |
| Pflegesachleistung pro Monat | bis 750 DM | 1800 DM | 2800 DM (3750 DM)[2] |

Werden Geld- und Sachleistungen kombiniert in Anspruch genommen, erhält der Pflegebedürftige nur ein anteiliges Pflegegeld.
Die Leistungen zur *vollstationären Pflege* sind am 1. Juli 1996 in Kraft getreten.

Definition der Pflegebedürftigkeit (§ 14 SGB 11)
*„Pflegebedürftig sind Personen, die wegen einer körperlichen, geistigen oder seelischen Krankheit oder Behinderung für gewöhnlich und regelmäßig wiederkehrende Verrichtungen im Ablauf des täglichen Lebens auf Dauer, voraussichtlich für mindestens 6 Monate in erheblichem oder höherem Maße der Hilfe bedürfen."*

**Merke**
**Bezüglich der *Beurteilung der verschiedenen Pflegestufen* ist der Hausarzt nicht zuständig. Dies ist Aufgabe des Medizinischen Dienstes der Krankenkassen (MDK), der jeden Pflegefall individuell überprüft.**

[2] Nur in besonderen Härtefällen mit „außergewöhnlich hohem Pflegeaufwand", der das „übliche Maß der Pflegestufe III weit übersteigt" – maximal für 3% aller Pflegefälle in Stufe III

Für die Private Krankenversicherung (PKV) und die private Pflegeversicherung stellt als Medizinischer Dienst die Gesellschaft für medizinische Gutachten, Medicproof GmbH, Bonn, den gesetzlichen Tatbestand der Pflegebedürftigkeit fest.

Anders als bisher ist *kein ärztliches Attest* mehr über das Vorliegen von Pflegebedürftigkeit erforderlich [3].

Der MDK „bezieht (jedoch) die behandelnden Ärzte des Versicherten, insbesondere die Hausärzte und die den Versicherten Pflegenden in erforderlichem Umfang in die Vorbereitungen der Begutachtung ein, um Auskünfte über die . . . wichtigen Vorerkrankungen sowie Art, Umfang und Dauer der Pflege einzuholen".

**Merke**
Der Hausarzt sollte seine Krankenunterlagen großzügig dem Medizinischen Dienst zur Verfügung stellen!

## 4.5 Aufgaben der Pflegekassen

Die Pflegeversicherung wird durch *Pflegekassen* durchgeführt, die jeweils den einzelnen Krankenkassen angegliedert sind (kein eigenes Personal, keine gesonderten Landesverbände, Berufsverbände).

Aufgabe der Pflegekassen ist es, die pflegerische Versorgung ihrer Versicherten verantwortlich sicherzustellen. Sie arbeiten dabei mit allen an der pflegerischen, gesundheitlichen und sozialen Versorgung Beteiligten eng zusammen.
Die Pflegekassen wirken mit den Trägern der ambulanten und der stationären gesundheitlichen und sozialen Versorgung partnerschaftlich zusammen, um die für den Pflegebedürftigen zur Verfügung stehenden Hilfen zu koordinieren. Sie stellen insbesondere sicher, daß im Einzelfall ärztliche Behandlung, Behandlungspflege, rehabilitative Maßnahmen, Grundpflege und hauswirtschaftliche Versorgung nahtlos und störungsfrei ineinandergreifen (§ 12 SGB XI).

## 4.6 Pflegehilfsmittel

Als *Pflegehilfsmittel* gelten Produkte, wenn sie nicht nach jeweils gültigem Stand als Gebrauchsgegenstände des täglichen Lebens oder als Ausstattungsgegenstände einer altersgerechten Wohnung eingestuft werden können.

Solche Hilfsmittel zu Lasten der Pflegekassen sind zu empfehlen, wenn hierdurch eine

- Verbesserung oder Erleichterung der Pflegesituation erreicht wird (z.B. Vermeidung einer Überforderung der Leistungskraft des Pflegebedürftigen bzw. der Pflegekraft) oder
- die Beschwerden des Pflegebedürftigen gemindert werden oder
- dem Pflegebedürftigen eine selbständigere Lebensführung ermöglicht wird.

**Merke**
Die Versorgung mit Pflegehilfsmitteln fällt nur dann in die Zuständigkeit der Pflegekassen, soweit die Hilfsmittel nicht wegen *Krankheit* oder *Behinderung* von den Krankenkassen oder von anderen Leistungsträgern zu erbringen sind.

Auf die *Hilfsmittelversorgung* zu Lasten der Krankenkassen hat (vgl. 3.3.6) die Pflegebedürftigkeit des Versicherten demnach keine Auswirkung.

**Merke**
Ein Pflegebedürftiger hat also weiterhin Anspruch auf Versorgung mit Hilfsmitteln (vgl. 3.3.6) durch die Krankenkasse (z.B. Inkontinenzwindeln), wenn diese notwendig sind.

**Beachte**
Eine scharfe Trennung zwischen den Leistungen der Gesetzlichen Krankenversicherung und der Pflegeversicherung ist derzeit noch nicht möglich.

Hilfsmittel, welche die Pflege erleichtern können, sind in Tabelle 4 zusammengefaßt.

**Tabelle 4.** Pflegehilfsmittelverzeichnis nach § 78 Abs. 2 in Verbindung mit § 40 SGB XI

**Pflegehilfsmittel zur Erleichterung der Pflege**

*Pflegelifter*
- mobile Pflegelifter zur Benutzung in der Wohnung,
- Badewannenlifter variabel,
- Badewannenlifter mit Beinauflagefläche,
- Badewannenlifter, fest montiert,
- Zubehör für Pflegelifter.

*Pflegebetten*
- Pflegebetten, manuell verstellbar,
- Pflegebetten, motorisch verstellbar,
- Kinder-/Kleinwüchsigenbetten.

*Pflegebettenzubehör*
- Bettverlängerung,
- Bettverkürzung,
- Bettgalgen,
- Aufrichthilfen,
- Seitengitter,
- Fixierbandagen.

*Bettzurichtungen zur Pflegeerleichterung*
- Einlegerahmen,
- Rückenstützen, manuell verstellbar,
- Rückenstützen, motorisch verstellbar.

*Spez. Pflegebettische*
- Pflegebettische,
- Bettnachtschränke mit verstellbarer Tischplatte.

*Pflegeliegestühle*
- Mehrfunktionsliegestühle, manuell verstellbar.

*Lagerungskeile*
- Lagerungskeile, verschiedene Größen.

*Umsetz- und Hebehilfen*
- Drehscheibe,
- Rutschbrett.

*Schieberollstühle*
- Standardschieberollstühle,
- Standardschieberollstühle mit Rückenverstellung bis 30 Grad,
- Standardschieberollstühle mit Rückenverstellung bis 90 Grad,
- Rollstuhl-Schubgeräte,
- Aufsteckantrieb für Schieberollstühle.

**Pflegehilfsmittel zur Körperpflege/Hygiene**

*Badehilfen*
- Badwannenverkürzer,
- Badeliege (-mulden),
- Badewannensitze,
- Badewannensitze mit Rückenlehne,
- Badewannendrehsitze,
- Duschsitz,
- Duschhocker,
- Duschstühle.

*Toilettenhilfen*
- Toilettensitzerhöhung,
- Toilettensitzerhöhung mit Armlehnen,
- Kinder-Toilettensitz,
- Toilettenstützgestell,
- Toilettensitzgestell.

*Sicherheitsgriffe*
- Badewannengriff mobil,
- Handgriffe zur Unterstützung beim Auf- und Hinsetzen,
- Handgriffe gerade bis 50 cm,
- Handgriffe gerade bis 100 cm,
- Handgriffe mit gewinkeltem Richtungslauf.

*Produkte zur Hygiene im Bett*
- Bettpfannen,
- Urinflaschen,
- Urinschiffchen,
- Saugende Bettschutzeinlagen, wiederverwendbar,
- Urinflaschenhalter.

*Waschsysteme*
- Kopfwaschsysteme,
- Ganzkörperwaschsysteme,
- Duschwagen.

*Toilettenrollstühle*
- Faltbare Toilettenstühle zum Schieben.

*Duschrollstühle zum Schieben*
- Duschrollstühle zum Schieben.

**Tabelle 4.** Fortsetzung

| | |
|---|---|
| **Pflegehilfsmittel zur selbständigen Lebensführung**<br>*Hilfen zum Verlassen und Aufsuchen der Wohnung*<br>- Mobile Rampen zum Befahren mit Rollstühlen,<br>- Hebebühnen für Rollstühle, mobil.<br><br>*Notrufsysteme*<br>- Hausnotrufsysteme, Solitärgerät,<br>- Hausnotrufsysteme, angeschlossen an Zentrale.<br><br>**Pflegehilfsmittel zur Linderung von Beschwerden**<br>*Lagerungsrollen*<br>- Lagerungsrollen,<br>- Lagerungshalbrollen. | **Zum Verbrauch bestimmte Pflegehilfsmittel**<br>*Saugende Bettschutzeinlagen*<br>- Saugende Bettschutzeinlagen, Einmalgebrauch, verschiedene Größen.<br><br>*Schutzbekleidung*<br>- Fingerlinge,<br>- Einmalhandschuhe,<br>- Mundschutz,<br>- Schutzschürzen.<br><br>*Sonstige zum Verbrauch bestimmte Pflegehilfsmittel*<br>- Desinfektionsmittel. |

**Merke**
Im System der sozialen Pflegeversicherung darf der Vertragsarzt keine Leistungen zu Lasten der Pflegekassen verordnen! Das Pflegeverordnungsgesetz hat dem Vertragsarzt im Pflegebereich keine Kompetenzen zugestanden. Für die Verordnung ist die Pflegekasse zuständig.

**Merke**
Der Vertragsarzt kann nur *Anregungen*, z.B. zur Hilfsmittelversorgung der Pflegebedürftigen, geben. Mit diesen Hinweisen muß sich der Patient an seine Pflegekasse wenden.

## 4.7 Häusliche Krankenpflege

Versicherte erhalten in ihrem Haushalt oder in ihrer Familie neben der ärztlichen Behandlung *häusliche Krankenpflege* durch geeignete Pflegekräfte,
- wenn Krankenhausbehandlung geboten, aber nicht ausführbar ist, oder
- wenn Krankenhausbehandlung durch die häusliche Krankenpflege vermieden oder verkürzt wird (§ 37 Abs. 1 SGB V).

Die häusliche Krankenpflege umfaßt die im Einzelfall erforderliche
- Grundpflege und
- Behandlungspflege sowie die
- hauswirtschaftliche Versorgung.

Neben der Pflege im häuslichen Milieu im Rahmen der Pflegeversicherung kann auch häusliche Krankenpflege notwendig werden, soweit sie zur Sicherung des ärztlichen Behandlungszieles erforderlich ist (z.B. Verabreichung von Injektionen, Wechseln von Wundverbänden). Es handelt sich hierbei um Leistungen der Gesetzlichen Krankenversicherung, die auch weiterhin vom Arzt verordnet werden.

Ebenso fällt die *Versorgung mit Hilfsmitteln* wegen Krankheit oder Behinderung weiterhin in den Zuständigkeitsbereich der Gesetzlichen Krankenkassen (vgl. 3.3.7). Hilfsmittel sind auf Vordruck 16 (vgl. Abb. 12 im Kapitel 3) zu verordnen. Sie sind derzeit nicht budgetiert.

Wie sich *Hilfsmittel* von *Pflegehilfsmitteln* unterscheiden lassen, zeigt Abbildung 2.

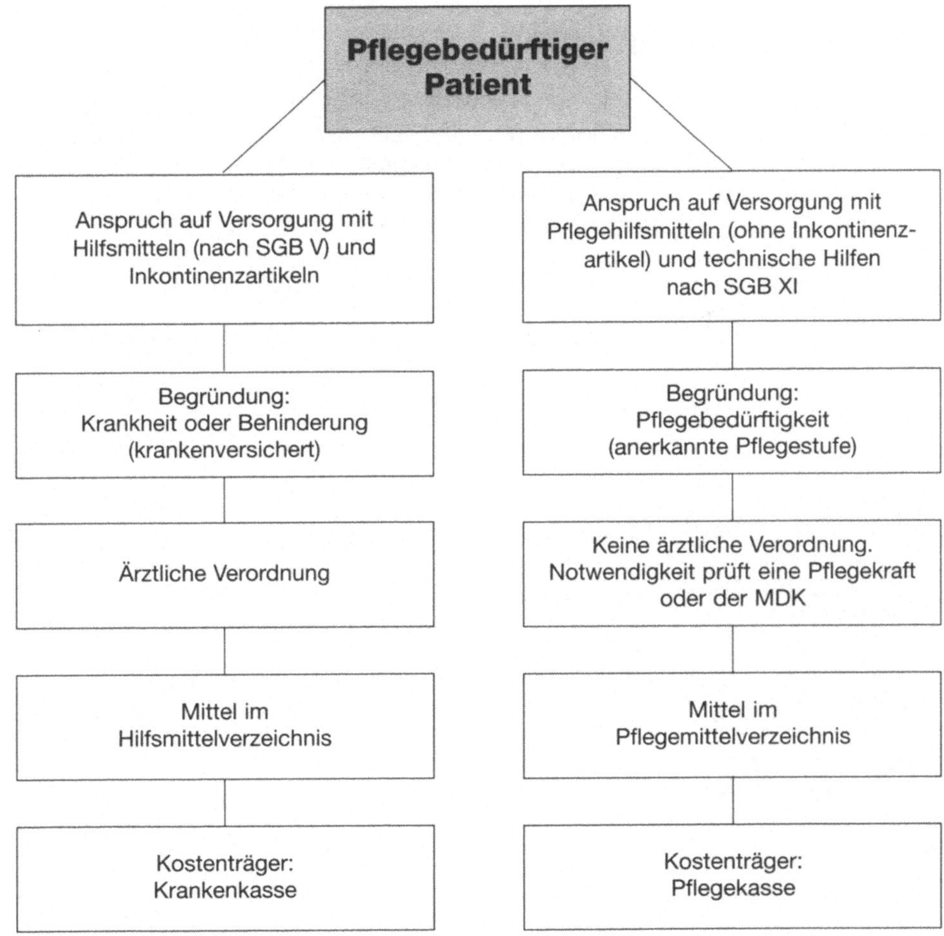


**Abb. 2.** Unterscheidung von Hilfsmitteln von Pflegemitteln

Den Unterschied zwischen den beiden Pflegebereichen zeigt die Tabelle 5.

**Tabelle 5.** Unterschiede zwischen „Pflegeversicherung" und „häuslicher Krankenpflege"

| **Häusliche Pflegehilfe** (Verordnung durch Pflegekasse) | **Häusliche Krankenpflege** (Verordnung durch Vertragsarzt) |
|---|---|
| Pflegebedürftigkeit | Krankheit |
| SGB XI | SBG V |
| Leistungen durch Pflegekasse | Verordnung der Leistungen der Gesetzlichen Krankenversicherung auf Vordruck 12 |

Notwendige Verordnungen für den Umfang der häuslichen Krankenpflege wegen Krankheit sind auf Vordruck 12 a (7.1993) zu verordnen (Abb. 3).

## 4.8 Häusliche Pflegehilfe

Versicherte, die nach ärztlicher Feststellung wegen einer Krankheit oder einer Behinderung so hilflos sind, daß sie für die gewöhnlichen und regelmäßig wiederkehrenden Verrichtungen im Ablauf des täglichen Lebens auf Dauer in sehr hohem Maße der Hilfe bedürfen *(Schwerpflegebedürftige)*, erhalten häusliche *Pflegehilfe* (§ 53 SGB V).

AOK | LKK | BKK | IKK | VdAK | AEV | Knappschaft

Name, Vorname des Versicherten — geb. am

Kassen-Nr — Versicherten-Nr. — Status

Vertragsarzt-Nr — VK gültig bis — Datum

**Verordnung häuslicher Krankenpflege**

Häusliche Krankenpflege ist notwendig, weil
a) Krankenhausbehandlung
☐ geboten, aber **nicht ausführbar** ist
☒ **dadurch nicht erforderlich** wird
☐ **dadurch abgekürzt werden** kann
b) ☐ das Ziel der ärztlichen Behandlung dadurch gesichert wird.

Voraussichtliche Dauer
vom 020196
bis 020296

Bei Verlängerung voraussichtlich weiterhin notwendig bis

**Diagnose / Befund**
Z.n. TIA, kardiale Insuffizienz, Diabetes mell., Dekubitus

☐ Unfall, Unfallfolgen
☐ Versorgungsleiden (BVG)

Folgende Leistungen sind neben der ärztlichen Behandlung notwendig:

a) **Behandlungspflege**
☐ Verbandwechsel, ggf. einschl. Wundpflege ____x wöchentl.
☐ Einläufe nach Bedarf / ____x wöchentl.
☒ Dekubitusversorgung 1 x tägl. / ____x wöchentl.
☒ Sonstige Pflegeleistungen
Art: Einreibungen 2x tägl. / Abgabe von Medikamenten 1x tägl. lt. Plan
☐ Katheterwechsel einschl. Spülung ____x tägl. / ____x wöchentl.
☐ Wickel ____x tägl. / ____x wöchentl.
☒ Injektionen ☐ im. ☒ sc. 2 x tägl. / ____x wöchentl.
Präparat: Depot Insulin H Dosierung: 16 IE / 0 / 10 IE

b) **Grundpflege**
☒ Pflege 1 x tägl. / ____x wöchentl.
☐ Tagwache
☐ Nachtwache

c) **Hauswirtschaftliche Versorgung** ☐ ja ☒ nein

Besondere Anweisungen / Bemerkungen:

**Ausfertigung für die Krankenkasse**

**Dr. med. Detlev Durchblick**
Facharzt für Allgemeinmedizin
Flinker Weg 4
91302 Weitschau
68/302

Vertragsarztstempel / Unterschrift des Arztes

Scheck 93153 Hemau

Muster 12a (7. 1993)

**Abb. 3.** Beispiel für die „Verordnung häuslicher Krankenpflege". Verordnungsvolumen für 4 Wochen. Vordruckmuster 12 a (7.1993)

**Beachte** Die geforderten medizinischen Voraussetzungen für Schwerpflegebedürftigkeit sind höher als bei Leistungen der Unfallversicherungen und nach dem sozialen Entschädigungsrecht [1].

## Literatur

1. Piechowiak H, Seger W (1994) Praktische Sozialmedizin und Versicherungsmedizin. Arbeitsunfähigkeit, Kuren, Renten, Schwerbehinderung und Pflegebedürftigkeit. Mit Abrechnungshinweisen. Bd. 17 der Reihe „Praxishilfen" (Hrsg. Mader FH). Kirchheim-Verlag, Mainz
2. Piechowiak H (1995) Die gesetzliche Pflegeversicherung seit 1.1.1995. Was muß der Hausarzt jetzt wissen? Kirchheim, Mainz
3. Piechowiak H (1995) Pflegeversicherung. Allgemeinarzt 13: 1362–1364

# 5 Rehabilitation in der Rentenversicherung

Die Rentenversicherung erbringt medizinische, berufsfördernde und ergänzende Leistungen zur Rehabilitation[1].

Ziel der *Rehabilitation* ist es,
- den Auswirkungen einer Krankheit oder einer körperlichen, geistigen oder seelischen Behinderung auf die Erwerbsfähigkeit der Versicherten entgegenzuwirken oder sie zu überwinden und
- dadurch Beeinträchtigungen der Erwerbsfähigkeit der Versicherten oder ihr vorzeitiges Ausscheiden aus dem Erwerbsleben zu verhindern oder sie möglichst dauerhaft in das Erwerbsleben einzugliedern.

**Merke**
Ohne diese Zielsetzung keine Reha-Leistungen der Rentenversicherung (wohl aber u.a. der Krankenversicherung) [1].

**Grundsatz** „Reha vor Rente!"

## 5.1 Rechtliche Voraussetzungen

Die *versicherungsrechtlichen Voraussetzungen* (Wartezeiten/Beschäftigungszeiten/Pflichtbeitragszeiten etc.) muß der behandelnde Arzt nicht kennen; sie werden von dem zuständigen Rentenversicherungsträger geprüft.

Die sog. *persönlichen (= medizinischen) Voraussetzungen* (§ 10 SGB VI) für eine Rehabilitationsleistung sind erfüllt,
- wenn die Erwerbsfähigkeit eines Versicherten infolge von Krankheit oder körperlicher, geistiger oder seelischer Behinderung erheblich gefährdet oder gemindert ist und zusätzlich,

[1] Ausführlich zum Thema „Rehabilitation" in: Piechowiak H, Seger W (1994) Praktische Sozialmedizin und Versicherungsmedizin. Arbeitsunfähigkeit, Kuren, Renten, Schwerbehinderung und Pflegebedürftigkeit. Mit Abrechnungshinweisen. Kirchheim-Verlag

- wenn voraussichtlich durch eine Rehabilitationsmaßnahme entweder die erhebliche Gefährdung beseitigt, die bereits verminderte Erwerbsfähigkeit wesentlich gebessert oder bei bereits geminderter Erwerbsfähigkeit der Eintritt von Berufs- oder Erwerbsfähigkeit abgewendet werden kann.

**Positives Beispiel:** 45jährige Chemiefacharbeiterin im 2-Schichtbetrieb, übergewichtig, Bandscheiben-Operation 1989, seit 91 wieder zunehmend WS-Beschwerden, deshalb im letzten Jahr 5mal arbeitsunfähig für insgesamt 12 Wochen; ambulante Therapie nur kurzzeitig erfolgreich. – Nach den Befunden wäre eine Besserung durch intensive mehrwöchige Therapie und Schulung zu erwarten.

**Negatives Beispiel:** 52jähriger Büroangestellter, 5 kg Übergewicht, Raucher, ruhig und ausgeglichen, geregelte Arbeitszeit, am Wochenende Teilnahme am Fußballspiel, KHK ohne antianginösen Therapiebedarf, 1994 nur wenige Tage arbeitsunfähig (wegen Ischias und Bronchitis). – Er sollte ambulant sein Gewicht reduzieren und an einem Raucher-Entwöhnungstraining (Krankenkasse, VHS) teilnehmen [1].

## 5.2 Rehabilitationsleistungen

Rehabilitationsleistungen können sein
- medizinische Leistungen,
- berufsfördernde Leistungen,
- ergänzende Leistungen wie Haushaltshilfe, Reisekosten, ärztlich verordnete Rehabilitationssportgruppen unter ärztlicher Betreuung, Kostenübernahmen für berufsfördernde Leistungen,
- sonstige Leistungen (z.B. Nach- und Festigungskuren wegen Geschwulsterkrankung, Kinderheilbehandlungen).

## 5.3 Verfahrensablauf

Der Antrag des Patienten und der begleitende Befundbericht des behandelnden Arztes sind gemeinsam Entscheidungsgrundlage zur Bewilligung einer Rehabilitation (Abb. 1).

### 5.3.1 Ärztlicher Befundbericht

Im Verfahrensablauf kommt dem Befundbericht des behandelnden Arztes eine äußerst wichtige Schlüsselfunktion zu.

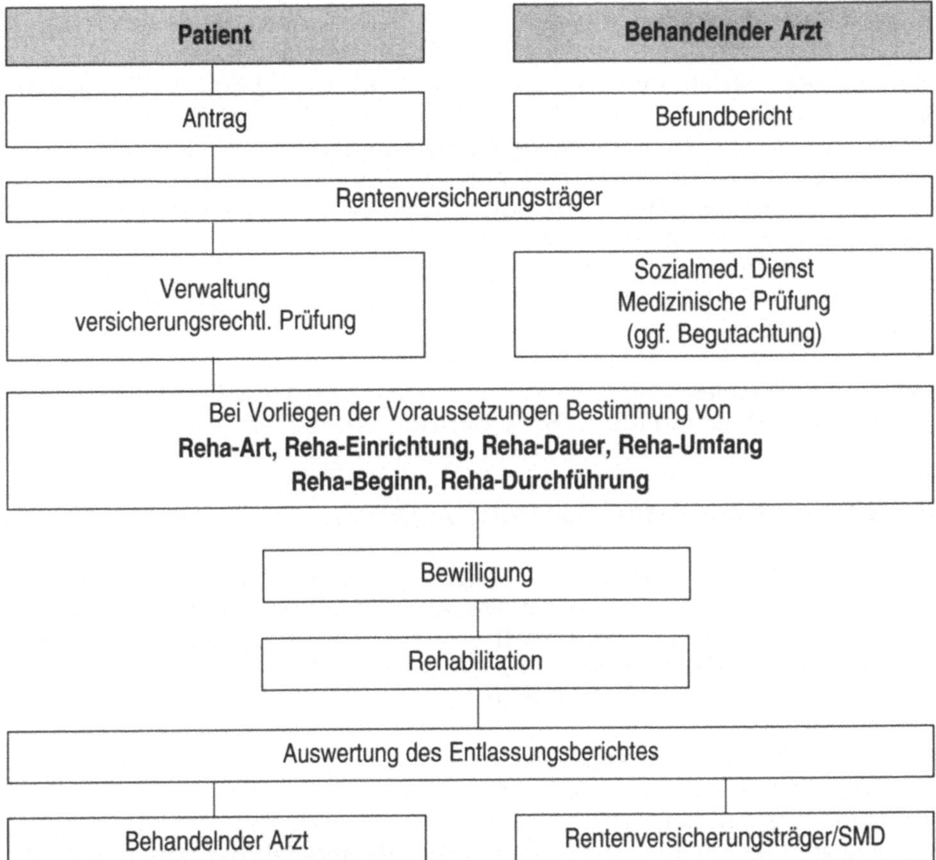


**Abb. 1.** Parallele Prüfung von Reha-Antrag und ärztlichem Befundbericht, wie weit die versicherungsrechtlichen und medizinischen Voraussetzungen gegeben sind [1]

**Merke**
Der *richtige* Patient
zum *richtigen* Zeitpunkt
in die *richtige* Klinik.

Der Hausarzt ist der entscheidende Informationsträger! Deshalb müssen diese Berichte bestimmten Anforderungen entsprechen.

Die Befundberichte des behandelnden Arztes müssen Informationen enthalten zur
- Reha-Bedürftigkeit,
- Reha-Fähigkeit,
- Reha-Prognose.

### 5.3.2 Ablehnungsgründe

Bundesweit werden etwa 17,5 % der Reha-Anträge durch die Rentenversicherungsträger abgelehnt. Der Patient erhält dann einen rechtsmittelfähigen Bescheid unter Mitteilung der Ablehnungsgründe, z.B.:
- *versicherungsrechtlich* (rentenrechtliche Zeit nicht erfüllt);
- *medizinisch* (Maßnahme nicht notwendig, weil die Erwerbsfähigkeit nicht erheblich gefährdet oder gemindert ist, weil die Behandlung ambulant erfolgen kann oder nicht erfolgversprechend ist, dann ggf. „Umdeutung" des Reha-Antrags in einen Renten-Antrag, oder bei Unterschreitung der Dreijahresfrist).

Gegen einen Ablehnungsbescheid kann der Patient *Widerspruch* einlegen. Dies geschieht in bis zu 85 % der Ablehnungsfälle.

### 5.3.3 Besondere Arten der Rehabilitation

Es gibt besondere Arten der Rehabilitation, beispielsweise
- Anschlußheilbehandlung (AHB). Die AHB ist in unmittelbarem Anschluß an den Krankenhausaufenthalt in einer besonders spezialisierten Rehabilitationsklinik erforderlich.;
- psychosomatische Heilbehandlung;
- Suchtbehandlung
  - ambulante Entwöhnung,
  - stationäre Reha;
- Karzinomnachsorge;
- Präventionskuren bei besonders gesundheitsgefährdenden Beschäftigungen;
- Kinderheilbehandlung (typische Indikationen z.B. Asthmaanfälle, Bettnässer, Diabetiker).

Daneben gibt es noch *Kuren in der Krankenversicherung:*
- Vorsorge- und Reha-Kuren
  - ambulant am Wohnort,
  - ambulant am Kurort,
  - stationär am Kurort,
- Müttervorsorge- und Müttergenesungskuren.

## Literatur

1. Piechowiak H, Seger W (1994) Praktische Sozialmedizin und Versicherungsmedizin. Arbeitsunfähigkeit, Kuren, Renten, Schwerbehinderung und Pflegebedürftigkeit. Mit Abrechnungshinweisen. Bd. 17 der Reihe „Praxishilfen" (Hrsg. Mader FH). Kirchheim-Verlag, Mainz

# 6 Praxistechnik

Unter *Praxistechnik* verstehen die Autoren die rationelle, möglichst streßfreie, erfolgreiche, letztlich also die professionelle Führung des Unternehmens Arztpraxis.

## 6.1 Vertragsarztrechtliche Fragen

Fragen der *Praxisführung* speziell unter vertragsarztrechtlichen Gesichtspunkten sind für den Arzt in der Niederlassungsphase, aber auch für den schon langjährig niedergelassenen Kollegen von großer Bedeutung. Dies betrifft vor allem Regelungen der Praxisvertretung im Urlaubsfall, formale Gesichtspunkte in der kollegialen Zusammenarbeit mit dem Spezialisten, die Dokumentation und letztlich Fragen der Qualitätssicherung.

Es kann nicht Aufgabe dieses Buches sein, sämtliche Aspekte der Praxisführung aufzuzeigen (z.B. Praxisgründung, Praxisaufbau und -übergabe, Personalauswahl, Vertragsrecht, Praxisablauf, Praxisorganisation, EDV, Praxismanagement, Raumausstattung, Praxismarketing, Praxisimage, Personalführung, Patientenbindung). Diese Punkte sind ausführlich in dem Buch „Unternehmen Arztpraxis“[1] dargestellt.

*Im nachfolgenden werden ausschließlich jene Punkte abgehandelt, welche zum Vertragsarztrecht unmittelbar in Bezug stehen.*

### 6.1.1 Die Überweisung

Durch die Einführung der *Krankenversichertenkarte* („Chipkarte“) (§ 15 SGB V) ging die Zahl der *ungezielten Überweisungen,* also der *Überweisungen „auf Wunsch“* dramatisch zurück. Umgekehrt dazu stieg die Primärinanspruchnahme der Spezialisten. Die direkte fachärztliche Inanspruchnahme ist im Mittel um 20% teuerer als die primärärztliche; darin wird eine wesentliche Ursache der Kostenentwicklung im Gesundheitswesen gesehen.

---

[1] Drews M, Kölling W, Mader FH (1995) Unternehmen Arztpraxis. Strategien zum Erfolg. Springer, Berlin Heidelberg New York

Letztlich ist das Überweisungsgeschehen ein Prozeß, der im wesentlichen von der Ausgestaltung der Kommunikation unter den Beteiligten und dem damit verbundenen gegenseitigen Vertrauen in die fachliche Kompetenz bestimmt wird. Er wird im wesentlichen von vier Faktorengruppen gesteuert [15]:

- arztbezogene,
- patientenbezogene,
- fallspezifische,
- strukturelle Faktoren.

Die Inanspruchnahme einiger Fachgruppen, wie die der Ärzte für Laboratoriumsmedizin, Nuklearmedizin, Radiologie, Pathologie, radiologische Diagnostik, Mikrobiologie und Infektionsepidemiologie ist ausschließlich über eine Überweisung möglich (§ 12 Abs. 4 BMV-Ä).

**Merke**
Ein Überweisungsschein sollte nur dann ausgestellt werden, wenn eine gültige Krankenversichertenkarte vorliegt (BSG-Urteil vom 28.10.1987 Az: 6 Rka 61/86)

### *6.1.1.1 Kollegiale Zusammenarbeit*

Im Rahmen der Koordinationsfunktion des Allgemeinarztes (SGB V) fällt gerade dem Allgemeinarzt im Hinblick auf die korrekte und gezielte Überweisung seiner Patienten eine besondere Verantwortung zu.

Die Berufsordnung „verpflichtet den Arzt zu *kollegialer Zusammenarbeit* mit denjenigen Ärzten, die gleichzeitig oder nacheinander denselben Patienten untersuchen oder behandeln“. Darüber hinaus „verpflichtet“ sie ihn, „einen weiteren Arzt hinzuzuziehen oder den Patienten an einen anderen Arzt zu überweisen, wenn dies nach seiner ärztlichen Erkenntnis angezeigt erscheint, und der Patient einverstanden oder sein Einverständnis anzunehmen ist“ (BU Ärzte § 3 Abs. 1 und 2).

Es besteht auch innerhalb des Ärztestandes die Auffassung, daß ein Arzt sich nicht dem Wunsch eines Patienten oder seiner Angehörigen, an einen weiteren Arzt überwiesen zu werden (vgl. 6.1.1.6), entziehen könne [18].

Die Kollegialität sollte sich selbstverständlich auch auf die Zusammenarbeit zwischen Hausarzt und Medizinischem Dienst der Krankenkassen (MDK) erstrecken. Hier sind es häufig Anfragen (des übrigens von den Kassen völlig unabhängigen) MDK über den aktuellen Gesundheitszustand des Patienten und die weitere Prognose (Abb. 1; vgl. auch Abb. 10e).

Sehr geehrte Frau Doktor,
Sehr geehrter Herr Doktor,

wir bitten Sie, den nachstehenden Berichtsvordruck auszufüllen und Röntgen-, Labor- und Spezialbefunde sowie Krankenhausberichte und dergleichen dem Medizinischen Dienst zur Verfügung zu stellen.

Dieser Vordruck ist dann nicht auszufüllen, wenn am Begutachtungstag oder spätestens ab dem darauffolgenden Tag die Arbeitsunfähigkeit beendet ist oder der Versicherte für Donnerstag oder Freitag vorgeladen und ab dem darauffolgenden Montag wieder arbeitsfähig ist.

Vielen Dank für Ihre Bemühungen.

Mit freundlichen Grüßen

Ihre
**AOK Regensburg**

# 73

**Bericht für den Medizinischen Dienst**

Datum der letzten Untersuchung: 5.5.1996

Diagnose: Leberzirrhose mit minimalem Aszites

Befunde: allg. Körperschwäche, Gew. 52,8 kg (Kalb), Hb 10,2 g %, äthylische Noxe weiterhin vorhanden.

Mitbehandlung? ☐ Ja ☒ Nein fehlende Introspektion

Wenn ja, in welchem Fachgebiet: ______

Es droht ☒ eine Verschlimmerung des Leidens ☐ oder Behinderung

Besondere Hinweise: z. Zt. Familientherapie in unserer Praxis wg. ggf. stat. Entzug

Patient/Patientin kann den Medizinischen Dienst nicht aufsuchen, weil

______

Eine Begutachtung ist voraussichtlich nach ______ Tagen/Wochen möglich.

Arbeitsfähig ab: ______ Voraussichtlich arbeitsfähig ab: nicht abzuschätzen

Röntgenbefund/Ultraschallbefund/EKG-Befund/Laborbefund/Arzt- oder Krankenhausberichte/ unsere Sonographie im Printerausdruck
ist/sind mit der Bitte um Rückgabe beigefügt.

Dr. med. Detlev Durchblick
Facharzt für Allgemeinmedizin
Flinker Weg 4
91302 Weltschau
68/362

27. April 1996

Datum

Dr. Detlev Durchblick

Stempel und Unterschrift des Kassenarztes

*- Für den Bericht des Arztes ist die Nr. 73 BMÄ/E-GO berechnungsfähig. -*

**Abb. 1.** Beispiel für einen „Bericht an den Medizinischen Dienst" nach GNr. 73 EBM '96

Der Überweisungsschein sieht unterschiedliche Überweisungsziele vor:
- Zielauftrag (vgl. 6.1.1.2),
- Konsiliarauftrag (vgl. 6.1.1.4),
- Mit-/Weiterbehandlung (vgl. 6.1.1.5),
- Unfall, Unfallfolgen,
- Versorgungsleiden (BVG).

Die Fragestellung des überweisenden Arztes auf dem Überweisungsschein darf nicht nach ICD-10 verschlüsselt werden, wohl aber die Diagnose des konsultierten und abrechnenden Kollegen (Abb. 2).

### 6.1.1.2 Gezielte Überweisung

Die *gezielte Überweisung* ist Ausdruck der qualifizierten innerärztlichen Kommunikation. Sie sollte daher vom Vertragsarzt differenziert, sorgfältig und gewissenhaft veranlaßt und dokumentiert werden.

| AOK | LKK | BKK | IKK | VdAK | AEV | Knappschaft |
|---|---|---|---|---|---|---|

Name, Vorname des Versicherten

geb. am

Kassen-Nr. Versicherten-Nr. Status

Vertragsarzt-Nr. VK gültig bis Datum

**Überweisungs-/Abrechnungsschein**

☐ **Kurativ** ☐ **Präventiv** ☐ **Sonst. Hilfen** ☐ **bei belegärztl. Behandlung**

Quartal I /19 96

Lfd. Nr.

**Überweisung** an Arzt für Radiologie

**Arbeitsunfähigkeit** bescheinigt bis

X **Zielauftrag** ☐ **Konsiliaruntersuchung** ☐ **Mit-/Weiterbehandlung** ☐ **Unfall, Unfallfolgen** ☐ **Versorgungsleiden (BVG)**

**Auftrag** (bitte auch wichtige Befunde/Medikation angeben)/**Diagnose/Verdacht**

Rö. Thorax (2) wg. therapieresistentem Husten seit 2 Wo

**Diagnosen (ggf. Abrechnungsbegründungen)**

| Tag | | Tag | | Tag | |
|---|---|---|---|---|---|
| | | | | | |
| | | | | | |
| | | | | | |
| | | | | | |
| | | | | | |
| | | | | | |
| | | | | | |
| | | | | | |

Dr. med. Detlev Durchblick
Facharzt für Allgemeinmedizin
Flinker Weg 4
91302 Weitschau
68/302

Vertragsarztstempel u. Unterschrift überw. Arzt

Vertragsarztstempel abrechnender Arzt

Nicht zu verwenden bei Arbeitsunfällen, Berufskrankheiten und Schülerunfällen

Muster 6 (1.1995)

**Abb. 2.** Beispiel für Überweisungsschein an den Radiologen. Der Überweisungsauftrag („Zielauftrag") ist nicht nach ICD-10 zu verschlüsseln, dagegen die Diagnosen (ggf. Abrechnungsvergütungen) des die Leistung durchführenden Spezialisten

**Merke**
Zur Gewährleistung der freien Arztwahl soll die Überweisung – von begründeten Ausnahmefällen abgesehen – nicht auf den Namen eines bestimmten Vertragsarztes ausgestellt werden, es soll vielmehr die Gebietsbezeichnung (z.B. Radiologie), Teilgebietsbezeichnung (Gastroenterologie) oder Zusatzbezeichnung (z.B. Chirotherapie) angegeben werden, in deren Bereich die Überweisung ausgeführt werden soll.

**Merke**
Bei Überweisungen zu bestimmten (technischen) Leistungen soll der Überweisungsauftrag nicht zu eng gefaßt werden.

Bezüglich der Notwendigkeit zur präzisen Formulierung bei „gezielten Überweisungen" an den Laborarzt wird auf 2.3.19 verwiesen!

### *6.1.1.3 Konsiliaruntersuchung*

Der gezielten Überweisung zur *Konsiliaruntersuchung* kommt eine große Bedeutung im Rahmen der kollegialen Zusammenarbeit zu, wenn es um die optimale Betreuung des Patienten geht.
In diesem Fall zieht der überweisende Arzt einen Kollegen konsiliarisch zur Diagnostik oder zur Einholung von Therapievorschlägen hinzu. Dieser ist dazu angehalten, entsprechend der auf dem Überweisungsschein formulierten Fragestellung seine Empfehlungen an den überweisenden Arzt rückzumelden, hingegen den Patienten nicht selbst zu behandeln.

Selbstverständlich werden im Rahmen einer solchen Überweisung auch Berichte im Original oder in Kopie mitgegeben. Hier hat sich ein Stempel bewährt, der dem überweisenden Arzt signalisiert, ob der Befund als Original wieder zurückgegeben werden soll oder als Kopie behalten werden darf (Abb. 3).

In den meisten Fällen genügt die stichwortartige Aufzählung der wichtigsten Befunde und/oder Fragestellungen auf dem Überweisungsschein selbst oder auf einem separaten kurzen Arztbrief (Abb. 4). Bezüglich der möglichen Abrechenbarkeit siehe Abbildung 23 im Kapitel 2 „Arztbrief" 2.3.10.

### *6.1.1.4 Mitbehandlung und Weiterbehandlung*

Die gezielte Überweisung zur *Mitbehandlung* wird vom überweisenden Arzt meist in jenen Fällen veranlaßt werden, in denen er eine gemein-

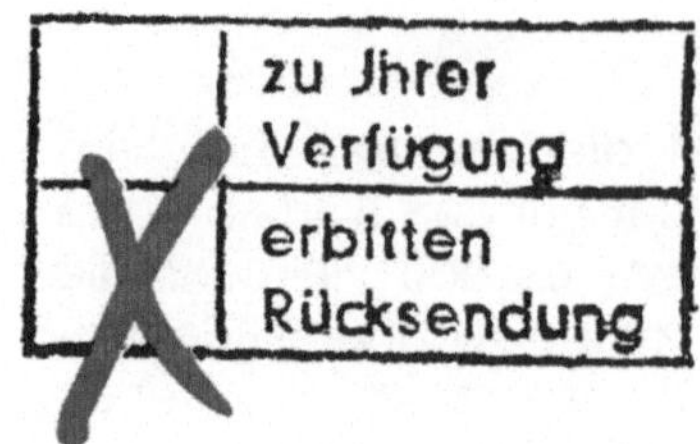


**Abb. 3.** Praxisstempel „zu Ihrer Verfügung / Erbitte Rücksendung“

schaftliche Betreuung des Patienten zusammen mit dem Spezialisten (z. B. Hautarzt) unter dem Aspekt einer speziellen Fragestellung (z. B. „therapieresistentes Ekzem“) wünscht. Aufgrund der detaillierten Angaben und Fragestellungen auf dem Überweisungsschein (Abb. 5) bzw. auf dem begleitenden Kurzbrief (vgl. Abb. 4) vermag der Spezialist sofort den Wunsch des Kollegen nach kollegialer Kooperation zu entnehmen und wird deswegen unaufgefordert nach Abschluß der Behandlung einen entsprechenden Arztbrief übersenden.

Die *Weiterbehandlung* wird im allgemeinen dann vorkommen, wenn der Patient den Wohnort wechselt und (z. B. bei Unterbringung im Alters- oder Pflegeheim) sich dort einen neuen Hausarzt sucht. Es empfiehlt sich, dem weiterbehandelnden Arzt die Krankenunterlagen sowie eine schriftliche

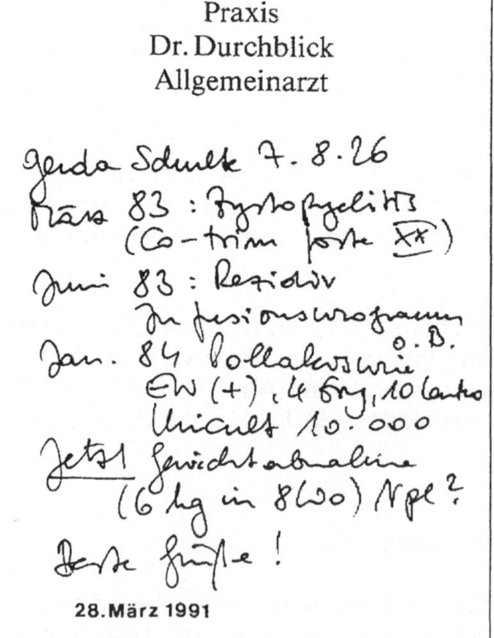

Praxis
Dr. Durchblick
Allgemeinarzt

Gerda Schulte 7.8.26
März 83: Zystopyelitis
(Co-trim forte XX)
Juni 83: Rezidiv
Infusionsurogramm o.B.
Jan. 84 Pollakisurie
EW (+), 4 Ery, 10 Leuko
Uricult 10.000
Jetzt Gewichtsabnahme
(6 kg in 8 Wo) Npl?
Beste Grüße!

28. März 1991

**Abb. 4.** Beispiel für ausführlich formulierte Angaben zur Vorgeschichte und differentialdiagnostischen Fragestellung auf separatem Kurzbrief im Rahmen der gezielten Überweisung zur Konsiliaruntersuchung. Nicht berechnungsfähig

| AOK | LKK | BKK | IKK | VdAK | AEV | Knappschaft |
|---|---|---|---|---|---|---|

Name, Vorname des Versicherten

geb. am

Kassen-Nr. Versicherten-Nr. Status

Vertragsarzt-Nr. VK gültig bis Datum

**Überweisungs-/Abrechnungsschein**

☐ Kurativ ☐ Präventiv ☐ Sonst. Hilfen ☐ bei belegärztl. Behandlung

Quartal ____ /19 ____

Lfd. Nr.

Überweisung an Augenarzt

**Arbeitsunfähigkeit** bescheinigt bis

☐ Zielauftrag ☐ Konsiliaruntersuchung ☒ Mit-/Weiterbehandlung

☐ Unfall, Unfallfolgen ☐ Versorgungsleiden (BVG)

**Auftrag** (bitte auch wichtige Befunde/Medikation angeben)/**Diagnose/Verdacht**

"Blitzen" und "Schatten" vor den Augen, Hypertonie, Diabetes mellitus, Retinopathie? RR-Werte um 170/90, BZ-Werte um 210 mg %, EuglucoN 2/0/1, Trepress 1 x 1

**Diagnosen (ggf. Abrechnungsbegründungen)**

| Tag | | Tag | | Tag | |
|---|---|---|---|---|---|
| | | | | | |
| | | | | | |
| | | | | | |
| | | | | | |
| | | | | | |
| | | | | | |
| | | | | | |
| | | | | | |

Dr. med. Detlev Durchblick
Facharzt für Allgemeinmedizin
Pinker Weg 4
91202 Weitschau
68/302

Vertragsarztstempel u. Unterschrift überw. Arzt

Vertragsarztstempel abrechnender Arzt

Nicht zu verwenden bei Arbeitsunfällen, Berufskrankheiten und Schülerunfällen Muster 6 (1.1995)

**Abb. 5.** Beispiel für die gezielte Überweisung zur Mitbehandlung an den Augenarzt mit detaillierten Angaben und mit Fragestellung

Zusammenfassung der bisherigen Beratungs- und Behandlungsergebnisse zukommen zu lassen. Abgerechnet wird ein solcher Brief ärztlichen Inhalts zuzüglich Porto nach GNr. 75 (= 80 Punkte).

In der eigenen Karteikarte, die bei dem erstbehandelnden Arzt verbleibt, ist ein entsprechender Vermerk über die abgegebenen Krankenunterlagen anzubringen und die Durchschrift des Arztbriefes abzulegen (Abb. 6).

### *6.1.1.5 Überweisung aus anderen Gründen*

Der Überweisungstyp der „ungezielten Überweisung", die in den allermeisten Fällen eine „Überweisung auf Wunsch des Patienten" darstellt, machte bis zur Einführung der Chipkarte in bundesdeutschen Hausarztpraxen nahezu die Hälfte aller Überweisungen aus der allgemeinärztlichen Praxis aus; es liegt daher die Vermutung nahe, daß die Patienten sich der Überweisung als Zugang zu einer weiteren spezialisierten medizinischen Versorgung zu bedienen wissen [19].

Durch eine Überweisung „auf Wunsch" oder eine *Überweisung aus anderen Gründen* glaubt der überweisende Arzt nicht selten, sich von der

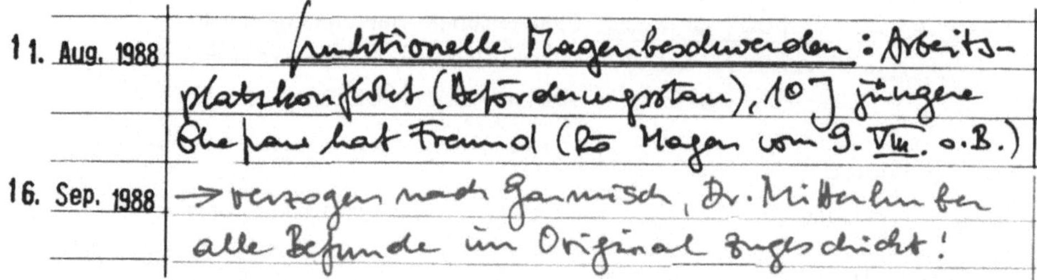

11. Aug. 1988 funktionelle Magenbeschwerden: Arbeitsplatzkonflikt (Beförderungsstau), 10 J jüngere Ehefrau hat Freund (Rö Magen vom 9. VIII. o.B.)

16. Sep. 1988 → verzogen nach Garmisch, Dr. [illegible] alle Befunde im Original zugeschickt!

**Abb. 6.** Karteikarteneintrag mit Vermerk über weitergegebene Original-Krankenunterlagen an den Hausarzt am neuen Wohnort

Verantwortung für die aus der Überweisung resultierenden Kosten entbinden zu können, die ihm im Rahmen einer Wirtschaftlichkeitsprüfung (vgl. 3) ins Haus stünden. Diese Verantwortung wird in erster Linie in bezug auf die entstehenden Kosten gesehen, weniger in bezug auf das fachliche Handeln, obwohl der Hausarzt mit dieser Kennzeichnung auch ausdrücken kann, daß er diesen Patienten eigentlich hätte selbst weiterbehandeln können. Der Hausarzt gibt damit die Verantwortung für diese Überweisung ab, weil er deren Notwendigkeit nicht sieht [19].

Der Wunsch eines Patienten nach Überweisung kann aber auch bedeuten, daß er z.B. zur Abklärung seiner Beschwerden eine *zweite Meinung* sucht. Oder er sieht die Behandlung des derzeitigen Arztes als vorläufig beendet an, wenn er das Gefühl hat, sein Hausarzt habe in der Diagnostik und Therapie die *Grenzen* seiner *Praxisausstattung* bzw. *seiner Kompetenz* erreicht. Das Bestehen des Patienten auf einer Überweisung und womöglich die Weigerung des Arztes, diesem Wunsch zu entsprechen, würde das *Vertrauensverhältnis* zwischen Arzt und Patient erheblich stören [11].

### *6.1.1.6 Überweisung von Allgemeinarzt zu Allgemeinarzt*

Besonders die *Überweisung innerhalb der eigenen Fachgruppe,* also meist Allgemeinarzt an Allgemeinarzt, sollte vermehrt gepflegt werden, obwohl die Überweisungen zu Ärzten des gleichen Fachgebietes nur in Ausnahmefällen zulässig sind (§ 21 Abs. 4 BMV-Ä).

In Einzelfällen besteht die Möglichkeit, Überweisungen als Rahmenauftrag, zur Konsiliaruntersuchung oder zur Weiter- und Mitbehandlung gezielt auszustellen. Dies betrifft vor allem allgemeinärztliche Kollegen mit besonderem Praxisschwerpunkt wie Proktologie, Phlebologie, Sonographie, Doppler-Untersuchungen, Naturheilkunde, Homöopathie, Sportmedizin, Allergologie, ambulantes Operieren (vgl. 2.3.10).

## 6.1.2 Verordnung von Krankenhauspflege

Angesichts der Ausgabenexplosion speziell im stationären Bereich wird der Hausarzt künftig noch stärker gezwungen sein, die Indikation für eine *stationäre Behandlung („Einweisung“)* besonders sorgfältig zu bedenken.

**Merke**
Die Verordnung von Krankenhauspflege darf – von Notfällen abgesehen – nur dann ausgestellt werden, wenn sich der behandelnde Vertragsarzt vom Zustand des Kranken persönlich überzeugt hat.

**Merke**
Der einweisende Arzt sollte – sofern kein Notfall vorliegt – die von ihm verordnete Krankenhausbehandlung durch die Kassen im vorhinein genehmigen lassen.

### *6.1.2.1 Krankheitsfall oder Pflegefall*

„Eine *Krankheit* verursacht Behandlungsbedürftigkeit in einem Krankenhaus, wenn nur mit diesen besonderen medizinischen Mitteln die Krankheit geheilt oder gebessert, eine Verschlimmerung der Krankheit verhütet oder das Leben verlängert werden kann oder Krankheitsbeschwerden gelindert werden können; dies ist so lange gegeben, wie eine ambulante Behandlung zur Erreichung dieses Behandlungzieles nicht ausreicht. Dienen die erforderlichen Pflegemaßnahmen im Krankenhaus lediglich dem Zweck, einem Zustand der *Hilflosigkeit* zu begegnen, liegt ein *Pflegefall* vor, der eine Leistungspflicht nicht auslöst“ (BSG-Urteil vom 20.3.1984, 8 RK 28/83).

Die Verordnung von Krankenhauspflege schließt auch Hinweise auf die „nächst erreichbaren, geeigneten Krankenhäuser“ bzw. Abteilungen ein.

**Merke**
Auch bei der Verordnung von Krankenhausbehandlung ist der Arzt gehalten, das Wirtschaftlichkeitsgebot zu beachten.

Bezüglich weiterer Einzelheiten zum Thema „Pflegeversicherung“ wird auf das ausführliche Kapitel 4.1 „Rechtsgrundlagen der Pflegeversicherung“ sowie folgende verwiesen.

### *6.1.2.2 Kostenverpflichtungserklärung*

Die *Kostenverpflichtungserklärung* gegenüber dem Krankenhaus auf der Rückseite des ersten Teils des Formularsatzes nach Muster 2 b (7.1993) bleibt der Krankenkasse vorbehalten; deshalb soll – so die Formulierung – die Verordnung von Krankenhausbehandlung „*vor* Aufsuchen des Krankenhauses der zuständigen Kasse vorliegen. Geschieht das nicht, so kann die Kostenübernahme durch die Krankenkasse abgelehnt werden; es sei denn, es liegt ein Notfall vor, und ein Leistungsanspruch besteht."

Die Beachtung dieser Vorgabe ist besonders bei der Verordnung von Krankenhausbehandlung in entfernteren und/oder Spezialkliniken vonnöten sowie von Häusern, die „gemischt genutzt" sind, also gleichzeitig sowohl Krankenhausbetrieb wie auch Kurbetrieb anbieten.

### *6.1.2.3 Einweisungsschein*

Im Einzelfall wird es auch darauf ankommen, daß der einweisende Arzt dem Kollegen in der Klinik möglichst detaillierte und umfassende Informationen über die Vorgeschichte des Patienten sowie die bisher getroffenen Maßnahmen und über die Fragestellung zukommen läßt.

**Tip** Es sollte zur guten ärztlichen Gepflogenheit gehören und auch Ausdruck der gedeihlichen und kompetenten Zusammenarbeit zwischen Praktiker und Kliniker sein, wenn in bestimmten Fällen der behandelnde niedergelassene Arzt vor Einweisung den Kliniker telefonisch kontaktiert (z. B. zur Terminabsprache oder Kurzinformation bei Notfällen).

Zur schriftlichen Übermittlung solcher Befunde und Überlegungen eignet sich recht gut der dreiteilige Formularsatz Muster 2b (7.1993), der genügend Raum bietet für
- Diagnose/Befund,
- Untersuchungsergebnisse,
- bisherige Maßnahmen (z. B. Medikation),
- Fragestellungen/Hinweise (z. B. Allergie),
- mitgegebene Befunde (Abb. 7).

Die „Fragestellung bzw. Befund" auf dem *Einweisungsschein* müssen nicht nach ICD-10 verschlüsselt werden, sondern werden frei formuliert. Der einweisende Arzt sollte sich dabei nicht dem Streß und der Unredlichkeit aussetzen, eine „Diagnose" zu formulieren (z. B. „Herzinfarkt", Appendizitis"), die er aufgrund des aktuellen Kenntnisstandes vielleicht gar nicht stellen kann, sondern sollte sein Einweisungsproblem möglichst offen formulieren („Akuter Präkordialschmerz", „Unchar. Bauchschmerzen") (Abb. 7).

**Merke**
Auch das noch so umfangreiche Ausfüllen des Einweisungsformulars ist nicht abrechenbar, wohl jedoch ggf. der begleitende Brief ärztlichen Inhalts (vgl. Abb. 4; vgl. 2.3.10).

Der einweisende Arzt sollte zudem auch großzügig seine Befunde (am besten Fotokopien, aber auch Originale wie EKG-Streifen, Röntgenfilme) bei der Einweisung dem klinischen Kollegen zukommen lassen oder in Einzelfällen auf einem separaten Blatt einen epikritischen Bericht formulieren (vgl. Abb. 4) . Die Kopien sind abrechenbar nach GNr. 7140 je Seite.

**Merke**
Die Berichte im Rahmen der Krankenhauseinweisung sind dem Patienten im verschlossenen Umschlag mitzugeben.

Im Gegenzug sollte ein dermaßen sorgfältig vorgehender niedergelassener Kollege auch erwarten dürfen, daß ihn die Entlassungsbriefe der Klinik in vertretbarem Zeitrahmen erreichen bzw. daß er zumindest bei der Entlassung des Patienten einen einigermaßen informativen und sofort umsetzbaren „vorläufigen Krankenhausentlassungsbrief" erhält.

### *6.1.2.4 Krankenbeförderung*

Auch bei der „Verordnung einer *Krankenbeförderung*" ist der einweisende Arzt gehalten, darauf zu achten, daß die Auswahl des Transportmittels nach dem Grundsatz einer wirtschaftlichen Verordnungsweise erfolgt; entsprechend eindeutig ist die Kennzeichnung auf dem Vordruck der betreffenden Kästchen vorzunehmen.

**Merke**
Die Entscheidung über die Art des Transportmittels trifft grundsätzlich der anordnende Vertragsarzt. Seine Entscheidung, die von der medizinischen Indikation auszugehen hat, muß den Gesundheitszustand des Patienten, seine Gehfähigkeit und die Länge der Beförderungsstrecke in Betracht ziehen [17].

| AOK | LKK | BKK | IKK | VdAK | AEV | Knappschaft |
|---|---|---|---|---|---|---|

**Verordnung von Krankenhausbehandlung**
(Nur bei medizinischer Notwendigkeit zulässig)

Name, Vorname des Versicherten

geb. am

Kassen-Nr. | Versicherten-Nr. | Status

Vertragsarzt-Nr. | VK gültig bis | Datum

☐ Belegarzt-behandlung ☐ Notfall

☐ Unfall, Unfallfolgen ☐ Versorgungs-leiden (BVG)

Nächsterreichbare, geeignete Krankenhäuser

St. Blasius

Diagnose / Befund

Abdomenopathie

Vertragsarztstempel / Unterschrift des Arztes

Bitte die Rückseite beachten!

Muster 2a (7. 1993)

**Für den Krankenhausarzt! Vertraulich!** Bitte dem Patienten gesondert mitgeben!

Untersuchungsergebnisse (21.30): Seit 8 Std. heftige Schmerzen Unterbauch re > li, Übelkeit. Stuhlgang zuletzt vor 48 Std. Periode: seit 12 Tagen überfällig. Angst d. Pat. vor Blinddarmdurchbruch. Deutlicher Druckschmerz re. UB, RR 95/80 rektal unauff.

Bisherige Maßnahmen (z. B. Medikation)

Keine

Fragestellung/Hinweise (z. B. Allergie) Stat. Vertiefung u. Erweiterung der Diagnostik noch heute erforderlich

Mitgegebene Befunde

**Abb. 7.** Beispiel für möglichst offen formulierte Einweisungsbezeichnung (Abdomenopathie) auf dem Formularsatz „Verordnung von Krankenhausbehandlung". Beachte die Uhrzeitangabe der Untersuchung („21.30") des Hausarztes als wichtige Information für den Kliniker

Immer wieder gerät der Hausarzt in die Verlegenheit, im nachhinein Krankentransportbescheinigungen auszustellen, wenn der Patient als „Notfall" beispielsweise durch den Rettungsdienst ins Krankenhaus gebracht wurde oder sich selbst ohne Arztkontakt eingewiesen hatte.

**Merke**
In solchen „Notfällen" hat entweder der hinzugezogene Rettungsarzt oder der aufnehmende Krankenhausarzt die Notwendigkeit des Krankentransportes zu bescheinigen.

### 6.1.3 Arbeitsunfähigkeitsbescheinigung

Das in der Hausarztpraxis wohl mit am häufigsten verwendete Formular ist die „*Arbeitsunfähigkeitsbescheinigung* zur Vorlage bei der Krankenkasse" nach Muster 1a (7.1993).

Durch die Verordnung von Arbeitsunfähigkeit (AU) übernimmt der Arzt quasi die Rolle eines Gutachters mit entsprechender Verantwortung. Täglich werden bundesweit durch eine einzige Unterschrift auf diesen gelben Formularen Millionen von Folgekosten zu Lasten der Sozialversicherung induziert.

**Merke**
*Arbeitsunfähigkeit (AU)* im Sinne der GKV liegt vor, wenn der Patient wegen Krankheit die zuletzt verrichtete Arbeit nicht oder nur unter der Gefahr der Verschlimmerung ausüben kann.

Eine unterdurchschnittliche Veranlassung von Arbeitsunfähigkeitszeiten und -häufigkeiten kann in einem möglichen Prüfverfahren bei Beurteilung der Gesamtwirtschaftlichkeit einen Entlastungsfaktor darstellen (vgl. kompensatorische Einsparungen 3.2.2.6).

Die Arbeitsunfähigkeitsbescheinigung (Abb. 8) sollte besonders kritisch ausgestellt und detailliert ausgefüllt werden, damit sich die Kassen sowie der Medizinische Dienst der Krankenkassen (MDK) rasch ein Bild über den Krankheitszustand und -verlauf machen können.

**Merke**
Durch das sorgfältige Ausfüllen des AU-Formblattes bleiben dem Vertragsarzt zahlreiche Mißverständnisse im Umgang mit dem Patienten, dem Arbeitgeber und den Kassen sowie den Berufsgenossenschaften erspart.

Das Formular (Abb. 8) enthält Eintragungen für
- Erstbescheinigungen,
- Folgebescheinigungen,
- Arbeitsunfall, Arbeitsunfallfolgen, Berufskrankheit,

| AOK | LKK | BKK | IKK | VdAK | AEV | Knappschaft |
|---|---|---|---|---|---|---|

**Arbeitsunfähigkeits-bescheinigung**
**zur Vorlage bei der Krankenkasse**

Bei verspäteter Vorlage droht Krankengeldverlust!

Name, Vorname des Versicherten
geb. am
Kassen-Nr. Versicherten-Nr. Status
Vertragsarzt-Nr. VK gültig bis Datum

☐ Erstbescheinigung
☒ Folgebescheinigung
☐ Arbeitsunfall, Arbeitsunfallfolgen, Berufskrankheit
☐ Dem Durchgangsarzt zugewiesen

Arbeitsunfähig seit 29 06 96
Voraussichtlich arbeitsunfähig bis einschließlich 03 08 96
Festgestellt am 30 07 96

Dr. med. Detlev Durchblick
Facharzt für Allgemeinmedizin
Flinker Weg 4
91302 Weitschau
68/302

Vertragsarztstempel / Unterschrift des Arztes

Diagnose T 14.9
reizlos abgeheilt; volle Beweglichkeit;
keine Störung der Sensibilität; Pat. klagt
über Pelzigkeit und Kältegefühl, könne
nicht arbeiten

☒ sonstiger Unfall, Unfallfolgen
☐ Versorgungsleiden (BVG)

Es wird die Einleitung folgender besonderer Maßnahmen durch die Krankenkasse für erforderlich gehalten (z. B. Badekur, Heilverfahren, MDK). Aus Datenschutzgründen sollte die Aufführung des Befundes entfallen.

Bühler Girodruck

– Für die Bescheinigung ist die Nr. 71 BMÄ/E-GO berechnungsfähig –

Für Zwecke der Krankenkasse

**Abb. 8.** Beispiel für Arbeitsunfähigkeitsbescheinigung (Folgebescheinigung) nach Muster 1a (1.1995) mit Diagnose-Verschlüsselung für „Quetschwunde" nach ICD-10, Kenntlichmachung als „sonstiger Unfall", Angabe des Befundes sowie Hinweis für den Medizinischen Dienst der Krankenkassen („MDK")

- dem Durchgangsarzt zugewiesen,
- sonstiger Unfall, Unfallfolgen,
- Versorgungsleiden (BVG),
- Diagnose/Befund,
- Hinweise für die Einleitung besonderer Maßnahmen durch die Krankenkasse (z.B. Badekur, Heilverfahren oder Begutachtung durch den MDK).

Die Abkürzung „MDK" ist eine Verschlüsselung der Aufforderung, den Patienten durch den Medizinischen Dienst der Krankenkassen vorladen zu lassen, beispielsweise zur Beseitigung von begründeten Zweifeln an der AU (Abb. 8).

**Merke**
AU darf nach der Rechtsprechung der Sozialgerichtsbarkeit nur aufgrund einer *ärztlichen Untersuchung* bescheinigt werden, z.B. kann eine telefonische Befunderhebung für AU-Bescheinigungen strafrechtlich verfolgt werden (vgl. § 178 StGB, Urteil vom 4.5.1977, NJW 1977, Heft 46, S. 2128).

### 6.1.3.1 Dauer der Arbeitsunfähigkeit

Auf der *Arbeitsunfähigkeitsbescheinigung* muß der Zeitraum der Arbeitsunfähigkeit („arbeitsunfähig seit ...") zusammen mit dem Termin des Endes der voraussichtlichen Arbeitsunfähigkeit eingetragen werden (vgl. Abb. 8).

Eine Arbeitsunfähigkeitsbescheinigung ist nicht vorgesehen für
- Rentner und Familienangehörige,
- Arbeitnehmer ohne Anspruch auf Entgeltfortzahlung.

**Merke**
Während einer stationären Behandlung oder eines Heilverfahrens fällt keine Arbeitsunfähigkeitsbescheinigung an.

Dies trifft auch für den Fall einer nicht rechtswidrigen Sterilisation oder eines nicht rechtswidrigen Schwangerschaftsabbruches zu.

Patienten, die in einem sog. nicht versicherungspflichtigen Arbeitsverhältnis („geringfügig Beschäftigte") stehen, haben keinen Anspruch auf den Erhalt einer Arbeitsunfähigkeitsbescheinigung nach Vordruckmuster 1a (1.1995). Diesem Personenkreis wird die AU auf einem formlosen Blatt, z. B. Privatrezept, bescheinigt (Abb. 16 in 8.4.7).

Für Beamte ist eine (privat zu liquidierende) *Dienstunfähigkeitsbescheinigung* auszustellen.

**Merke**
Die Ausstellung von sog. „privaten" Arbeitsunfähigkeitsbescheinigungen oder von Dienstunfähigkeitsbescheinigungen bei Beamten ist nach GOÄ GNr. 70 zu liquidieren.

Der Tag der Feststellung der AU ist auch für die *Krankengeldzahlung* (vgl. 6.1.3.5) wichtig, falls kein Arbeitsentgelt gezahlt wird. Anhand der ersten AU-Bescheinigung zahlt die Krankenkasse Krankengeld, und zwar grundsätzlich vom Tag *nach* der Feststellung der AU an.

### *6.1.3.2 Rückdatierung*

Sowohl der Mantelvertrag für Ärzte (BMÄ-V) als auch der Arzt-Ersatzkassenvertrag enthalten keine expliziten Regelungen über die Anzahl der Tage, für die eine Arbeitsunfähigkeitsbescheinigung rückdatiert werden kann. Beide verweisen auf die Richtlinien des Bundesausschusses für Ärzte und Krankenkassen, Arbeitsunfähigkeitsrichtlinien. In diesem ist in Ziffer 15 die

- ausnahmsweise Rückdatierung nach gewissenhafter Prüfung von in der Regel bis zu zwei Tagen

formuliert.

Da der Tag, an dem die Arbeitsunfähigkeit eintrat, nicht mitgerechnet wird, ist daher bei Vorlage der o.g. Ausnahmen eine *Rückdatierung* vom Montag auf den Freitag der Vorwoche möglich.

**Merke**
Grundsätzlich darf der Tag der Feststellung der AU weder vor- noch rückdatiert werden.

**Merke**
Die „Diagnose" auf der Arbeitsunfähigkeitsbescheinigung muß nach ICD-10 verschlüsselt werden (vgl. Abb. 8). Die Zusatzverschlüsselungen der KBV (vgl. 6.1.9.2) sind *nicht* gestattet.

Der Arzt sollte auf der Arbeitsunfähigkeitsbescheinigung möglichst präzise die Dokumentation des vorliegenden Falles vornehmen; er kann auf diese Weise auch seine Karteikarte entlasten.

Die *Aufbewahrungsfrist* für die Durchschrift der Arbeitsunfähigkeitsbescheinigung beträgt 1 Jahr (vgl. Tabelle 1).

### 6.1.3.3 Privatbescheinigung

Das Ausstellen von Arbeitsunfähigkeitsbescheinigungen gehört zu den Pflichten des Vertragsarztes. Aber auch im Rahmen des Behandlungsvertrages mit Privatpatienten kann er privatrechtlich verpflichtet sein, dem Patienten eine entsprechende Bescheinigung auszustellen. Allerdings darf der selbst durchschreibende Formularsatz nach Muster 1a nicht benutzt werden; hier handelt es sich nämlich um Materialkosten der GKV (vgl. 6.1.3.1).

### 6.1.3.4 AU bei Unfall und Arbeitsunfall

Ist die Arbeitsunfähigkeit durch einen *Arbeitsunfall* oder durch eine *Berufskrankheit* verursacht worden, ist das Krankengeld von der Kasse bereits vom Tage der ärztlichen Feststellung der AU an zu gewähren [17].

Wegen möglicher Ersatzansprüche der Kassen gegenüber Dritten ist es wichtig, daß der Arzt im gegebenen Fall das Kästchen
- sonstiger Unfall, Unfallfolgen

ankreuzt (vgl. Abb. 8). Dies sollte grundsätzlich immer geschehen, auch wenn es zunächst den Anschein hatte, daß keine Einwirkung von Dritten in das Unfallgeschehen (z.B. Sturz im häuslichen Garten) vorliegt, also ein „privater" *Unfall* sich ereignet hatte. Dies gilt auch für zunächst vermeintliche Bagatellverletzungen.

### 6.1.3.5 Krankengeld

Dauert die Arbeitsunfähigkeit länger als 6 Wochen, so erlischt der Anspruch auf Lohnfortzahlung durch den Arbeitgeber; der Patient erhält jetzt *Krankengeld* durch seine Kasse. In diesem Fall darf eine Arbeitsunfähigkeitsbescheinigung nach Vordrucksmuster 1a nicht mehr ausgestellt werden. Dem Patienten wird dann die Arbeitsunfähigkeit auf einem *Krankengeldauszahlungsschein* attestiert (Abb. 9).

Die Bedingungen, unter denen *Krankengeld* gewährt wird, haben sich im Laufe der Zeit grundlegend geändert:
- Seit dem Lohnfortzahlungsgesetz von 1969 haben alle Pflichtmitglieder der GKV Anspruch auf Lohnfortzahlung durch den Arbeitgeber während der ersten 6 Wochen einer krankheitsbedingten Arbeitsunfähigkeit.
- Ab der 7. Woche wird von der Krankenkasse Krankengeld in Höhe von 80% des regelmäßigen Arbeitsentgeltes gezahlt.

**AOK Regensburg**

Bruderwöhrdstraße 9
8400 Regensburg
Telefon (09 41) 7 96 06-0
Telefax (09 41) 7 96 06-2 12

Ihre Zeichen

Ihre Nachricht vom

AOK Regensburg · Postfach 11 01 52 · 8400 Regensburg 11

Unsere Zeichen

Ihr Gesprächspartner

Durchwahl

Datum

Auszahlungsschein für Krankengeld

Sehr geehrte

wir bitten Sie, den Auszahlungsschein nach Bestätigung der Arbeitsunfähigkeit durch Ihren behandelnden Arzt an die AOK Regensburg zurückzusenden, damit wir Ihnen Ihr Krankengeld umgehend überweisen können. Falls sich Ihre Bankverbindung in letzter Zeit geändert hat, bitten wir um Mitteilung. Sollten Sie die Arbeit schon aufgenommen haben bzw. in den nächsten Tagen aufnehmen, bitten wir ebenfalls nachstehend um Nachricht.

Mit freundlichen Grüßen

Ihre
AOK Regensburg

Die Arbeit wird/wurde aufgenommen am ______

Ärztliche Bescheinigung zum Bezug von Krankengeld

Zuletzt vorgestellt/besucht am 26. Okt. 1996
Noch arbeitsunfähig ☒ ja ☐ nein
ggf. voraussichtlich bis 10. XI. 96
Nächster Praxisbesuch am 4. XI. 96
Letzter Tag der Arbeitsunfähigkeit ______
Diagnose wie bisher

26. Okt. 1996

Dr. med. Detlev Durchblick
Facharzt für Allgemeinmedizin
Finker Weg 4
91302 Weltschau
(68/3/02)
Dr. Detlev Durchblick

Datum, Unterschrift und Stempel des Kassenarztes

Verständigen Sie bitte die AOK Regensburg sofort, wenn Sie während des Krankengeldbezuges

- Arbeitsentgelt erhalten oder zu beanspruchen haben,
- Maßnahmen zur Rehabilitation (z. B. Badekur, berufsfördernde Maßnahmen) beantragt haben,
- Rente bei einem Rentenversicherungsträger (z. B. LVA, BfA) oder einem Unfallversicherungsträger (Berufsgenossenschaft) oder bei der Landwirtschaftlichen Alterskasse beantragt haben,
- Übergangsgeld oder Rente von einem Rentenversicherungsträger (z. B. LVA, BfA, Bundesknappschaft) oder von einem Unfallversicherungsträger (Berufsgenossenschaft) oder von der Landwirtschaftlichen Alterskasse beziehen,
- Vorruhestandsgeld beantragt haben oder bereits beziehen,
- Ruhegehalt (Pension) nach beamtenrechtlichen Vorschriften beantragt haben oder beziehen.

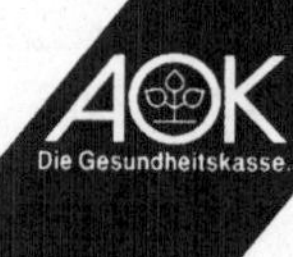


AOK-Öffnungszeiten:
Montag bis Freitag 8.00 - 12.15 Uhr
Donnerstag 14.00 - 17.30 Uhr
sowie nach Vereinbarung

Sparkasse Regensburg
Konto 215 400
BLZ 750 500 00

Postgiroamt Nürnberg
Konto 81 98-854
BLZ 760 100 85

**Abb. 9.** Beispiel für einen durch den Hausarzt ausgefüllten Auszahlungsschein für Krankengeld. Nicht berechnungsfähig

- Das Krankengeld wird ohne zeitliche Begrenzung gewährt, wegen ein und derselben Krankheit jedoch nur für höchstens 78 Wochen im Zeitraum von 3 Jahren.
- Bei vielen Arbeitnehmern wird auf die Vorlage einer ärztlichen Arbeitsunfähigkeitsbescheinigung (vgl. 6.1.3) verzichtet, wenn die krankheitsbedingte Arbeitsunfähigkeit nicht länger als 3 Tage besteht [1].

### 6.1.4 Auskünfte für Kasse und MDK

Die zahlreichen Anfragen der GKV mit der Bitte um Auskunft für den Medizinischen Dienst (MDK) (z.B. im Zusammenhang mit Arbeitsunfähigkeitszeiten, Vorliegen eines mißglückten Arbeitsversuches (Abb. 10a–n) stellen eine erhebliche zeitliche und arbeitsintensive Belastung für den Hausarzt dar [3].

Die dafür von den Kassen angebotenen Vergütungen werden nach BMÄ '96 mit den GNrn. 72, 73, 77 mit 60, 120 bzw. 225 Punkten vergütet (vgl. ausführlich 2.3.10).

### 6.1.5 Atteste und Gesundheitszeugnisse

Nicht nur die Dokumentation und ihr Hauptstück, das Krankenblatt, fordern dem Arzt Umsicht und Sorgfalt ab, sondern auch das vielfach verlangte *Attest* oder *Gesundheitszeugnis,* dessen Inhalt von der bloßen Diätbescheinigung fürs Finanzamt bis zu einem medizinischen Gutachten reichen kann.

Atteste bilden regelmäßig die Grundlage für die Entscheidungen Dritter. Unrichtige Zeugnisse können straf- und schadensersatzrechtliche Folgen haben. Beim Ausstellen eines Attestes hat der Arzt die Schweigepflicht zu beachten [11].

Bezüglich der Abrechnung von privaten Attesten, Berichten und Gutachten nach GOÄ '96 wird auf 8.4.7 verwiesen.

### 6.1.6 Diätpläne

Gerade dem Hausarzt fällt bei der Erstellung diverser *Diätanweisungen* im Rahmen seiner Patientenbetreuung eine wichtige Rolle zu. Die Vergütung für das Ausstellen eines Diätplanes ist bei Versicherten der Primär- und Ersatzkassen in der Pauschale für die Ordinationsgebühr enthalten. Eine Privatliquidation ist also nicht möglich!

Ärzte mit EDV werden gerne auf standardisierte Diätpläne zurückgreifen. Aber auch gedruckte Diätpläne, wie sie von der Industrie dem Arzt als Patientenservice zur Verfügung gestellt werden, sind beliebt, vor allem dann, wenn sie der Arzt im Gespräch mit dem Patienten individuell erläutert.

### 6.1.7 Aufbewahrungsfristen

Für die verschiedenen Dokumentationsbefunde und Durchschriften von kassenärztlichen Formularen gibt es unterschiedlich lange *Aufbewahrungsfristen.* Sie beginnen mit dem Schluß des Kalenderjahres, in dem die Eintragungen vorgenommen bzw. die Unterlagen entgegengenommen oder erstellt worden sind (Tabelle 1).

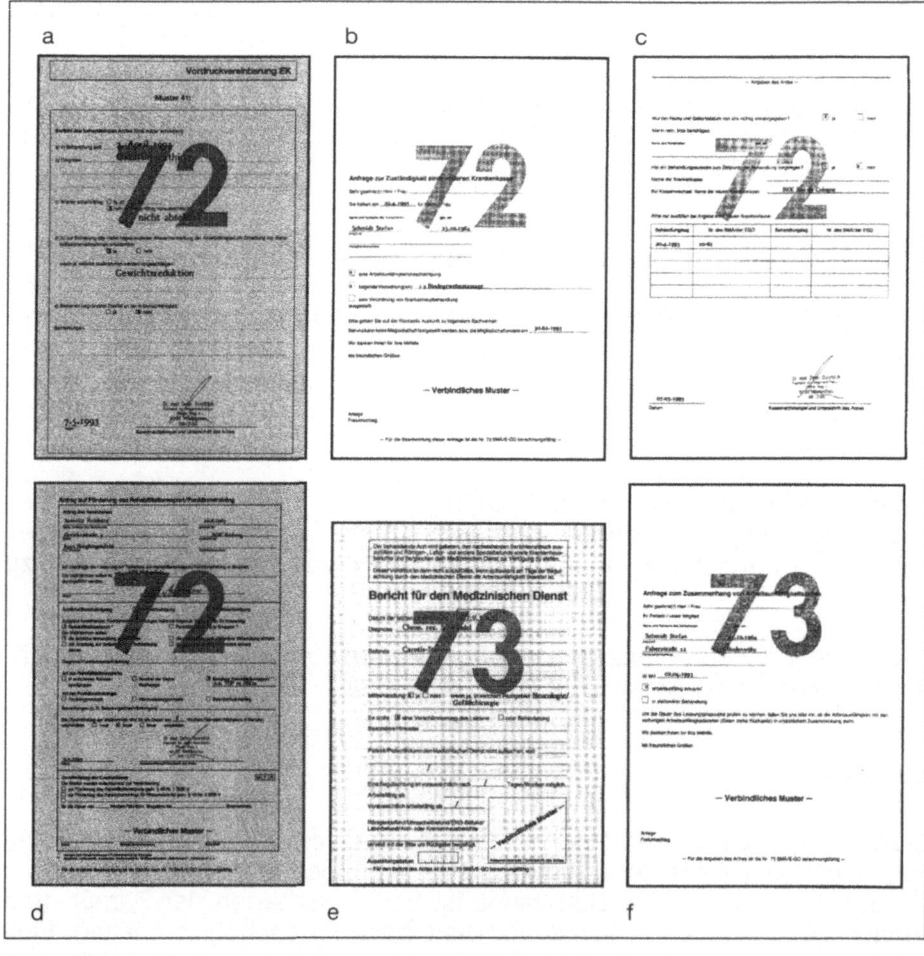


**Abb. 10a–n.** Zusammenstellung der wichtigsten Vordruckvereinbarungen für die Krankenkasse bzw. den Medizinischen Dienst (MDK) [3]

g

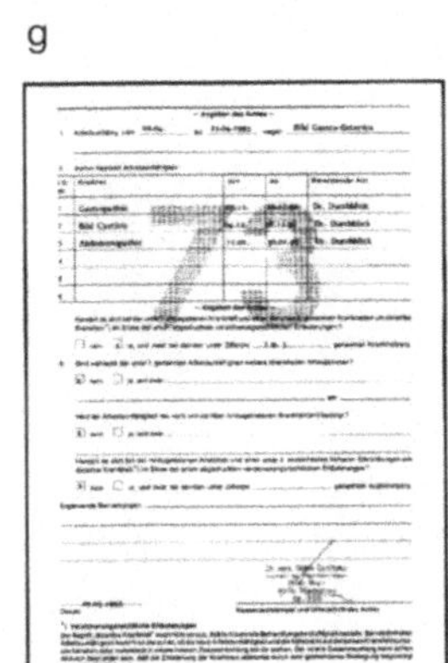

h

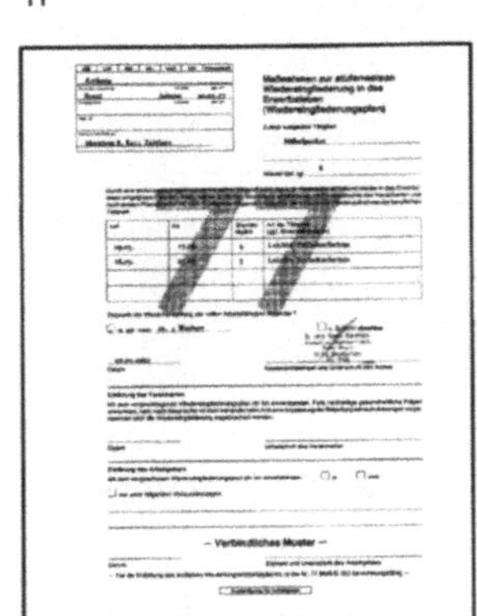

Maßnahmen zur stufenweisen Wiedereingliederung in das Erwerbsleben (Wiedereingliederungsplan)

– Verbindliches Muster –

i

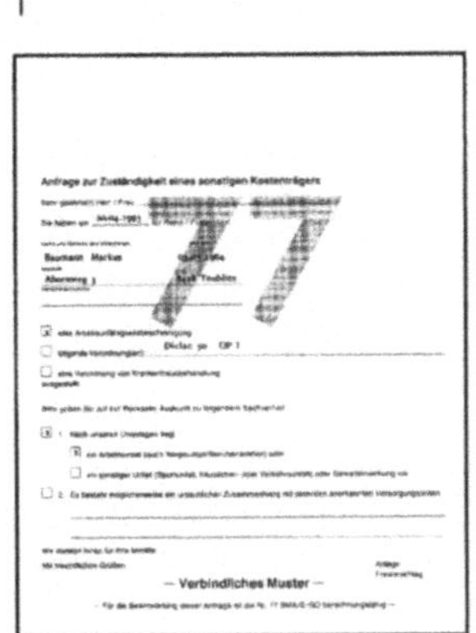

Anfrage zur Zuständigkeit eines sonstigen Kostenträgers

– Verbindliches Muster –

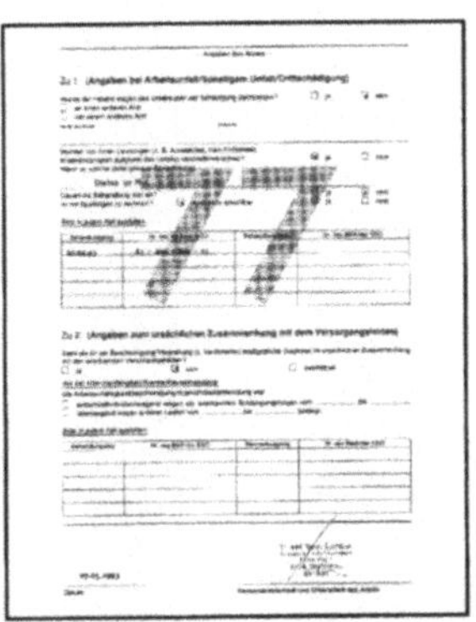

j

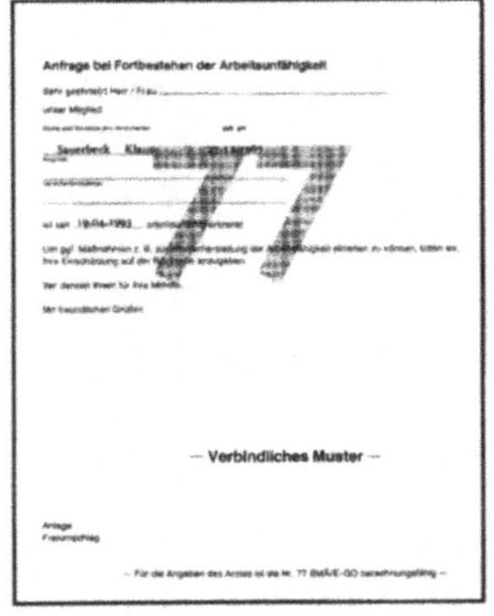

Anfrage bei Fortbestehen der Arbeitsunfähigkeit

– Verbindliches Muster –

k

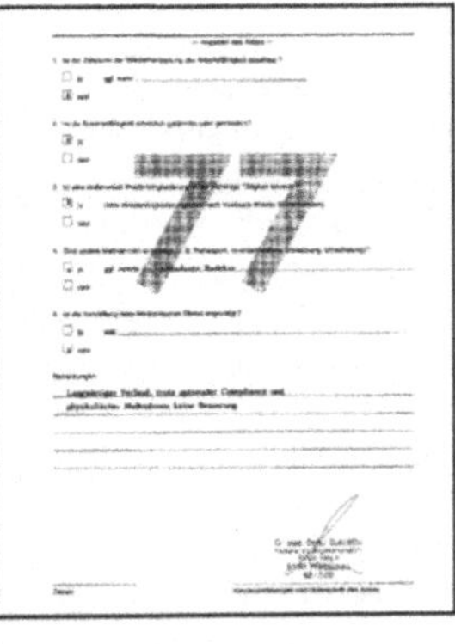

l

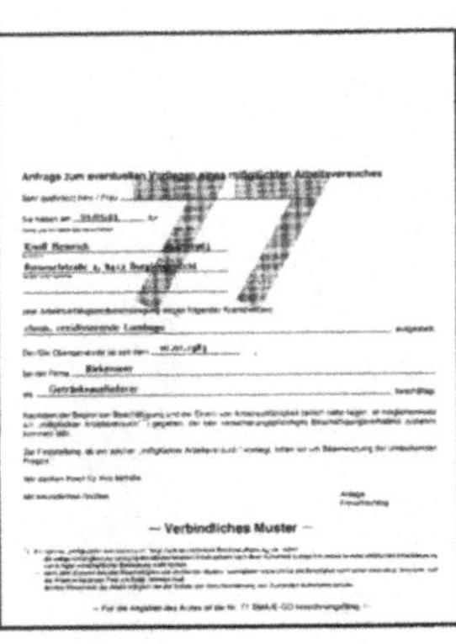

– Verbindliches Muster –

m

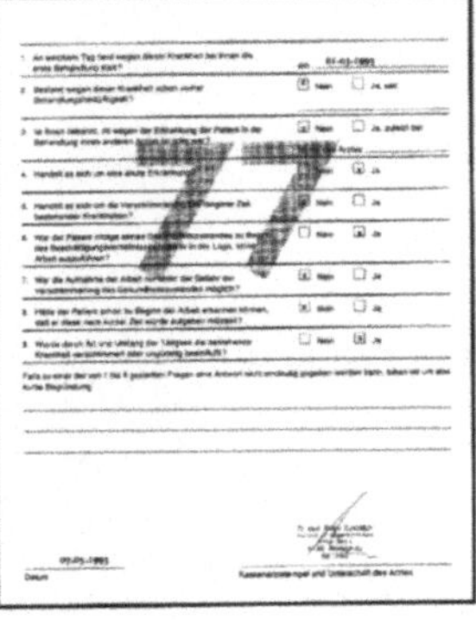

n

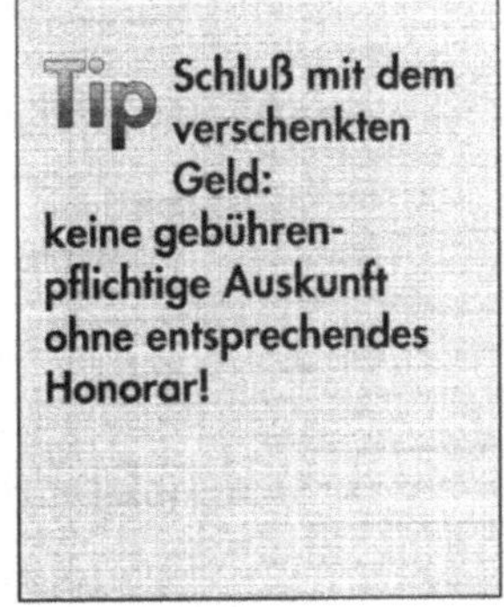

**Tabelle 1.** Zusammenstellung der unterschiedlichen Aufbewahrungsfristen (Jahre) in Abhängigkeit von der Art der Dokumente

| | Aufbewahrungsfrist Jahre | | | | | |
|---|---|---|---|---|---|---|
| Art der Dokumente | 30 | 10 | 6 | 5 | 3 | 1 |
| **I. Medizinische** | | | | | | |
| Röntgentherapien (§ 29, 4 RöVO) | X | | | | | |
| Röntgendiagnosen (§ 11.2 MuBO) | | X | | | | |
| Arztbriefe | | X | | | | |
| Beleglisten | | X | | | | |
| Gutachten, u.a.: | | | | | | |
| – Sozialversicherungsträger (LVA, BfA) | | X | | | | |
| – Berufsgenossenschaften | | | | X | | |
| – Behörden | | X | | | | |
| – sonstige Versicherungen | | | | X | | |
| EEG-Diagramme | | X | | | | |
| EKG-Diagramme | | X | | | | |
| Laborbefunde | | X | | | | |
| Laborbücher | | X | | | | |
| Krankenhausberichte | | X | | | | |
| Patientenkarteikarten | | X | | | | |
| Kopien Berichtsvordrucke von Früherkennungsuntersuchungen (Richtlinien des Bundesausschusses der Ärzte und Krankenkassen) | | | | X | | |
| Durchschriften von Betäubungsmittelrezepten (Betäubungsmittel-Verschreibungs-VO) | | | | | X | |
| Zytologische Präparate (Zytologie-Richtlinien der KVen) | | | | | | X |
| Kontrollkarten der internen Qualitätssicherung (Richtlinien der BÄK) | | | | X | | |
| Durchschriften von Arbeitsunfähigkeitsbescheinigungen (§ 21, 2 BMV-Ä) | | | | | | X |
| **II. Sonstige** | | | | | | |
| Jahresabschlüsse (Einnahme-/Ausgaberechnungen | | [illegible] | | | | |
| Inventare | | X | | | | |
| Anlageverzeichnisse (AfA-Listen) | | X | | | | |
| Buchführungskoten | | X | | | | |
| Kontokorrentbücher | | X | | | | |
| Rechnungsausgangsbücher | | X | | | | |
| Vermögensverzeichnisse | | X | | | | |
| Geschäftsbriefe (empfangene/abgesandte) | | | X | | | |
| Bankbelege und -auszüge | | | X | | | |
| Postscheckbelege und -auszüge | | | X | | | |
| Gehalts- und Lohnunterlagen | | | X | | | |
| Personalunterlagen | | | X | | | |
| Kassenbücher/Kassenbelege | | | X | | | |
| Reiskostenabrechnungen | | | X | | | |
| Wechsel | | | X | | | |

Für die *medizinischen Unterlagen* gelten die Fristen bei Praxisauflösung weiter. Beim Tod des Arztes geht die Aufbewahrungsfrist auf den oder die Erben über, auch wenn sie nicht Ärzte sind. Die ärztliche Schweigepflicht muß auch dann gewahrt werden.

Nähere Einzelheiten können bei den jeweiligen Landesärztekammern erfragt werden, die für die Berufsordnungen im jeweiligen Bundesland zuständig sind.

## 6.1.8 Dokumentation

Umfang und Qualität der *Dokumentation* der Leistungen des Arztes und seiner nichtärztlichen Mitarbeiter gewinnen auch für die hausärztliche Praxis zunehmend an Bedeutung.

Reichte noch vor 30 Jahren ein „Strich" auf einer DIN A-5 Karte als Ausdruck des stattgefunden Arzt-Patienten-Kontaktes aus, so sind heute im Einzelfall mit Recht beispielsweise sowohl die Beschwerden, der Untersuchungsbefund, das Beratungsergebnis und die eventuelle Therapie sowie die abgerechneten Leistungsnummern im Einzelfall zu dokumentieren.

In einer Zeit, in der die Rechtsprechung immer tiefer das ärztliche Handeln durchdringt, kommt der gewissenhaften und sorgfältigen Dokumentation besondere Bedeutung zu. Die zunehmende Zahl von Arzt-Haftpflicht-Verfahren („Spritzen- und Kunstfehlerprozesse") rückt die Dokumentation ins Zentrum ärztlicher Rechtfertigung.

Hinzu treten heute zunehmend staatsanwaltschaftliche Ermittlungen wegen nicht rechtmäßiger Abrechnungen, wobei die Anklage gegen den Arzt fast immer auf seiner angeblich lückenhaften Dokumentation aufgebaut wird [5].

### *6.1.8.1 Allgemeine Grundsätze*

Für die Dokumentation in der Praxis bestehen derzeit keine praktikablen und verbindlichen wissenschaftlichen Richtlinien.

Lediglich § 15 der Berufsordnung der deutschen Ärzte vom 1.1.1994 formuliert:

*„Der Arzt hat über die in der Ausübung seines Berufes gemachten Feststellungen und getroffenen Maßnahmen die erforderlichen Aufzeichnungen zu machen. Ärztliche Aufzeichnungen sind nicht nur Gedächtnisstütze für den Arzt. Sie dienen auch dem Interesse des Patienten an einer ordnungsgemäßen Dokumentation."*

Rechtsunsicherheit besteht zum Teil bei der Frage, in welcher Form die Dokumentation zu erfolgen hat, insbesondere ob Aufzeichnungen in jedem Fall *schriftlich* zu fertigen sind, oder ob sie auch mittels Tonband oder im Rahmen der elektronischen Datenverarbeitung hergestellt werden dürfen. Entscheidend ist, ob die unter Einsatz moderner technischer Mittel hergestellten Aufzeichnungen ein nach dem jeweiligen Zweck der (auf verschiedenen Rechtsgrundlagen beruhenden) Dokumentationspflicht vorausgesetztes brauchbares Beweismittel darstellen. Dies ist der Fall, wenn eine Veränderung, Vernichtung oder unrechtmäßige Verwendung der Aufzeichnungen ausgeschlossen ist [17].

**Merke**
Die Verletzung der Dokumentationspflicht kann vor allem Schadensersatzansprüche oder prozessuale Rechtsnachteile auslösen. Im Einzelfall kommen auch strafrechtliche oder disziplinarrechtliche Sanktionen oder Maßnahmen in Betracht. Für den Vertragsarzt stellt die nicht ordnungsgemäße Dokumentation gleichzeitig eine Verletzung seiner vertragsärztlichen Pflichten dar, die zu disziplinarrechtlichen Maßnahmen führen kann [17].

Eine fehlende Dokumentation kann zur Beweiserleichterung für den Patienten bzw. zur Beweisumkehr führen.

**Merke**
Die Krankenpapiere spielen im Zivilprozeß als Beweismittel eine wichtige Rolle. Lücken in der Dokumentation gehen meist zu Lasten des Arztes. Nicht selten bilden unsorgfältig geführte Unterlagen im Haftpflichtprozeß eine Schwachstelle in der ärztlichen Position.

### *6.1.8.2 Dokumentationspflicht*

Das ärztliche Berufsrecht (vgl. 6.1.8.1) sowie das Kassenarztrecht (§§ 57 Abs. 1 BMV-Ä, § 13 Abs. 5 Arzt/Ersatzkassen-Vertrag) und teilweise die Gebührenordnung (vgl. 2) schreiben die *grundsätzliche Dokumentationspflicht* vor.

*Dokumentationspflicht*

Unter Dokumentationspflicht versteht man die dem behandelnden Arzt obliegende Pflicht, alle für die Behandlung wichtigen Umstände aufzuzeichnen und diese Aufzeichnungen sowie sonstige anläßlich der Behandlung anfallenden Krankenunterlagen aufzubewahren [17].

Eine Dokumentationspflicht kann allenfalls dann entfallen, wenn es sich um Gegebenheiten handelt, die nach allgemeiner Verkehrsanschauung selbstverständlich sind. Dies zu entscheiden, bleibt jedoch dem Einzelfall vorbehalten.

Nach Auskunft der KV Bayerns (2.3.1995) besteht demnach „Dokumentationspflicht für mindestens:
- Anamnese,
- Befunde,
- Behandlungsmaßnahmen,
- Diagnosen,
- wesentliche Maßnahmen der Diagnostik,
- Durchführung und Veranlassung röntgendiagnostischer oder strahlentherapeutischer Maßnahmen,
- Tag der Behandlung,
- Überweisungen,
- Verordnung von Arzneimitteln, Heilmitteln, Krankenpflege und Arbeitsunfähigkeit,
- veranlaßte Leistungen,
- sonstige in der Ausübung des Berufes gemachte Feststellungen und getroffene Maßnahmen.“

**Merke**
„Was nicht dokumentiert ist, gilt als nicht erbracht.“ (KVB)

Die Aufzeichnungen müssen klar erkennen lassen, daß z.B. Untersuchungen der Organe gemäß der Leistungslegende durchgeführt und als nicht krankhaft befunden wurden. Alleine, daß einzelne Gebührenordnungsziffern die Ausdrücke „Dokumentation des erhobenen Befundes“ als Teil der Leistung nennen, beschränkt die Dokumentation nicht nur auf diese (KBV).

Eine nach solchen Kriterien durchgeführte Dokumentation kann auch hilfreich bei einer eventuellen Wirtschaftlichkeitsprüfung (vgl. 3.2) sein, da sich durch diese die ärztlich indizierte Notwendigkeit einzelner Leistungen oder Verordnungen darlegen läßt.

### *6.1.8.3 Inhalt der Dokumentation*

Die Dokumentation liegt bei vielen Ärzten im argen: Entweder sie halten zu wenig oder gar nichts fest – oder sie erfassen zu viel, was besonders Jungärzte und EDV-Anwender betrifft.

**Merke**
Grundsätzlich sind bei jedem Beratungskontakt des Patienten mit der Praxis als *Dokumentationsminimum* das Datum (ggf. die Ursache) und bei jeder neuen Beratungsursache das *Beratungsergebnis* (sog. *„Diagnose"*) festzuhalten [6].

Die ausreichende Dokumentation gewinnt besonders angesichts der Pauschalierung zahlreicher ärztlicher Grundleistungen im EBM '96 weiter an Bedeutung. In diesen Fällen wird daher der Arzt zu noch sorgfältigerer Dokumentation angehalten sein.

Es empfehlen sich – in Ergänzung zu den Empfehlungen, wie sie von der KV Bayerns ausgesprochen wurden (vgl. 6.1.8.2) – folgende weitere Eintragungen in der Krankenakte:
- alle intramuskulären Spritzen (wegen möglicher späterer forensischer Auseinandersetzungen, z. B. bei Spritzenabszessen),
- alle intravenösen Injektionen,
- alle Infusionen,
- alle intraartikulären Injektionen (Angabe des gespritzten Medikaments!),
- möglichst viele Blutdruckwerte,
- mindestens einmal in der Patientenkarriere Größe und Gewicht,
- bestimmte gezielte Untersuchungen (z. B. Rektaluntersuchung, Rektoskopie),
- charakteristische Sätze des Patienten im Originalzitat, besonders bei psychisch Kranken, z. B. „ich möchte am liebsten sterben", „ich fühle mich um Klassen besser".

### *6.1.8.4 Dokumentation bei kleinen Eingriffen*

Für die in der hausärztlichen Praxis üblicherweise durchgeführten *kleinen operativen Eingriffe* muß ein gesonderter Operationsbericht nicht ausdrücklich geschrieben werden.

Bei jenen Leistungen, die mit den Operationszuschlägen nach GNrn. 80 und 81 versehen sind, reicht eine ausführliche Dokumentation in der Krankenakte aus.

Für alle operativen Leistungen, die zusätzlich mit den ambulanten Operationszuschlägen nach GNrn. 82 und 83 honoriert werden, ist es empfehlenswert, *einen gesonderten* OP-Bericht zu schreiben.

Bei *Verletzungen* gilt grundsätzlich, auch bei zunächst vermeintlichen Bagatellen, nicht zuletzt aus juristischen Überlegungen, daß der Arzt – soweit möglich – folgende Fakten sorgfältig dokumentiert:

- Ursache,
- Entstehungsvorgang,
- geklagte Beschwerden,
- Erstbefunde,
- getroffene Maßnahmen [6].

### *6.1.8.5 Ziel der Dokumentation*

*Ziel* jeder Dokumentation in der Allgemeinpraxis sollte es sein:
- der Arzt muß jederzeit auf seine Befunde zurückgreifen können,
- der Behandlungsfall muß sich rekonstruieren lassen,
- der Leistungsinhalt muß nachvollziehbar durch andere sein (z. B. Vertreter, Assistenten, Praxispartner und Prüfärzte [5].

Aufzeichnungen dienen nicht nur dem behandelnden Arzt als Gedächtnisstütze, sondern auch dessen *Vertreter* (vgl. 6.2.11), da diesen eine ordnungsgemäße Dokumentation in die Lage versetzt, während der Vertretung zuverlässig die Patienten zu behandeln, ohne eine erneute Anamnese und Diagnostik durchzuführen.

Es ist deshalb notwendig, daß sich aus den Aufzeichnungen die erbrachten Leistungen plausibel darstellen lassen, das heißt, auch ein Dritter muß nach Einsichtnahme in die Dokumentation erkennen können, was der behandelnde Arzt wann, warum und mit welchem Erfolg getan hat.

**Merke**
Lieber zu viel als zu wenig dokumentieren!

Eine ordentlich geführte Dokumentation kann schließlich auch eine *Arbeitserleichterung* sein für Auskünfte an die Krankenkassen und an den Medizinischen Dienst (vgl. 6.1.4), um den gesetzlichen Ansprüchen gerecht zu werden.

### *6.1.8.6 Einsichtnahme und Herausgabe der Krankenpapiere*

Ursprünglich waren *Patientenunterlagen (Krankenunterlagen)* nicht herauszugeben oder zugängig zu machen. Solche Aufzeichnungen über den Patienten wurden als private Gedächtnisstütze eines Arztes angesehen und waren damit einer Offenlegung gegenüber Dritten nicht zugängig.

Nach Ansicht juristischer Wissenschaftler waren jedoch schon immer Patientenunterlagen nicht Eigentum des Arztes, sondern von einem Kundigen *für* einen unwissenden Laien, den Patienten, angefertigte Aufzeichnungen [8]. Dieser überwiegenden Meinung schloß sich 1982 auch der BGH an:

„Der Patient hat gegenüber Arzt und Krankenhaus grundsätzlich auch außerhalb eines Rechtsstreits Anspruch auf Einsicht in die ihn betreffenden Krankenunterlagen, soweit sie Aufzeichnungen über objektive physische Befunde und Berichte über Behandlungsmaßnahmen (Medikation, Operation etc.) betreffen." (BGH v. 23.11.1982, Az.: VI ZR 222/79).
Dies kann beispielsweise Bedeutung für einen Patienten bei einem Arztwechsel haben. Die *subjektiven Bewertungen* müssen dem Patienten jedoch nicht vorgelegt werden. Dies ist ein besonders heikles Kapitel bei den psychiatrischen Erkrankungen und deren Dokumentation.

Auch nach Abschluß einer psychiatrischen Behandlung besteht nach Auffassung des BGH gegenüber dem inzwischen beschwerdefreien Patienten in der Regel keine grundsätzliche Pflicht, Einsicht zu gewähren. Jedoch könne der psychiatrische Patient auch dann Einsicht begehren, wenn der Arzt keine therapeutischen Bedenken gegen eine Offenlegung der Krankengeschichte hat. Darüber entscheidet der Arzt ohne Begründungszwang [13].

### 6.1.9 ICD-Klassifikation

Seit dem 1. Januar 1996 ist auf den Arbeitsunfähigkeitsbescheinigungen und den Abrechnungsunterlagen für die vertragsärztlichen Leistungen die Diagnose nicht mehr wie bisher im Klartext, sondern mittels Codierung nach der *„International Classification of Diseases (ICD)"* einzutragen (§ 295 Abs. 1 SGB V).

Die Vergütung der vertragsärztlichen Leistungen erfolgt ab diesem Zeitpunkt nur noch in jenen Fällen, wenn „die Leistungserbringer ... die Daten nach ... § 295 angeben oder übermitteln" (§ 303 Abs. 2 SGB V).

Wesentlich weitergehende Aussagen zur Anwendung des vierstelligen Diagnose-Schlüssels, der in seiner 10. Revision („ICD-10") von 1991 einzusetzen ist, wurden vom Gesetzgeber nicht getroffen und brauchen daher vom Vertragsarzt auch nicht berücksichtigt zu werden.

**Merke**
Der Hausarzt muß lernen zu unterscheiden, welche Verpflichtungen sich für ihn im Hinblick auf eine ausreichende und *praxisgerechte Dokumentation* in der Karteikarte bzw. in der EDV ergeben und welche Notationen vorgenommen werden müssen, die lediglich *abrechnungstechnischen Zwecken* dienen [13].

Natürlich ermöglicht auch die codierte Diagnoseübermittlung die datenmäßige Erfassung und statistische Auswertung für *Plausibilitätskontrollen* sowie für *Auffälligkeits-* und *Zufälligkeitsprüfungen* im Rahmen der Wirtschaftlichkeitsprüfungen. Nicht ganz von der Hand zu weisen sind die Befürchtungen vieler Ärzte, durch die Einführung der ICD habe man politischerseits bewußt einen weiteren Schritt tun wollen in Richtung *„gläserner Arzt"*.

Die Autoren bezweifeln jedoch stark, daß der durch die ICD-10 produzierte geradezu gigantisch anmutende Datenberg und Datenschrott letztlich zu einer exakten und sinnvollen Abbildung der Praxiswirklichkeit des einzelnen Arztes bzw. der Gesamtärzteschaft, hier insbesondere der Allgemeinärzte, beitragen kann, da der *Prozeß der Datenverschlüsselung* selbst, zumindest für den Bereich der Hausärzte, höchst problematisch ist (vgl. 6.1.9.3).

### *6.1.9.1 Anwendung*

Konkret betrifft die Codierung der Diagnosen die
- Arbeitsunfähigkeitsbescheinigungen (vgl. Abb. 8) sowie die
- Abrechnungsunterlagen im Bereich der GKV
  - Behandlungsausweis (Abb. 11),
  - Vertretungsschein,
  - Notfallschein,
  - an den Hausarzt ausgestellte Überweisungsscheine.

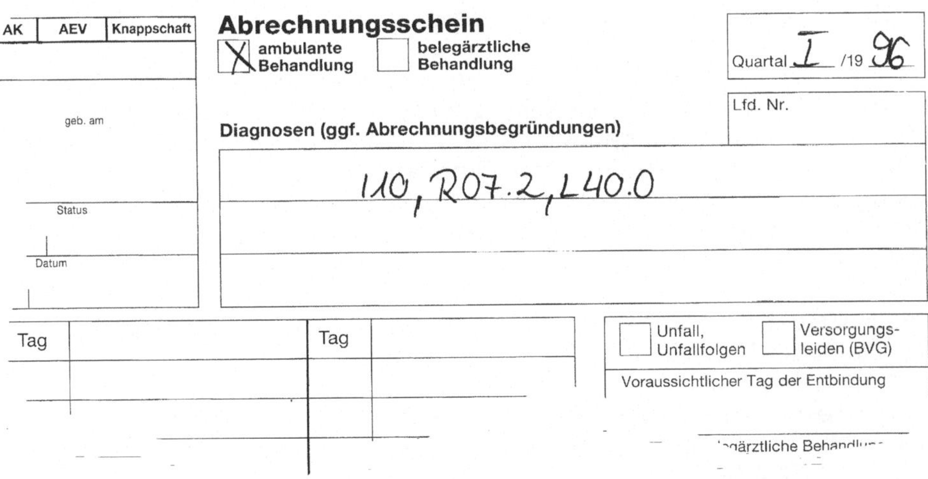

AK | AEV | Knappschaft

geb. am

Status

Datum

**Abrechnungsschein**

[X] ambulante Behandlung [ ] belegärztliche Behandlung

Quartal I /19 96

Lfd. Nr.

**Diagnosen (ggf. Abrechnungsbegründungen)**

I10, R07.2, L40.0

Tag

Tag

[ ] Unfall, Unfallfolgen [ ] Versorgungsleiden (BVG)

Voraussichtlicher Tag der Entbindung

**Abb. 11.** „Abrechnungsschein" mit den Behandlungsdaten 2.1 und 4.1.1996 für die Diagnosen bzw. Abrechnungsbegründungen I10 (Hypertonie), R07.2 (Präkordialschmerz), L40.0 (Psoriasis vulgaris) (Ausriß)

Nicht zu verschlüsseln sind die Diagnosen auf
- den Abrechnungsunterlagen der Postbeamten A,
- den vom Hausarzt ausgestellten Überweisungsscheinen (vgl. Abb. 2 und Abb. 5),
- Krankenhauseinweisungen (vgl. Abb. 7),
- Leichenschauschein,
- Privatabrechnungen,
- Abrechnungen mit der Berufsgenossenschaft (BG) (vgl. 9.6).

### *6.1.9.2 Zusatzverschlüsselungen*

Die KBV schlägt für bestimmte Einzelfälle 4 Zusatzverschlüsselungen vor, welche die Sicherheit der angegebenen „Diagnose“ ausdrücken sollen. Sie können neben der ICD-Verschlüsselung vermerkt werden.

Die Zusatzverschlüsselungen sind jedoch *freiwillige* Angaben des Vertragsarztes, eine *verbindliche* Verpflichtung zu ihrem Gebrauch besteht nicht:
G = klinisch oder anderweitig gesicherte Diagnose[2]
V = Verdachtsdiagnose
A = ausgeschlossene Diagnose
Z = symptomloser, nicht akuter Zustand nach der Diagnose[3]

Die KBV-Zusatzverschlüsselungen gelten nicht für die Codierung auf der Arbeitsunfähigkeitsbescheinigung.

### *6.1.9.3 Eignung für die Allgemeinpraxis*

Da die ICD-10 in ihren früheren Versionen jedoch auf einer Todesursachenstatistik fußt, andererseits zugleich auch weltweiten Klassifikationsbedürfnissen genügen muß und obendrein im Unterschied zu sogenannten allgemeinmedizinischen Problemlisten interdisziplinär, für alle Fachgebiete also, ausgelegt ist, eignet sie sich bedauerlicherweise für die Verschlüsselungsbedürfnisse des Allgemeinarztes nur in beschränktem Maße [13].

Der Hausarzt wird daher verstärkt auf Notationen ausweichen müssen, welche in der ICD-10 mit
- „nicht näher bezeichnet (n.n.bez.)“

ausgewiesen sind. Überwiegend handelt es sich hierbei um Notationen der Endziffer „.9“ (z.B. „Blutung aus den Atemwegen, nicht näher bezeichnet“ [R04.9]).

---

[2] Entspricht nach Auffassung der Autoren der sog. „Dauerdiagnose“
[3] Entspricht nach Auffassung der Autoren dem sog. „Zustand nach ...“

**Merke**
ICD-Verschlüsselungen durch den Allgemeinarzt mit „nicht näher bezeichnet (n.n.bez.)" drücken nicht das Unvermögen des Praktikers aus, sondern sind im Gegenteil Ausdruck des vorliegenden Patientenproblems und der hierfür erforderlichen spezifischen Problemlösung, die in den meisten Fällen unterhalb der Ebene einer wissenschaftlichen exakten Diagnosestellung liegt [13].

Ein weiterer Kritikpunkt an der deutschsprachigen Fassung der ICD-10 ist, daß verschiedene „Jargonwörter" (vgl. 6.1.9.4), wie sie im allgemeinmedizinischen Praxisalltag gebraucht werden, nicht verzeichnet sind. Obwohl die ICD-10 (im Vergleich zur ICD-9) die psychosomatischen Beratungsergebnisse deutlich ausführlicher auflistet, sind verschiedene Bezeichnungen in der täglichen Praxis weiterhin nicht berücksichtigt (z.B. „Trennungserlebnis" ,"narzißtische Kränkung") [13].

**Merke**
Der Gesetzgeber hat den Vertragsarzt nicht angehalten, eine Verschlüsselung vorzunehmen, die wissenschaftlichen Klassifikationsbedürfnissen genügen muß.

### *6.1.9.4 Praxisforschung*

Der Hausarzt muß nicht unbedingt seinen Ehrgeiz darauf legen, minutenlang in diversen Listen herumzusuchen, welche Notation in diesem oder in jenem Fall wohl am geeignetsten wäre, sondern er kann rasch jene Ziffern einsetzen, die ihm einigermaßen *plausibel* erscheinen.

Er muß jedoch im Einzelfall selbst entscheiden, wie weit die von ihm gewählte Verschlüsselung ihm ausreichend transparent erscheint, seine von ihm erbrachten Leistungen gegenüber der KV transparent darzustellen und ggf. zu begründen.

Dagegen werden jene Anwender, welche eine *seriöse Forschung,* z.B. über die Zusammensetzung ihres Praxisgutes *(Praxis-Fällestatistik)* betreiben möchten, möglichst genau das gewonnene „Beratungsergebnis" einer bestimmten Notation zuzuordnen versuchen.

Hier empfiehlt sich ein Blick in die *„Kasugraphie"*[4]. In diesem Buch sind rund 300 allgemeinmedizinische Beratungsergebnisse von „Abmagerung"

---

[4] Landolt-Theus P, Danninger H, Braun RN (1994) Kasugraphie – Benennung der regelmäßig häufigen Fälle in der Allgemeinpraxis. 2. Aufl. Kirchheim, Mainz

**Empfehlungen zum Umgang mit der ICD-10**

1. Bedenken Sie: Nicht wir Ärzte wollten die ICD, sondern der Gesetzgeber hat uns die Anwendung zur Pflicht gemacht. Ohne Codierung kein Geld!
2. Sträuben Sie sich daher nicht gegen die Verschlüsselung der Krankheitsbezeichnungen; es ist leichter als Sie denken!
3. Verschlüsseln Sie so einfach wie möglich und so exakt wie nötig! Benutzen Sie dazu die empfohlenen hausärztlichen Hilfsmittel!
4. Verwenden Sie die ICD-Codierung ausschließlich auf Ihren Abrechnungsunterlagen und AU-Bescheinigungen, nicht dagegen auf Überweisungen, Einweisungen oder Todesbescheinigung.
5. Erleichtern Sie sich die Routinearbeit und übernehmen Sie die Diagnosen der Spezialisten aus Klinik und Praxis in Ihre Abrechnung. Beachten Sie, daß die Klinik noch nach ICD-9 verschlüsselt!
6. Übertragen Sie nach und nach Ihre „Dauerdiagnosen" aus den Karteikarten bzw. der EDV in die ICD-10-Sprache!
7. Beachten Sie: Ihre Klassifikation muß nicht höchsten wissenschaftlichen Ansprüchen genügen; sie sollte jedoch Ihre tägliche Praxisarbeit realistisch darstellen und Ihnen dadurch bei der Begründung Ihrer Abrechnung hilfreich sein!
8. Beschränken Sie sich bei den interkurrenten Erkrankungen in der Eile des Praxisalltags auf einige wenige Ziffern, die Sie im Kopf oder auf einer Schreibtischunterlage haben; übersehen Sie aber nicht, daß ein Allgemeinarzt mit allen Krankheiten rechnen muß.
9. Vergessen Sie nicht: Die dreibändige ICD-Gesamtausgabe mit den rund 14.500 Notationen und dem Regelwerk darf als Nachschlagewerk auf keinem Bücherbord des Arztes fehlen. Das gilt auch für EDV-Anwender! Die ICD-Verschlüsselung ermöglicht statistische Plausibilitätskontrollen und Auffälligkeitsprüfungen im Rahmen der Wirtschaftlichkeitsprüfung.
10. Natürlich gilt auch weiterhin: Für die Patientenbetreuung und -führung ist die kodierte Diagnoseinformation von nachgeordneter Bedeutung!

Zusammengestellt durch das Institut für Praxisforschung (PRAFO) im Berufsverband der Allgemeinärzte Deutschlands – Hausärzteverband – e.V. (BDA)

bis „Zystopyelitis" alphabetisch aufgeführt und systematisch dargestellt nach Patientenangaben – Untersuchungsbefund – Klassifizierung – Verlauf und Dauer – Abwendbar gefährlichen Verläufen.

Die „Kasugraphie" (Abb. 12) ist fachsprachliche Grundlage für verschiedene allgemeinmedizinische Bücher; sie hat Eingang gefunden in die offizielle Literaturempfehlung der Bundesärztekammer und der Deutschen Gesellschaft für Allgemeinmedizin (DEGAM) zum Kurs „Seminarweiterbildung Allgemeinmedizin".

Daneben enthält das schmale Büchlein „Alphabetischer ICD-Schlüssel für den Hausarzt"[5] die rund 300 häufigsten Benennungen in der Allgemeinmedizin in Fachsprache und Praktikerjargon. Damit lassen sich im alphabetischen Zugriff unter durchschnittlich fünf verschiedenen Bezeichnungen („Jargonwörter") (z.B. „Erkältung mit Fieber", „Fieber n.n.bez.", „Fieber, uncharakteristisch", „grippaler Infekt mit Fieber", „Grippe", „Schüttelfrost mit Fieber", „Uncharakteristisches Fieber" [R50.9]) rund 98 % aller Praxisfälle verschlüsseln. Zusätzlich sind noch weitere 200 nicht mehr so regelmäßig häufige „Diagnosen" aus dem Praxisalltag aufgeführt.

Die 300 Schlüsselwörter des ICD-Büchleins für den Hausarzt werden in dem Buch „Kasugraphie" ausführlich erläutert. Beide Bücher ergänzen sich also.

### *6.1.9.5 EDV-Anwender*

Nahezu alle Software-Häuser haben ihren Kunden die ICD-10 als EDV-Fassung angeboten. Dabei handelt es sich fast durchwegs um die von DIMDI autorisierte deutschsprachige Version, wie sie in Buchform vorliegt. Spezielle Bezeichnungen aus der Allgemeinpraxis oder sog. Jargonwörter sind in diesen Versionen jedoch nicht oder nur unzureichend berücksichtigt.

Mit ALLSO präsentiert sich seit 1995 die erste spezifische „**ALL**gemeinmedizinische **SO**ftware"[6], welche speziell für die Bedürfnisse des Allgemeinarztes konzipiert ist. Aufgabe des Programmes ist es, dem Hausarzt Hilfen für seinen diagnostischen Prozeß anzubieten und ihn zugleich bei der Codierung seiner Beratungsergebnisse zu unterstützen [20].

---

[5] Mader FH, Bawidamann G (1995) Alphabetischer ICD-Schlüssel für den Hausarzt. Die häufigsten Benennungen der Allgemeinmedizin in Fachsprache und Praktikerjargon für Praxisalltag und Praxisstatistik. 2. Aufl. Empfohlen vom Berufsverband der Allgemeinärzte Deutschlands – Hausärzteverband (BDA) und von der Deutschen Gesellschaft für Allgemeinmedizin (DEGAM). Kirchheim, Mainz

[6] „Allgemeinmedizinische Software (ALLSO)", das erste spezifisch-allgemeinmedizinische Softwareprogramm mit über 2.000 Jargondiagnosen zur ICD-10, ferner mit der inhaltlichen Beschreibung der 300 regelmäßig häufigen allgemeinmedizinischen Beratungsergebnisse sowie mit Integration von 82 Diagnostischen Programmen zur Befunddokumentation und Verlaufskontrolle häufiger Erkrankungen in der Allgemeinpraxis. Technische Voraussetzungen: Ab PC 386, ab DOS 5.X, ab Windows 3.X – 249,– DM inkl. MwSt., Kirchheim-Verlag, Kaiserstraße 41, 55116 Mainz, Fax 0 61 31/9 60 70 70.

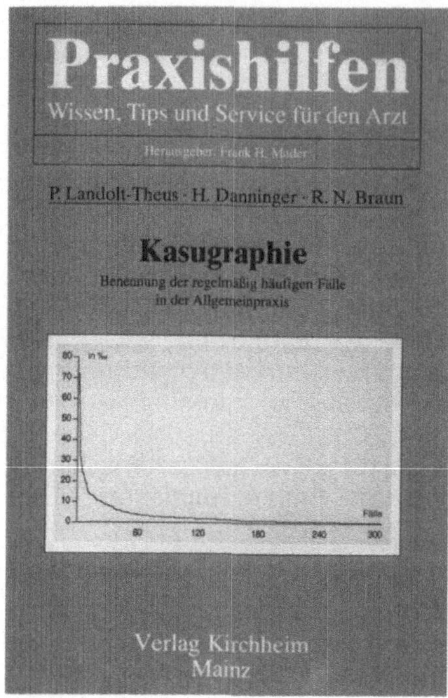


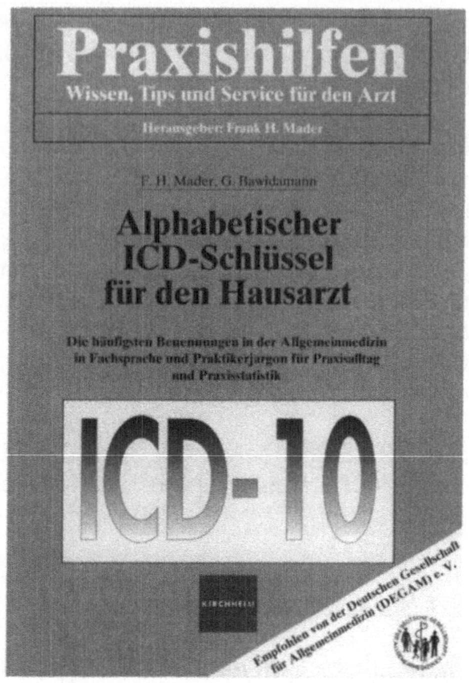


**Abb. 12.** Diese beiden Bücher gehören für den Allgemeinarzt zusammen, der wissenschaftlich Praxisstatistik betreiben will: „Kasugraphie" und „Alphabetischer ICD-Schlüssel für den Hausarzt"

Das Programm kann auf dreifache Weise eingesetzt werden:

1. Zur inhaltlichen Erfassung und Beschreibung eines einzelnen Beratungsproblems sowie zur Abgrenzung zu konkurrierenden Krankheiten und Erkrankungen; ferner zum Ausschluß der wichtigsten Abwendbar gefährlichen Verläufe (AGV).
2. Zur standardisierten Anwendung der jahrzehntelang bewährten und inzwischen in mehrere Fremdsprachen übersetzten 82 Diagnostischen Programme nach Prof. R.N. Braun für die wichtigsten und/oder häufigsten allgemeinmedizinischen Beratungsprobleme.
3. Zur Verschlüsselung der gewonnenen Krankheitsbilder nach der vom Gesetzgeber vorgegebenen Codierung nach ICD-10.

## 6.2 Nichtärztliche und ärztliche Mitarbeiter

In diesem Kapitel soll lediglich auf jene Fragen eingegangen werden, welche die mögliche Erbringung von delegierbaren und nichtdelegierbaren Leistungen durch die nichtärztlichen Mitarbeiter zum Inhalt haben und sich in diesem Zusammenhang mit der Anwesenheit des Arztes in der Praxis befassen.

Weitere Überlegungen gelten der ärztlichen Vertretung des Praxisinhabers und der Abrechnung jener Leistungen, welche durch den Vertreter erbracht wurden.

### 6.2.1 Delegierbare und nichtdelegierbare Leistungen

Ein wesentliches Merkmal freiberuflicher Tätigkeit ist die *persönliche Leistungserbringung.*

Bei der Beurteilung der Verpflichtung zur persönlichen Leistungserbringung ist zu differenzieren zwischen
1. dem medizinischen Erfordernis persönlicher Leistungserbringung durch den Arzt, dessen Nichtbeachtung zu einem Behandlungsfehler führt, wenn durch Delegation der Leistungserbringung bei Patienten ein Gesundheitsschaden eintritt;
2. der persönlichen Pflicht zur Leistungserbringung aufgrund des Behandlungsvertrages zwischen Arzt und Patient bzw. aufgrund der gesetzlichen Vorschriften des Kassenarztrechts (§ 32 ZO-Ä) [5].

Auch das ärztliche Berufsrecht fordert in § 21 MuBO, daß der Arzt seine Praxis *persönlich* ausüben muß; ebenso sieht auch § 4 des Bundesmantelvertrages die persönliche Leistungserbringung vor. Ferner werden die Leistungen in der Gebührenordnung – Entschädigungen ausgenommen – als „ärztliche Leistungen“ aufgefaßt, d.h. in der Regel sind sie nur dann abrechnungsfähig, wenn sie vom Arzt selbst oder von seinem bestellten ärztlichen Vertreter erbracht werden.

**Merke**
Für den Arzt bedeutet dies konkret, daß er bei allen Leistungen *leitend* und *eigenverantwortlich* tätig ist. Dadurch prägt er entscheidend die Ausführungen dieser Leistungen. Dies unterscheidet den Freiberufler vom Gewerbetreibenden.

Ein gewerblicher Unternehmer kann die Leistungen seines Unternehmens durch Anstellung einer unbegrenzten Zahl von Mitarbeitern beliebig vermehren. Dies ist dem Arzt als Angehöriger eines freien Berufsstandes generell verwehrt.

#### *6.2.1.1 Beispiele*

Freilich könnte keine Praxis funktionieren, wenn die *Arzthelferinnen* nicht in einem gewissen Umfang imstande wären, selbständig zu handeln.

Die Mitarbeiterinnen müssen jedoch grundsätzlich unter der *Aufsicht* und *Weisung* des Arztes stehen. Zudem muß sich der Arzt in jedem Fall, bevor er bestimmte Aufgaben überträgt, davon überzeugt haben, daß die nichtärztlichen Mitarbeiter diese auch richtig ausführen können.

Die *Delegation von Leistungen* soll den Arzt von gewissen Routinearbeiten entlasten und Zeit für andere, nicht delegierbare Leistungen freisetzen.

**Merke**
**Die Delegationsfähigkeit ärztlicher Leistungen hängt immer von der Art der Leistungen, der Schwere der Erkrankung und der Qualifikation der nichtärztlichen Mitarbeiter ab [5].**

Bestimmte Leistungen sind *nicht delegationsfähig,* also ausschließlich vom Arzt persönlich zu erbringen (Tabelle 2), bestimmte nur *in Einzelfällen delegationsfähig* (Tabelle 3) und nur einige wenige *grundsätzlich delegationsfähig* (Tabelle 4).

**Tabelle 2.** Nicht delegationsfähige, vom Arzt also persönlich zu erbringende Leistungen [6]

| | |
|---|---|
| 1. Sämtliche Beratungen, | 4. operative Leistungen, |
| 2. Untersuchungen, | 5. invasive Diagnostik, |
| 3. Psychotherapie, | 6. therapeutische Maßnahmen. |

**Tabelle 3.** In Einzelfällen delegationsfähige Leistungen [6]

1. Injektionen,
2. Infusionen,
3. Blutentnahmen,
4. radiologische Leistungen,
5. technische Leistungen, z.B. EKG, EEG, Spirometrie (hier besondere Kenntnisse im Einzelfall prüfen und dokumentieren, kontinuierliche Kontrolle der Mitarbeiter).

**Tabelle 4.** Grundsätzlich delegationsfähige Leistungen [6]

| | |
|---|---|
| 1. Laborleistungen, | 4. andere ähnliche Meßverfahren, |
| 2. physikalisch-medizinische Leistungen, | 5. einfache Verbände, |
| 3. Audiometrie, | 6. Dauerkatheterwechsel. |

Der Praxisinhaber sollte möglichst regelmäßig (z.B. einmal pro Jahr) die besonderen Kenntnisse und Fertigkeiten seiner Mitarbeiterinnen bezüglich einzelner zu delegierender Leistungen überprüfen und das Ergebnis schriftlich festhalten und in der *Personalakte* der Mitarbeiterin ablegen

*Dr. med. Dieter Durchblick*
*Arzt für Algemeinmedizin*

*Flötzstraße 19*
*4400 Herne*
*26.9.96*

**Überprüfung von im Einzelfall delegationsfähigen Leistungen**

Frau Martina Schlau wurde von mir praktisch und theoretisch in der Ausführung der folgenden Leistungen persönlich unterwiesen:

- Injektionen
- Blutentnahmen
- Erstellung von Röntgenaufnahmen
- EKG
- Spirographie
- Lichtreflexrheographie
- Anlegen von Spezialverbänden und kleineren Gipsen

Ich habe mich persönlich davon überzeugt, daß Frau Schlau alle Leistungen korrekt ausgeführt hat.

Dr. Durchblick Martina Schlau

**Abb. 13.** Beispiel für die Dokumentation der Überprüfung von im Einzelfall delegationsfähigen Leistungen [5]

(Abb. 13). Dies ist ein besonderer Schutz sowohl für die Helferin als auch für den Arzt, falls es einmal zu einem Haftpflichtverfahren kommen sollte.

### *6.2.1.2 Anwesenheit des Arztes*

Die erforderliche Aufsicht des Arztes ist bei seiner Abwesenheit nicht gewährleistet; daher dürfen Leistungen durch nichtärztliche Mitarbeiter nur während der Zeit der *Anwesenheit des Arztes* erbracht und abgerechnet werden.

**Merke**
Vom Arzt angeordnete Blutentnahmen können vor Beginn der Sprechstunde von den Helferinnen durchgeführt werden, wenn der Arzt in angemessener Zeit persönlich in der Praxis erreichbar ist.

Bei *kurzfristiger* und *unvorhergesehener* Abwesenheit können dagegen zuvor vom Arzt angewiesene, grundsätzlich delegationsfähige Leistungen durchgeführt werden. Eine solche kurzfristige unvorhergesehene Abwesenheit wäre ein Besuch aus der Sprechstunde heraus.

Nicht zulässig ist es, aufgrund genereller Anordnung an das Praxispersonal Leistungen durchführen zu lassen, wenn der Arzt nicht in der Praxis anwesend ist. Bei längerer Abwesenheit des Arztes gilt: ab einem Tag ist die Praxis zu schließen oder ein ärztlicher Vertreter übernimmt die Arbeit.

### 6.2.2 Vertretung

Fährt ein Kassenarzt in den Urlaub oder erkrankt er, dann ist es zur Sicherstellung der vertragsärztlichen Versorgung notwendig, daß er für eine *Urlaubs- oder Krankheitsvertretung* Sorge trägt.

**Definition** Ein *Praxisvertreter* ist ein Arzt, der eine ärztliche Praxis in Abwesenheit des Praxisinhabers selbständig führt. Damit wird die Tätigkeit eines Assistenten zu der eines Vertreters deutlich: der Assistent arbeitet mit und neben dem Praxisinhaber unter dessen *Aufsicht,* während der Vertreter den Praxisinhaber ersetzt [6].

Nach der Zulassungsverordnung für Vertragsärzte (§ 32 Ärzte-ZV) kann sich ein Vertragsarzt bei
- Krankheit,
- Urlaub,
- Teilnahme an einer ärztlichen Fortbildung oder an einer Wehrübung

innerhalb von 12 Monaten bis zur Dauer von 3 Monaten vertreten lassen.

Diese Vertretung muß, soweit sie unter den Kollegen am Ort erfolgt, mit diesen auch verbindlich abgesprochen sein. Der allgemeine Hinweis als Sprechzimmeraushang oder in der Tageszeitung, daß die am Ort ansässigen Kolleginnen und Kollegen („alle übrigen Ärzte am Ort") vertreten, genügt nicht (Abb. 14).

Es sind grundsätzlich die Namen und die vollen Anschriften bzw. Telefonnummern der vertretenden Ärzte zu benennen (Abb. 15).

Der zuständigen Bezirks- oder Verwaltungsstelle der KV ist jede Abwesenheit, die länger als eine Woche dauert, mitzuteilen. Zur Vereinfachung des organisatorischen Aufwandes ist in bestimmten KVen ein Vordruck geschaffen worden, mit dem der Arzt seine Abwesenheit anzeigen soll (Abb. 16).

Praxis
Dr. Träumer

Praxis bleibt wegen Urlaubs
vom 10.3. - 24.3. geschlossen.

Vertretung : alle Ärzte am Ort

**Abb. 14.** Negativbeispiel für falsche Formulierung bei der Ankündigung von Urlaubsvertretung

Praxis
Dr. Durchblick
Allgemeinarzt

Praxis bleibt wegen Urlaubs
vom 10.3 - 24.3. geschlossen.

Vertretung : Dr. Meier Tel. 76531
Dr. Müller Tel. 52437

**Abb. 15.** Beispiel für korrekte Formulierung einer Annonce für die Urlaubsvertretung

### *6.2.2.1 Voraussetzungen*

Aufgrund des Gesundheitsstrukturgesetzes (GSG) dürfen seit dem 1.1.1994 Praxisvertretungen nur noch von Ärzten desselben Fachgebietes durchgeführt werden. Grundsätzlich verfügen nur Ärzte mit abgeschlossener Weiterbildung über die *erforderliche Vertreterqualifikation.*

Ein genehmigter *Weiterbildungsassistent* oder *Dauerassistent* kann unter Berücksichtigung seines Weiterbildungsstandes für den Fall, daß weitergebildete Ärzte nicht zur Verfügung stehen, ebenfalls als Vertreter eingesetzt werden.

Ärzte, welche die deutsche Staatsangehörigkeit und Approbation nicht besitzen, dürfen eine Vertretung nur bei Vorliegen einer vom Regierungspräsidenten ausgestellten Genehmigung übernehmen. Diese *Genehmigung* muß speziell auf die jeweilige Vertretungssituation ausgestellt sein. Der Praxisinhaber ist dafür verantwortlich, daß der ausländische Arzt, der ihn vertritt, eine solche Genehmigung vorlegt.

**Merke**
Mit jedem Praxisvertreter muß ein *schriftlicher Vertretervertrag* geschlossen werden, der bestimmte Punkte detailliert enthalten soll.

**Mitteilung lt. § 6 BMV/Ärzte und § 18 Gesamtvertrag u. Anlage 2 Abschn. C Nr.11 EKV-Ä**

Dort steht: Ist der Kassenarzt länger als eine Woche an der Ausübung seiner Praxis verhindert, so muß er dies der im Gesamtvertrag zu bestimmenden Stelle unter Benennung des Vertreters mitteilen. Darüber hinaus soll der Kassenarzt – auch bei Verhinderung von weniger als einer Woche – dies in geeigneter Weise (z.B. durch Aushang) bekanntgeben.

Ich bin vom 16.7. bis 6.8.1988 nicht in der Praxis anwesend.

Die Vertretung übernimmt/übernehmen:

☐ Ich werde in meiner Praxis vertreten

☒ Die Praxis ist geschlossen

Dr. Franz Maier
Dr. Karl Penüll
Dr. Fritz Schuler
Dr. Marika Bertwig
Dr. Gerhard Frey

Dortmund den 7.7. 19 88

Teil 1 (blau) Verwaltungsstelle
2 (weiß) Bezirksstelle
3 (rosa) Krankenkasse
4 (grün) Arzt

Teil 1 bis 3 sind an die Bezirksstelle zu schicken.

Stempel und Unterschrift

**Abb. 16.** Korrekte Urlaubsankündigung per Formblatt nach § 6 Abs. 7 BMV-Ä und § 18 Gesamtvertrag

## *6.2.2.2 Abrechnung*

Bei gegenseitiger Vertretung rechnet derjenige Arzt auf Vordruckmuster 19a (4.1994) ab, der die Vertretung übernommen hat. Wird dagegen ein Arzt als Vertreter in der Praxis beschäftigt, dann rechnet der Praxisinhaber selbst ab.

Bei gegenseitiger Vertretung ist das gelbe Blatt des Vordruckmusters 19b (4.1994) als Befundmitteilung demjenigen Kollegen, der vertreten worden ist, sofort zu übersenden, damit dieser unverzüglich über das Krankheitsgeschehen informiert wird und damit unnötige Doppeluntersuchungen unterbleiben.

Darüber hinaus sollte der Arzt, der sich vertreten läßt, sicherstellen, daß während seiner Praxisabwesenheit Postzusendungen bei den Zustellungspostämtern gelagert oder durch sie an die Ferienanschrift umgeleitet werden. Es darf nicht vorkommen, daß Praxispostkästen mit *Arztpost* überquellen, die möglicherweise verloren gehen kann.

## 6.3 Betäubungsmittelrezept

Das Formblatt zum Verschreiben von Betäubungsmitteln *(Betäubungsmittelrezept)* wurde zum 1.7.1995 aufgrund der Regelung in § SGB V neu gestaltet. Die Rezeptformulare sind maschinenlesbar und für die maschinelle Beschriftung geeignet.

**Merke**
Der Kopf des Rezeptformulars kann maschinell beschriftet werden, die verordnete Zubereitung und die Gebrauchsanweisung sind jedoch handschriftlich zu vermerken (Abb. 17)!

Die (dreiteiligen) Betäubungsmittelrezepte (Abb. 17) können von jeder zur ärztlichen Berufsausübung befähigten Person angefordert werden bei
- Bundesinstitut für Arzneimittel und Medizinprodukte, Abteilung Bundesopiumstelle, Genthiner Str. 38, 10785 Berlin, Fax 030/69001173

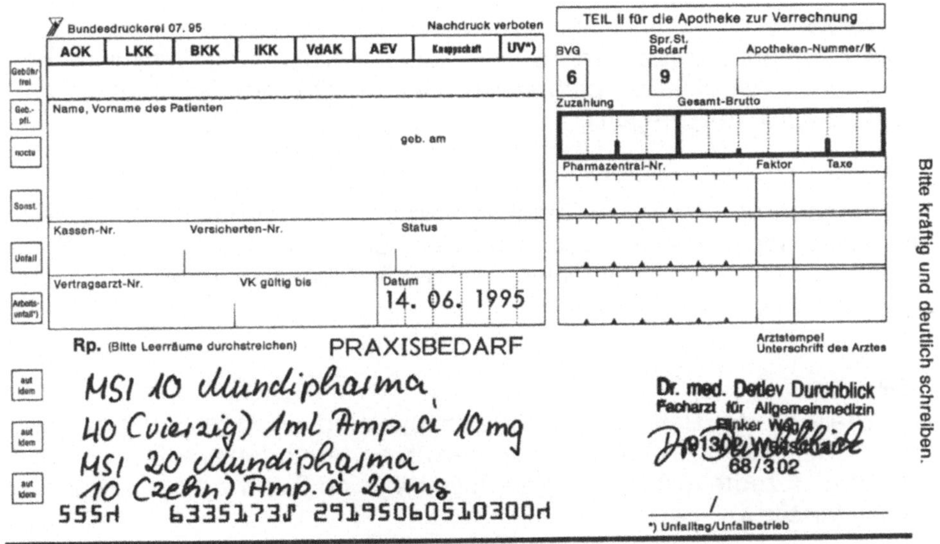

Bundesdruckerei 07.95 Nachdruck verboten

AOK | LKK | BKK | IKK | VdAK | AEV | Knappschaft | UV*)

Gebühr frei
Geb.-pfl.
noctu
Sonst.
Unfall
Arbeitsunfall*)

Name, Vorname des Patienten
geb. am

Kassen-Nr. Versicherten-Nr. Status

Vertragsarzt-Nr. VK gültig bis Datum 14. 06. 1995

Rp. (Bitte Leerräume durchstreichen) PRAXISBEDARF

aut idem
aut idem
aut idem

MSI 10 Mundipharma
40 (vierzig) 1ml Amp. à 10mg
MSI 20 Mundipharma
10 (zehn) Amp. à 20mg
555H 63351735 29195060510300H

TEIL II für die Apotheke zur Verrechnung

BVG 6 Spr.St. Bedarf 9 Apotheken-Nummer/IK

Zuzahlung Gesamt-Brutto

Pharmazentral-Nr. Faktor Taxe

Arztstempel
Unterschrift des Arztes

Dr. med. Detlev Durchblick
Facharzt für Allgemeinmedizin
Blinker Weg 4
9130...
68/302

*) Unfalltag/Unfallbetrieb

Feld nicht beschriften

Bitte kräftig und deutlich schreiben.

**Abb. 17.** Betäubungsmittelrezept (keine Originalgröße) mit einer beispielhaften Verschreibung für den Praxisbedarf. Datum und der Vermerk „Praxisbedarf" sind handschriftlich oder maschinenschriftlich auszufüllen. Handschriftliche Eintragung der Arzneimittelbezeichnung, der Stückzahl (in Worten wiederholt), der Darreichungsform und Gewichtsmenge. Name des Arztes, Berufsbezeichnung, vollständige Anschrift und Telefonnummer sind vom Arzt oder dem Personal handschriftlich, maschinell oder per Stempel anzugeben. Unterschrift des verschreibenden Arztes, ggf. mit dem Vermerk „in Vertretung".

**Merke**
Die Angaben in der Roten Liste sind hierfür nicht verbindlich. Bei der Verordnung ist der Arzt nicht an handelsübliche Packungseinheiten gebunden. Es kann Fälle geben, in denen nur eine einzige Ampulle zu verschreiben ist.

Dem *Erstanforderungsantrag* muß eine beglaubigte Ablichtung der Approbations-/Bestallungsurkunde (ggf. die Erlaubnis zur befristeten Berufsausübung) beiliegen, die nach Einsichtnahme zurückgegeben wird. Die Zustellung der Formblätter erfolgt als „Einschreiben-Eigenhändig".

Die Betäubungsmittelrezepte sind ausschließlich für den persönlichen therapeutischen *Gebrauch* des Arztes bestimmt und dürfen nur im *Vertretungsfall,* d.h. bei Abwesenheit wegen Krankheit, Urlaubs- oder sonstiger Verhinderung, übertragen werden. Diese Formblätter sind nicht an einzelne Bereiche der ärztlichen Tätigkeit gebunden und daher auch bei einer *Veränderung des beruflichen Wirkungskreises* weiter zu verwenden.

**Merke**
Die Betäubungsmittelrezepte sind gegen Entwendung zu sichern; ein *Verlust* ist der Bundesopiumstelle unter Angabe der Rezeptnummern *unverzüglich anzuzeigen.*

Bei Aufgabe der ärztlichen Tätigkeit sind die nicht benutzten Rezepte an die Bundesopiumstelle zurückzusenden. Die gesammelten Teile III der „Btm"-Rezepte sind auch bei Aufgabe der ärztlichen Tätigkeit 3 Jahre lang aufzubewahren (vgl. Tabelle 1).

**Merke**
Die Teile III der Betäubungsmittelrezepte sind auch bei Aufgabe der ärztlichen Tätigkeit *3 Jahre* aufzubewahren. Auch fehlerhaft ausgefüllte Btm-Rezepte (gilt auch für die Teile I-III) sind 3 Jahre aufzubewahren (vgl. Tabelle 1).

Beim Heraustrennen des mittleren Blattes (Teil III), das beim Arzt verbleibt, sollte der Klebestreifen am rechten Rand aus Sicherheitsgründen möglichst nicht abgetrennt werden.

Alte, hochformatige (bis zum 31.12.1995 gültige) Formblätter sind nicht an die Bundesopiumstelle zurückzusenden, sondern ebenfalls 3 Jahre lang aufzubewahren.

## 6.4 Leistungsbreite der Praxis

Ein bestimmtes Leistungsangebot in *Diagnostik und Therapie*[7] an sprechender und apparativer Medizin bindet speziell jene Patienten an die Praxis, die nicht zuletzt aus Gründen der Einfachheit und Bequemlichkeit „alles aus einer Hand" haben wollen und die dem „Doctorhopping" und „Doctorshopping" nichts abgewinnen können.

### 6.4.1 Pareto-Prinzip

Obwohl eine qualifiziert arbeitende Allgemeinpraxis rund 300 verschiedene ärztliche Leistungen in Therapie und Diagnostik (ohne Labor) anbietet, sind es nur einige wenige davon (ca. 17 %), die von 80–100 % der Praxen erbracht werden [14].

Diese Aussage korreliert auch mit dem sog. *„Pareto-Prinzip"* (benannt nach dem italienischen Ökonomiewissenschaftler), das besagt, daß „mit 20 % aller Waren 80 % des Umsatzes erzielt" werden (Abb. 18).

Dasselbe gilt übrigens auch für die Gruppe der hausärztlich tätigen Internisten.

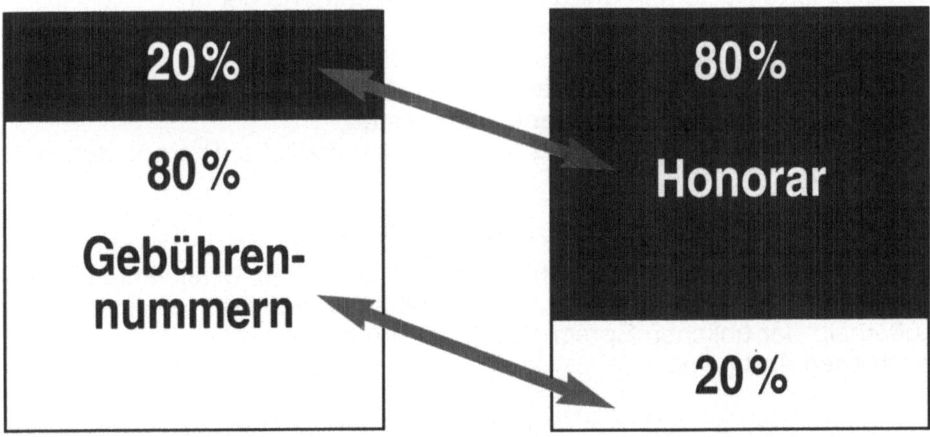


**Abb. 18.** „Pareto-Prinzip" in Anwendung auf die Arztpraxis: „Mit 20 % aller Waren werden 80 % des Umsatzes erzielt"

[7] Zum Thema „Leistungsbreite einer Praxis", „Erweiterung des Angebotes", „Fortbildung für Patienten", „Praxisveranstaltungen", „Selbsthilfegruppen", „Praxisbibliothek" u.a.m. vgl. ausführlich in Drews M, Kölling W, Mader FH (1995) Unternehmen Arztpraxis. Strategien zum Erfolg. Springer, Berlin Heidelberg New York

**Merke**
Mit wenigen Leistungen wird bereits mehr als die Hälfte des Praxisumsatzes verdient. Das gilt ganz besonders für den EBM '96

Für die qualifizierte und erfolgreiche Ausübung der täglichen Praxisroutine ist es jedoch vonnöten, daß auch Leistungen angeboten bzw. vorrätig gehalten werden, welche nur gelegentlich oder selten gefragt werden, die jedoch angesichts des typischen Charakters der Allgemeinpraxis (u.a. unausgelesenes Krankengut, rasches Beraten, multiple Beratungsprobleme) sofort präsent sein sollten.

### 6.4.2 Vernetzte Praxen

*Neue Strukturen in der ambulanten Versorgung* sollen dazu dienen, die begrenzten finanziellen Ressourcen effektiver auszuschöpfen, die Kommunikation und Kooperation der Gesundheitsanbieter zu fördern und letztlich – besonders den alten, meist alleinstehenden und multimorbiden Patienten – bei Erkrankung oder Pflegebedürftigkeit im vertrauten Umfeld eine effektive und von ihnen akzeptierte Versorgung zu ermöglichen.

Diesem Ziel soll die *Vernetzung der Praxen* (Abb. 19) dienen. Dabei wird das etablierte System in der ambulanten Versorgung genutzt.

Beteiligt sind
- niedergelassene Vertragsärzte, d.h. Allgemeinärzte, hausärztlich tätige Internisten und niedergelassene Spezialisten;
- ambulante Pflegedienste und (künftig) nichtärztliche Therapeuten und Apotheker.

Die zentrale *Leit- und Clearingstelle* koordiniert die Inanspruchnahme der Gesundheitsanbieter; sie ist rund um die Uhr unter einer einheitlichen Telefonnummer erreichbar und ständig mit einer qualifizierten Arzthelferin außerhalb der üblichen Sprechstundenzeiten besetzt; sie wird von einem erfahrenen Arzt geleitet.

Die beteiligten ambulanten *Pflegedienste* verpflichten sich gegenüber dem Kostenträger, eine flächendeckende Versorgung durch qualifiziertes Personal jederzeit zu gewähren.

Die *teilnehmenden Ärzte* verpflichten sich
- zur Erstellung detaillierter Dienstpläne;
- zur regelmäßigen Teilnahme an qualitätssichernden Maßnahmen wie hausärztlichen Qualitätszirkeln;
- zu interkollegialen Absprachen, die Pharmakotherapie zu rationalisieren;

– zur Nutzung aller ambulant zur Verfügung stehenden Möglichkeiten – eingeschlossen der „second opinion“ –, vor der stationären Einweisung eines Patienten den Grundsatz *„ambulant vor stationär“* auf seine Realisierbarkeit zu überprüfen;

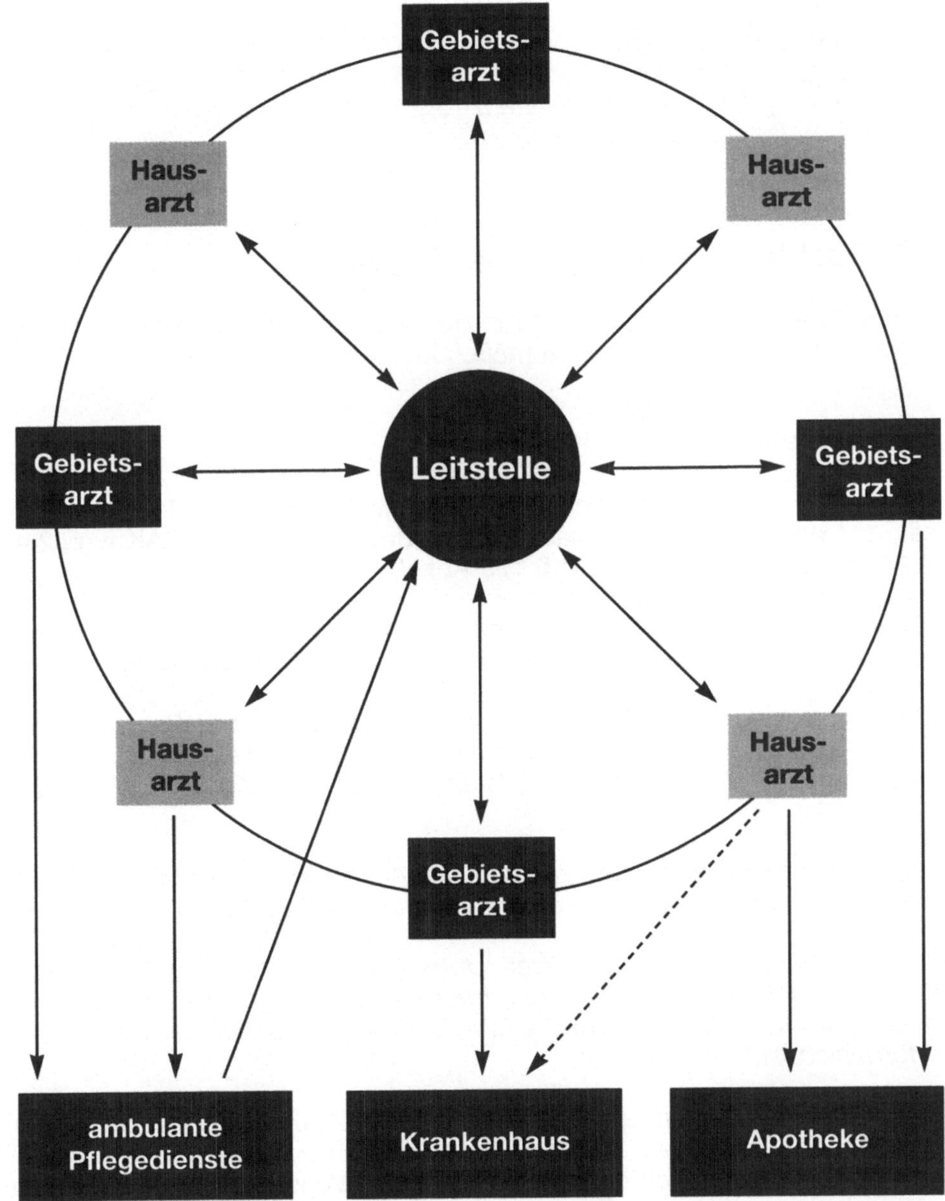


**Abb. 19.** Das Modell vernetzter Praxisstrukturen unter Einbindung des Hausarztes

- zur obligaten Dokumentation und gegenseitigen Übermittlung aller durchgeführten bzw. veranlaßten Maßnahmen;
- zur Unterstützung der wissenschaftlichen Begleitung und Evaluation [16].

**Merke**
Oberstes Ziel des Modells von vernetzten Praxisstrukturen unter Einbindung des Hausarztes ist es, dem Kranken in seiner gewohnten Umgebung *Hilfe zur Selbsthilfe* anzubieten und nichtindizierte stationäre Behandlung zu vermeiden.

## 6.5 Qualitätssicherung in der Medizin

Der Ruf nach Qualitätssicherung in der Medizin tönt seit einigen Jahren inner- wie außerärztlich gleichermaßen lautstark.

### 6.5.1 Gesetzliche Grundlagen

Die gesetzlichen Grundlagen für die *Qualitätssicherung* (nicht zu verwechseln mit den *„Qualifikationsnachweisen"* der KBV und der BÄK [vgl. 2.4, 2.4.1 und 2.4.2) finden sich in § 175 Abs. 3 SGB V:

*„Die Kassenärztlichen Vereinigungen bestimmen durch Richtlinien Verfahren zur Qualitätssicherung der ambulanten kassenärztlichen Versorgung."*

Ebenso verlangen die Berufsordnungen der Landesärztekammern die Qualitätssicherung von ihren Kammerangehörigen. Beispielhaft sei hier zitiert der § 11 Abs. 1 und 2 der Sächsischen Landesärztekammer vom 7.10.1994:

*„(1) Der Arzt ist verpflichtet, die von der Ärztekammer getroffenen Maßnahmen zur Sicherung der Qualität der ärztlichen Tätigkeit durchzuführen.*

*(2) Die Anwendung bestimmter Untersuchungs- und Behandlungsmethoden setzt den Erwerb bestimmter Kenntnisse und Fertigkeiten und einen Nachweis hierüber voraus, sowie dies zum Schutz des Patienten erforderlich ist."*

Auf Seiten der Kostenträger herrscht u.a. die Auffassung vor, daß unter den Randbedingungen knapper Ressourcen nur „qualitätsgesicherte" Leistungen bezahlt werden können. Auf diese Weise sollen offensichtlich unter einem gedeckelten Budget einerseits die Qualität „gesichert", zum anderen langfristig die Finanzierungsströme gelenkt werden [7].

**Tabelle 5.** Begriffe und Definitionen zum Thema Qualität und Qualitätsmanagement [10]

**Ergebnisqualität:** Qualitätskategorie nach Avedis Donabedian: Beschreibt Veränderungen des gegenwärtigen oder zukünftigen Gesundheitszustandes eines Patienten, die durch die medizinische Versorgung verursacht werden („outcome").

**Effektivität:** Das Ausmaß, in dem die vorgesehenen Zielvorstellungen erreicht werden: „Wie effektiv ist eine Behandlung X?"

**Effizienz:** Verhältnis eines Zweckerfolgs (= erreichter Nutzen) zu den zu seiner Erreichung eingesetzten Mitteln: „Wie wirtschaftlich arbeitet ein Leistungserbringer?"

**Kriterium:** Eine definierbare und meßbare Größe, die dazu dient, die Qualität zu beschreiben (Qualitätskriterium).

**Peer-review:** Qualitätsorientierte Gruppenarbeit, bei der gleichberechtigte und gleichrangige Personen die eigene Arbeit diskutieren und bewerten.

**Prozeßqualität:** Qualitätskategorie nach Avedis Donabedian: Beschreibt die Qualität der leistungserbringenden Tätigkeiten und Personen im Rahmen der medizinischen Versorgung bzw. Behandlung.

**Qualität:** Deutsche Gesellschaft für Qualität e. V. (DGQ): „Realisierte Beschaffenheit einer Einheit bezüglich Qualitätsforderung".
US Joint Commission on the Accreditation of Health Care Organisation: „Qualität ist der unter Anwendung des derzeitigen Wissens vom medizinischen Versorgungssystem erreichte Grad der Wahrscheinlichkeit, für den Patienten erwünschte Therapieresultate zu erzeugen und unerwünschte Behandlungsergebnisse zu vermeiden."

**Qualitätsmanagement:** DIN ISO 8402: „Derjenige Aspekt der Gesamtführungsaufgabe, welcher die Qualitätspolitik festlegt und verwirklicht."
Deutsche Gesellschaft für Qualität: „Gesamtheit der qualitätsbezogenen Tätigkeiten und Zielsetzungen."

**Qualitätssicherung:** Dieser Begriff wird zunehmend durch den Begriff „Qualitätsmanagement" im Sinne eines Oberbegriffes ersetzt

**Qualitätszirkel:**
Merkmale:
- 4 bis 8 Teilnehmer,
- freiwillige Teilnahme,
- selbstgewählte Themen,
- regelmäßig,
- Verfolgung selbstgesetzter Ziele,
- Beschäftigung mit wichtigen, gemeinsamen Problemen (aus dem eigenen Arbeitsbereich),
- Problemanalyse mit bestimmten Methoden,
- Lösungsvorschläge und Maßnahmenergreifung im Rahmen der eigenen Möglichkeiten,
- Dokumentation.

Leitung durch Moderator ist notwendig, fallweise Hinzuziehung von Fachexperten kann sinnvoll sein.

**Standard:** Standards geben an, welche Ausprägung, welchen Wert Qualitätskriterien haben sollen bzw. welche Ausprägung/welche Werte zulässig sind.

**Strukturqualität:** Qualitätskategorie nach Avedis Donabedian: Bedeutet die strukturellen Voraussetzungen zur Leistungserbringung – personell, räumlich, organisatorisch, medizinisch und medizintechnisch.

### 6.5.2 Qualität und Qualitätsmanagement

Derzeit herrscht eine erhebliche Begriffsverwirrung, was die Bezeichnungen und Definitionen zum Thema *„Qualität und Qualitätsmanagement"* (Tabelle 5) betrifft. Dabei werden Begriffe wie
- Qualitätsentwicklung,
- Qualitätssicherung und
- Qualitätskontrolle
häufig synonym verwendet.

Bei genauer Betrachtung stehen diese Begriffe aber oftmals für zwei diametral entgegengesetzte Konzepte.

### 6.5.3 Interne Qualitätssicherung

*Qualitätsentwicklung* bzw. *interne Qualitätssicherung* beschreibt einen kontinuierlichen Prozeß, der durch die Betroffenen selbst gestaltet wird.

Die Teilnehmer eines *Qualitätszirkels* suchen dabei z.B. selbst nach Antworten auf die Frage, „was" Qualität ist, „wie" diese „wo" verbessert werden kann und „wann" selbst gesteckte Ziele erreicht worden sind. Viele Ärzte sehen in der Zirkelarbeit auch die Chance, ihre Isolation in der eigenen Praxis zu durchbrechen.

Das Ziel ist im Idealfall die kontinuierliche Verbesserung des eigenen Handelns. Der Ursprung dieser Entwicklung liegt an der Basis des Versorgungssystems und wirkt von „unten" nach „oben" (sog. *Bottom-up-Prinzip*) [7].

**Merke**
Insbesondere für die sehr komplexe hausärztliche Tätigkeit muß der Schwerpunkt eindeutig auf eine selbst bestimmte Qualitätsentwicklung aus der Praxis heraus gelegt werden.

Die klassische *Qualitätskontrolle* bzw. externe Qualitätssicherung ist eine *Qualitätssicherung,* wie wir sie z.B. aus den Ringversuchen aus dem Laborbereich kennen, sie beruht auf einer zentral festgelegten, einheitlichen Definition von „Qualität", die von externen Institutionen, Gremien oder Experten überprüft wird. Das Ziel ist zumeist darauf ausgerichtet, Abweichungen von einer vorgegebenen Qualitätsdefinition zu minimieren. Die Richtung der Beeinflussung zeigt von „oben" nach „unten" (sog. *Top-down-Prinzip*) [7].

**Merke**
Im Idealfall ist das Ziel der Qualitätssicherung eine kontinuierliche Verbesserung des eigenen Handelns [7].

## 6.6 Arzt-Patienten-Beziehung

Im folgenden finden sich nur einige kurze Überlegungen zum schier unerschöpflichen Thema *Arzt-Patienten-Beziehung,* soweit sich diese ganz allgemein auf die Patientenzufriedenheit mit der Arztpraxis reduzieren lassen.

### 6.6.1 Zufriedenheit mit dem Arzt

Einer der Einflüsse, welcher die Arzt-Patienten-Beziehung auch in Vergleich zu anderen (interpersonalen) Beziehungen zu setzen gestattet, ist

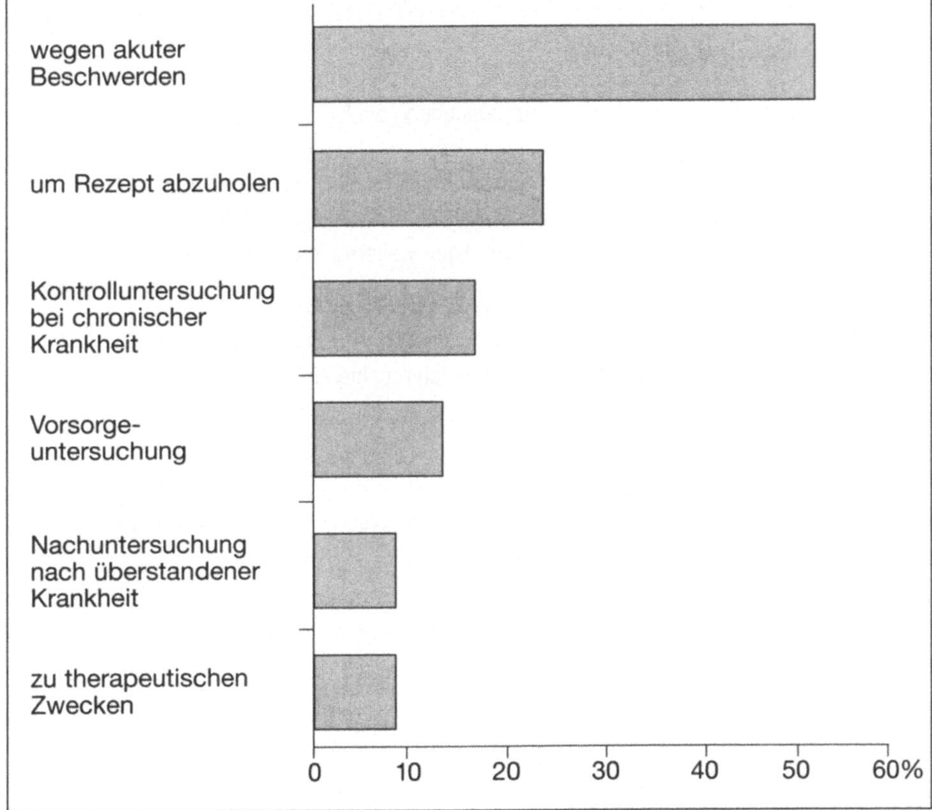


**Abb. 20.** Grund des letzten Arztbesuches [2]

die *Zufriedenheit mit dem Arzt*, bzw. die Zufriedenheit mit dem Arztbesuch.

Die *Gründe für einen Arztbesuch* sind natürlich verschieden (Abb. 20). Einer Untersuchung der Hamburg-Mannheimer-Stiftung für Informationsmedizin e.V. zufolge war über die Hälfte der Befragten wegen akuter Beschwerden oder Erkrankungen beim Arzt (53%). Zu therapeutischen Zwecken besuchten 6%, zu Kontrolluntersuchungen bei bestehender chronischer Erkrankung 17% den Doktor.

Ihre Krankenkasse bietet Ihnen ab sofort die Möglichkeit an, sich ab dem 35. Lebensjahr jedes 2. Jahr auf

**Herz-Kreislauferkrankungen**
**Nierenerkrankungen**
**Zuckerkrankheit**
**Stoffwechselstörungen**

untersuchen zu lassen

**Nutzen Sie Ihre Chance!**

Sie können diese Gesundheitsvorsorgeuntersuchung auch mit einer „Krebsvorsorgeuntersuchung" kombinieren.
Trennen Sie, wenn Sie eine solche Untersuchung wünschen, den unten abgebildeten Anmeldeabschnitt ab und kennzeichnen Sie, welche Untersuchung Sie wünschen. Sie erhalten von meinem Praxisteam die notwendigen weiteren Informationen!

**Ihr Hausarzt**

Ja ! Ich möchte meine Vorsorgechance nutzen! Ich möchte einen Termin für

- ○ die Gesundheits-Vorsorgeuntersuchung (Körperliche Untersuchung, Blutuntersuchung, Urinuntersuchung, EKG)
- ○ die Krebsvorsorgeuntersuchung*
- ○ die Kombinationsuntersuchung von Gesundheitsvorsorge und Krebsvorsorgeuntersuchung*

Name ____________________ Vorname ____________________

Terminwunsch ____________________ Telefonnummer ____________________

*Wir führen in unserer Praxis Krebsvorsorge für Männer/Frauen durch

**Abb. 21.** Motivationsblatt zur Gesundheitsvorsorgeuntersuchung nach G. Zimmermann (1995)

Der Anlaß eines Arztbesuches selegiert mit dem Arzttyp, den man aufsucht. So haben 82% aller Kranken mit akuten Beschwerden einen *Allgemeinarzt* aufgesucht. Das Abholen eines Rezeptes als Grund des Arztbesuches trifft hauptsächlich auf den Allgemeinarzt zu (88%). Der Allgemeinarzt scheint auch eine größere Bedeutung bei der Kontrolle der chronischen Krankheiten zu haben, da ihn 71% der Befragten deswegen aufsuchten, aber nur 27% den Facharzt [2].

Zahlreiche Möglichkeiten gibt es für den Hausarzt, seine Bemühungen um eine Vertiefung der Arzt-Patienten-Beziehung zu unterstreichen. Ausführlich wird hierzu in dem Buch „Unternehmen Arztpraxis. Strategien zum Erfolg" [6] eingegangen. Beispielhaft sei auch ein Patientenmerkblatt vorgestellt, das am Anmeldeschalter aufliegt oder – noch besser – dem einzelnen Patienten durch die Arzthelferin in die Hand gegeben wird (Abb. 21).

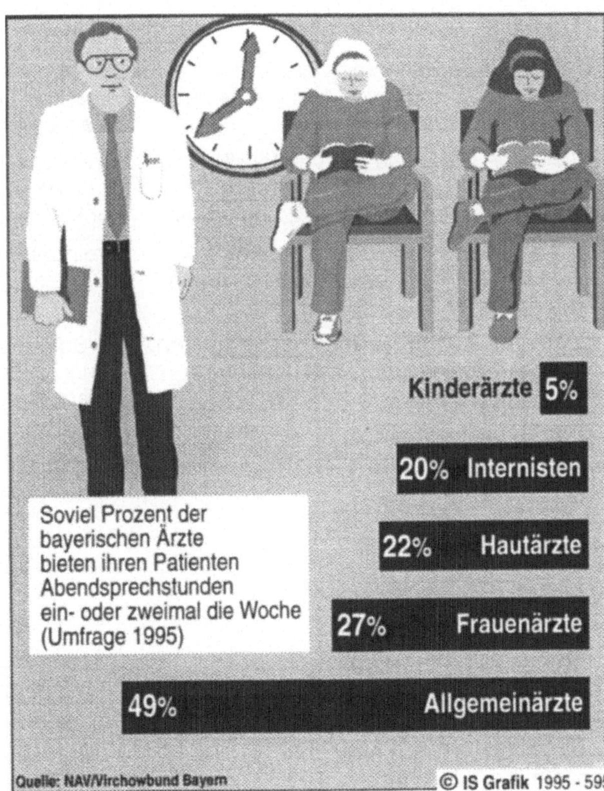


**Abb. 22.** Arztpraxen immer länger offen (NAV/Virchow-Bund Bayern)

**Tabelle 6.** Wie gut ist Ihr Hausarzt? Check-up der Zeitschrift „Freundin“ für die Leser, um herauszufinden, woran diese erkennen können, ob sie beim richtigen Arzt sind (zit. bei [4])

| So sollte es sein | So sollte es nicht sein |
|---|---|
| Sie müssen nicht länger als 30 Minuten warten. Falls nötig kommen Sie auch ohne Termin sofort dran. | Ewig lange Wartezeiten, obwohl Sie den Termin vor Wochen ausgemacht haben und in Eile sind. |
| Nimmt sich viel Zeit, vor allem beim ersten Gespräch. Fragt nach früheren Krankheiten. | Ist kurz angebunden. Noch schlimmer: Sie müssen sich „frei machen“, ohne sie/ihn vorher gesprochen zu haben. |
| Macht bei hohem Fieber Hausbesuche, auch nachts und am Wochenende (sollte deshalb im Umkreis von 5 km wohnen) | Patienten, die nicht in die Sprechstunde kommen können, werden an den ärztlichen Notdienst verwiesen. |
| Erkundigt sich nach seelischen Problemen, wenn Beschwerden nicht besser werden. Ist eine Vertrauensperson. | Geht nicht auf die Psyche ein. Es zählen nur körperliche Beschwerden und eindeutige Symptome. |
| Akzeptiert, wenn sie homöopathische Medikamente bevorzugen. Hat Kenntnisse in Naturheilkunde | Verschreibt schon bei harmlosen Erkrankungen Penizillin und Antibiotika, begründet nicht, warum. |
| Überschätzt ihre/seine Kompetenzen nicht. Überweist in kritischen Situationen an einen Facharzt. | Besteht darauf, auch Eingriffe durchzuführen, die eigentlich nicht Aufgabe eines Allgemeinarztes sind. |
| Empfiehlt dem Patienten bei Zweifeln an der Diagnose, noch die Meinung eines Kollegen einzuholen. | Geht nicht auf den Patienten ein, kennt keine kompetenten Kollegen oder arbeitet nicht mit ihnen zusammen. |
| Erklärt eine Diagnose gut verständlich, weist von sich aus auf Risiken und Nebenwirkungen von Medikamenten hin. | Kann nicht zuhören, gebraucht ständig für Laien unverständliche Fachausdrücke, blockt Fragen ab. Fließbandbetrieb. |
| Möchte Sie nach ein oder zwei Wochen noch einmal sehen, auch wenn es Ihnen wieder gut geht. | Vereinbart keinen Kontrolltermin, überzeugt sich nicht vom Behandlungserfolg. |
| Sie kriegen sie/ihn persönlich ans Telefon, wenn Sie Rat brauchen, auch während der Sprechstunde. | Die Sprechstundenhilfe macht sich am Telefon zum Sprachrohr, fragt, was Sie wollen, ohne weiterzuverbinden. |
| Hält sich strikt an die Schweigepflicht, auch bei Jugendlichen über 15 Jahren. | Verwandte, die denselben Arzt haben, sind plötzlich bestens über Ihren Gesundheitszustand informiert. |

## 6.6.2 Gesprächsmedizin

Nicht nur als Service-Leistung, sondern auch zur Ausweitung der *Gesprächsmedizin* ermöglichen Ärzte ihren Patienten immer öfter auch eine abendliche Konsultation. Fast jeder zweite Allgemeinarzt in Bayern läßt seine Praxis ein- bis zweimal die Woche für *Abendsprechstunden* geöffnet (Abb. 22).

### 6.6.3 Der Arzt als Vertrauter

Wie gut ein Arzt bei seinen Patienten ankommt, ist nicht nur eine Frage der Praxisorganisation und des Praxismarketings, sondern hängt letztlich auch damit zusammen, wie weit er als *Vertrauensperson* von den Patienten akzeptiert wird. Die Zeitschrift „Freundin" veröffentlichte 1993 für die Leser einen Check-up, worin diese erkennen können, ob sie beim „richtigen" Arzt sind (Tabelle 6).

## Literatur


1. Arnold M. (1995) Solidarität 2000. Die medizinische Versorgung und ihre Finanzierung nach der Jahrtausendwende. Enke, Stuttgart
2. Arnold K, Lang E (1994) Patientenzufriedenheit mit Arzt-Patient-Beziehung. Hamburg-Mannheimer-Stiftung für Informationsmedizin Bd. 9, Hamburg
3. Bawidamann G (1993) Abrechnung von Auskünften. Der Kasse kein Geld schenken! Allgemeinarzt 15: 523–524
4. Braun GE (1994) Marketing für Ihre Arztpraxis. Praxismarketing. Institut für angewandte Wirtschaftsforschung, München
5. Brüggemann (1988) Abrechnungsleitfaden zur Dokumentation und zur persönlichen Leistungserbringung. Optima-Verlag, Karlsruhe
6. Drews M, Kölling W, Mader FH (1995) Unternehmen Arztpraxis. Strategien zum Erfolg. Springer, Berlin Heidelberg New York London Paris Tokyo Hong Kong Barcelona Budapest
7. Gerlach FM (1995) Qualitätszirkel. Kontinuierliche Verbesserung des eigenen Handelns und Überwindung der Isolation. Allgemeinarzt 16: 1136–1140
8. Hempfing W (1995) Aufklärungspflicht und Arzthaftung. ecomed
9. Hess R (1988) in Steinhilper G (1988) Arzt und Abrechnungsbetrug. Rechtsfragen zu den Ermittlungsverfahren. Kriminalistik-Verlag Heidelberg
10. Hillenbrand H (1995) Glossar zum Thema Qualitätsmanagement. Allgemeinarzt 16: 1128
11. Illhardt FJ (1985) Medizinische Ethik. Springer, Berlin Heidelberg New York London Paris Tokyo Hong Kong Barcelona Budapest
12. Laufs A (1993) Arztrecht. 5. Aufl. CH Beck, München
13. Mader FH, Bawidamann G (1995) Alphabetischer ICD-Schlüssel für den Hausarzt. Die häufigsten Benennungen in der Allgemeinmedizin in Fachsprache und Praktikerjargon für Praxisalltag und Praxisstatistik. 2. Aufl. Kirchheim, Mainz
14. Mader FH (1995) Leistungsbreite von allgemeinärztlichen und internistischen Praxen in Bayern. Vergleich der Praxisstrukturen in München sowie auf dem flachen Land nach Leistungshäufigkeiten und nach Leistungsschwierigkeiten (Standard-Spektrum-Highlights). Institut für Praxisforschung (PRAFO), Nittendorf
15. Muzzin LJ (1991) Understanding the Process of Medical Referral. Part 1: Critique of Literature. Canadian Family Physician 37: 2155-2161
16. Niebling W (1996) Vernetzte Praxen. Allgemeinarzt 17: 34–38
17. Rengel G (1986) Formulare in der Kassenpraxis. Vordruckmuster, Richtlinien, Hilfen. Kirchheim, Mainz
18. Rieger H-J (1984) Lexikon des Arztrechts. Walter de Gruyter Berlin New York
19. Thies-Zajonc S (1995) Wenn der Hausarzt überweist. Perspektiven von Ärzten und Patienten zu den Bedeutungen von Überweisungen. Peter Lang, Bern Berlin Frankfurt New York Paris Wien
20. Wahle K (1995) Allgemeinmedizinische Software (ALLSO). Grundlagen für die Praxisstatistik von Erkrankungen und Krankheiten. Einführung in das Programm. Allgemeinarzt 16: 1740–1748

# 7 Finanztechnik

Neben der direkten Führung des Betriebes mit Umsatz, Kosten und Praxisgewinn beeinflussen Steuern, Vorsorgeaufwendungen, Finanzierungskosten (betriebliche Tilgung, private Lebenshaltung und das Wohnen) die *Liquidität* entscheidend.

**Merke**
Für viele Ärzte ist es schwierig, den Unterschied zwischen *Bruttogewinn* und *verfügbarem Einkommen* einzusehen.

Nur mühsam wird nachvollzogen, was in einem Jahr an Lebensunterhalt, Urlaub, Darlehenstilgung, für Einfamilienhaus, Versicherungen, Vorsorge und oft auch für das Steuersparmodell aus diesem Gewinn bezahlt werden muß. Nicht vergessen werden dürfen die *Steuern*, ein Geld, das zwar auf dem Konto des Arztes erscheint, aber ihm nicht gehört.

**Merke**
Jeder Arzt ist gehalten, sich in enger Zusammenarbeit mit dem *Steuerberater* (vgl. 7.2) fortlaufend über seine liquiden Mittel zu informieren und entsprechende Rückstellungen für Zahlungen zu tätigen.

Vielen Ärzten ist nicht bewußt, was es bedeutet, ihr Unternehmen professionell zu führen. Während der universitären Ausbildung und der klinischen Weiterbildung ist der Arzt mit diesem Bereich seiner Tätigkeit normalerweise nicht in Berührung gekommen.

Um so wichtiger ist es, sich frühzeitig vor der Niederlassung mit diesen existentiellen Herausforderungen auseinanderzusetzen. In Abbildung 1 wird die Grobgliederung des Lebensmanagements dargestellt. Die wichtigsten Positionen in der Unternehmungsführung sind die Leistungsfunktionen und Finanzfunktionen.

**Merke**
Alle finanziellen Bereiche der Arztpraxis und der privaten Lebensführung müssen durchschaut und beherrscht werden.

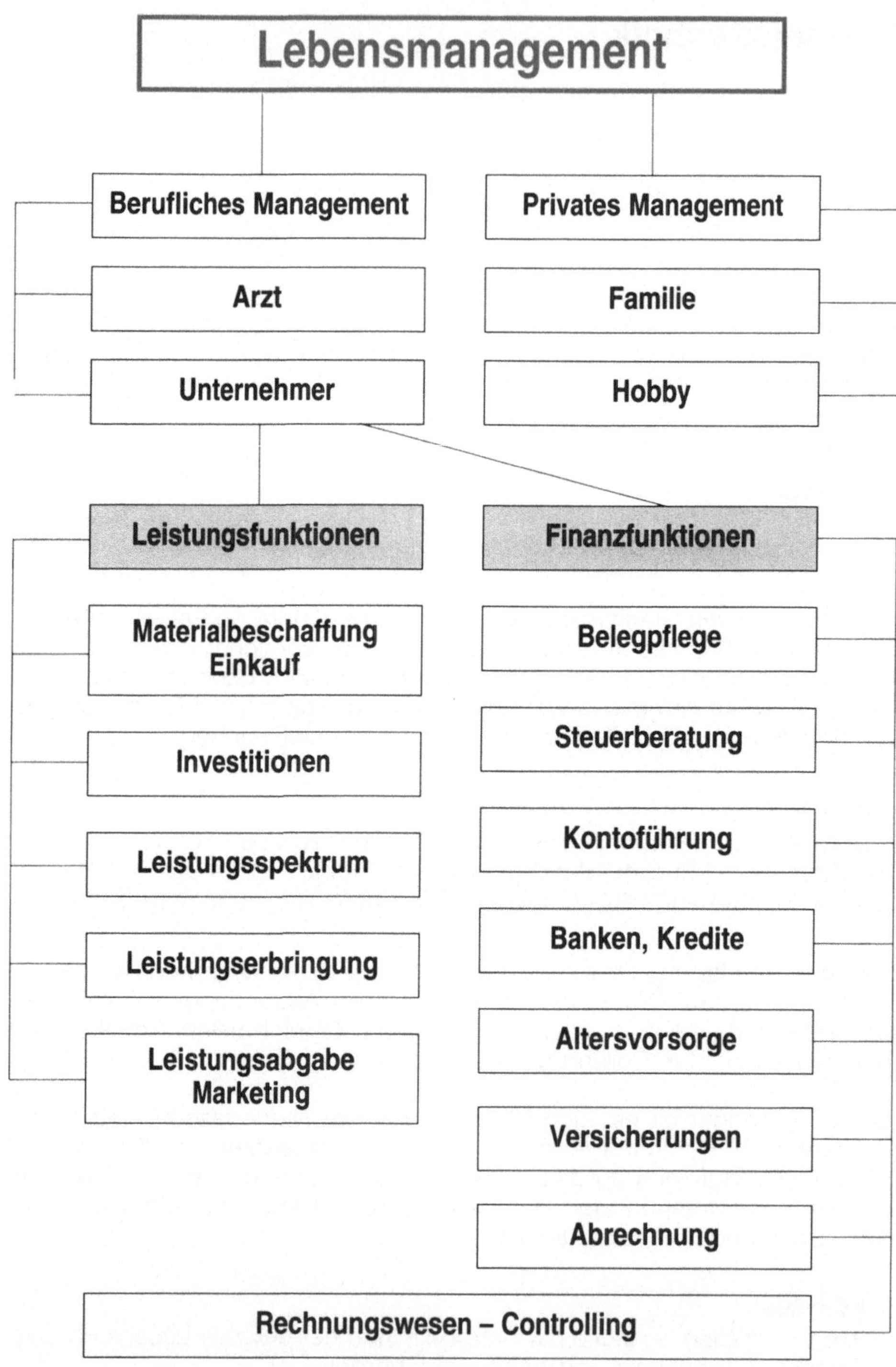


**Abb. 1.** Unternehmensbereiche der Praxis

## 7.1 Belegpflege

Eine Hauptbesteuerungsform für den Arzt ist die *Einkommensteuer*. Diese fällt unterschiedlich hoch aus, da Freibeträge, unterschiedliche Steuerklassen und die Progression sich entsprechend auf die Einkommensbelastung auswirken.
Bei einer so hohen Besteuerung wie in der Bundesrepublik Deutschland darf der Arzt keine Möglichkeit auslassen, legal *Steuern zu sparen*. Grundvoraussetzung hierfür ist eine konsequente *Belegpflege*.
Die wichtigsten Belege sind:
- Kontoauszüge des Betriebes (vgl. 7.1.1) und private Auszüge,
- Praxiskassenbuch (vgl. 7.1.2),
- Reisekostenabrechnungen (vgl. 7.1.3),
- Bewirtungskosten (vgl. 7.1.4),
- Geschenke (vgl. 7.1.5),,
- Ersatz- und Eigenbelege (vgl. 7.1.6).

Da sich eine ganze Reihe von Abzugsmöglichkeiten ergeben, muß eine strikte Trennung zwischen betrieblichen und privaten Ausgaben erfolgen (*Drei-Konten-Modell* – vgl. 7.4.2).

### 7.1.1 Kontoauszüge

Für den Arzt besonders wichtig ist es, daß lückenlos die Kontoauszüge und die Durchschläge der Überweisungen bzw. der Abbuchungen und Daueraufträge abgeheftet werden.

Der wichtigste Beleg ist der *Kontoauszug* (Abb. 2). Die Kontoauszüge sollen täglich, zumindestens aber wöchentlich, chronologisch und mit den entsprechenden Ausgabenbelegen versehen, abgeheftet werden. Hierzu ist eine einfach gestaltete Belegablage von großem Nutzen (Tabelle 1).

**Tabelle 1.** Vorschlag für eine systematische Ablage von Rechnungen, Belegen und Kontoauszügen nach 4 Kategorien

| | |
|---|---|
| I. | unbezahlte Rechnungen, |
| II. | Rechnungen, die durch Abbuchungen bezahlt werden, |
| III. | laufende Kontoauszüge und unbezahlte Rechnungen, |
| IV. | Kopien aller erteilten Abbuchungsermächtigungen. |

**Merke**
Ein *Beleg-Chaos* kostet Zeit und Geld und vor allem auch den Durchblick durch die Finanzen.

| Konto-Nr. | Datum | Ausz.-Nr. | Blatt | Kontoauszug |
|---|---|---|---|---|
| 39825463 | 12.07.95 | 29 | 3 | |

| Buchungstag | Wert | PN-Nr. | | | Umsatz |
|---|---|---|---|---|---|
| 07.07 | 07.07 | 3902 | VERWALTUNGS-BG<br>RDS 2682621<br>13061995 KAISER | GUTSCHRIFT | 15,30 |
| 07.07 | 07.07 | 4203 | RefNr. 07071995/000035162 | GUTSCHRIFT | 451,12 |
| 10.07 | 10.07 | 3902 | ZIERMANN,HILDE<br>RECHNUNG NR 3419CLEO ZIERMA<br>NN | GUTSCHRIFT | 290,06 |
| 11.07 | 11.07 | 3902 | ANDREA DAHMEN<br>RNR. 3389 20/6/95 | GUTSCHRIFT | 620,78 |
| 12.07 | 12.07 | 3902 | WOLFGANG BENTLER<br>RE-NR 33831 20.06.95 | GUTSCHRIFT | 54,12 |
| 12.07 | 12.07 | 3900 | BOEHM DIRK<br>RECHNUNG V. 20.06.95NR3384 | GUTSCHRIFT | 107,73 |
| 12.07 | 12.07 | 3902 | WYDRA,HORST<br>RE V. 200695<br>RENR 3413 | GUTSCHRIFT<br><br>REF-NR. 1111070105146 | 240,35 |
| 12.07 | 12.07 | 3900 | LAGRAF UTE<br>RECHNUNGS-NR 3396 | GUTSCHRIFT | 646,83 |

Postanschrift Postbank Dortmund 44131 Dortmund — Kunden-Service Telefon (0231) 90 50 666 Mo-Fr 8.00-20.00 Uhr — Telefax (0231) 180 24 82 Btx: *Postbank# — Bankleitzahl 440 100 46

Postbank

**Abb. 2.** Der wichtigste Beleg ist der Kontoauszug. Beispiel eines Auszugs mit BG- und Privatabrechnungseingängen (Postbank)

Die aktuelle, monatliche betriebswirtschaftliche Auswertung kann der Arzt nur dann erhalten, wenn die Belegunterlagen *monatlich* zum Steuerberater gehen. Nur so ist ein effizientes *Praxiscontrolling* möglich.

## 7.1.2 Praxiskassenbuch

Das Praxiskassenbuch wird in der Praxis geführt und ist für die kleinen Einnahmen wie Atteste (vgl. 8.4.7) und Ausgaben gedacht (Abb. 3).

Bei den kleinen Ausgaben, die vornehmlich von den Praxismitarbeitern getätigt werden, ist besonderer Wert auf die genaue Bezeichnung der eingekauften Gegenstände zu legen.

**Merke**

Sammelbegriffe wie „Praxisliteratur", „Reinigungsmittel" oder „Bürobedarf" reichen auf der Rechnung im allgemeinen nicht aus. Die einzelnen Positionen bei Sammelrechnungen sind genau zu bezeichnen. Die Kontrolle des Geldbestandes zwischen Kassenbuch und Praxiskasse sollte wöchentlich erfolgen, sonst können Fehlbuchungen bzw. Fehlrechnungen nicht mehr verfolgt werden. Aufgehoben werden müssen alle Ausgabenbelege, die dann mit den schriftlichen Aufzeichnungen des Praxiskassenbuches (Abb. 3) monatlich zum Steuerberater gehen.

**Kassenbericht** Monat Juni 1996 Blatt Nr. 1

Kassenbeginn Datum 1. Juni 1996

Barguthaben bei Kassenbeginn DM 320,10

| Beleg-Nr. | Datum | Bezeichnung/Praxiseinnahmen | Einnahmen Betrag DM | Ausgaben Betrag DM |
|---|---|---|---|---|
| 1 | 1. | Neonröhren | + | − 25,- |
| 2 | 1. | Rechnungsblock | + | − 2,30 |
| 3 | 1. | Lesemappe | + | − 51,50 |
| 4 | 2. | Gummihandschuhe | + | − 5,37 |
| 5 | 4. | Zustellgebühr | + | − 2,20 |
| 5a | 4. | Privatauslage Gerda | + | − 12,60 |
| 6 | 4. | Attest Sungerau | + 10,- | − |
| 7 | 4. | Kaffee | + | − 1,58 |
| 8 | 4. | Traubenzucker | + | − 3,49 |
| 9 | 8. | Spülmittel | + | − 83,- |
| 10 | 8. | Streichhölzer | + | − 1,- |
| 11 | 9. | Briefmarken | + | − 1,40 |
| 12 | 11. | Warensendung | + | − 13,50 |
| 13 | 13. | Batterien (Reflocheck) | + | − 3,99 |
| 14 | 14. | Toiletten-Papier | + | − 2,20 |
| 15 | 15. | Einschreibe-Paket | + | − 3,53 |
| 16 | 17. | Praxisausgaben | + | − 2,20 |
| 17 | 17. | Zustellgebühr (Paket) | + | − 1,10 |
| 18 | 19. | Nachgebühr | + | − 12,60 |
| 19 | 19. | Privatauslage Stefan | + | − 18,25 |
| 20 | 20. | Rückerstattung | + 12,60 | − |
| 21 | 22. | Attest Schreiber | + 10,- | − |
| | | | + | − |
| | | | + | − |
| | | | + | − |
| | | **Summe Praxiseinnahmen / -Ausgaben** | 32,60 | 246,81 |

Kassenschluß Datum 30. Juni 1996

Unterschrift: Dr. Durchblick

Barguthaben bei Kassenschluß DM 105,89

**Abb. 3.** Beispiel für die Gestaltung einer Seite eines Praxiskassenbuchs für den Monat Juni

### 7.1.3 Reisekostenabrechnung

Nur dann, wenn der Anlaß einer Reise mit der Berufsausübung zu tun hat, muß der Arzt eine *Reisekostenabrechnung* erstellen (Abb. 4).
Eine *Geschäftsreise* liegt immer dann vor, wenn der Arzt aus beruflichen Gründen in einer Entfernung von mindestens 20 km von der Wohnung oder Praxis tätig wird, z. B. Praxiswaren abholen, Geschäftspartner sprechen, an Fortbildungsveranstaltungen teilnehmen.

**Merke**
Bei einer Entfernung unter 20 km handelt es sich um einen *Geschäftsgang.* Die Fahrtkosten können steuermindernd in der tatsächlich oder anteilig angefallenen Höhe angesetzt werden, je nach betrieblicher Nutzung des PKW.

Darüber hinaus kann man einen *„Verpflegungsmehraufwand"* geltend machen. Hierbei hat man die Wahl zwischen den tatsächlichen Aufwendungen und dem Ansatz von Pauschalbeträgen.

**Merke**
Grundsätzlich sollten im Zusammenhang mit einer Geschäftsreise alle Belege gesammelt werden. Es ist Aufgabe des Steuerberaters, im nachhinein zu entscheiden, was günstiger ist, *Pauschale* oder *Einzelnachweis.*

**Merke**
Bei einer Geschäftsreise unter 10 Stunden entfallen die Pauschalen.

Alle *Reisenebenkosten* können als Betriebsausgaben abgesetzt werden (Abb. 4). Dazu gehören:
- Parkgebühren,
- Taxikosten,
- Fahrtkosten,
- öffentliche Verkehrsmittel,
- Telefon, Telefax, Telegramme,
- Porto,
- Trinkgelder,
- Pauschale.

Mittelbare Reisekosten sind steuerlich nicht abzugsfähig. Das gilt auch für Reiseausrüstungen z. B. Koffer, Taschen, Kleidersack usw.

# Reisekostenabrechnung
(an den Steuerberater)

Berufliche Fahrt von Herne

nach Bad Orb / Hessen

Zweck der Reise practica - Fortbildung zum Mitmachen

Reisebeginn Datum 26.9.1995 Uhrzeit 15.45 Uhr

Reiseende Datum 28.9.1995 Uhrzeit 19.45 Uhr

## Reisekosten

| | | |
|---|---|---|
| *Fahrtkosten (Angabe des Verkehrsmittels und Fahrstrecke) | 416 km, PKW | DM |
| | | DM |
| Übernachtung(en) (Belege beifügen) | 2 Übernachtungen | DM 290,00 |
| | | DM |
| **Nebenkosten (einzeln aufführen, Belege beifügen) | Parken | DM 17,00 |
| | Trinkgelder | DM 23,00 |
| | Telefon | DM 9,80 |
| | | DM |
| | | DM |
| | | DM |
| | | DM |
| | Gesamtbetrag | DM |

Herne, den 29.9.1995

Unterschrift

*Bei Benutzung des eigenen PKW keine Kostenangabe
**Ob die Pauschale oder die tatsächlich entstandenen Kosten als Verpflegungsmehraufwand angesetzt werden, entscheidet der Steuerberater. Grundsätzlich alle Belege beifügen.

**Abb. 4.** Beispiel für eine selbst erstellte Reisekostenabrechnung mit Geltendmachung der Übernachtungskosten und Nebenkosten

Eine korrekte Reisekostenabrechnung sollte folgende Informationen enthalten:
- Dauer der Reise,
- Anlaß der Reise (z.B. das genaue Seminarprogramm),
- Benzinkosten (gefahrene km),
- Fahr- und Flugkarten,
- Übernachtungskosten,
- Telefongebühren,
- Trinkgelder,
- sonstige betriebliche Auslagen.

### 7.1.4 Bewirtungskosten

Schon im Zusammenhang mit dem Aufbau der Eröffnung einer Praxis, aber insbesondere auch nach Gründung einer Praxis können *Bewirtungskosten* (Abb. 5) geltend gemacht werden. Der standardisierte Rechnungsbeleg sollte folgende Angaben ausweisen:
- Datum,
- Betrag,
- Anzahl und Namen der bewirteten Personen,
- Anlaß der Bewirtung (besonders wichtig).

Bewirtungskosten können als vorweggenommene Betriebsausgaben mit einem Selbstbehalt von 20% berücksichtigt werden. Die Speisen und Getränke müssen im einzelnen aufgeführt werden. Die (handgeschriebene) Sammelbezeichnung „Speisen und Getränke" reicht nicht aus!

Bewirtungsanlässe sind auch bei einem Arzt nicht so selten, wie vielleicht angenommen:
- kollegiale Abstimmung des Notfalldienstes,
- Urlaubsvertretung,
- kollegiales Gespräch über neueste Abrechnungsmodalitäten,
- Arbeitsessen mit Steuerberater, Versicherungsmakler, Praxiseinrichter,
- Arbeitsessen mit den Damen der Praxis,
- Arbeitswochenende mit der Ehefrau,
- usw.

### 7.1.5 Geschenke

*Geschenke an Geschäftsfreunde* – nicht darunter fallen Praxismitarbeiter – können innerhalb eines Jahres bis in Höhe von 75 DM steuerlich berücksichtigt werden (Abb. 6).

Dieser Betrag darf nicht überschritten werden, da sonst der gesamte Betrag versteuert werden muß. Das gilt auch für Geschenke, die der Arzt

Angaben
zum Nachweis der Höhe und der betrieblichen
Veranlassung von Bewirtungsaufwendungen
(§ 4 Abs. 5 Ziff. 2 EStG)

| Tag der Bewirtung | Ort der Bewirtung (genaue Bezeichnung, Anschrift) |
|---|---|
| 1.8.96 | Landgasthof Eder |

Bewirtete Person(en)

Dr. E. Müller
Dr. P. Conradi
Fr. Dr. C. Klein-Beiß
Dr. Durchblick

Anlaß der Bewirtung

Wochenendnotdienst
III + IV / 1996

Höhe der Aufwendungen

☒ Bei Bewirtung in Gaststätten lt. nachstehender Quittung — ☐ in anderen Fällen

DM 137,80 — DM ______

10.8.96 Durchblick
(Ort) (Datum) (Unterschrift des Vertreters)

Von Herrn ______

DM ______

Für Getränke und Verzehr einschl. % MwSt.
erhalten.

(Ort) (Datum) (Unterschrift des Vertreters)

**Abb. 5.** Bewirtungskosten-Nachweis anläßlich der alljährlichen Besprechung des kollegial organisierten Wochenendnotdienstes. Dieser Zusammenstellung der Angaben zum Nachweis der Höhe und der betrieblichen Veranlassung von Bewirtungsaufwendungen ist ein maschinenausgedruckter Kassenzettel beizufügen.

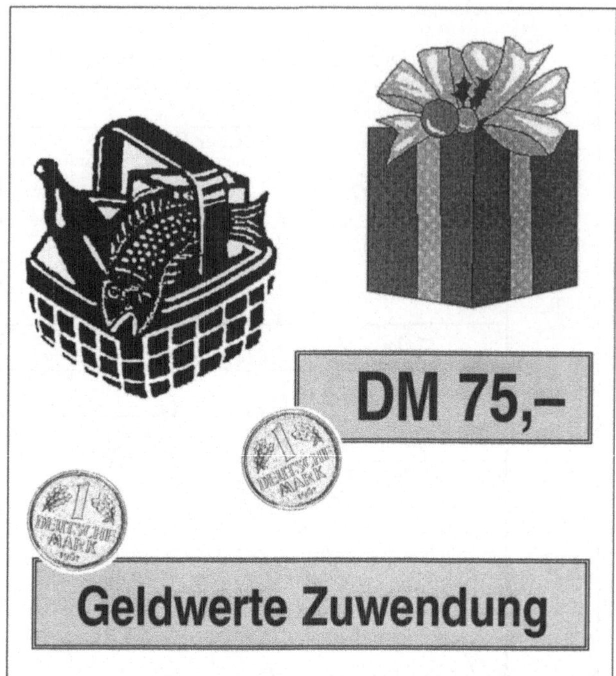


**Abb. 6.** Höchstbetrag für Geschenke an Mitarbeiter pro Jahr neben geldwerten Zuwendungen

selbst in Empfang nimmt, z. B. von der Pharmaindustrie. Beträge, die darüberhinaus gehen, müssen voll als geldwerte *Zuwendung* versteuert werden.

### 7.1.6 Eigenbelege

Sollte einmal ein Beleg verlorengegangen sein, so kann man sich im Einzelfall einen *Eigenbeleg* (Abb. 7) erstellen. Dieser ist auch immer dann nötig, wenn Ausgaben ohne Beleg getätigt werden, z. B. Trinkgelder.

Abbildung 8 zeigt, wie die Belege nicht gesammelt werden sollen.

### 7.1.7 Ungeklärte Geschäftsvorfälle

Fehlt – in Ausnahmefällen – der Originalbeleg (z. B. für Trinkgelder, Blumen, Zeitungen, Wäschekosten), so kann sich der Arzt einen *Ersatzbeleg* ausstellen (Abb. 7).

*Trinkgelder* (z. B. für Müllabfuhr, Tankwart, Postbote) können pauschal am Jahresende angegeben werden.

**Ersatzbeleg**

| Tag | Ausgabeart | Betrag |
|---|---|---|
| 17.09.95 | Telefon: Urlaub in Italien | 126,– |

Dr. med. Detlev
Durchblick
Facharzt für Allgemeinmedizin
Flinker Weg 4
91302 Weitschau
68/3 02

**Abb. 7.** Beispiel für einen Eigenbeleg (oder Ersatzbeleg) für bestimmte Ausgaben, falls Originale fehlen, u.a. Trinkgelder, Blumen, Zeitungen, Wäschekosten. Trinkgelder für z.B. Müllabfuhr, Tankwart oder Postboten werden pauschal am Jahresende geltend gemacht

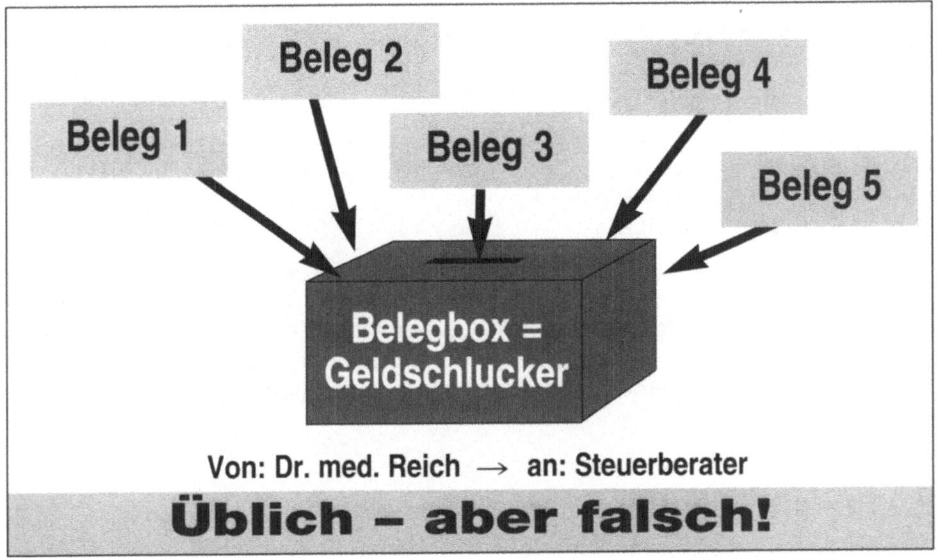


**Abb. 8.** Beispiel für die übliche, jedoch *falsche* Belegpflege. Der Arzt sammelt „wie Kraut und Rüben" die diversen Belege in einem „Schuhkarton" und übergibt sie dann kommentarlos an seinen Steuerberater

Bei einer guten Buchführung wird der Steuerberater schriftlich nachfragen, in welchen Bereich – privat oder betrieblich – die Ausgabe fällt, die er nicht direkt zuordnen kann (Abb. 9). Es dürfte dem Arzt nicht allzu schwer fallen, wenn er monatlich die Belege zum Steuerberater schickt, diese Anfragen korrekt zu beantworten.

| Frage: | Antwort: |
|---|---|
| Deutsche Bank # 113 408<br>Checkausgabe 14.7.<br>End.-Nr. 013<br>DM 326,40 | |
| Anliegende Reisekosten-<br>abrechnung ergänzen:<br>Datum –<br>Teilnahmebestätigung | |
| Anliegender Beleg über<br>„Kranzspende"<br>nicht abzugsfähig | |
| Anliegende Bewirtungs-<br>kostenrechnung bitte<br>vervollständigen:<br>Anzahl und Namen<br>der Personen | |

**Abb. 9.** Beispiel für „ungeklärte Geschäftsvorfälle" mit entsprechenden Fragen des Steuerberaters an seinen Mandanten

**Merke**
Eine solche, an der täglichen Praxis orientierte Belegpflege kann als Grundstein einer optimalen Steuerberatung, eines optimalen Kostenmanagements und eines professionellen Controllings gelten.

## 7.2 Steuerberatung

Schon seit Menschengedenken haben die Herrschenden Steuern von ihren Untergebenen eingetrieben. Heute ist der Bundesbürger in einer immer enger werdenen Spirale von Steuerzahlungen gefangen (Abb. 10).

Die Hauptbesteuerungsform für den Arzt ist die *Einkommenssteuer.* Wie sich das zu versteuernde Einkommen errechnet, zeigt Abbildung 11.

Bei diesem dichten Netz an Steuerzahlungen sollte es das Sinnen und Trachten des Praxisinhabers sein, möglichst alle Ausgaben des betrieblichen Bereiches zu erfassen, da diese direkt die Steuerschuld mindern. Als wichtigster Ausgabenposten können die *Betriebsausgaben* gelten.

**Steuereinnahmen 731,8 Milliarden DM**
(z. T. geschätzt)
**davon in Mio. DM**

| | |
|---|---|
| Lohnsteuer 247,322 | 1.625 Biersteuer |
| Umsatz, MwSt. 197.711 | 1.083 Schaumweinsteuer |
| Mineralölsteuer 55.166 | 480 Feuerschutzsteuer |
| Gewerbesteuer 44.848 | 357 Vergnügungssteuer |
| Einkommensteuer 41.531 | 307 Zuschl.z.Grunderwerbst. |
| Körperschaftssteuer 31.184 | 250 Hundesteuer |
| Tabaksteuer 19.253 | 214 Gesellschaftsteuer |
| Kirchensteuer* 17.800 | 200 Leuchtmittelsteuer |
| Kfz-Steuer 13.317 | 183 Zuckersteuer |
| Solidaritätszuschlag 13.027 | 111 Totalisatorsteuer |
| Kapitalertragsteuer 11.273 | 98 Sportwettsteuer |
| Grundsteuer 10.782 | 59 Teesteuer |
| Versicherungsteuer 8.094 | 54 Salzsteuer |
| Zölle 7.742 | 48 Wechselsteuer |
| Vermögensteuer 6.750 | 43 Kinosteuer |
| Branntweinabgaben 5.544 | 41 Jagd- und Fischereisteuer |
| Grunderwerbsteuer 5.137 | 37 Getränkesteuer |
| Erbschaftsteuer 3.030 | 34 Rennwettsteuer |
| Lotteriesteuer 2.381 | 30 Börsenumsatzsteuer |
| Kaffeesteuer 2.125 | 1 Schankerlaubnissteuer |

*in der Gesamtsumme nicht enthalten

**Abb. 10.** Steuerspirale für die Bundesrepublik Deutschland am Beispiel des Jahres 1993

**Werbungskosten** Im Prinzip alle Aufwendungen, die der Steuerpflichtige im Zusammenhang mit seiner beruflichen Tätigkeit hat.

Beispiele für Werbungskosten als niedergelassener Arzt:
- Miete,
- Personal,
- Energiekosten,
- Kfz,
- Fachliteratur,
- Kleidung,
- Büromaterial,
- Porto,
- Seminare und Kongresse,
- Beiträge zu Körperschaften und Berufsverbänden,
- Telefon,
- Arbeitszimmer,
- Bewirtungskosten.

**Einkünfte aus selbständiger Arbeit**

**Land- und Forstwirtschaft**
**Kapitalvermögen**
**Vermietung und Verpachtung**
**Sonstiges (Renten etc.)**

**Einkünfte aus nichtselbständiger Arbeit**

**= Gesamtbetrag der Einkünfte**

**Abzüglich:**
**Werbungskosten (Kosten-Beruf)**
**Sonderausgaben**
**Betriebsausgaben und AfA**
**außergewöhnliche Belastungen**
**Freibeträge**

**= zu versteuerndes Einkommen**

**Abb. 11.** Zusammensetzung des zu versteuernden Einkommens

Ein besonderes Problem stellen die sowohl betrieblich als auch privat genutzten Bereiche dar, da häufig ein lückenloser Nachweis über den Anteil an der betrieblichen bzw. privaten Nutzung nur schwer zu führen ist, z. B. Kfz-Nutzung, Telefon, privates Arbeitszimmer.

Ein weiteres Problem betrifft die *Zusammenarbeit mit dem Steuerberater.* Der Steuerberater steht im Zentrum des Finanzmanagements des Arztes. Er hat dem Arzt die notwendigen finanziellen Informationen zu liefern.

Folgende Fragen sind von jedem Arzt am Ende eines Quartals zu beantworten:
- Wie setzen sich die Einnahmen und Ausgaben der Praxis im Quartal zusammen?
- Wie war die Einnahmen- und Kostenstruktur im Vergleich der Quartale in diesem Jahr?
- Wie hoch sind die voraussichtlichen Einnahmen und Ausgaben im laufenden Jahr?
- Wie hoch ist das vorläufige steuerliche Ergebnis?
- Wie hoch ist der finanzielle Überschuß der Praxis?

- Welche Ausgaben sind vom Praxiskonto bezahlt worden?
- Was ist nach Abzug aller Kosten übrig geblieben?
- Ist die Entwicklung der Kosten abhängig vom Umsatz?
- Welche Investitionen sind in den nächsten Jahren geplant?
- Wie verändern sich Abschreibungen sowie Zins- und Tilgungsleistungen?
- Welche Versicherungen sind vorhanden?
- Bestehen Steuerrückstände?
- Wie hoch sind die Kosten für die Lebenshaltung?
- Wie sieht die übrige Einnahmen- und Ausgabenstruktur aus?

Um all diese Fragen aktuell und kompetent beantworten zu können, bedarf es einer sehr intensiven Kommunikation und Information mit und durch den Steuerberater (vgl. 7).

### 7.2.1 Zahlungsübersicht

Bei der Abschlußbesprechung des vergangenen Jahres hat der Steuerberater eine sog. *Zahlungsübersicht* aufzustellen. Darin werden alle Zahlungen eingetragen, die als fixe Kosten feststehen, z. B. Praxismiete, Personalkosten, Energiekosten, Versicherungen, Kreditkosten, Zins und Tilgung von Krediten (Abb. 12).

| monatliche Belastungen | | | | | | |
|---|---|---|---|---|---|---|
| | Miete | Personal[1] | Energie Wasser | Haushalt | Haus[2] | Versicherungen[3] |
| Januar | 1870 | 10100 | 350 | 5000 | 2500 | 4500 |
| Februar | 1870 | 10100 | 350 | 5000 | 2500 | 4500 |
| März | 1870 | 10100 | 350 | 5000 | 2500 | 4500 |
| April | 1870 | 10100 | 350 | 5000 | 2500 | 4500 |
| Mai | 1870 | 10100 | 350 | 5000 | 2500 | 4500 |
| Juni | 1870 | 10100 | 350 | 5000 | 2500 | 4500 |
| Juli | 1870 | 10100 | 350 | 5000 | 2500 | 4500 |
| August | 1870 | 10100 | 100 | 7000 | 2500 | 4500 |
| September | 1870 | 10100 | 350 | 5000 | 2500 | 4500 |
| Oktober | 1870 | 10100 | 350 | 5000 | 2500 | 4500 |
| November | 1870 | 10100 | 350 | 5000 | 2500 | 4500 |
| Dezember | 1870 | 10100 | 350 | 5000 | 2500 | 4500 |

zu 1: Hierbei sind 3 Festangestellte + 4 Aushilfen berücksichtigt
zu 2: incl. Zinsen/Tilgung
zu 3: teilweise Absicherung der Praxisdarlehen über Lebensversicherung

**Abb. 12.** Zahlungsübersicht für die monatlichen Belastungen mit verschiedenfarbiger Markierung für betriebliche bzw. private Ausgaben. Im August Urlaubsmonat.

| Betriebseinnahmen | aufpol. Werte Jan.-Juli | Vorjahr | Veränderung in DM | in % |
|---|---|---|---|---|
| Kassenabrechnung | 424.489,21 | 449.086,46 | -24.597,25 | -5,47 |
| Privatliquidation | 48.445,06 | 36.931,52 | 11.513,54 | 31,17 |
| sonst. Praxiseinnahmen | | | | |
| Eigenverbrauch | | | | |
| sonst. Erträge | | | | |
| **Summe Betriebseinnahmen** | **476.861,64** | **489.019,18** | **-13.157,54** | **-2,69** |
| **Betriebsausgaben** | | | | |
| Personalaufwendung | 120.598,72 | 107.435,04 | 13.163,68 | 12,25 |
| Kst. Praxiseinricht. | | | | |
| Finanzierungskosten | | | | |
| Raumkosten | | | | |
| Praxis-/Laborbedarf | | | | |
| Praxissteuern | | | | |
| Beiträge/ Versicherungen | | | | |
| Fahrzeugkosten | | | | |
| Reise-/Fortb.Kst. | | | | |
| verschiedene Kosten | | | | |
| **Summe Betriebsausg.** | **224.326,70** | **213.152,58** | **11.174,12** | **5,24** |
| **Vorl. Ergebnis** | **251.534,94** | **275.866,60** | **-24.331,66** | **-8,82** |

**Abb. 13.** Monatliche betriebswirtschaftliche Auswertung und Berechnung des vorläufigen Ergebnisses

Da in der Praxis 80% aller Kosten fixe Kosten sind, hat man einen sehr guten Überblick über die wichtigsten Kosten des kommenden Jahres.

Die *monatliche betriebswirtschaftliche Auswertung* (Abb. 13) zeigt einen Vergleich von Umsatz, Kosten und vorläufigem Praxisgewinn. Mit dieser Auswertung findet gleichzeitig ein interner Praxisvergleich statt, da die aktuellen Zahlen mit den Zahlen des vergangenen Jahres verglichen werden.

**Merke**
Der Arzt sollte die monatliche betriebswirtschaftliche Auswertung sehr genau studieren.

## 7.2.2 Monatliche Geldverwendungsrechnung

Neben der monatlichen betriebswirtschaftlichen Auswertung wird der gesamte steuerlich nicht abzugsfähige Bereich mit seinen Ausgaben und

| | |
|---|---|
| Praxiseinnahmen | + DM 400.000,– |
| Praxisausgaben | – DM 210.000,– |
| | + DM 190.000,– |
| Anschaffungen über DM 800,— | – DM 6.000,– |
| Tilg.Darl.Spark. DM 980,— | – DM 8.500,– |
| Tilg.Darl.Spark, DM 995,— | – DM 9.000,– |
| **endgültiger Praxisgewinn** | **+ DM 116.500,–** |
| ✔ Vorsorgeaufwendungen | – DM 42.000,– |
| ✔ Privates Wohnen | – DM 36.000,– |
| ✔ Einkommensteuervorauszahlungen | – DM 19.580,– |
| ✔ Unterdeckung vermietete Eigentumswohnung | – DM 9.000,– |
| ✔ Privatausgaben | – DM 60.000,– |
| ✔ Steuernachzahlung Vorjahre | – DM 16.000,– |
| **Erwirtschaftetes Kontenminimum** | **– DM 16.080,–** |

**Abb. 14.** Vorläufige wirtschaftliche Berechnung (endgültiger Praxisgewinn bzw. erwirtschaftetes Kontenminimum)

Einnahmen aufgeführt. Als Endergebnis wird dann das erwirtschaftete Kontenplus/-minus errechnet (Abb. 14).

So hat der Arzt jederzeit den Überblick über sein Unternehmen Arztpraxis und sieht im Laufe eines Jahres die kontinuierliche Entwicklung, da sowohl die betriebswirtschaftliche Auswertung als auch die *Geldverwendungsrechnung* die Monate aufsummieren.

### 7.2.3 Steuerliche Vorausschau

Das angenommene Ergebnis der *steuerlichen Vorausschau* (Abb. 15) wird durch den Steuerberater dadurch gewonnen, indem er es auf das Jahresende hochrechnet. Eine solche Vorausschau ermöglicht es dem Arzt ziemlich genau, die tatsächlich zu zahlenden Steuern des laufenden Jahres vorauszuberechnen. Der Arzt zahlt nämlich nicht die tatsächlichen Steuern, sondern er wird veranlagt. Das bedeutet, seine Vorauszahlungen richten sich nach dem steuerlich abgerechneten vorangegangenen Jahr. Danach hat er in 4 Abschlagszahlungen die vom Finanzamt errechneten *Steuervorauszahlungen* zu leisten.

Damit der Arzt möglichstfrühzeitig weiß, ob er zu wenig Steuern bezahlt hat, ist eine solche steuerliche Vorausschau (Abb. 15) notwendig. So kann

| Einkünfte: | |
|---|---|
| Selbständige Arbeit | DM 181.200,– |
| Kapitalvermögen | DM 3.000,– |
| Vermietung und Verpachtung | – DM 19.000,– |
| | + DM 190.000,– |
| **Gesamtbetrag der Einkünfte** | **+ DM 163.600,–** |
| Abzugsfreie Sonderausgaben | DM 19.020,– |
| gez. Kirchensteuer | DM 3.800,– |
| Kinderfreibeträge | DM 8.208,– |
| Summe | DM 31.208,– |
| | DM 163.600,– |
| | – DM 31.028,– |
| **Zu versteuerndes Einkommen** | **DM 132.572,–** |
| Einkommensteuer | DM 36.213,– |
| | – DM 19.580,– |
| **Nachzahlung** | **DM 16.633,–** |

**Abb. 15.** Steuerliche Vorausschau bezüglich des Gesamtbetrags der Einkünfte, des zu versteuernden Einkommens und der Nachzahlung

er entweder die letzte Restzahlung im Dezember des Jahres reduzieren, oder aber die fällige Steuernachzahlung auf ein Festgeldkonto deponieren.

In der Regel ermittelt der Arzt/Freiberufler den *steuerpflichtigen Praxisgewinn* als Überschuß der Einnahmen über die Betriebsausgaben eines Jahres. Die Steuerung von Zahlungsvorgängen, Privatliquidation (vgl. 8), Zahlungen für das Labor und ähnliches ermöglicht Einflüsse auf die Periodengewinne. Insbesondere in der Gründungsphase kann die Ergebnisermittlung durch Vermögensvergleich *(Bilanzierung)* wegen der möglichen Kappung von Progressionsspitzen zu steuerlichen Vorteilen führen.

### 7.2.4 Kostenmanagement

Der Vergleich der eigenen Kosten mit den Kosten von „Dr. Durchschnitt“, (Kostenstrukturanalyse des Statistischen Bundesamtes oder des Zentralinstituts der Kassenärztlichen Bundesvereinigung) zeigt die Stärken und Schwachstellen im Rahmen der *Praxiskostenstruktur* auf (Abb. 16).

| Praxis-Kosten (in Prozent von Einnahmen) | aktuelle Praxis-Kosten | Vergleichs-Standard | Ziel | Ein-sparungen |
|---|---|---|---|---|
| 1. Personal | ______ | 25,8 | ___ | ______ |
| 2. Praxis-Miete oder Kosten Praxis-Räume im Eigentum | ______ | 5,4 | ___ | ______ |
| 3. Abschreibungen – AfA | ______ | 3,4 | ___ | ______ |
| 4. Material/Laborbedarf | ______ | 2,9 | ___ | ______ |
| 5. Autokosten | ______ | 3,6 | ___ | ______ |
| 6. Schuldzinsen, Praxisdarlehen | ______ | 2,0 | ___ | ______ |
| 7. Strom, Gas, Wasser, Heizung | ______ | 2,0 | ___ | ______ |
| 8. KV-Verwaltungskosten | ______ | 1,7 | ___ | ______ |
| 9. Einrichtungsgegenstände bis 800 Mark Anschaffungswert | ______ | 0,7 | ___ | ______ |
| 10. Versicherungsprämie | ______ | 0,7 | ___ | ______ |
| 11. Fremde Laborarbeiten | ______ | 2,3 | ___ | ______ |
| 12. Arztkongresse, Fortbildung, Fachliteratur | ______ | 0,9 | ___ | ______ |
| 13. Beiträge zur Berufsorganisation | ______ | 0,8 | ___ | ______ |
| 14. Sonstige Kosten | ______ | 4,1 | ___ | ______ |
| Praxis-Kosten-Gesamt: | ______ | 56,3 | ___ | ______ |

**Abb. 16.** Praxiskostenstruktur im Vergleich (Beispiel)

Hierbei sollten im Rahmen der Abschlußbesprechung mit dem Steuerberater insbesondere die zu hohen Kosten abgebaut werden.

## 7.2.5 Darlehensschulden und -tilgung

Einmal im Jahr sollte der Steuerberater eine Aufstellung der *langfristigen Darlehen mit Schulden und Tilgung* anfertigen (Abb. 17a). Gleichzeitig müssen die *kurzfristigen Darlehen bzw. Schulden (Kontokorrent)* miteinander verglichen werden (Abb. 17b).

In unserem Beispiel (Abb. 18) hat leider tatsächlich nahezu keine Schuldentilgung stattgefunden. Der Arzt hat langfristige, zinsgünstige Kredite in teure Kontokorrentkredite umgewandelt, da ihm aufgrund der

| Darlehen | Schulden alt | Tilgung | Schulden neu |
|---|---|---|---|
| Nr. 0711201 (Praxis) | 98.000,– | 12.000,– | 86.000,– |
| Nr.0711202 (Praxis) | 36.500,– | 4.800,– | 31.700,– |
| Nr. 0711203 (Auto) | 26.100,– | 5.600,– | 21.500,– |
| Nr. 0711204 (Auto) | 14.700,– | 4.900,– | 9.800,– |
| Nr. 0711205 (privat) | 27.600,– | 3.400,– | 24.200,– |
| Summe | 211.900,– | 30.700,– | 181.200,– |

**Abb. 17a.** Langfristige Darlehen. Schulden und Tilgung

| Konten | Kontostände 31.12.94 | Kontostände 31.12.95 | Veränderung |
|---|---|---|---|
| DB (betrieblich) 003112 | – 26.487,10 | – 54.732,40 | – 28.245,30 |
| DB (privat) 945355 | + 1.384,62 | + 498,27 | – 916,35 |
| Postgiro (betrieblich) 006172 | + 925,30 | + 738,40 | – 186,90 |
| | 24.177,18 | –54.492,27 | – 29.348,55 |

**Abb. 17b.** Kurzfristige Darlehen. Schulden

| Darlehen | Schulden alt | Tilgung | Schulden neu |
|---|---|---|---|
| langfristig | 211.900,– | + 30.700,– | 181.200,– |
| kurzfristig | 24.177,18 | –29.348,55 | 54.492,27 |
| Summe | 236.077,18 | 1.135,45 | 235.692,27 |

**Abb. 18.** Darlehen gesamt. Schulden und Tilgung

Liquiditätsplanung zur effektiven Schuldentilgung kein Geld übrigblieb. Dies ist der klassische Fall für finanzielle Schieflage.

**Merke**
Liquiditätsplanung nicht verdrängen, sofort gegensteuern!

### 7.2.6 Vermögensaufstellung

In der *Vermögensaufstellung,* die im Rahmen der Abschlußbesprechung einmal im Jahr erfolgen sollte, werden die Verbindlichkeiten mit den tatsächlichen Werten, z.B. Lebensversicherung, Immobilienwerte, Autos, Barkapital, usw. verglichen (Abb. 19–21). Langfristig müssen hier nämlich die Verbindlichkeiten sinken und das Vermögen muß wachsen.

| | |
|---|---|
| **Lebensversicherung – Rückkaufsrate** | **380.000,00** |
| **Haus privat** | **650.000,00** |
| **Eigentumswohnung** | **120.000,00** |
| **Anteil Mehrfamilienhaus** | **500.000,00** |
| **Praxis und Good will** | **450.000,00** |
| **Berlin-Beteiligung** | **162.500,00** |
| | **2.262.500,00** |

**Abb. 19.** Beispiel für einen Vermögensstatus zum Jahresende 31.12.96

| | |
|---|---|
| **Vermögensstatus** | **2.262.500,00** |
| **Darlehensvaluta** | **1.425.843,00** |
| **effektives Vermögen** | **836.657,00** |

**Abb. 20.** Beispiel für die Zusammensetzung des effektiven Vermögens

| **Praxis** | |
|---|---|
| **Deutsche Bank** | **199.713,00** |
| **Deutsche Bank** | **359.800,00** |
| **Deutsche Bank** | **475.000,00** |
| **Deutsche Bank** | **32.621,00** |
| **Deutsche Bank** | **91.228,00** |
| **Deutsche Bank** | **75.000,00** |
| **Praxisausgabenkonto** | **+ 20.353,00** |
| | **1.213.009,00** |

| **Privat** | |
|---|---|
| **Deutsche Bank** | **211.800,00** |
| **Deutsche Bank** | **1.034,00** |
| **gesamt** | **212.834,00** |
| | **1.425.843,00** |

**Abb. 21.** Darlehensvaluta für Praxis und privat zum 31.12.96

## 7.2.7 Abschreibung (AfA)

Unter der *Abschreibung* oder auch *„steuerliche Absetzung für Abnutzung (AfA)“* genannt, versteht man die steuerliche Abschreibungsdauer und -höhe einer betrieblich genutzten Anschaffung.

Das Finanzamt schreibt vor, daß nur *geringwertige Wirtschaftsgüter,* also Güter bis zu 800 DM plus 15% MwSt. *sofort* im Jahr der Anschaffung steuerlich geltend gemacht werden können. Alle anderen, also höherwertigen Wirtschaftsgüter, haben einen sog. *Nutzungszeitraum.* Entsprechend dieses Nutzungszeitraumes können sie dann steuerlich abgeschrieben werden (Abb. 22)

| | |
|---|---|
| **Anschaffungskosten** | **50.000,00** |
| **betriebliche Nutzung 80%** | **40.000,00** |
| **Abschreibungsdauer 4 Jahre** | |
| **bei linearer AfA p.a.** | **10.000,00** |

**Abb. 22.** Beispiel einer steuerlichen Abschreibung eines betrieblich genutzten Pkw

Die Abschreibungstabellen werden von den Finanzämtern festgelegt. Die Dauer der Abschreibung kann nur bei handfesten Begründungen geändert werden. Neben der linearen Abschreibung gibt es auch noch die degressive, die jedoch üblicherweise für Ärzte keine Vorteile bringt.

**Merke**
Kreditlaufzeiten sollten unbedingt mit der Abschreibungsdauer übereinstimmen.

Das, was durch die AfA an Steuern eingespart wird, sollte nicht der freien Liquidität zugeführt, sondern für Reinvestitionen auf ein Festgeldkonto deponiert werden.

## 7.2.8 Buchführung durch den Steuerberater

Auf den ersten Blick spricht alles dafür, die *Buchführung* selbst zu erstellen (z.B. durch *EDV-Programme*) oder von *Buchführungshelfern* machen zu lassen – und dadurch im Vergleich zur Buchführung beim Steuerberater Kosten zu sparen.

Erst beim zweiten Hinsehen wird deutlich, daß hier Leistungen verglichen werden, die so nicht vergleichbar sind.

**Merke**
Beim Steuerberater sind die Buchungen bereits Grundlage für weitere steuerliche und betriebswirtschaftliche Beratungen.

Der Steuerberater trifft bereits beim Buchen Entscheidungen und Wertungen in steuerrechtlicher und handlungsrechtlicher Hinsicht. Außerdem sind die Buchungen jederzeit abrufbar und stehen dem Arzt bei unternehmerischen Entscheidungen, Bankgesprächen usw. sofort und bei Bedarf mit sachkundigem Kommentar zur Verfügung.

## 7.3 Betriebsprüfung

Freiberufler müssen im Prinzip jederzeit mit einer *Betriebsprüfung* rechnen. Das ergibt sich aus einem Urteil des Bundesfinanzhofes. Da die Finanzverwaltung nicht in der Lage ist, alle der Außenprüfung unterliegenden Steuerpflichtigen lückenlos zu überprüfen, ist in der Regel nur bei Großbetrieben der zu überprüfende Zeitraum lückenlos.

### 7.3.1 Überprüfungszeiträume

Die in Abbildung 23 aufgeführten *Überprüfungszeiträume* sind rechtlich nicht verbindlich.

| | Groß | Mittel | Klein | Kleinst |
|---|---|---|---|---|
| Umsatz | < 5 Millionen | < 1.000.000,– | < 200.000,– | < 200.000,– |
| Gewinn | < 700.000,– | < 170.000,– | < 40.000,– | < 40.000,– |
| Turnus | 4,5 J. | 9,5 J. | 17 J. | 40 J. |

**Abb. 23.** Turnusmäßige Prüfungszeiträume in Jahren durch das Finanzamt in Abhängigkeit von der Größe des Betriebes

Der Bundesfinanzhof hat entschieden, daß die Finanzbehörde bei der Auswahl der zu prüfenden Betriebe nicht an einen bestimmten Prüfungsturnus gebunden ist. Der Arzt hat also keinen Rechtsanspruch auf eine Prüfungspause. Ordnet die Finanzbehörde eine Betriebsprüfung an, genügt zur Begründung der Prüfungsanordnung regelmäßig ein Hinweis auf die gesetzliche Grundlage.

Anders verhält es sich mit den zu überprüfenden steuerlichen Jahresabschlüssen. Hier sind grundsätzlich die letzten drei abgeschlossenen Jahre zu überprüfen. Will der Betriebsprüfer den Überprüfungszeitraum ausdehnen, müssen handfeste Gründe vorliegen, z.B. Verdacht auf Steuerhinterziehung oder deutliche steuerliche Mehreinnahmen. Gegen den Entscheid des Finanzamtes, den Prüfungszeitraum auszudehnen, kann vom Arzt vor Gericht Klage erhoben werden.

### 7.3.2 Ort der Überprüfung

Geprüft werden sollte möglichst in den Räumen des Steuerberaters.

Wenn das nicht möglich ist, ist es sicherlich besser, wenn dem Finanzbeamten Unterlagen zur Verfügung gestellt werden, damit er sie in Ruhe im Finanzamt überprüfen kann, als die Prüfung in der Arztpraxis und in der Privatwohnung vornehmen zu lassen. Bei diesem Ansinnen haben Ärzte meist gute Chancen, da in der Praxis kein ausreichender Raum für eine ungestörte Prüfung zur Verfügung steht. Deshalb wird dies von den Finanzämtern üblicherweise auch akzeptiert.

Der Tag der *Steuerprüfung* wird dem Arzt im voraus, meist lange vor der eigentlichen Prüfung, mitgeteilt. Damit bleibt genug Zeit, sich gemeinsam mit dem Steuerberater auf den Besuch des Beamten vorzubereiten. In diesen Gesprächen ist Gelegenheit, auf die Besonderheiten der eigenen Praxis im Detail einzugehen und damit weitere Sicherheit zu gewinnen.

### 7.3.3 Art der Überprüfung

*Gegenstand der steuerlichen Betriebsprüfung* sind die Rechnungslegung des Arztes, insbesondere die Jahresabschlüsse und die Steuererklärungen. Da man – wie bereits ausgeführt – von einer lückenlosen Prüfung nicht ausgehen kann, erfolgt häufig die Prüfung in Form von Zufallsauswahl oder aufgrund von Auffälligkeitsmeldungen aus dem Steuerbezirk.

Der Beamte sucht die Praxis nicht zu seinem persönlichen Vergnügen auf. Es ist sein Beruf, sein Auftrag, die Unterlagen des Unternehmens zu prüfen. Der Prüfer selbst steht immer unter Zeitdruck. Er hat innerhalb eines bestimmten Zeitraums eine bestimmte Zahl an Unternehmen zu kontrollieren.

Das bedeutet: nimmt sich ein Betriebsprüfer besonders viel Zeit, so müssen seine Mehrergebnisse in einem sinnvollen Verhältnis zur aufgewendeten Zeit stehen. Der Betriebsprüfer ist daher gezwungen, seine Arbeit zu strukturieren. Bei der Suche nach möglichen Schwachpunkten handelt der Prüfer ähnlich wie ein Arzt, der bei der Diagnostik ein bestimmtes Krankheitsbild einzukreisen sucht.

Meist hat der Betriebsprüfer daher die entsprechenden Unterlagen bereits gesichtet und auf *Auffälligkeiten* hin überprüft. Die Durchschnittswerte für vergleichbare Praxen sind ihm dabei eine wertvolle Hilfe. Diese Werte werden z.B. vom Statistischen Bundesamt in der Kostenstrukturanalyse von Arztpraxen veröffentlicht (Abb. 24).

| | | Praxis | | | | |
|---|---|---|---|---|---|---|
| | | 01 | | 02 | | 03 |
| | % | DM | % | DM | % | DM | %
| **Jahresumsatz** | | | | | | |
| **Kosten** | | | | | | |
| **Reinertrag** | | | | | | |

| | | 01 | | 02 | | 03 | |
|---|---|---|---|---|---|---|---|
| | % | DM | % | DM | % | DM | % |
| **Material, Laborbedarf** | | ____ = | ____ | ____ = | ____ | ____ = | ____ |
| **Personal** | | ____ = | ____ | ____ = | ____ | ____ = | ____ |
| **Praxismiete bzw. Kosten** | | ____ = | ____ | ____ = | ____ | ____ = | ____ |
| **Strom, Gas, Wasser, Heizung** | | ____ = | ____ | ____ = | ____ | ____ = | ____ |
| **Berufsorganisation** | | ____ = | ____ | ____ = | ____ | ____ = | ____ |
| **KV Verwaltungskosten Berufshaftpflicht, Praxisversicherung** | | ____ = | ____ | ____ = | ____ | ____ = | ____ |
| **Schuldzinsen für Praxis** | | | | | | | |
| **Kfz-Haltung** | | | | | | | |
| **Kongresse, Fortbildung** | | | | | | | |
| **Fachliteratur** | | | | | | | |
| **Geringw. Anlagegüter** | | | | | | | |
| **AfA** | | | | | | | |
| **Sonstige lfd. Kosten** | | | | | | | |

**Abb. 24.** Beispiel für Tabelle des Finanzamts mit Durchschnittswerten vergleichbarer Praxen

Weichen Umsatz, Kosten, Gewinn, Privateinnahmen, Privatentnahmen wesentlich vom Durchschnitt ab, hat der Beamte Grund, besonders intensiv nachzusehen.

#### *7.3.3.1 Knackpunkt Einnahmen*

Die *Einnahmen,* die ein Arzt von seiner KV erhält, dürfen aus Sicht des Prüfers kein Problem sein. Die Privateinnahmen wird er sich dagegen schon genauer ansehen. Eine saubere Buchführung mit Rechnungsausgangs- und eingangslisten müssen vorgelegt werden können.

Für die kleinen Bareinnahmen und -ausgaben in der Praxis sollte ein ordentlich geführtes Praxiskassenbuch vorliegen (vgl. Abb. 3).

Es lohnt sich nicht, bei den Privateinnahmen zu schummeln. Zum einen ist dieser Posten im Vergleich zu den Überweisungen von der KV in den meisten Fällen ohnehin nicht sehr groß. Die Chance, Steuern zu sparen, ist somit beschränkt.

Zum anderen muß der Arzt davon ausgehen, daß dann dem Finanzamt entsprechende *Kontrollmitteilungen* vorliegen könnten. Honorare für das Erstellen von Gutachten, die Mitarbeit an Pharma-Studien, Referentenhonorare, Einnahmen aus Autorentätigkeit sowie Aufwendungen für KV- und Kammertätigkeit sind dem Finanzamt prinzipiell bekannt. Auch Schenkungen, die einen geldwerten Vorteil bieten, sind zu erwähnen (Tabelle 2).

**Tabelle 2.** Knackpunkt Einnahmen

- **vertragsärztliche Einnahmen,**
- private Einnahmen,
- sonstige Einnahmen,
- Bareinnahmen (Praxiskassenbuch),
- Totenscheine,
- Atteste,
- Gutachten,
- Aufwandsentschädigungen – KV und Kammer,
- Vortragshonorare,
- Veröffentlichungen,
- Nebentätigkeit,
- Pharmastudien,
- geldwerte Zuwendungen,
- Geschenke über 75,– DM bzw. Veranstaltungen mit Freizeitcharakter,
- Verkauf von betrieblichem Vermögen, z. B. Pkw,
- Zinsen aus Geldanlagen.

#### *7.3.3.2 Knackpunkt Ausgaben*

Im Gegensatz zu den Einnahmen sind die *Ausgaben* für den Betriebsprüfer sehr viel interessanter, da es in diesem Bereich erhebliche Ermessensentscheidungen gibt, ob eine Ausgabe betrieblich oder privat veranlaßt ist. Die Tabelle 3 zeigt die wichtigsten Punkte auf.

**Tabelle 3.** Knackpunkt Ausgaben

- Praxiskosten,
- Personalkosten
  - geringfügige Beschäftigte,
  - Ehegatten/Arbeitsverträge,
  - Arbeitsverträge mit Kindern,
- Kfz-Kosten,
- Telefon,
- Arbeitszimmer,
- Geschenke 75,- DM/Jahr,
- Fachliteratur,
- Bewirtung, Praxisessen und Betriebsausflug,
- Berufskleidung,
- Fortbildung,
- Abschreibungsobjekte,
- Aufmerksamkeiten für Praxismitarbeiter 60,- DM/Jahr.

Ein besonderer Knackpunkt bei der Betriebsprüfung sind die Gehälter mitarbeitender Familienangehöriger als *geringfügig Beschäftigte* (Tabelle 4).

**Tabelle 4.** Hinweise zur Anstellung geringfügig beschäftigter Familienangehöriger

- wasserdichter Arbeitsvertrag in Zusammenarbeit mit dem Steuerberater,
- Arbeitstätigkeitsbeschreibung,
- Arbeitszeitangabe,
- regelmäßige Gehaltszahlung,
- eigenes Konto ohne Zugriffsmöglichkeit des Praxisinhabers.

**Merke**

Keine „Oder-Konten", d.h. gleichzeitiger Kontozugang durch beide Ehepartner, Vater als Arbeitgeber und Kind als Arbeitnehmer! Vorteil: 20% Pauschalversteuerung, keine Sozialabgaben.

Grundsätzlich sind vom Finanzamt auch *Verträge mit Angehörigen* anzuerkennen (Arbeitsverträge, Mietverträge und Darlehensveträge). Bei der vorsorglichen Durchführung sind jedoch erhöhte Anforderungen zu stellen, d.h. mindestens wie bei einer Fremdperson.

Deshalb ist in wasserdichten Arbeitsverträgen zu regeln, welche Tätigkeit z.B. der Sohn oder die Ehefrau in welchem Umfang ausüben.

Die Angehörigen sollten selbstverständlich über eigene Gehaltskonten verfügen. Ihr Gehalt darf nicht nur innerhalb des Praxiskontos fiktiv verschoben werden.

Ein weiterer Knackpunkt ist die betriebliche Nutzung des Kfz (Abb. 25), des Telefons und des Arbeitszimmers. Sie können ebenso zum Streitpunkt

| | |
|---|---|
| **Anschaffungskosten** | **50.000,– DM** |
| **Abschreibung** | **12.500,– DM** |
| **Jährliche Betriebskosten bei 25.000 km Fahrleistung** | |
| **a) fixe Kosten (Bei Eigenfinanzierung)** | **2.421,– DM** |
| **b) variable Kosten** | **6.297,– DM** |
| **Gesamtkosten pro Jahr** | **21.218,– DM** |
| **Gesamtkosten pro km** | **0,85 DM** |

**Abb. 25.** Steuerliche Behandlung der Kosten eines Kraftfahrzeugs

werden wie die Aufwendungen für Fachliteratur, Geschenke an die Mitarbeiter oder Geschäftspartner und die Berufskleidung.

#### *7.3.3.3 Steuersparmodell*

Die besondere Aufmerksamkeit des Prüfers werden in jedem Fall *Steuersparmodelle* auf sich ziehen. Entsprechende Angebote sollten daher mit allergrößter Vorsicht bewertet werden. Gegen sie spricht aber nicht nur die Skepsis des Prüfbeamten, auch im Interesse des Anlegers sind sie bis ins Detail zu hinterfragen, bevor sich der Arzt auf solche Offerten einläßt.

Stichworte sind hier:
- Leistungsbilanzen des Initiators,
- Treuhänderfragenkatalog,
- harte/weiche Modellkosten,
- neutrale/objektive Beratung.

**Merke**
Steuersparmodelle: Im Zweifelsfall immer „Nein“ sagen!

### 7.3.4 Was kosten die Mitarbeiter

Bei vielen Ärzten herrscht Unklarheit darüber, was die Beschäftigung ihrer Arbeitskräfte tatsächlich kostet (Abb. 26). Fast in jeder Arztpraxis sind die *Personalkosten* der größte Ausgabenfaktor.

| Tätigkeitsgruppe | | I | | II |
|---|---|---|---|---|
| 1. Tarifgehalt (5 Bj.) | (2551 x 13) | 33.163,00 | (2679 x 13) | 34.827,00 |
| 2. Vermögenswirks. Leistungen | | 624,00 | | 624,00 |
| Zwischensumme | | 33.787,00 | | 35.451,00 |
| 3. Arbeitgeberanteil | | | | |
| a) Rentenversicherung (9,60 %) | | 3.243,56 | | 3.403,30 |
| b) Krankenversicherung DAK + BEK (6,75%) | | 2.280,63 | | 2.392,95 |
| c) Arbeitslosenvers. (3,25%) | | 1.098,08 | | 1.152,16 |
| 4. Beitrag zur Berufsgen. ca. | | 165,00 | | 165,00 |
| Jährliche Kosten | | 40.574,27 | | 42.564,41 |

**Abb. 26.** Zusammensetzung der tatsächlich errechneten Kosten einer Arbeitskraft in der Arztpraxis, abhängig von der eingestuften Tätigkeitsgruppe

Die *abzugsfähigen Zuwendungen* an Mitarbeiter betragen:
- 2 Betriebsveranstaltungen pro Jahr, maximal 200 DM pro Mitarbeiter;
- Aufmerksamkeiten pro Jahr, 60 DM je Arbeitnehmer, auch Beköstigung.

Darüber hinaus können sog. steuerfreie Zuwendungen an Praxismitarbeiter gemacht werden (Abb. 27), z. B. für Jubiläen.

| | | |
|---|---|---|
| Direktversicherungen bis zu (pauschale LST 20%) | | 3.408,– DM |
| Fahrtkostenersatz je km bis zu (pauschale LST 20%) | | 0,75 DM |
| Geburtshilfen | | 700,– DM |
| Heiratshilfen | | 700,– DM |
| Jubiläen | 10 J | 600,– DM |
| | 20 J | 1.200,– DM |

**Abb. 27.** Beträge für steuerfreie Zuwendungen an Praxismitarbeiter

## 7.4 Kontoführung

*Kontoführung* bedeutet: Einnahmen und Ausgaben sinnvoll selbst zu steuern und sie nicht durch Dritte verwalten zu lassen.

Die *Kontendiversifizierung* ermöglicht eine klare Zuteilung der Einnahmen und der Ausgaben. Das ist besonders wichtig für die steuerliche Zuordnung der Zinsen. Bei der Gewinnermittlung durch Einnahme-Überschußrechnung - die Regel bei Ärzten - sind nach der Rechtsprechung des Bundesfinanzhofes die Zinsen auf den privaten betrieblichen Bereich aufzuteilen; die privaten Zinsen sind damit nicht mehr abzugsfähig. Der Arzt ist hier gefordert, selbst dafür zu sorgen, daß seine Konten auch wirklich getrennt geführt werden. Darüber hinaus kann viel Geld bei den Kontoführungsgebühren (vgl. 7.4.3) verschenkt werden.

### 7.4.1 Kontenkonfiguration

Das Minimum an Konten ist ein Praxiseinnahmenkonto, ein Praxisausgabenkonto und ein Privatausgabenkonto (Abb. 28).

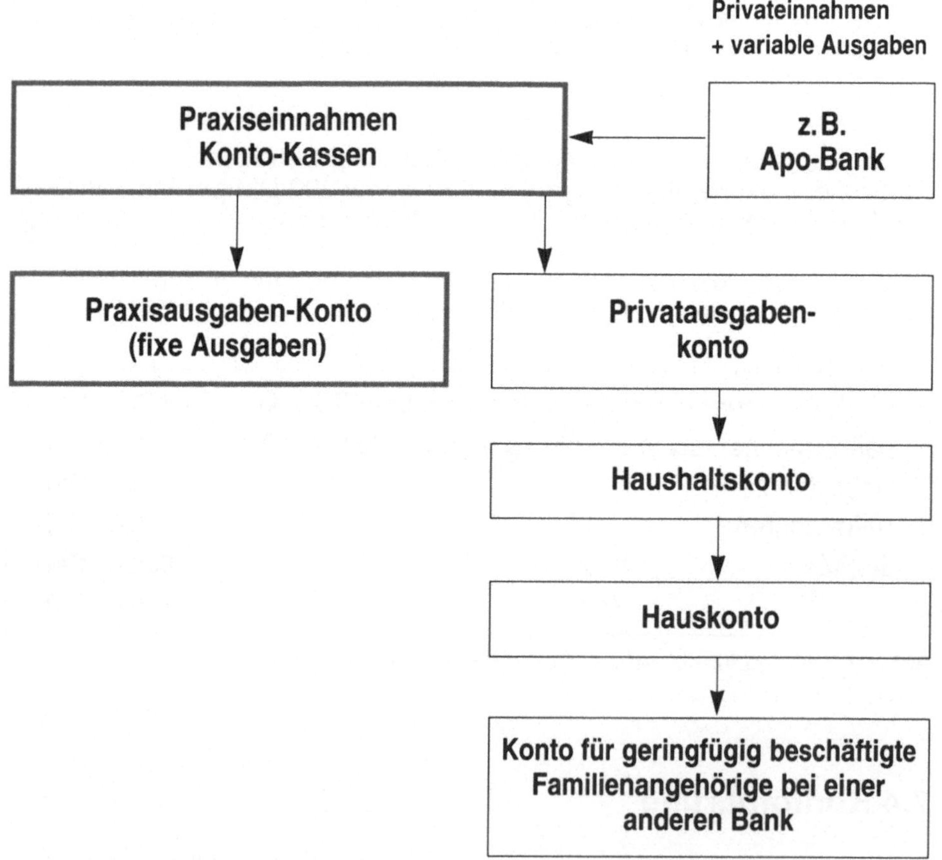


**Abb. 28.** Beispiel für Kontenkonfigurationen eines niedergelassenen Arztes

Darüber hinaus ist es in vielen Fällen sinnvoll , ein Haushaltskonto und ein Hauskonto gesondert zu errichten. Diese Konten können durchaus bei der Hausbank geführt werden.

Wegen der oft hohen *Kontoführungsgebühren* (vgl. 7.4.3) sollte zusätzlich z. B. bei der Apo-Bank, ein Praxiseinnahmen- und -ausgabenkonto geführt werden für alle nicht vertragsärztlichen Einnahmen sowie für alle variablen Ausgaben. Das Praxisausgabenkonto bei der Hausbank wird nur für die fixen Kosten, z. B. Miete, Gehälter, Energiekosten verwendet werden. Das Konto bei der Apotheker- und Ärztebank ist so lange gebührenfrei, so lange dieses Konto nicht ins Minus geht. Dies dürfte bei einem so gestalteten Konto keine Schwierigkeit sein.

Des weiteren sollten für die geringfügig beschäftigten Familienmitglieder (vgl. 7.3.3.2) zusätzliche Konten bei einer anderen Bank eingerichtet werden. Dies erhält der Familie bei Liquiditätsenge eine gewisse Zahlungssouveränität. Mit dieser Konfiguration ist gewährleistet, daß auf dem Praxisausgabenkonto der Hausbank nur wenige Kontenbewegungen stattfinden. Hier müssen üblicherweise Kontoführungsgebühren bezahlt werden.

Die vielen kleinen Rechnungen, die in der Praxis zu bezahlen sind, aber auch die vielen *Praxiseinnahmen* der Privatpatienten bzw. für Gutachten usw. sollten über das Konto der Apotheker- und Ärztebank laufen, da hier keine Kontoführungsgebühren zu zahlen sind.

### 7.4.2 Das Drei-Konten-Modell

Das *Drei-Konten-Modell* ist der Möglichkeit nachgebildet, daß der Arzt (Kaufmann) seinem Unternehmen so viel Geld entnehmen kann, wie er für notwendig hält. So werden beim Drei-Konten-Modell Zinsen, die im Privatbereich anfallen und nicht von der Steuer abgesetzt werden können, in den betrieblichen Teil verlagert, wodurch sie abzugsfähig werden.

Das funktioniert ganz einfach: Die auf das Praxiseinnahmenkonto fließenden Gelder werden fortlaufend zur Rückführung privater Schulden verwendet. Weiterhin werden jedoch vom Praxisausgabenkonto bei der Hausbank alle Betriebsausgaben abgebucht. Das dadurch entstandene Minus und die zu zahlenden Zinsen sind eindeutig betrieblich bedingt. Die privaten Schulden können somit abbezahlt werden, während sich das Minus auf dem Praxisausgabenkonto aufbaut.

Voraussetzung, daß das ganze steuerlich anerkannt wird, ist jedoch, daß beide Betriebskonten bankintern nicht zusammengeführt werden. Nach neuester Auffassung der Finanzverwaltung setzt die Anerkennung des „Drei-Konten-Modells“ voraus, daß das Geldinstitut die Konten auch tatsächlich getrennt führt.

Die umfangreiche Rechtsprechung der Finanzgerichte zu diesem Thema erfordert – auch im Hinblick auf die erheblichen steuerlichen Auswirkungen, die intensive Mitarbeit des Steuerberaters.

### 7.4.3 Kontoführungsgebühr

Dem Arzt geht durch zu hohe *Kontoführungsgebühren* (vgl. 7.4.1) sehr viel Geld verloren. Die Höhe der Gebühren ist üblicherweise aus einem Aushang bei den Banken zu ersehen.

Die Zeitschrift Finanztest hat in einem Überblick die Kontoführungsgebühren verschiedener Bankinstitute überprüft. So schwanken die Beträge zwischen dem teuersten und dem günstigsten Anbieter bei 300 Kontobewegungen und Postzustellung des Auszugs zwischen 376 DM und 37 DM (Apo-Bank) pro Jahr.

Durch geschicktes Einrichten der Konten läßt sich zudem einiges an Geld sparen (Tabelle 5).

**Tabelle 5.** Checkliste „Sparen" bei Kontoführungsgebühren

- Abheben eines größeren Betrages statt mehrerer Kleinbeträge,
- Automatenabhebung nur am Tage,
- Geldabheben nur beim eigenen Institut,
- Lastschrift statt Dauerauftrag,
- Sammel- statt Einzelüberweisung,
- Überweisungen möglichst innerhalb der gleichen Institutsgruppe,
- Überwachung der Zahlungsfälligkeiten statt Sofortüberweisungen,
- Kreditkarte statt Euroscheck,
- Skonto beachten,
- Umbuchungen nicht benötigter Guthaben,
- Verhandlung bei Kontokorrentzinsen,
- Ausschluß für zusätzliche Überziehungsprovision,
- bei zusätzlichen Sicherheiten bessere Konditionen aushandeln,
- bei ständiger Überziehung des betrieblichen Kontos – Umbuchung zugunsten eines längerfristigen betrieblichen Kredites mit günstigeren Konditionen.

Der *Kontokorrentkredit* ist die klassische kurzfristige Kreditform. Natürlich sollte er nur im betrieblichen Bereich eingeräumt werden. Seine Vorteile liegen in der unbürokratischen Finanzierung von kurzfristigen Spitzenbelastungen.

Es besteht eine laufende Saldierung, keine Zweckgebundenheit, damit breite Verwendungsmöglichkeit, die eingeräumte Kreditlinie ist eine potentielle Liquiditätsreserve, der Arzt braucht keine Sicherheiten zu stellen.

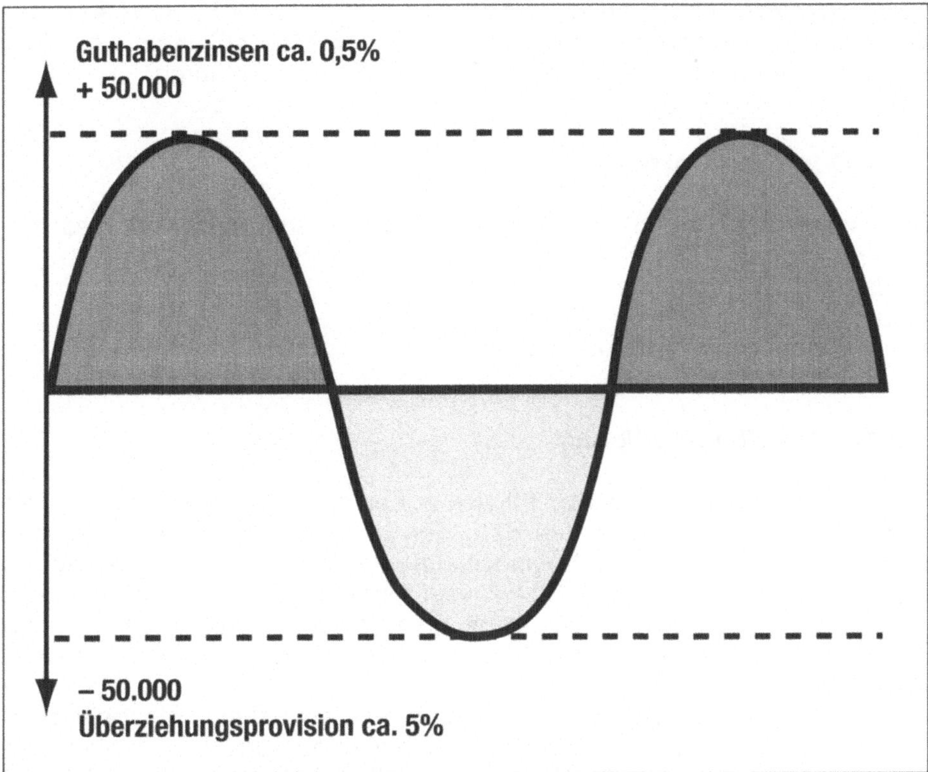


**Abb. 29.** Kontokorrentkredit. Wird die Kreditlinie überschritten, müssen zusätzliche Überziehungsprovisionen gezahlt werden

Seine Nachteile liegen in den deutlich höheren Zinsen. Wird die Kreditlinie überschritten, müssen zusätzliche Überziehungsprovisionen von ca. 5% gezahlt werden (Abb. 29). Das wichtigste aber ist, daß ein Gewöhnungseffekt für die Überziehung eintritt. Dies sollte unter allen Umständen verhindert werden.

## 7.5 Banken, Kredite, Leasing

Leider hat der Arzt während seiner gesamten Aus- und Weiterbildung noch nicht einmal im vertragsärztlichen Vorbereitungskurs etwas über *betriebswirtschaftliches und finanzmathematisches Rechnen* gehört. Deshalb macht ihm auch die Suche nach dem richtigen Finanzierungsmodell gehörig zu schaffen. Interessenabhängige Vertreter von Banken und Versicherungen werben um ihn in der Hoffnung, der Arzt verstrickt sich in den Wirrwarr der Angebote und unterzeichnet schnell irgendwelche Verträge.

Die Fachwörter, mit denen ein Bankkunde konfrontiert wird, sind sehr verwirrend. Begriffe, mit denen die verschiedenen Möglichkeiten, sich Geld zu leihen, belegt sind, können da leicht zur Verwirrung führen.

## 7.5.1 Darlehensformen

Abgesehen von Hypothekendarlehen als einer Sonderform gibt es *drei Darlehensformen:*
- das Annuitätendarlehen,
- das Tilgungsdarlehen,
- das Lebensversicherungsdarlehen.

### *7.5.1.1 Annuitätendarlehen*

Das *Annuitätendarlehen* (Abb. 30) zielt auf einen bestimmten Punkt in der Zukunft, an dem die gesamten Schulden getilgt werden. Die monatliche Summe aus Tilgung und Schuldzinsen bleibt während der gesamten Laufzeit gleich. Zu Anfang ist bei dieser Darlehensform die Schuldenlast im Verhältnis zur Rate der Rückzahlung hoch. Der Großteil der Zahlung entfällt noch auf Zinsen und nur zu einem geringen Teil auf die Tilgungsraten.
Später kehrt sich dieses Verhältnis um. Ist erst einmal ein entscheidender Teil der Schulden getilgt, sind freilich auch weniger Zinsen zu zahlen. Das Darlehen wird zu diesem Zeitpunkt in großen Raten zurückgezahlt und wird bald getilgt sein.

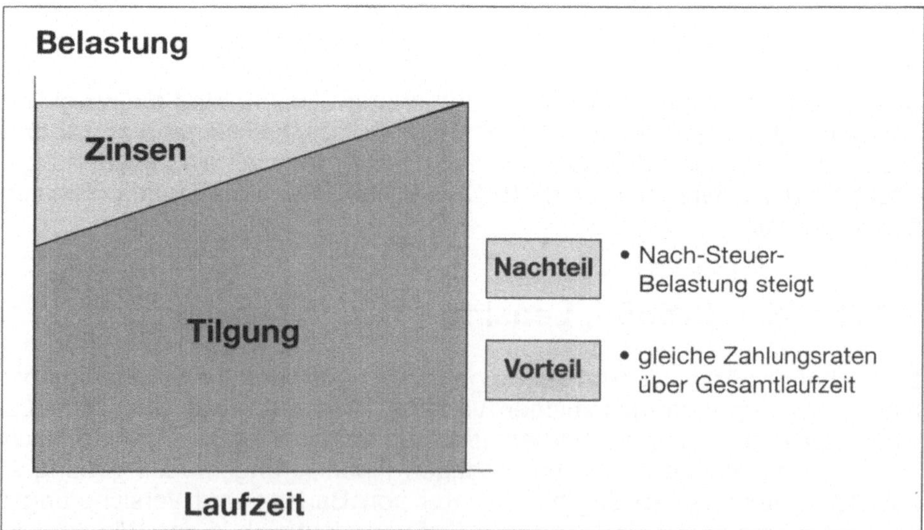


**Abb. 30.** Annuitätendarlehen mit Nachteil und Vorteil

### 7.5.1.2 Tilgungs- oder Ratendarlehen

Beim *Tilgungs- oder Ratendarlehen* (Abb. 31) wird für die gesamte Laufzeit des Darlehens ein fester Tilgungsbetrag vereinbart. Die Zinslast ist – entsprechend der Höhe der Schulden – unterschiedlich hoch. Sie nimmt – wie beim Annuitätendarlehen – zum Ende der Laufzeit ab.

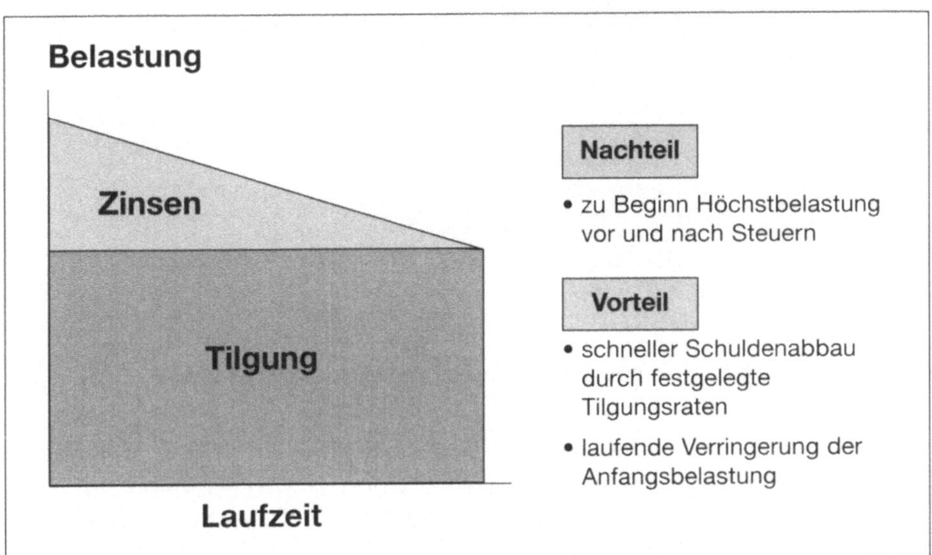


**Abb. 31.** Tilgungs-Darlehen mit Nachteil und Vorteilen

### 7.5.1.3 Lebensversicherungsdarlehen

Beim *Lebensversicherungsdarlehen* (Abb. 32) schließt der Schuldner eine Lebensversicherung ab. Die erwartete Zielsumme sollte in etwa drei Viertel der gewünschten Darlehenssumme entsprechen. Das letzte Viertel wird durch die Gewinnanteile aufgefüllt.

Zur Rückzahlung des Darlehens wird später einmal die Lebensversicherung verwandt, die hierzu an die Bank abzutreten ist. Das Darlehen wird also mit einem Male zurückgezahlt. Es wird während der Laufzeit nicht getilgt. Während dieser Zeit fallen lediglich die Zinsen an, die aber verhältnismäßig hoch sind, da die Darlehenssumme nicht getilgt werden kann. Aus diesem Grund bleibt die Höhe der Zinsen auch über die gesamte Strecke der Laufzeit des Darlehens gleich.

Da aber die Zinsen bei betrieblichen Krediten steuerlich abzugsfähig sind, ist es wichtig, daß der Darlehensnehmer einen entsprechend hohen Durch-

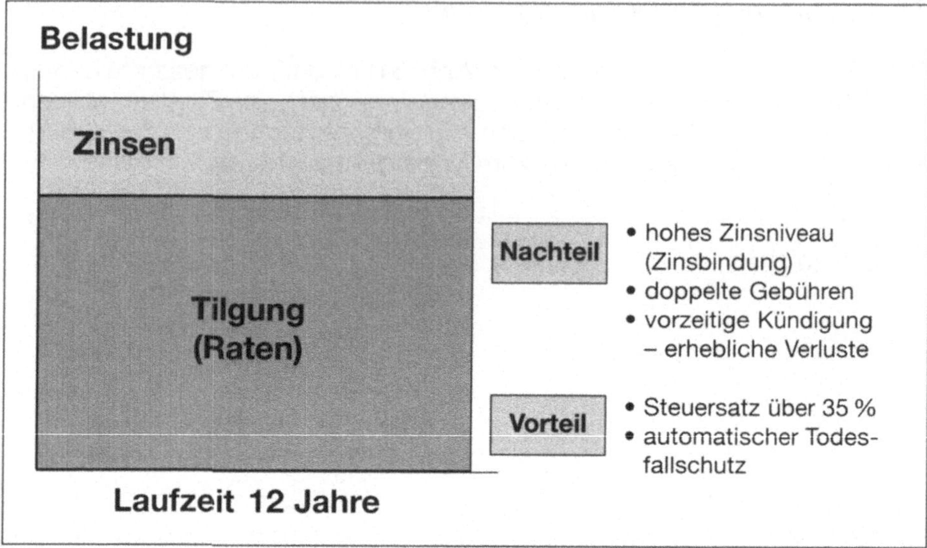


**Abb. 32.** Lebensversicherungs-Darlehen mit Nachteilen und Vorteilen

schnittssteuersatz hat, nämlich ca. 35%. Die Zinslast für den konstanten Darlehensvertrag ändert sich nur dann, wenn sich die Zinsen auf dem Kapitalmarkt verschieben und der Bankkunde zu diesem Zeitpunkt neue Bedingungen aushandeln muß.

Stirbt der Versicherte, also der Darlehensnehmer, ist der jeweilige Betrag über die Versicherung zu tilgen. Ohne eine *Risikolebensversicherung* kommt der Bankkunde aber auch bei den anderen Darlehensformen nicht aus, denn keine Bank würde das Risiko eingehen, einen größeren ungesicherten Kredit zu gewähren.

Die Risikolebensversicherung, bei der nur im Todesfall eine bestimmte Summe ausgezahlt, nicht aber ein Kapital-Sparvertrag abgeschlossen wird, sollte degressiv angelegt sein (Abb. 33). Das bedeutet: sinkt im Laufe

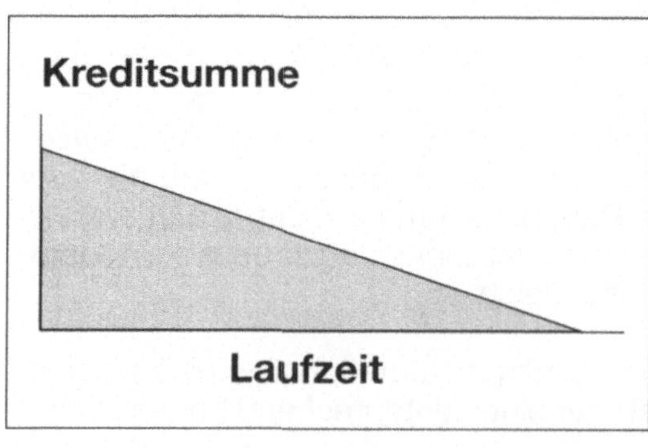


**Abb. 33.** Kreditabsicherung bei degressiv gestaffelter Risiko-Lebensversicherung (Todesfall-Versicherung)

der Jahre die Schuldenlast – z. B. beim Annuitätendarlehen (vgl. 7.5.1.1) – schrumpft auch der zu sichernde Betrag. Die abgeschlossene Versicherungssumme und mit ihr die entsprechenden Prämien müssen mitsinken. Solche Risikolebensversicherungen bieten auch die Banken, die Kredite vermitteln – aber nicht nur diese.

**Merke**
Besonders preiswerte Risikolebensversicherungen bzw. kapitalbildende Lebensversicherungen sind derzeit u.a. bei folgenden Versicherungsgesellschaften abzuschließen: Hannover Leben, Debeka und Cosmos.

Welche Darlehensform sich im Einzelfall für welchen Arzt anbietet, muß aus der individuellen Situation heraus beurteilt werden.

## 7.5.2 Verhandlung mit den Banken

Die *Verhandlung mit den Banken* sollte kompetent geführt werden. Hierzu ist es dringend notwendig, im Vorfeld den Steuerberater mit einzubinden. Er muß nämlich sagen, ob die nötige Liquidität vorhanden ist, um bei einer bestimmten Darlehenssumme und Laufzeit die monatlichen Belastungen zu bezahlen.

Schlecht ist es immer, wenn der Darlehensnehmer während der Laufzeit in den Kreditvertrag eingreifen muß, z. B. um eine Tilgungsaussetzung zu beantragen. Dazu hat sich eine Checkliste bei Verhandlungen mit den Banken bewährt (Tabelle 6).

**Tabelle 6.** Checkliste „Verhandlung mit den Banken"

- Steuerberater einbinden,
- Verhandlungsunterlagen vorbereiten,
- Rentabilitätsberechnung vorbereiten,
- Umsatzerwartung: Maximum/Minimum-Schnitt vorbereiten,
- vorhandene Vermögensreserven darstellen,
- immer mehrere Angebote einholen,
- Konditionen konsequent durchrechnen,
- Cave Kontoführungsgebühren!

### *7.5.2.1 Kreditzinsen und Nebenkosten*

In den *Kreditzinsen* sind oft die sog. *Nebenkosten* nicht enthalten. Es ist deshalb für den Arzt um so wichtiger, auch diesem Teil der Kosten die nötige Aufmerksamkeit zu schenken.

**12 Tips für die Verhandlung mit den Banken**

1. Wenn Sie mit Ihrem Banker verhandeln, ziehen Sie sich an wie ein Banker (Anzug, Schlips, Krawattennadel). Kleider machen Leute!
2. Sie sind kein Bittsteller, sondern der Käufer von Geld und müssen dafür bezahlen.
3. Wenn Sie eine Existenz gründen, brauchen Banken ein schlüssiges Konzept. Bringen Sie Zahlen über voraussichtliche Umsatzerwartungen mit. Binden Sie den Steuerberater ein!
4. Suchen Sie sich den richtigen Verhandlungspartner, der auch ausreichende Kompetenzen hat!
5. Sie sollen wissen, worüber Sie reden (z. B. Annuitätendarlehen, Tilgungsdarlehen, LV-Darlehen). Banker sind Geldverleiher mit Herz und Seele, sie reden gern mit Profis.
6. Erkundigen Sie sich vor Kreditaufnahme nach staatlichen Beihilfen von Bund, Ländern und EU!
7. Verhandeln Sie nie ohne Zeugen!
8. Vor Unterschrift Verträge auf Haken und Ösen von Fachleuten durchsehen lassen!
9. Auf jederzeitige Sondertilgungsmöglichkeiten bestehen! Zur Not lassen Sie sich für die Vorfälligkeitsentschädigung auf 2% der Restsumme festschreiben.
10. Bei Kontokorrentkrediten lassen Sie sich nicht einfach auf die üblichen Bedingungen in den Räumen verweisen. Verhandeln Sie bei den Zinsberechnungen über den Diskontsatz plus einen festen Aufschlag!
11. Bauen Sie einen Passus ein, daß sämtliche Kreditnebenkosten aufgelistet und von Ihnen schriftlich akzeptiert sein müssen!
12. Sollte es gerichtlichen Ärger geben, wenden Sie sich an die Adresse des Bundesaufsichtsamtes für das Kreditwesen in 12203 Berlin, Gardeschützenweg 71.

Die Zinssätze sind oft nur ein Teil der gesamten Kosten. Deshalb können vordergründig günstige Kredite ziemlich teuer werden. Zu beachten sind folgende Punkte:

- Kreditprovision (liegt zwischen 1/8% bis 1/2% pro Monat),
- Buchungsgebühr,
- Umsatzprovision,
- Bereitstellungsprovision,
- Abschlußkosten,
- Portokosten,
- Materialkosten,
- Gebühren für Kontoauszüge.

### *7.5.2.2 Kreditangebot*

Das *Kreditangebot der Bank* sollte die in Abbildung 34 vom Arzt festgelegten Punkte enthalten und beantworten.

| | |
|---|---|
| **Summe** | **100.000** |
| **Auszahlung** | **100.000** |
| **Laufzeit** | **5 Jahre** |
| **Zinsen** | **8%** |
| **Bearbeitungsgebühr** | **0** |
| **Tilgungsverrechnung** | **monatlich** |
| **Zinsverrechnung** | **monatlich** |
| **Buchungsgebühr** | **0** |
| **Effektivzins** | **??** |
| **monatliche Rate** | **???** |
| **vorzeitig Tilgung** | **ja** |
| **Sicherheiten** | **?** |

**Abb. 34.** Beispiel für ein Kreditangebot der Bank über 100.000 DM mit vom Kunden von vornherein festgelegten Punkten

#### *7.5.2.3 Kreditabsicherung*

Banken verlangen nahezu regelmäßig bei der Aufnahme eines Kredites sog. *"Sicherheiten"*. Oft werden Ärzte gezwungen, zusätzlich zum Kredit auch noch eine Lebensversicherung abzuschließen und das möglichst bei einem bankeigenen Institut.

Der Arzt sollte sich nicht verwirren lassen, denn eine solche Versicherung schafft wieder zusätzliche Kosten. Vielleicht hat er noch Wertpapiere oder andere Anlagen, um den Kredit abzusichern. Als solche „Faustpfänder" zur Sicherheit für den Kreditgeber werden heute anerkannt:
- festverzinsliche Anleihen öffentlich-rechtlicher Körperschaften, etwa zu 80%,
- andere Obligationen, je nach Bonität auch niedriger,
- Aktien zu 50%,
- Festgeldanlagen,
- Sparbriefe,
- Sparkonten zu etwa 90%,
- der Rückkaufswert von Lebensversicherungsverträgen zu 90%,
- Edelmetalle zu 50% ihres jeweiligen Kurs- und Veräußerungswertes.

**Merke**
Bestehen Sie darauf, daß die Bank in diesem Fall keine Vorsorge in Form höherer Zinsen erhebt!

### 7.5.3 Leasing

Besonders beim Kauf von Autos wird die Finanzierungsform des *Leasings* immer häufiger. Bei einem Leasing-Vertrag erhält man eine Sache gegen

Gebühr (Leasing-Raten) zum Gebrauch überlassen, aber nicht als Eigentümer. Dabei gibt es verschiedene, zum Teil recht komplizierte Leasing-Spielarten.

**Merke**
Leasing ist ein Zielkonflikt zwischen Liquidität und Rentabilität.

Der Leasingvertrag ist rechtlich ein Mietvertrag. Für ihn typisch ist es, daß die Ware über die gesamte vereinbarte Laufzeit des Vertrages behalten werden muß, also nicht zurückgegeben werden kann. Nach Ablauf der Leasingzeit muß die Ware dann an den Leasinggeber zurückgegeben werden. Der Kunde erwirbt also kein Eigentum. Der Leasinggeber kann dem Leasingnehmer nach Ablauf der Leasingzeit die Ware zum Kauf anbieten. Es ist die freie Entscheidung. Der Leasingnehmer hat keinen Rechtsanspruch darauf.

Das Leasing stammt eigentlich aus dem geschäftlichen Bereich. Für den Privatmann lohnt es sich finanziell nicht, weil ihm die Steuervorteile und Abschreibungsmöglichkeiten wie bei betrieblicher Nutzung fehlen.

Der *Restwert,* z.B. des Autos, des Sonographiegerätes, Röntgenapparates, Endoskopes nach Ablauf der Leasingzeit – für den man häufig endgültig das Gewünschte käuflich erwerben kann, ist oft entscheidend, ob sich Leasing lohnt oder nicht. Leider ist es nur sehr schwierig zu berechnen, ob sich Leasing finanziell lohnt, z.B. verglichen mit Ratenkauf oder Barkauf mit Bankkredit.

Das Leasing selbst hat einige schwerwiegende *Nachteile* für den Leasingnehmer:
- Das Widerrufsrecht innerhalb einer Woche, das für andere Käufe gilt, hat keine Geltung.
- Beschädigungen am Auto gehen meistens zu Lasten des Leasingnehmers, obwohl dieser gar nicht Eigentümer ist. Deshalb muß man immer eine Vollkaskoversicherung auf eigene Kosten abschließen!
- Der Leasingnehmer behält sich meistens nachträgliche Erhöhungen der Leasingraten vor, wenn die Zinsen am allgemeinen Kapitalmarkt steigen.
- Oft stecken in den allgemeinen Geschäftsbedingungen der Leasingfirmen noch weitere verbraucherfeindliche Bestimmungen.
- Ganz allgemein kann gesagt werden: Leasing bzw. Ratenkäufe sind fast immer teurer als der Bareinkauf. Hat man das Geld nicht flüssig, so ist es günstiger, einen Kredit bei einer Bank aufzunehmen und mit diesem Geld bar zu bezahlen und auf Barrabatt zu bestehen.
- Sicherheitshalber sollte man sich aber die Gesamtkosten des Leasingkaufs/kredits minus Barzahlungsskonto ausrechnen lassen.

Bei allen Möglichkeiten des Leasings sollte man die Höhe der monatlich bezahlbaren Rate realistisch einschätzen. Die monatliche Belastung, die man über Jahre auf sich nimmt, darf nicht zu hoch sein, damit man nicht bei einem unvorhergesehenen finanziellen negativen Ereignis nicht mehr bezahlen kann –, und der Gerichtsvollzieher kommt.

**Merke**
Bei Vertragsablauf hat der Leasinggeber
- Kaufpreis einschließlich Verzinsung,
- Refinanzierungskosten,
- eine Risikoprämie

erwirtschaftet.

Leasing ist grundsätzlich die teuerste Lösung. Sie lohnt sich nie im privaten Bereich!
Oft erwähnte steuerliche Vorteile liegen ausschließlich auf dem Gebiet der *Gewerbesteuer* und sind somit für den Arzt irrelevant!

### 7.5.4 Skonto

Bei Warenlieferung sollte der Arzt immer innerhalb von 10 Tagen bezahlen, um mindestens 2–3 % Skonto abzuziehen. Das gilt auch für den Fall, wenn er sein Kontokorrent (vgl. 7.4.3) überzogen hat. Letztlich ist der Kredit am teuersten, wenn Skonto nicht in Anspruch genommen wird.

Die betriebswirtschaftliche Formel lautet: 2 % mal 360 geteilt durch 30 minus 10 = 36 %. Sie sollten also Skonto immer in Anspruch nehmen!

## 7.6 Geldanlagen zur Altersvorsorge

Ein auf den ersten Blick nicht so brisantes – dies gilt insbesondere für den Praxisbeginner –, aber dennoch zunehmend bedeutenderes Problem ist die sinnvolle *Altersvorsorge*[1]. Hier bestehen bei den meisten Ärzten erhebliche Wissensdefizite.

**Merke**
„Es ist besser, sich eine Stunde um sein Geld zu kümmern, als eine ganze Woche für Geld zu arbeiten".

[1] Ausführlich dazu sowie über die ärztlichen Versorgungswerke in dem schlanken Büchlein des Wirtschaftsjournalisten Maschner WF (1990) Geld-Anlagetips für Anfänger und Fortgeschrittene. Die Zukunftsaussichten des Kassenarztes. Kirchheim, Mainz.

Das ist auch der Grund, warum so viele Ärzte sog. Anlage-Haien zum Opfer fallen und trotz gut laufender Praxis durch „steuersparende Anlagen" in die Pleite getrieben werden.

**Merke**
Der beste Anlageberater ist und bleibt der Investor selbst, so er sich ein gewisses Basiswissen angeeignet hat. Im Gegensatz zu anderen Waren vermehrt sich Geld bei guter Anlage von selbst. Es vermehrt sich um so schneller, je sorgfältiger man damit umgeht.

In der Bundesrepublik Deutschland liegen 25% des Geldvermögens der Privathaushalte auf einem Sparkonto mit einer Verzinsung von 2,5–3%. 15% des Geldes stecken dagegen in festverzinslichen Wertpapieren mit einer Rendite von 7–9% oder in Sparbriefen und Termingeldern mit bis zu 8% Zinsen. Aktien finden sich nur in jedem 20. Haushalt.

Wer spart, läßt also sein Geld auf einem Sparkonto mit gesetzlicher Kündigung weniger verdienen, als der Kaufkraftverlust das Geld verringert und verzichtet damit auf das dreifache, was z.B. die Anlagen in festverzinslichen Wertpapieren brächten.

### 7.6.1 Vermögensplanung

Tatsächlich liegt beim privaten Finanzmanagement von Freiberuflern vieles im argen. Finanzielle Entscheidungen, die in Unternehmen wochenlang abgewogen werden, werden im privaten Bereich manchmal in Sekunden gefällt. Eine strategische *Vermögensplanung* jedoch hat mehrere Punkte zu berücksichtigen:

- Wie sieht die langfristige persönliche finanzielle Planung aus?
- Wieviel Geld kann ich pro Monat für die finanzielle Vorsorge erübrigen?
- Stehen die finanziellen Möglichkeiten mit den persönlichen Bedürfnissen aktuell im Einklang?
- Habe ich den Durchblick bei meinen Finanzen?
- Habe ich alles professionell geordnet und verwaltet?
- Wird von mir jede Anlageentscheidung unter dem Aspekt der Wirtschaftlichkeit, der Steuern und der Risiken abgecheckt?
- Ist meine Familie im Unglücksfall ausreichend abgesichert?

Der Countdown der Vermögensplanung muß folgende Punkte berücksichtigen:

- Beruf, Familienstand, Güterstand, Angaben über Kinder, deren Ausbildung, Familienstand und Vermögen;
- Vermögensstruktur: Gesamtliquidität, liquide Anlagen, Wertpapiere, Immobilien, Gold, Edelmetalle, privat genutzt oder als Kapitalanlage.

Direkt- oder andere Beteiligungen, Kapitallebensversicherung, steuerliche Einnahmenüberschußrechnung;
- Risikostruktur und Sicherheitsbedürfnis: Haftungsrisiken, mögliche Verbindlichkeiten. Schadensversicherung z. B. Krankheit, Berufsunfähigkeit, Todesfall;
- Altersvorsorge.

### 7.6.2 Risikostreuung

Jeder Arzt ist gut beraten, wenn er seinen Besitz und sein Vermögen entsprechend streut. Begonnen wird mit einem entsprechenden Versicherungspaket, welches die existentiellen Risiken absichert. Die Ärzteversorgung als Basisversorgung für das Alter, die Immobilie Haus als ein Pfeiler des Vermögensaufbaus, die Aktien, wobei bei dieser Anlageform die Gefahren eher über- als unterschätzt werden. Beim Aktiendepot von 50–100.000 DM sollte man sich bei florierender Gesamtwirtschaft, politischer Stabilität und gemäß dem Zinsniveau auf die Standardaktien beschränken.

Jede Anlageentscheidung findet im Spannungsfeld zwischen Wertzuwachs, Verfügbarkeit, Sicherheit und Steuervorteile statt (Abb. 35).

Abbildung 36 zeigt die Werteskala der Geldanlage nach Erträgen, Wertzuwachs, Sicherheit, Verfügbarkeit und Steuervorteilen.

### 7.6.3 Stufenplan des Vermögensaufbaus

In Abbildung 37 wird ein Stufenplan des Vermögensaufbaus vorgeschlagen. Stufe 1 sind 20.000 DM als eiserne Reserve auf einem Festgeldkonto für alle Widrigkeiten des Lebens.

Stufe 2 ist die Anlage in einem deutschen oder internationalen Rentenfonds, z. B. Inter-Renta der DWS. Es ist eine mittelfristige Anlage.

Stufe 3 ist die längerfristige Anlage in einem deutschen oder auch internationalen Aktienfonds, z. B. Akkumula der DWS.

Stufe 4 ist die Immobilie. Stufe 5 ist die Ärzteversorgung.

#### *7.6.3.1 Rentenfonds*

Die Grundidee des *Investmentsparens* ist, dem Anleger die Möglichkeit zu bieten, mit kleinen Beträgen den Vorteil der Wertpapieranlagen zu nutzen. Durch den Kauf von Investmentanteilen erwirbt der Käufer zugleich einen

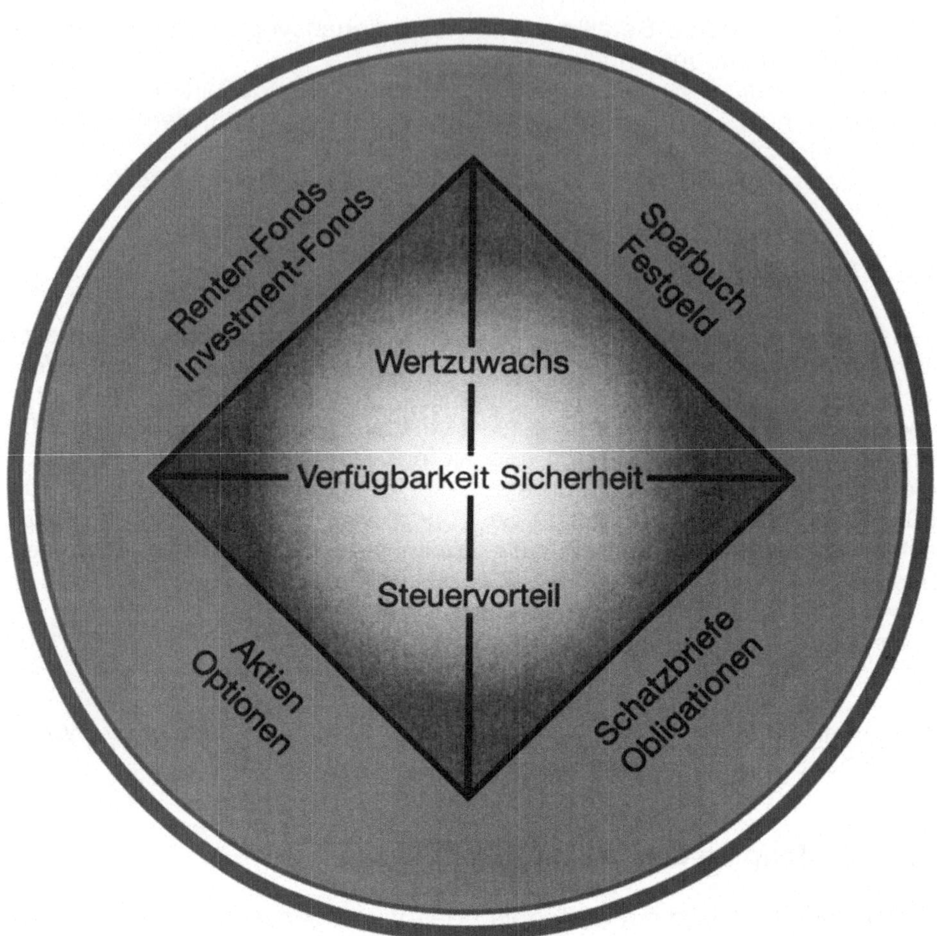


**Abb. 35.** Darstellung des Spannungsfeldes „Geldanlage"

Anteil an Wertpapieren, die dem Fondsvermögen zugrunde liegen. In Deutschland aufgelegte Investmentfonds unterliegen dem strengen Gesetz über Kapitalanlage-Gesellschaften. Sie garantieren also dem Sparer ein Höchstmaß an Solidität und Seriosität.

Eine sichere Sache sind internationale Rentenfonds. Der Erwerb von Fondsanteilen im internationalen Rentenfonds eignet sich besonders für den Aufbau eines Geldbetrages für die Ausbildungskosten der Kinder, z. B. monatliche Rate 200 DM bis zum 20. Lebensjahr.

*Rentenfonds* sind dadurch gekennzeichnet, daß sie nicht so sehr von dem inneren Wertzuwachs leben, sondern von der Dividendenzahlung.

| Anlage | laufende Erträge | Wert-zuwachs | Sicherheit | Verfüg-barkeit | Steuer-vorteil |
|---|---|---|---|---|---|
| Sparbuch | + | – | +++ | ++ | – |
| Sparbrief | +++ | – | +++ | – | – |
| Festgeld | ++ | – | +++ | + | – |
| Schatzbriefe Typ A | ++ | – | +++ | + | — |
| Schatzbriefe Typ B | – | +++ | +++ | ++ | |
| Obligationen | +++ | – | +++ | +++ | – |
| Rentenfonds | +++ | + | +++ | +++ | – |
| Aktienfonds | + | ++ | ++ | +++ | ++ |
| Aktien | | | | | |
| Standard | ++ | ++ | ++ | +++ | + |

**Abb. 36.** Geldanlage für verschiedene Objekte. Werteskala nach unterschiedlichen Gesichtspunkten

**Stufe 1**
**Festgeld** **20.000 DM**

**Stufe 2**
**international anlegender, deutscher Rentenfonds**
**z. B. Inter-Renta (DWS)**

**Stufe 3**
**international anlegender, deutscher Aktienfonds**
**z. B. Akkumula (DWS)**

**Stufe 4**
**Haus oder Eigentumswohnung**

**Stufe 5**
**Ärzteversorgung**

**Abb. 37.** Beispiel eines Stufenplanes für einen Vermögensaufbau bei einem niedergelassenen Arzt

Deshalb ist es wichtig, das Depot jeweils auf die Kinder zu übertragen, da hier die eigenen Freibeträge aus Kapitalvermögen geschont werden.

### 7.6.3.2 Aktienfonds

Mit relativ geringem Einsatzgeld und für vergleichsweise bescheidene Gebühren sichert sich der Anleger eine größtmögliche Risikostreuung und die Dienste eines professionellen Vermögensverwalters.

Während der Ausgabeaufschlag bei den Rentenfonds 2–3% beträgt, beträgt er bei den *Aktienfonds* 5–6%. Die Anteile werden jederzeit zum Rücknahmepreis von den Fondsgesellschaften zurückgenommen. Die Fondsanteile sind damit sehr liquide.

Aktienfonds eignen sich besonders für die langfristige Geldanlage, da sie auf Dauer alle anderen Geldanlagen schlagen. Aktienfonds sind dadurch gekennzeichnet, daß sie nicht durch Dividendenzahlung, sondern vornehmlich durch den inneren Wertzuwachs das Kapital vermehren. Dieser ist steuerfrei, wenn nicht innerhalb von einem halben Jahr die Fondsanteile verkauft werden (Spekulationssteuer). Eine solche Anlage eignet sich daher hervorragend für das zweite Standbein bei der Alterssicherung (internationaler Aktienfonds Akkumula der DWS). Darüber hinaus sollte jeder Arzt versuchen, am Ende seiner Lebensarbeitszeit eine Immobilie bzw. Eigentumswohnung als Eigentum zu besitzen (vgl. Stufe 4 in Abb. 37).

**Merke**
Als Information über Aktienfonds empfiehlt sich die „Hitliste" des „Gerlach-Reports".

### 7.6.3.3 Eigenheim, Ärzteversorgung und Baugeld

Um eine vernünftige finanzielle Vorsorge zu treffen, sollte der Arzt als erstes für eine *Krankentagegeld-* und vernünftige *Berufsunfähigkeitsversicherung* sorgen, welche die monatlichen privaten Ausgaben abdecken (auch die betriebliche Tilgung), da ein Praxisvertreter üblicherweise nur die Kosten der Praxis und sein eigenes Honorar erwirtschaftet.

Des weiteren wird jeder Arzt in seine *Ärzteversorgung* einzahlen. Hier gilt der gute Rat, möglichst den normalen Beitrag einzuzahlen und keine Sonderzahlungen zu leisten. Dieses Geld sollte der Arzt besser selbst anlegen. Des weiteren wird der Arzt üblicherweise ein kleineres Haus bzw.

eine Eigentumswohnung zu finanzieren haben. Als viertes sollte er sich eine Geldreserve von 20.000 DM ansparen. Ein plötzlicher Geldbedarf kann aus vielerlei Gründen auftreten, wenn das Auto liegen bleibt, oder sonstige Schäden eintreten. Problemlos kann man sich auch Geld, Aktien und Rentenfonds beschaffen. Diese lassen sich jeden Tag verkaufen. Lebensversicherungen können nur mit großem Verlust aufgelöst werden. Das rentiert sich absolut nicht. Sie spielen deshalb für die Zukunftsplanung nur eine untergeordnete Rolle.

## 7.7 Tod, Testament und Erben

Ärzte verhalten sich nicht anders als jeder Normalbürger, wenn es gilt, sich Gedanken über den eigenen *Tod* zu machen. Allerdings sind die Folgen des Verdrängens für die Familie eines Arztes sehr viel weitreichender: Meistens ist der Arzt Alleinunternehmer, ohne den der Betrieb Arztpraxis nicht weiterläuft.

Als freiberuflich Tätiger sind daher beim Ableben eine ganze Reihe von Dingen sehr schnell zu regeln, über die man sich schon zu Lebzeiten Gedanken machen muß. Geschieht dies nicht, ist mit schwerwiegenden Folgen zu rechnen:
- fehlender Praxisnachfolger,
- sinkender Praxiswert,
- fehlende Regelung für die Versicherungen,
- unklares, ungültiges oder überhaupt kein *Testament,*
- Zerwürfnisse mit Verwandten,
- steuerliche Nachteile.

Der Arzt sollte deshalb rechtzeitig die Katastrophe planen. Dies hat handfeste finanzielle Vorteile und sichert den Familienfrieden.

### 7.7.1 Notfallmappe

Der Arzt sollte für diese zwar seltene, aber häufig sehr plötzlich hereinbrechende Katastrophe eine eigene *Notfallmappe* anlegen. Diese Mappe sollte bestimmte Unterlagen enthalten (Tabelle 7).

### 7.7.2 Testament

"Drei Prozent der Deutschen hinterlassen ein juristisch einwandfreies Testament", so die Auskunft der Deutschen Gesellschaft für Erbrechtskunde in Kiel. Entsprechend viele Ärzte haben bis heute noch kein *Testament* verfaßt. Diese Kollegen sollten zumindestens wissen, was auf die Familie zukommt, wenn kein Testament das Erbe regelt.

**Tabelle 7.** Notfall-Checkliste „Katastrophenmappe"

- steuerliche Jahresabschlüsse der letzten 3 Jahre,
- KV-Quartalsabrechnung der letzten 3 Jahre; vom letzten Jahr Einzelziffernachweis,
- aktuelle Praxis-Inventarliste,
- Testament (vgl. 7.7.2),
- Vermögensaufstellung,
- wichtige Adressen:
  Rechtsanwalt,
  Versicherungsmakler,
  Steuerberater,
  KV und Kammern,
  Konten,
  Berufsverbände,
  Vereine,
  vereidigter Sachverständiger für Praxiswertermittlung[2]

... und besonders wichtig:

- ein Freund, der sich um den Nachlaß kümmert.

Im Durchschnitt werden in der Bundesrepublik Deutschland pro Arzt immerhin 700.000 DM vererbt.

Ist kein Testament vorhanden, gilt die gesetzliche *Erbregelung.* Das Bürgerliche Gesetzbuch (BGB) bestimmt, daß im Todesfall das Vermögen nach der gesetzlichen Erbregelung[3] – also Zugewinngemeinschaft – verteilt wird. Dieses Gesetz bestimmt weiter, daß der Ehepartner oder die nächsten Verwandten erben. Das Gesetz regelt auch, in welcher Reihenfolge und zu welchen Teilen geerbt wird (Abb. 38).

Das Gesetz teilt die Verwandten in Gruppen ein: gesetzliche Erben erster Ordnung, gesetzliche Erben zweiter Ordnung, gesetzliche Erben dritter Ordnung und Ehefrau.

Das Vermögen selbst wird nicht auf die ganze Verwandtschaft verteilt, sondern der Erbe besserer Ordnung schließt die Erben schlechterer Ordnung aus (vgl. Abb. 38). Es zeigt sich hier also, daß nur die Blutsverwandten in eine bestimmte „Ordnung" eingeteilt werden.

Der Ehegatte nimmt eine Sonderstellung ein, denn er ist ja mit seinem Ehepartner nicht verwandt, sondern verheiratet. Er erbt, wenn die Ehegatten im gesetzlichen Güterstand der Zugewinngemeinschaft leben,

[2] Die Schätzung des Praxiswerts durch einen vereidigten Sachverständigen zu Lebzeiten des Arztes ist unverzichtbar für die Funktionen des „Goodwill"

[3] Ausführlich zum Thema „Erben, Vererben, Enterben, Testieren, Pflichtteil" in dem Buch Nentwig M, Osmers H (1993) Erbrecht für Ärzte und Zahnärzte. Zahlreiche Mustertexte und Checklisten. Verlag Kirchheim, Mainz

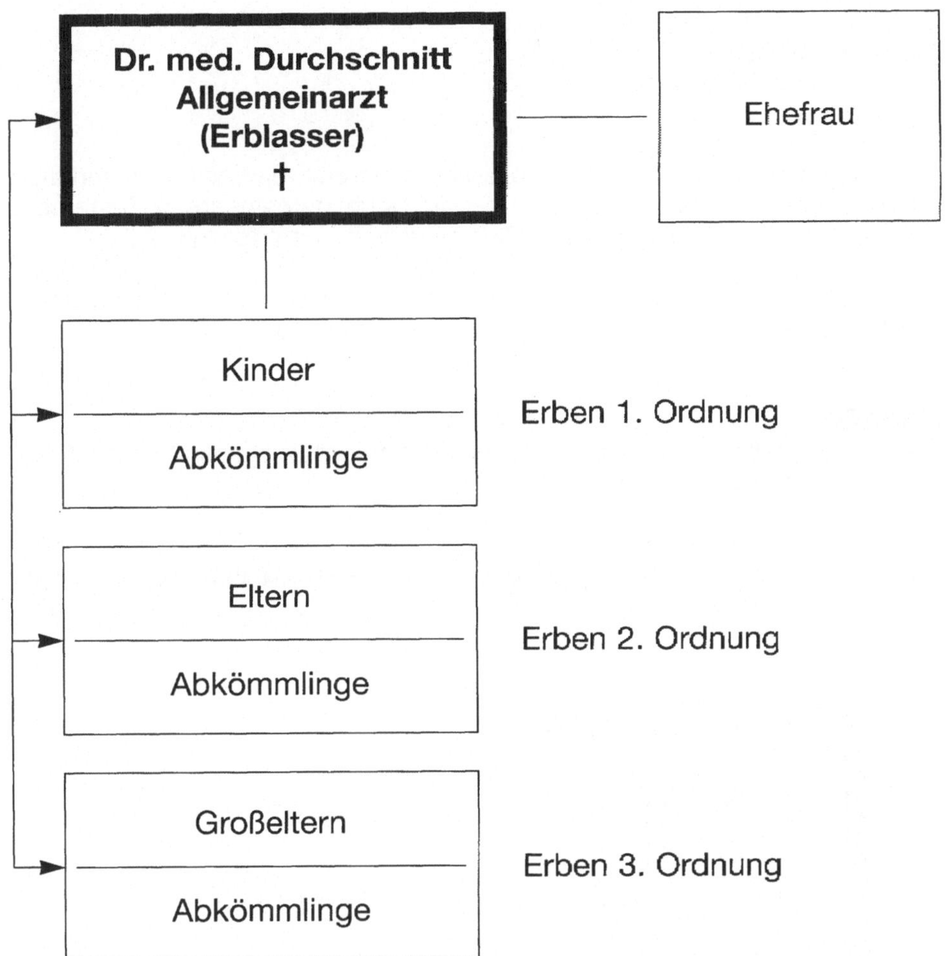


**Abb. 38.** Gesetzliche Regelung, in welcher Reihenfolge und zu welchen Teilen geerbt wird

die Hälfte des Vermögens des Erblassers. Die andere Hälfte bekommen die Erben erster Ordnung – also die Kinder –, oder falls schon verstorben, die Enkel.

Ist kein Kind, Enkel oder Urenkel vorhanden, erbt der Ehegatte ebenfalls die Hälfte des Nachlasses, den Rest die Erben zweiter Ordnung. Der Ehegatte erbt ohne Testament erst allein, wenn weder Verwandte der ersten oder zweiten Ordnung, noch Großeltern vorhanden sind. Aus dieser Regelung ergeben sich weitreichende Folgen, die unbedingt mit einem Notar durchgesprochen werden sollen.

Es gibt drei Arten des Testaments:
- privates Testament,
- öffentliches Testament,
- Erbvertrag.

Das *private Testament* ist dadurch gekennzeichnet, daß es handschriftlich (nicht Schreibmaschine) aufgesetzt und beim gemeinsamen Testament von beiden unterschrieben wird. Datumsangabe ist erforderlich.

Das *öffentliche Testament* wird beim Notar abgefaßt (Abb. 39). Dies sollte der Arzt unter allen Umständen auch so veranlassen.

**Merke**
Jeder Arzt sollte unbedingt sofort ein Testament verfassen (am besten mit einem Notar) und hinterlegen.

*Erbverträge* gibt es nur bei komplizierten Erbmassen, z. B. Firmen, Immobilien.

TESTAMENT
Notarsiegel
Dr. Durchblick
Frau Durchblick
I. Testament
A. Privates Testament, handschriftlich
B. Öffentliches Testament, Notar
II. Erbvertrag

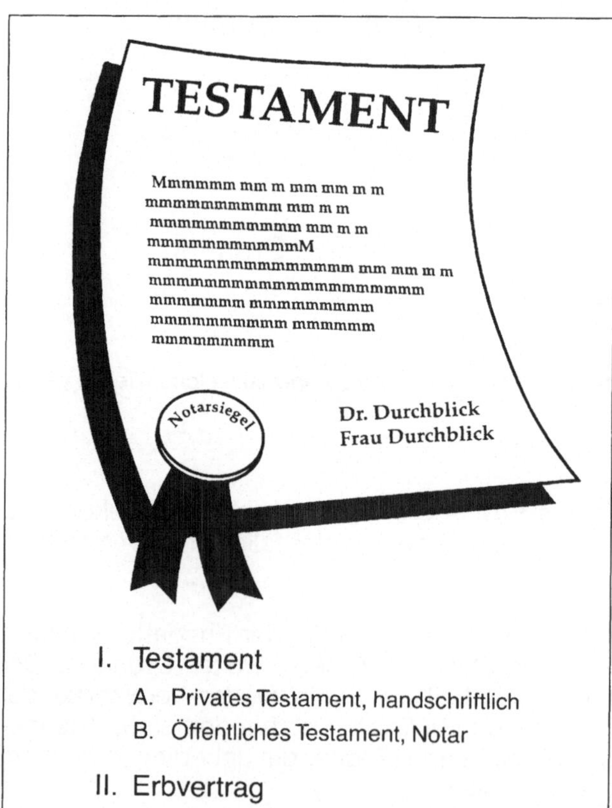

**Abb. 39.** Durch den Notar beglaubigtes „öffentliches" Testament für den Arzt und seine Ehefrau

### 7.7.3 Erbfall – Vermögenskategorien

Beim Erbe gibt es drei Vermögenskategorien:
- der Haushalt geht vollständig an den überlebenden Ehegatten;
- Bargeld, anderes Kapitalvermögen und Firmenanteile werden entsprechend der gesetzlichen Erbfolge oder dem Testament aufgeteilt;
- Immobilien und Firmenanteil: sie können nicht so einfach aufgeteilt werden und stellen deshalb eine große Herausforderung für die Regelung im Testament dar.

### 7.7.4 Erbschaftsteuer

Die *Erbschaftsteuer* richtet sich einmal nach der Steuerklasse 1–4 und nach dem Verwandtschaftsgrad mit jeweils unterschiedlichen progressiven Steuersätzen. Darüber hinaus sind die Freibeträge je nach Verwandtschaftsgrad gestaffelt (Tabelle 8).

**Tabelle 8.** Erbschaftssteuer in Abhängigkeit von der Steuerklasse und des vererbten Betrages

| Steuerklasse | I | II | III | IV |
|---|---|---|---|---|
| | a. Ehegatte<br>b. Kinder | Enkel (Nr.)<br>Enkel (groß) | Geschwister<br>Nichten<br>Neffen<br>Geschiedene | Sonstige |
| Freibeträge | a. 250.000,–<br>b. 90.000,– | 50.000,– | 10.000,– | 3.000,– |
| Erbe minus Freibeträge | | Steuersatz in % | | |
| 50.000,– | 3 | 6 | 11 | 20 |
| 100.000,– | 4 | 4 | 8 | 14 |
| 200.000,– | 5,5 | 11 | 18,5 | 30 |
| 300.000,– | 7,5 | 15 | 25,5 | 38 |
| 1.000.000,– | 10 | 20 | 32 | 48 |
| 100.000.000,– | 35 | 50 | 65 | 70 |

### 7.7.5 Schenken

Um die hohen Erbschaftssteuern zu umgehen, bietet es sich an, schon zu Lebzeiten seinen Verwandten Vermögen zu schenken. (Die Freibeträge siehe Tabelle 9). Diese Schenkungen können je Ehepartner alle 10 Jahre geleistet werden.

**Tabelle 9.** Schenkungsfreibeträge in Abhängigkeit vom Verwandtschaftsgrad

für Ehepartner
25.000,– DM

für Kinder,
Enkel von verstorbenen Kindern
90.000,– DM

für Enkelkinder
50.000,– DM

für Eltern, Großeltern,
Geschwister, Nichten und Neffen
10.000,–

für entfernte Verwandte
und Fremdpersonen
5.000,– DM

**Alle 10 Jahre !**

Der Nachteil ist, daß hiermit Vermögen schon zu Lebzeiten aus der Hand gegeben wird, über das dann auch nicht mehr verfügt werden kann.

## 7.8 Versicherungen

*Versicherungen*[4] werden meist für viele Jahre abgeschlossen. Unnötig hohe Prämien für notwendige Versicherungen und unnötiger Prämienaufwand für unsinnige Versicherungen können sich im Laufe dieser Zeit auf Zehntausende von Mark summieren. Geld, das zum Fenster hinaus geworfen wird.

**Merke**
Die billigste Versicherung ist fast immer die beste.

Deshalb ist es für den Arzt notwendig, sich intensiv mit diesem Kapitel zu beschäftigen. Die meisten Ärzte haben die richtigen Versicherungen bei zu teueren Gesellschaften oder haben viele überflüssige Versicherungen abgeschlossen, die sie viel Geld kosten, ohne daß der Sinn der Versicherungen, nämlich das existentielle Risiko abzusichern, erzielt wird. (Abb. 40) zeigt die unterschiedlichen Versicherungsarten und -zweige.

[4] Das Thema „Versicherungen" ist leicht verständlich dargestellt in dem schlanken, stets aktuellen Büchlein des Versicherungsspezialisten Gries HA (1994) Versicherungsmagazin. Leitfaden für Ärzte im Umgang mit Versicherern und Versicherungen. 3. Aufl. Kirchheim, Mainz

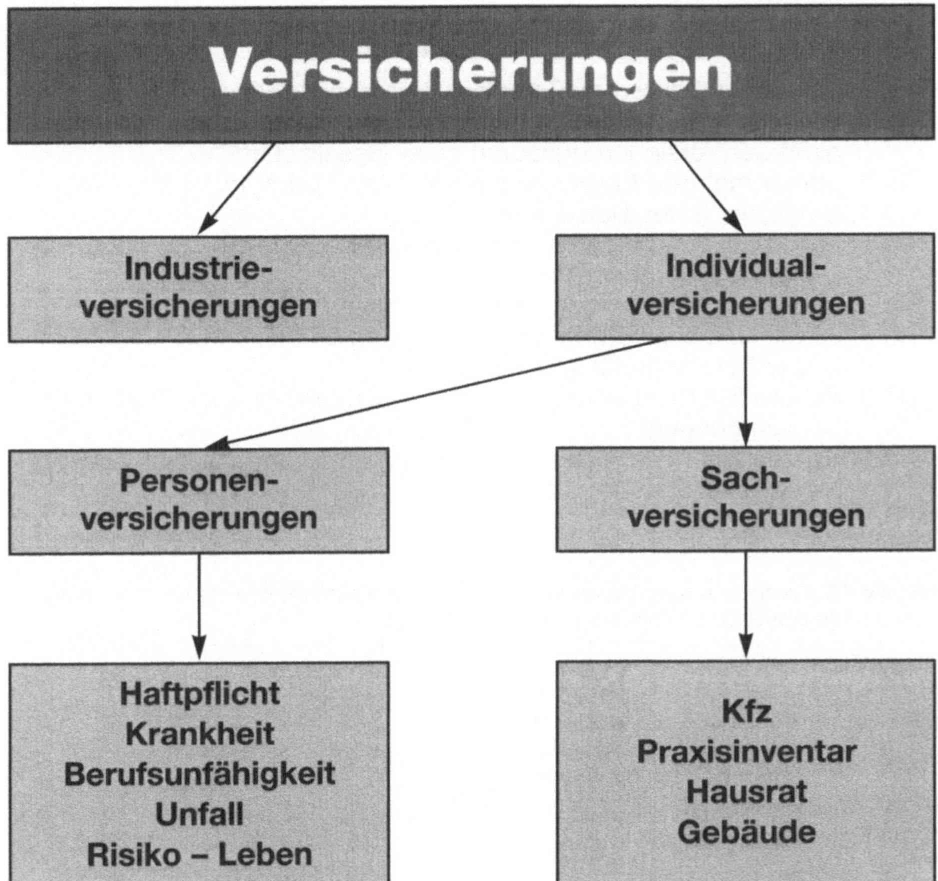


**Abb. 40.** Übersicht über unterschiedliche Versicherungsarten und -zweige

## 7.8.1 Versicherungssteuer

Die *Versicherungssteuer* ist in den letzten Jahren mehrfach erhöht worden. Sie ist eine der unlogischsten Steuern, die überhaupt eingetrieben werden. Sie stammt aus dem 19. Jahrhundert und war eine reine Stempelsteuer für Versicherungspolicen. Mit dieser Steuer wird derjenige bestraft, der freiwillig für seine eigene Sicherheit sorgt, um in Notfällen nicht der Allgemeinheit (Sozialamt) zur Last zu fallen.

## 7.8.2 Einteilung der Versicherungen

Versicherungen werden in drei Kategorien eingeteilt: existentiell notwendige, sinnvolle und überflüssige (Tabellen 10–12).

**9 Tips im Umgang mit Versicherern**

Tip 1: Versichert werden muß nur das existentielle Risiko.
Tip 2: Ihr optimaler Partner ist der unabhängige Versicherungsmakler, nicht der Versicherungsagent einer Gesellschaft.
Tip 3: Immer mehrere Angebote einholen und vorher gut informieren.
Tip 4: Möglichst Selbstbeteiligung wählen.
Tip 5: Möglichst einjährige Verträge – mit Ausnahme der Individualversicherungen – abschließen.
Tip 6: Versicherungen sind keine Geldanlagen.
Tip 7: Jährliche Überprüfung und Anpassung an das aktuelle finanzielle und berufliche Geschehen.
Tip 8: Sparen Sie nicht an der Sicherheit, sondern an dem Geld für die Versicherungen!
Tip 9: Sparen Sie Geld durch Jahresprämien (Prämienaufschläge bei monatlicher Zahlung von ca. 5 %)!

**Tabelle 10.** Versicherungen für den niedergelassenen Arzt. Beispiele für existentiell notwendige Abschlüsse (teilweise mit Selbstbehalt)

| | |
|---|---|
| • Haftpflicht | – beruflich, |
| | – privat, |
| • Krankenversicherung | – ambulant*, |
| | – stationär, |
| | – Zahntarif*, |
| • Krankentagegeld, | |
| • Berufsunfähigkeit, | |
| • Ärzteversorgung, | |
| • Risiko-Lebensversicherung, | |
| • Kinderunfall, | |
| • Praxisinventar, | |
| • Kfz-Haftpflicht, | |
| • Hausrat, | |
| • Gebäude. | |

*mit Selbstbehalt

**Tabelle 11.** Versicherungen. Beispiele für überflüssige Versicherungen für den Arzt

| | |
|---|---|
| • Kfz-Insassen-Unfall, | • Krankenhaustagegeld, |
| • Krankenscheine bzw. Abrechnungsdiskette, | • Rechtsschutz, |
| | • Glasbruch, |
| • Arzttasche, | • Berufsunfall bzw. -krankheit (BGW, Hamburg), |
| • Praxisunterbrechung, | • Reisegepäck, |
| • Regreßschutz, | • Schwachstrom, |
| • Unfall, | • Gebäude-Haftpflicht – außer Miethäuser, |
| • Kinderausbildung, | • Gebäude (Hagel). |

**Tabelle 12.** Versicherungen. Beispiele für sinnvolle Versicherungen für den Arzt

- Kfz-Kasko,
- Kfz-Rechtsschutz,
- kapitalbildende Lebensversicherung.

**Merke**
Nutzen Sie die preiswerte Alternative: Direktversicherung.

## Literatur

Weitere detaillierte Ausführungen zu den einzelnen Versicherungen würden den Rahmen dieses Buches sprengen. Jeder Arzt sollte sich unbedingt selbst informieren. Als Literatur wird empfohlen:

- „Wichtige Versicherungen für Arzt und Zahnarzt" NAV-Wirtschaftsdienst für Ärzte GmbH, Sedanstraße 13–17, 50668 Köln, Tel. (0221) 973550
- „Ratgeber Versicherungen" von Hans Dieter Meier, erschienen im Wilhelm-Heine-Verlag, München. ISBN-Nr. 3-453-03966

# 8 GOÄ '96

Zum 1.1.1996 ist die Privatgebührenordnung GOÄ („GOÄ '96") in Kraft getreten. Sie löst damit die GOÄ '88 ab, die im wesentlichen auf der GOÄ '82 fußt.

Schon heute läßt sich sagen, daß die Erwartungen der Ärzte, insbesondere der Hausärzte, durch die GOÄ '96 nicht erfüllt werden: Weiterhin sind die ärztlichen, insbesondere die hausärztlichen Leistungen, nicht ausreichend hoch bewertet. Zudem weist diese Gebührenordnung zahlreiche honorarbegrenzende Leistungseinschränkungen auf, welche dem Sinn einer Amtlichen Gebührentaxe für ärztliche Leistungen widersprechen. Zudem ist die GOÄ '96 im Praxisalltag wegen der zahlreichen Ausschlußbestimmungen unübersichtlich und läßt sich damit schlecht handhaben.

Demnach gewinnt der privat Versicherte *(„Privatpatient")* gewinnt auch für den Hausarzt zunehmend an Bedeutung. Ca. 8 Millionen Vollmitglieder sind in Deutschland in der *Privaten Krankenversicherung (PKV)* versichert. Die Pflege dieses Patientenstammes wird eine vordringliche Aufgabe eines jeden Hausarztes sein.

Privatpatienten spielen in den Allgemeinpraxen – im Verhältnis zu den „Kassenpatienten" – eine weniger bedeutende Rolle. Rund 4/5 der allgemeinmedizinischen Praxen haben bis maximal 200 Privatpatienten je Quartal (Abb. 1) [3].

Punktwertabsenkungen, mangelnde Abrechenbarkeit hausärztlicher Leistungen, Unterbewertung zeitaufwendiger Leistungen und überproportional steigende Praxiskosten haben trotz Ausdehnung der Arbeitszeiten in den letzten Jahren die Gewinne aus vertragsärztlicher Tätigkeit existenzbedrohend abschmelzen lassen (Abb. 2).

**Merke**
Die Pflege der PKV-Patienten gehört sicherlich an vorderster Stelle zu den Zukunftsaufgaben des Hausarztes.

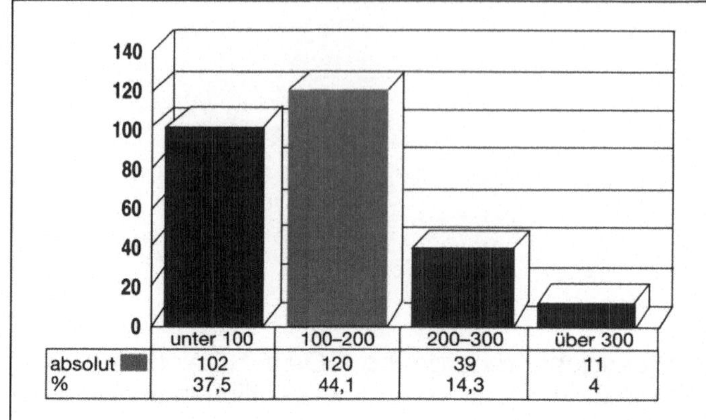


**Abb. 1.** Anteil der Privatpatienten in 272 allgemeinmedizinischen Praxen (einschl. Gemeinschaftspraxen) in Deutschland-West § 3 [3]

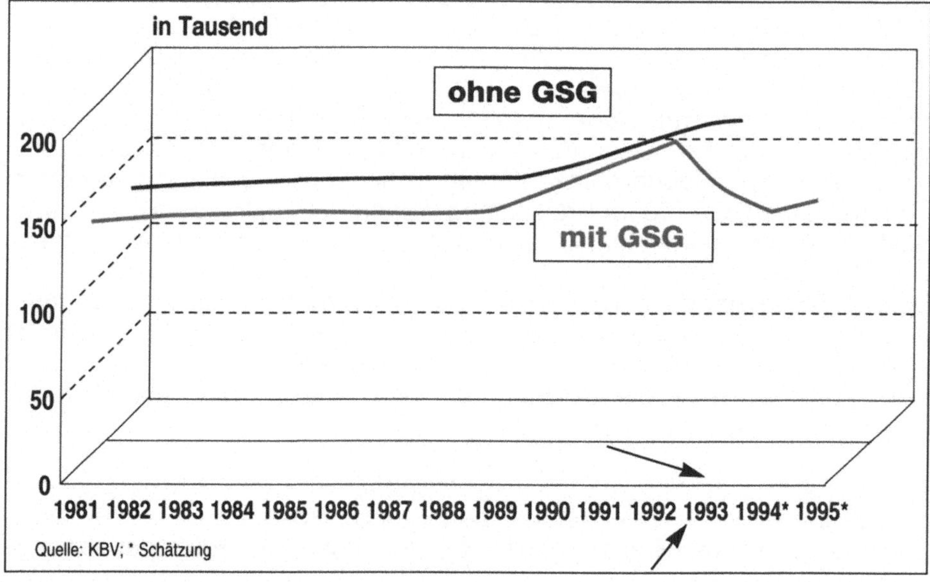


**Abb. 2.** Die Vertragsärzte müssen in den nächsten Jahren mit Realeinkommensverlusten rechnen [1]

In Abbildung 3 wird eine kleinere Praxis dargestellt, die im Quartal 700 Krankenscheine abrechnet. Immerhin 32% aller niedergelassenen Allgemeinärzte und Praktischen Ärzte fallen in diese Kategorie oder liegen sogar noch darunter. Sie alle sind, kaufmännisch gesehen, kaum noch lebensfähig. Den Ärzten bleibt weniger als eine durchschnittliche Angestelltenrente.

Das Wissen um die *Besonderheiten der GOÄ* und das selbständige, zeitgenaue *Erstellen von Privatrechnungen* ist daher die conditio sine qua non für die wirtschaftliche Überlebensfähigkeit der Arztpraxis.

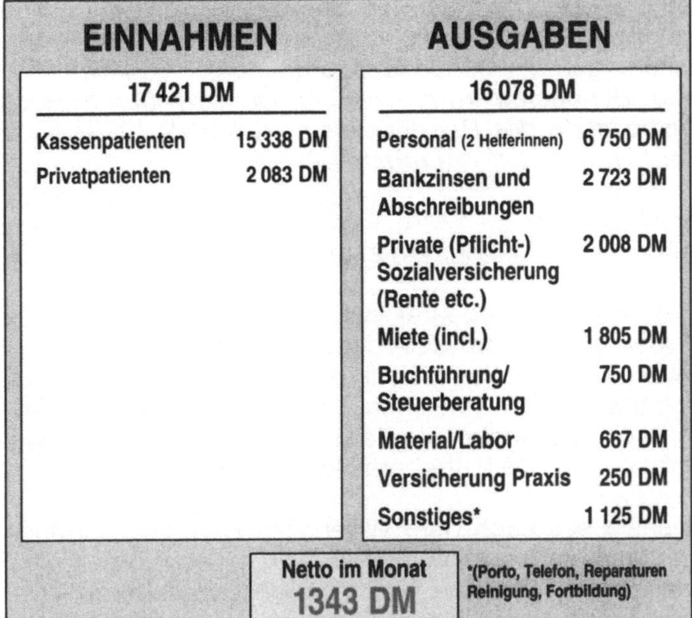


**Abb. 3.** Praxisbilanz. Diese Monatsrechnung wurde 1995 von der KV Hessen nach Erfahrungswerten aufgemacht (Stern Graphik)

## 8.1 Rechtliche und wirtschaftliche Voraussetzungen

Der Hausarzt von heute, der in den allermeisten Fällen zugleich auch Vertragsarzt ist, rechnet seine ärztlichen Leistungen nach *drei verschiedenen Gebührenordnungen* ab:
- Bundesmanteltarif Ärzte / BMÄ '96,
- Ersatzkassengebührenordnung / E-GO '96,
- Amtliche Gebührenordnung für Ärzte / GOÄ '96.

BMÄ und E-GO sind nahezu gleich aufgebaut, da vom Gesetzgeber im SGB V der „Einheitliche Bewertungsmaßstab (EBM)“ als gemeinsame Grundlage festgelegt wurde. Der EBM '96 (vgl. 2) ist also keine Gebührenordnung. In ihm werden nur die Voraussetzungen hierfür bestimmt:
- alle in der vertragsärztlichen Versorgung abrechenbaren Leistungen,
- die Leistungslegenden und
- das Punktzahlverhältnis der einzelnen Gebührenordnungsnummern zueinander.

Der EBM selbst wird in einem Ausschuß der gemeinsamen Selbstverwaltung zwischen Ärzten und Krankenkassen – im sog. EBM-Ausschuß – festgelegt. Man spricht deshalb auch in der GKV von „Vertragsgebührenordnungen“, da diese in gemeinsamen Verhandlungen zwischen Ärzten und Krankenkassen ausgehandelt werden.

Ganz anders stellt sich die gesetzliche Situation bei der GOÄ dar. Sie ist im *allgemeinen Arztrecht* angesiedelt und findet ihre gesetzliche Verankerung in der Bundesärzteordnung (§ 11 BÄO):
*„Die Bundesregierung wird ermächtigt, durch Rechtsverordnung mit Zustimmung des Bundesrates die Entgelte für ärztliche Tätigkeit in einer Gebührenordnung zu regeln ..."*

Im Gegensatz zu BMÄ und E-GO ist die GOÄ also keine Vertragsgebührenordnung, sondern eine *Rechtsverordnung* der Bundesregierung.

Dies wiederum bedeutet, daß der Einfluß der Ärzte auf die Gestaltung und Modernisierung der GOÄ deutlich eingeschränkt ist. In Bonn wirkt nämlich neben dem Sachverstand der Ärzte die Lobby der Privatkrankenversicherer und der amtlichen Beihilfestellen (Abb. 4). Bei dieser Rechtslage kann es niemanden wundern, daß die GOÄ der Entwicklung der Medizin immer um Jahre hinterherhinkt.

Deshalb soll nach dem Willen des Bundesgesundheitsausschusses die Bundesregierung bis Oktober 1997 prüfen, ob an die Stelle der staatlich erlassenen GOÄ eine vertragliche Absprache zwischen Ärzteschaft und PKV treten kann. Dem Gesetzgeber obläge es dann, alle rechtlichen Voraussetzungen für die Allgemeinverbindlichkeit entsprechender Vorschläge zu schaffen.

**Beachte** Es ist undemokratisch, daß diejenigen, welche die Gebührenordnungen erlassen (Bundestag und Bundesrat), zugleich über die *Beihilfe* der Beamten auch Lobbyisten sind.

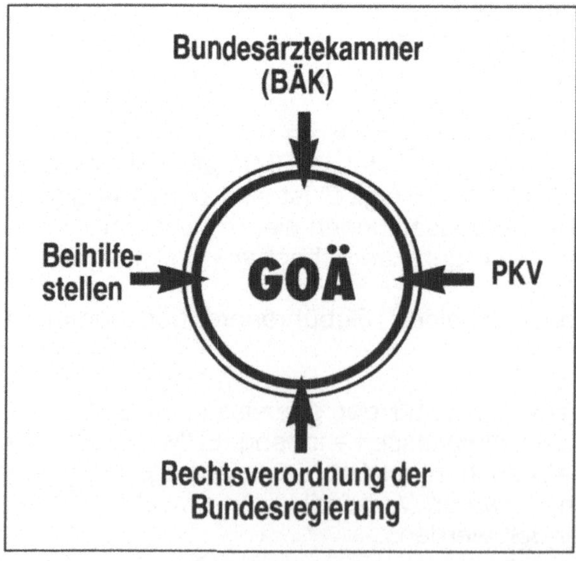


**Abb. 4.** Interessengruppen der GOÄ

### 8.1.1 Rechtsbeziehung

Im Gegensatz zur GKV fließt in der PKV zwischen Arzt und Patient *Geld in Form einer Rechnung* und deren Bezahlung. Wir haben es hier also mit einem echten *„Dienstleistungsvertrag"* zu tun.

**Merke**
Eine Rechtsbeziehung zwischen Arzt und PKV gibt es nicht (Abb. 5a).

In diesem System wird mit angemessener individueller Kontrolle das Verhältnis Arzt-Patient geregelt. Bürokratische Prüfungsgremien wie in der GKV gibt es in der PKV nicht.

### 8.1.2 Der Geldfluß

Entscheidend ist, daß bei Patienten der GKV keine Rechnung erstellt wird. Damit bleiben die Kosten für diese Versichertengruppe im Einzelfall völlig intransparent. Bei explodierenden Gesamtkosten in der GKV müssen rigide gesetzgeberische Maßnahmen wie *Budgetierung* und strenge *Wirtschaftlichkeitskontrollen* eingeführt werden. Jeder Arzt ist seit Jahren hiervon betroffen.

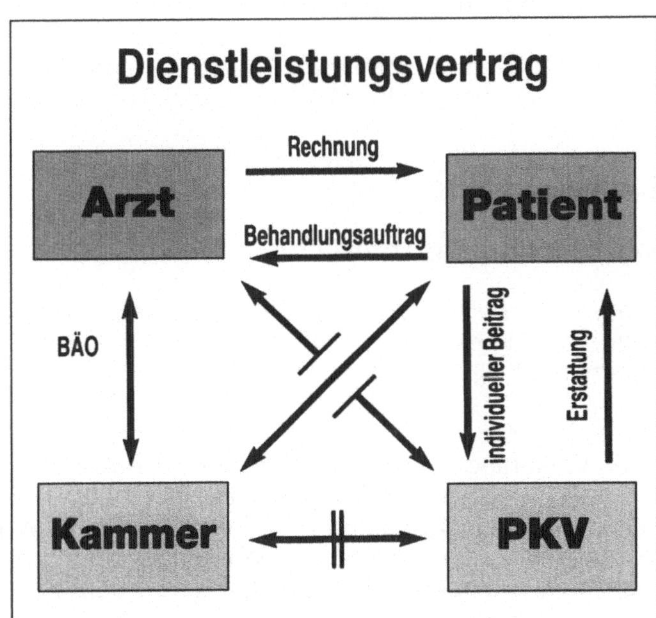


**Abb. 5a**
Rechtsbeziehung (a) und Kostenerstattungssystem („Geldfluß") (b) in der PKV. Zwischen Arzt und Patient besteht ein reiner Dienstleistungsvertrag.

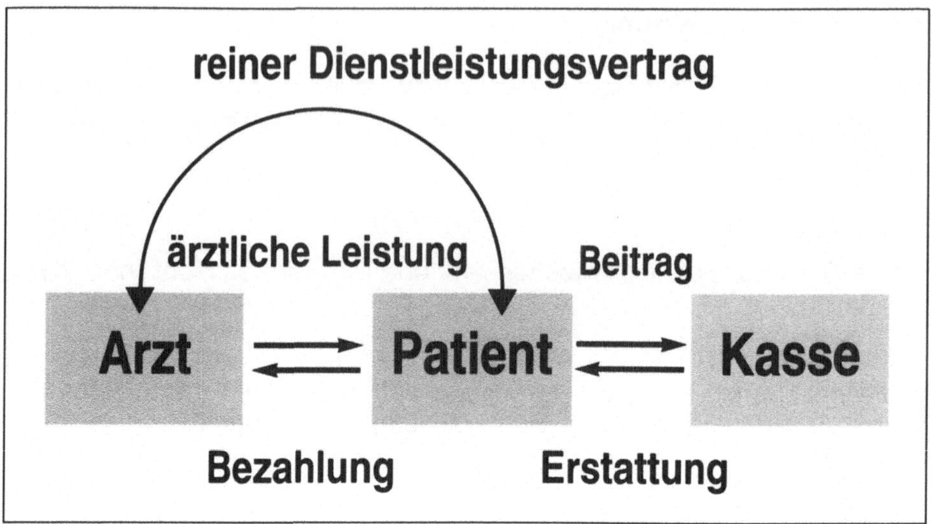


**Abb. 5b**

Dagegen schließt der Arzt mit dem privat versicherten Patienten eine echten Dienstleistungsvertrag (vgl. 8.1.1) ab, in welchem er dem Patienten die erbrachten ärztlichen Leistungen in Rechnung stellt.

Der Patient wiederum kann die Rechnung überprüfen, ggf. auch beim Arzt beanstanden, um sie danach zu erstatten.

Im *nachhinein* bekommt der Patient entsprechend seiner individuellen Krankenversicherung bei der PKV diese Rechnung ersetzt (Abb. 5b).

## 8.2 Regelwerk

### 8.2.1 Anwendungsbereich

*„Die Vergütung für die beruflichen Leistungen der Ärzte bestimmen sich nach dieser Verordnung, soweit nicht durch Bundesgesetz etwas anderes bestimmt ist“* (§ 1 GOÄ).

Es werden also in der GOÄ alle abrechenbaren ärztlichen Leistungen und deren Vergütung geregelt, auch die in der Praxis *delegierbaren Leistungen* (vgl. 6.2.10). Hierunter fallen nicht: Leistungen von selbständigen Masseuren, Krankengymnasten und Physiotherapeuten, Leistungen medizinischer Abteilungen der Krankenhäuser usw., auch nicht Dienstunfälle von Post- oder Bahnbeamten (vgl. 9.8.1 und 9.8.2).

### 8.2.2 Wirtschaftlichkeitsprüfung

*„Vergütungen darf der Arzt nur für Leistungen berechnen, die nach den Regeln der ärztlichen Kunst für eine medizinisch notwendige Versorgung erforderlich sind. Leistungen, die über dieses Maß hinausgehen, darf der Arzt nur berechnen, wenn sie auf Verlangen des Zahlungspflichtigen erbracht werden"* (§ 1 Abs. 2 GOÄ).

Vielen Ärzten ist nicht bewußt, daß es bei der Behandlung von Privatpatienten ebenfalls ein zwar gegenüber der GKV eingeschränktes, aber dennoch deutlich ausgesprochenes *Wirtschaftlichkeitsgebot* in der Behandlung gibt. Der Arzt hat allerdings – im Gegensatz zur GKV – die Möglichkeit, solche Leistungen zu erbringen, wenn ein Patient dies ausdrücklich wünscht.

**Merke**
Der Patient muß durch den Arzt eigens darauf aufmerksam gemacht werden, wenn dieser bestimmte Leistungen wünscht. Der Arzt muß solche Leistungen auf seiner Rechnung gesondert kennzeichnen; sie werden üblicherweise von der PKV nicht erstattet.

### 8.2.3 Abweichende Vereinbarungen – Abdingung

*„Durch Vereinbarung kann eine von dieser Verordnung abweichende Höhe der Vergütung festgelegt werden. Die Vereinbarung einer abweichenden Zahl oder eines abweichenden Punktwertes ist nicht zulässig. Notfall- und Akutschmerzbehandlungen dürfen nicht von einer Vereinbarung nach Satz 1 abhängig gemacht werden.*

*Eine Vereinbarung nach Abs. 1 ist nach Absprache zwischen Arzt und Zahlungspflichtigem vor Erbringung der Leistung des Arztes in einem Schriftstück zu treffen"* (§ 2 GOÄ).

*„Dieses muß auch die Feststellung enthalten, daß eine Erstattung der Vergütung durch Erstattungsstellen möglicherweise nicht in vollem Umfang gewährleistet ist. Weitere Erklärungen darf die Vereinbarung nicht enthalten. Der Arzt hat dem Zahlungspflichtigen einen Abdruck der Vereinbarung auszuhändigen"* (§ 2 Abs. 2 GOÄ).

Eine Vereinbarung nach § 2 ist nach Absprache zwischen Arzt und Zahlungspflichtigen *vor* Erbringung der Leistungen des Arztes in einem Schriftstück zu treffen. Der Arzt ist bei seiner Liquidation zunächst ausschließlich an die GOÄ gebunden. Er kann also nicht nach einer anderen Gebührenordnung liquidieren.

Der Arzt darf auch nicht die Punktwerte der jeweiligen Leistungen verändern, sondern er kann nur innerhalb des Gebührenrahmens den in § 5 GOÄ festgelegten *Multiplikator* (vgl. 8.2.4.5) überschreiten. Darüber hinaus bedarf die abweichende Vereinbarung (*„Abdingung"*) grundsätzlich einer *schriftlichen Vereinbarung* und zwar *vor* der Behandlung. Notfallbehandlungen sollten hiervon üblicherweise ausgeschlossen sein.

*„Für Leistungen nach § 5a ist eine Vereinbarung nach Satz 1 ausgeschlossen."* (GOÄ '96). Dies bedeutet, daß die sog. technischen Leistungen von der Abdingung ausgeschlossen sind.

**Merke**
Die *Abdingung* spielt in der hausärztlichen Praxis eine untergeordnete Rolle. Der Arzt sollte sich jedoch nicht scheuen, z. B. bei bestimmten *alternativen Heilmethoden* eine solche vorzunehmen.

Es bleibt allerdings festzuhalten, daß die Abdingung gerade an den Kliniken für die dort arbeitenden „Koryphäen" nicht selten die Regel ist. Die Verschärfung der Bestimmungen für die Abdingung sind Folge der „Zielsetzung eines entsprechenden Beschlusses des Gesundheitsausschusses des Bundesrates, Abdingungen künftig nur für Luxusbehandlungen zu ermöglichen".

## 8.2.4 Vergütung

*„Als Vergütung stehen dem Arzt Gebühren, Entschädigungen und Ersatz von Auslagen zu"* (§ 3 GOÄ).

Neben der *Vergütung* der eigentlichen ärztlichen Leistungen hat der Arzt auch Anspruch auf Erstattung von *Gebühren,* ferner von *Entschädigungen* nach §§ 7–9 GOÄ (Pauschalvergütungen) und *Ersatz von Auslagen* (§ 10 GOÄ), z. B. Sprechstundenbedarf.

### *8.2.4.1 Gebühren*

*„Gebühren sind Vergütungen für die im Gebührenverzeichnis genannten ärztlichen Leistungen. Der Arzt kann Gebühren nur für selbständige ärztliche Leistungen berechnen ..., aber auch Leistungen, die unter seiner Aufsicht und fachlichen Weisung erbracht wurden ..."* (§4 Abs. 1 GOÄ).

Jede *Gebühr* setzt sich also aus dem ärztlichen Honorar und den *allgemeinen Praxiskosten* zusammen. Es wird durch diese Regelung nicht ausgeschlossen, in *Laborgemeinschaften* erbrachte Leistungen abzurechnen.

Das gleiche gilt für Leistungen, die in der Praxis in Anwesenheit des Arztes auf seine Weisung hin durch Arzthelferinnen erbracht werden.

**Merke**
Probleme mit der korrekten Liquidation können vor allem im Krankenhaus entstehen. In der hausärztlichen Praxis ist die *persönliche Leistungserbringung* kein Problem.

### 8.2.4.2 Praxiskosten

„*Mit den Gebühren (vgl. 8.2.4.1) sind die Praxiskosten einschließlich der Kosten für Sprechstundenbedarf sowie die Kosten für Anwendung von Instrumenten und Apparaten abgegolten*" (§ 4 Abs. 3 GOÄ).

Zu den *allgemeinen Praxiskosten* zählen insbesondere
- Raumkosten, z.B. Miete, Energiekosten etc.,
- Betriebskosten, z.B. Versicherungen, Fortbildung, Telefon,
- Personalkosten,
- Einrichtungsgegenstände,
- Auto,
- Absetzung für Abnutzung (AfA).

Hierunter zu verstehen sind also alle betrieblichen Kosten (Werbungskosten), die nicht eindeutig in der Sprechstundenbedarfsregelung (§ 10 GOÄ) (vgl. 8.2.8) als Auslagenersatz gemeint sind. Diese Kosten können nicht gesondert in Rechnung gestellt werden.

**Merke**
Mit den Gebühren sind die *Praxiskosten* einschließlich der Kosten für *Sprechstundenbedarf* sowie die *Kosten für die Anwendung von Instrumenten und Apparaten* abgegolten.

**Tip** Der Arzt sollte sich über das Kapitel „Praxiskosten" und „Sprechstundenbedarf" (vgl 8.2.8) besonders gut informieren. Bei entsprechenden Verstößen wird er andernfalls umgehend von der PKV darauf aufmerksam gemacht. Das bringt meist Ärger mit dem Patienten ein.

### 8.2.4.3 Leistungen durch Dritte

„*Sollen Leistungen durch Dritte erbracht werden, die diese dem Zahlungspflichtigen unmittelbar berechnen, so hat der Arzt den Patienten darüber zu unterrichten*" (§ 4 Abs. 5 GOÄ).

**Merke**
Grundsätzlich kann der Arzt nicht Leistungen durch andere Ärzte erbringen lassen und solche *Fremdleistungen* dann selbst abrechnen. Eine Ausnahme davon bildet der Praxisassistent.

Der behandelnde Arzt muß den Patienten also vor Erbringung der Leistung darauf hinweisen, daß er andere Ärzte, z.B. für die histologische Untersuchung nach Entfernung eines Hauttumors, in Anspruch nehmen, und daß der Patient dann von diesem Arzt eine gesonderte Rechnung erhalten wird. Ähnliches gilt für den Umgang mit speziellen laborärztlichen Leistungen.

**Merke**
Es erspart Zeit und Ärger, den Patienten im Vorfeld über Rechnungen durch Dritte aufzuklären.

### *8.2.4.4 Bemessen der Gebühren*

*„Die Höhe der einzelnen Gebühren bemißt sich nach dem einfachen bis 3,5fachen des Gebührensatzes. Gebührensatz ist der Betrag, der sich ergibt, wenn die Punktzahlen der einzelnen Leistungen des Gebührenverzeichnisses mit dem Punktwert vervielfacht werden. Der Punktwert beträgt 11,4 Pfennige“* (§ 5 Abs.1 GOÄ).

Im Gegensatz zu früheren Gebührenordnungen, die noch eine Gebührenspanne mit dem 1fachen bis 6fachen vorsahen, wurde bereits 1982 für *ärztliche Leistungen* die Gebührenspanne vom 1fachen bis zum 3,5fachen reduziert.

Bei den sog. *„technischen Leistungen“* ist sogar nur noch ein Höchstsatz bis zum 2,5fachen vorgesehen (Tabelle 1).

**Tabelle 1.** Gebührenrahmen für nicht technische („ärztliche“) und technische Leistungen in der GOÄ '96 einschließlich Rentner und Studenten

| | nicht technisch | technisch | Labor |
|---|---|---|---|
| Schwellenwert | 2,3 | 1,8 | 1,15 |
| Höchstsatz | 3,5 | 2,5 | 1,3 |
| Standardtarif Rentner | 1,7 | 1,3 | 1,15 |
| Standardtarif Studenten | 1,7 | 1,3 | 1,15 |

### 8.2.4.5 *Multiplikator*

In Zeiten knappen Geldes sollte man auch jenen Bereichen Aufmerksamkeit schenken, die – gemessen am Gesamteinkommen – zwar nur relativ wenig ausmachen, aber den Ertrag mit geringem Aufwand erhöhen, z.B. bei Privatpatienten die Höhe des abgerechneten *Steigerungsfaktors („Multiplikators“)* (vgl. 8.2.3).

Statistische Auswertungen von Privatabrechnungen zeigten, daß 98% der Leistungen von Allgemeinärzten schematisch mit den *Schwellenwerten der GOÄ* (also den in § 5 GOÄ genannten Sätzen von 2,3- bzw. 1,8fach, bis zu denen keine Begründung erforderlich ist) abgerechnet werden. Im Gegensatz dazu ist bei Fachärzten anderer Gebiete, erst recht bei Krankenhausärzten, die Abrechnung mit höheren Steigerungssätzen eher ein gängiges Verfahren. So werden im stationären Bereich 85% der Leistungen mit dem Schwellenwert abgerechnet, 10% darüber [6].

Die Zurückhaltung der Allgemeinärzte gründet aber nicht nur auf Bescheidenheit. Vielfach wird die durch den § 12 Abs. 3 der GOÄ geforderte Mühe gescheut, *Begründungen* in die Rechnung zu schreiben. Auch lassen Erfahrungen mit Kostenträgern – besonders der Beihilfe, welche „nähere Begründungen“ nachfordert – Resignation aufkommen. Damit verschenkt man aber Honorar!

Die Regelungen zum Multiplikator stehen im § 5 Abs. 2 und 3 der GOÄ:

*„Innerhalb des Gebührenrahmens sind die Gebühren unter Berücksichtigung der Schwierigkeiten des Zeitaufwands der einzelnen Leistungen sowie der Umstände durch billiges Ermessen zu bestimmen ... In der Regel darf eine Gebühr nur zwischen dem 1fachen und dem 2,3fachen des Gebührensatzes bemessen werden. Ein Überschreiten des 2,3fachen ist nur zulässig, wenn oben aufgeführte Besonderheiten dies rechtfertigen“* (§ 5 Abs. 2 GOÄ).

Auffällig ist, daß das in der GOÄ vor 1988 gewichtigste Argument für die Erhöhung des Multiplikators, nämlich die „Vermögens- und Einkommensverhältnisse“ des Patienten, in der derzeitigen GOÄ bei der Bemessung der Höhe der Gebühren keine Rolle mehr spielen darf.

Dem Arzt ist also die Möglichkeit genommen, über die unterschiedliche Höhe der Gebühren einen gewissen sozialen Ausgleich innerhalb seines Patientenklientels zu schaffen.

Ganz generell ist festzuhalten, daß die Variationsbreite der Multiplikationsmöglichkeiten vom Gesetzgeber in den letzten Jahrzehnten immer mehr eingeschränkt wurde.

Da immer von *Gebühren* die Rede ist (definiert in §§ 3 und 4 GOÄ), können *Auslagen* (nach § 10 GOÄ), *Entschädigungen* (Wegegeld und Reiseentschädigung nach §§ 8 und 9 GOÄ) (vgl. 8.2.7) sowie Ziffern mit *Kostenersatzcharakter* (z.B. Schreibgebühren nach Ziffer 31, 32) nicht gesteigert werden.

Nur bei sog. *ärztlich-persönlichen Leistungen* (den „normal" mit dem 2,3fachen abgerechnete Leistungen) kann auch die *„Schwierigkeit des Krankheitsfalles"* herangezogen werden. Hierbei muß aber die Leistung zur Schwierigkeit des Krankheitsbildes passen.

*Beispiel (nach GOÄ '96)*
GNr. 3 Eingehende Beratung 3,5fach* 63,84 DM
* „Schwierige Beratung bei maligner Erkrankung"

Tabelle 2 enthält einige „erfolgreiche" Begründungen. Keinesfalls aber sollten diese schematisch angewendet werden.

Da die GOÄ '96 „örtliche Verhältnisse" als Begründung für die Überschreitung des Schwellenwertes nicht vorsieht, bleibt es letztlich für die Liquidation unerheblich, ob ein Arzt seine Leistungen beispielsweise auf dem Lande oder in der Großstadt erbracht hat.

Als *„Umstände der Ausführung"* kann der Aufwand des Arztes berücksichtigt werden:
- *besondere* Wünsche des Patienten
- *schwierige* örtliche Verhältnisse.

**Tabelle 2.** Beispiele für „erfolgreiche" Begründungen zur Überschreitung des Schwellenwertes (vgl. 8.2.5 ) bis zum maximal 3,5fachen (vgl. Tabelle 1) [6]

- schwierige Differentialdiagnostik
- Schwere der Grunderkrankung, z.B. Malignom, komplizierter Infarkt (nur bei „ärztlich-persönlichen" Leistungen)
- Erschwernis bei Begleiterkrankung, z.B. aufwendige Untersuchung bei gelähmtem Patienten (nur bei „ärztlich-persönlichen" Leistungen)
- Erschwernis bei akuten Schmerzen
- mangelnde Kooperation des Patienten, z.B. bei Unruhe oder eingeschränkter Bewußtseinslage
- instabiler Kreislauf
- insuffiziente Atmung
- erheblich gestörte Vitalfunktion
- Alkohol, Drogen (Cave: Bloßstellung des Patienten!)
- Säugling, Kleinkind
- Adipositas permagna
- schlechte Venenverhältnisse
- Leistungen am Notfallort oder unter ungünstigen häuslichen Bedingungen
- hohe Dringlichkeit der Leistungen (gesonderte Vorbereitung)
- Verständigung in Fremdsprache oder erschwerte Verständigung in deutscher Sprache

Bei *„Schwierigkeiten in der Ausführung“* kann es sich z. B. um die schwierige Erbringung bestimmter ärztlicher Leistungen (z. B. „Venenoperation nach vorausgegangener Sklerosierung“) oder um Schwierigkeiten des Krankheitsfalles, der z. B. einer „besonders intensiven ärztlichen Betreuung“ bedarf, handeln.

**Merke**
Eine Erhöhung des Multiplikators (auch mit entsprechender Begründung) kann *nicht* bei „technischen Leistungen“ abgerechnet werden, da diese üblicherweise routinemäßig erstellt werden oder da sie bereits durch eine höhere Punktzahl entsprechend bewertet wurden.

Der *„außergewöhnliche Zeitaufwand“* kann nur dann als Begründung gelten, wenn der Aufwand den normalen Zeitaufwand – also das Mittel der üblicherweise aufgewendeten Zeit – deutlich überschreitet [10], beispielsweise ein „schreiendes und sich wehrendes Kind“.

Tabelle 3 faßt Beispiele zusammen, die sich als nicht geeignet für eine Begründung zur Überschreitung des Schwellenwertes erwiesen hatten.

**Tabelle 3.** Beispiele, die sich als nicht geeignet für eine Begründung zur Überschreitung des Schwellenwertes erwiesen hatten [6]

- „besonders hoher Zeitaufwand“ ohne nähere Begründung, oder wenn in der Leistungslegende enthalten ist „mindestens ... Minuten“
- hohe Gerätekosten, Praxiskosten
- Unterbrechung der Leistung
- fachliche Qualifikation („Koryphäenzuschlag“)
- Vermögens- und Einkommensverhältnisse des Patienten (s.o.)
- besondere Umstände, wie „bei Nacht“, wenn dies bereits in der Legende enthalten ist
- ambulante Operationen (diese an sich sachlich zutreffende Begründung wird von den Gerichten abgelehnt)

**Merke**
Bei mittlerer Schwierigkeit und durchschnittlichem Zeitaufwand darf der Schwellenwert 2,3fach (ärztliche Leistungen), 1,8fach (technische Leistungen) bzw. 1,15fach (Labor) nicht überschritten werden. Es muß also für die Überschreitung des Schwellensatzes eine der vorgenannten Begründungen vorliegen.

Es ist auch nicht gestattet, *routinemäßig* immer den Schwellensatz anzusetzen, da die Obergrenze der Gebührenspanne die Obergrenze aller Regelsätze darstellt.

Als sehr erfolgreich hat es sich gezeigt, wenn auch einmal *unterhalb des Schwellenwerts* liquidiert wird: Das zeigt dem Patienten und der Versicherung, daß der Arzt mit dem Multiplikator sehr differenziert umgeht. Was spricht beispielsweise dagegen, eine Blutabnahme auf derselben Rechnung nur mit dem 1,5fachen Multiplikator anzusetzen?

Als *„technische Leistungen"* gelten Leistungen aus den Abschnitten A, E, M, O und Q. Für sie gilt die Regelspanne 1- bis 1,8fach und der Höchstsatz bis 2,5fach.

### 8.2.5 Begriffsdefinitionen

| | |
|---|---|
| *Gebührenrahmen:* | Variationsbreite der Gebührenhöhe bis zum Höchstsatz, also ohne Abdingung (vgl. 8.2.3). |
| *Schwellenwert:* | Höchstwert, bis zu dem ohne gesonderte Begründung liquidiert wird (vgl. 8.2.4.4). |
| *Höchstsatz:* | Höchstwert, bis zu dem mit einer gesonderten Begründung liquidiert werden darf (vgl. Tabelle 2). |
| *Punktwert:* | Begriff aus der GKV. |

Aus der Multiplikation der Punktzahlen einer Leistung mit dem Punktwert ergibt sich der tatsächliche DM-Beitrag:

| | |
|---|---|
| Punktwert zur Zeit: | 11,4 Pfennig |

**Merke**
Der Gebührensatz ist der Einfachsatz, also Punktzahl mal Punktwert, z.B. bei GNr. 1 GOÄ 80 Punkte x 11,4 Pf. = 9,12 DM

### 8.2.6 Entsprechende Bewertung – analoge Bewertung

*„Selbständige ärztliche Leistungen, die in das Gebührenverzeichnis nicht aufgenommen wurden, können entsprechend nach Art , Kosten und Zeitaufwand gleichwertigen Leistungen des Gebührenverzeichnisses berechnet werden"* (§ 6 GOÄ).

Der Arzt hat die Möglichkeit der analogen Bewertung, wenn er Leistungen erbringt, die nicht im Gebührenverzeichnis aufgeführt sind.

Hierbei kann er nicht auf den EBM ausweichen, sondern muß ausschließlich die GOÄ mit ihren Gebührenordnungsnummern heranziehen.

„Die Bundesregierung wird gebeten, bei der Bundesärztekammer (BÄK) darauf hinzuwirken, daß diese auch künftig analoge Bewertungen gemäß § 6 Abs. 2 GOÄ nach Bedarf erarbeitet und veröffentlicht. Angesichts des schnellen medizinischen Fortschritts dienen solche Bewertungen der Kammer der Rechtssicherheit" (Antrag NRW 4. Verordnung zur Änderung der GOÄ).

Nach Empfehlung der Bundesärztekammer kann auf eine solche halboffizielle Liste der *analogen Bewertungen*[1] zurückgegriffen werden. Hier handelt es sich also um eine *Empfehlung* mit offiziösem Charakter. Wenn eine Leistung auch in diesem Katalog nicht enthalten ist, muß der Arzt selbst eine entsprechende Position aus der GOÄ heraussuchen, die bezüglich des ärztlichen Einsatzes und im Hinblick auf das zu erlösende Honorar seiner erbrachten Leistung entspricht.

## 8.2.7 Entschädigungen – Wegegeld

*„Als Entschädigungen für Besuche erhält der Arzt Wegegeld und Reiseentschädigung; hierdurch sind Zeitversäumnisse und die durch den Besuch bedingten Mehrkosten abgegolten"* (§ 7 GOÄ).

§ 8 *„Der Arzt kann für jeden Besuch ein Wegegeld berechnen. Das Wegegeld beträgt für einen Besuch innerhalb eines Radius um die Praxisstelle des Arztes* (s.c. die in Abb. 6 genannten Beträge). *Erfolgt der Besuch von der Wohnung des Arztes aus, so tritt bei der Berechnung des Radius die Wohnung des Arztes an die Praxisstelle.*

*Werden mehrere Patienten in derselben häuslichen Gemeinschaft aufgesucht, darf der Arzt das Wegegeld insgesamt nur einmal und nur anteilig berechnen.*

*Werden mehrere Patienten in einem Heim, z.B. Alten- oder Pflegeheim besucht, darf der Arzt das Wegegeld unabhängig von der Anzahl der besuchten Patienten und deren Versichertenstatus nur einmal und nur anteilig berechnen."*

[1] Bundesärztekammer, Herbert-Lewin-Straße 1, 50931 Köln, Fax 02 21/4 00 43 88. Veröffentlichung im Deutschen Ärzteblatt

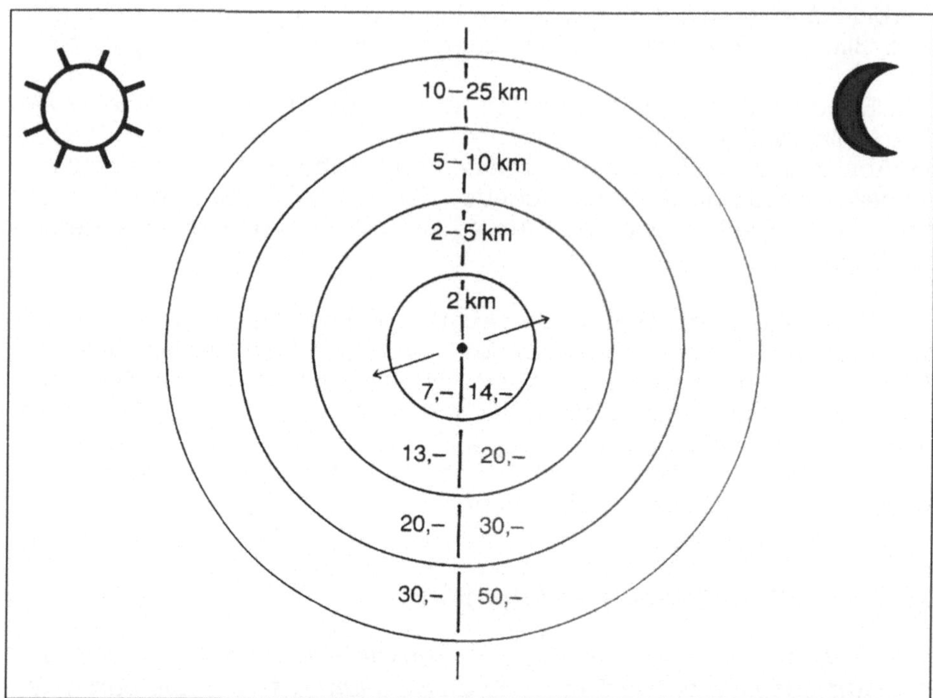


**Abb. 6.** Tabellarische und grafische Darstellung der Berechnung des Wegegeldes nach GOÄ '96 in Abhängigkeit der Entfernung von der Praxisstelle aus (Tag und Nacht)

| | |
|---|---|
| bis zu 2 km: | 7,00 DM |
| bei Nacht (20.00 bis 8.00 Uhr) | 14,00 DM |
| von 2 bis 5 km: | 13,00 DM |
| bei Nacht (20.00 bis 08.00 Uhr) | 20,00 DM |
| bei mehr als 5 bis 10 km: | 20,00 DM |
| bei Nacht (20.00 bis 08.00 Uhr) | 30,00 DM |
| bei mehr als 10 km bis 25 km: | 30,00 DM |
| bei Nacht (20.00 bis 08.00 Uhr) | 50,00 DM |

## 8.2.8 Ersatz von Auslagen, Sprechstundenbedarf

*„Neben den Gebühren für die einzelnen ärztlichen Leistungen können als Auslagen nur berechnet werden:*

*1. Kosten für Arzneimittel, Verbandmittel und sonstige Materialien, die für den Patienten verbraucht werden; mit Ausnahme von*
   - *Kleinmaterialien wie Zellstoff, Mulltupfer, Schnellverbände, Verbandspray, Mullkompressen, Holzspatel, Watteträger, Gummifingerlinge*

- *Reagenzien und Narkosemittel zur Oberflächenanästhesie*
- *Desinfektions- und Reinigungsmittel*
- *Augen-, Ohren-, Nasentropfen, Puder, Salben und geringwertige Arzneimittel zur sofortigen Anwendung*
- *Einmalartikel: Spritzen, Kanülen, Handschuhe, Blasenkatheter, Skalpelle, Proktoskope, Darmrohre und Spekula*

2. *Porto-, Versandkosten bei Leistungen nach den Kapiteln M, N und O.*
3. *Als besonders berechnungsfähig ausgewiesene Kosten.*
4. *Für Arztrechnungen darf kein Porto berechnet werden* (§ 10 GOÄ).

Diese Regelung ist fast vollständig der Sprechstundenbedarfsregelung BMÄ/E-GO '96 angeglichen. Unterschiede bestehen allenfalls noch in Nuancen. Das bedeutet, daß all die Dinge, die der Arzt bei der Behandlung von Kassenpatienten als allgemeine Praxiskosten vorhalten muß, auch bei den Privatpatienten nicht gesondert in Rechnung gestellt werden können und daß ferner alle Materialien, die über den offiziellen Sprechstundenbedarf in der GKV bezogen werden können, entweder individuell rezeptiert oder in der Rechnung als anteilige Kosten aufgeführt werden müssen *(besondere Kosten).*

**Merke**
Jeder Hausarzt, aber insbesondere der operativ tätige, muß den Bezug eines *privaten Sprechstundenbedarf* (z.B. über die Apotheke oder direkt vom Hersteller) nachweisen können!

Auf keinen Fall darf bei GOÄ-Patienten aus Bequemlichkeit der von den GKV-Kassen erstattete Sprechstundenbedarf mit verwendet oder gar obendrein noch zusätzlich abgerechnet werden (Betrug!).

Beim *Ersatz von Auslagen* müssen übrigens auch die genauen Kosten – sogar mit Rabatten – berechnet werden. Ein Multiplikator darf nicht angewendet werden. *Telefongebühren* können in der Regel nicht in Rechnung gestellt werden.

**Merke**
Es hat sich in der täglichen Abrechnungsroutine als sehr hilfreich erwiesen, auf die *BG-GOÄ-Liste der besonderen Kosten* zurückzugreifen (Tabelle 4). Diese Liste wird ein- bis zweimal jährlich aktualisiert und ist entsprechend zu beachten!

Die Beträge dieser Liste[2] werden jährlich der Entwicklung angepaßt.

[2] Die Autoren empfehlen ein Abonnement des sehr praktischen Buches Mundenbruch R (1995) GOÄ/BG-GOÄ, Zauner Druck- und Verlags GmbH, Nikolaus-Otto-Str. 2, 85221 Dachau, Tel. 0 81 31/18 59

**Tabelle 4.** Liste der berechnungsfähigen besonderen Kosten (Auswahl) in Anlehnung an die BG-GOÄ '88. Stand: 1995

| GNr. | Kurzlegende | Kosten |
|---|---|---|
| 200 | Verband | 2,20 DM |
| 201 | Klebeverband | 4,20 DM |
| 204 | Kompressionsverband | 10,10 DM |
| 204 | Zinkleim | 26,70 DM |
| 204 | großer Körperverband | 13,20 DM |
| 206 | kleiner Tape | 11,00 DM |
| 207 | großer Tape | 37,20 DM |
| 210 | kleine Schiene | 8,60 DM |
| 211 | Wiederanlegen | 3,00 DM |
| 212 | große Schiene | 28,10 DM |
| 213 | Wiederanlegen | 9,90 DM |
| 228 | Gipsschiene klein | 12,50 DM |
| 229 | Wiederanlegen | 5,70 DM |
| 490 | kleine Infiltrationsanästhesie | 2,40 DM |
| 491 | große Infiltrationsanästhesie | 5,00 DM |
| 493 | Leitungsanästhesie n. Oberst | 3,90 DM |
| 2000 | Erstversorgung kleine Wunde + Verband + 200 | 2,20 DM |
| 2001 | Kleine Wunde einschl. Naht | 9,20 DM |
| 2002 | Versorgung kleine Wunde einschl. Umschneidung und Naht | 9,20 DM |
| 2003 | Erstversorgung große/verunreinigte Wunde + Verband + 200 | 2,20 DM |
| 2004 | Versorgung große Wunde einschl. Naht | 16,00 DM |
| 2005 | Versorgung große oder verunreinigte Wunde einschl. Umschneidung und Naht | 16,00 DM |
| 2006 | Schlecht heilende Wunde + Verband+ 200 | 2,20 DM |

## 8.2.9 Fälligkeit der Abrechnung

*„Die Vergütung wird fällig, wenn dem Zahlungspflichtigen eine dieser Verordnung entsprechende Rechnung erteilt worden ist“* (§ 12 Abs. 1 GOÄ).

*„Die Rechnung muß insbesondere enthalten:*
- *das Datum der Erbringung der Leistung*
- *bei Gebühren die Nummer und die Bezeichnung der einzelnen berechneten Leistungen sowie den jeweiligen Betrag und den Steigerungssatz*
- *bei stationärer Behandlung den Minderungsbetrag nach § 6 a*
- *den Betrag, die Art der Entschädigung nach §§ 79*
- *den Betrag und die Art der Auslagen bei Ersatz von Auslagen nach § 10* (§ 12 Abs. 2 GOÄ).

*„Überschreitet die berechnete Gebühr das 2,3fache des Gebührensatzes, ist dies konkret, für den Zahlungspflichtigen verständlich und nachvollziehbar schriftlich zu begründen. Das gleiche gilt für die Leistungen in § 5 Abs. 3 bei Überschreiten des 1,8fachen sowie bei den in § 5 Abs. 4 genannten Leistungen, wenn das 1,15fache des Gebührensatzes überschritten wird“* (§ 12 Abs. 3 GOÄ).

### *8.2.9.1 Konventionelles Abrechnungsverfahren*

Die oben aufgeführten detaillierten Anforderungen an eine *korrekte Privatrechnung* werden nur noch schwerlich mit der althergebrachten konventionellen Rechnungserstellung erfüllt werden können.

Für Praxen mit nur kleinem Privatpatientenanteil empfiehlt sich weiterhin die handschriftliche Abrechnung im Durchschreibeverfahren (Abb. 7), die sich immer noch großer Beliebtheit erfreut.

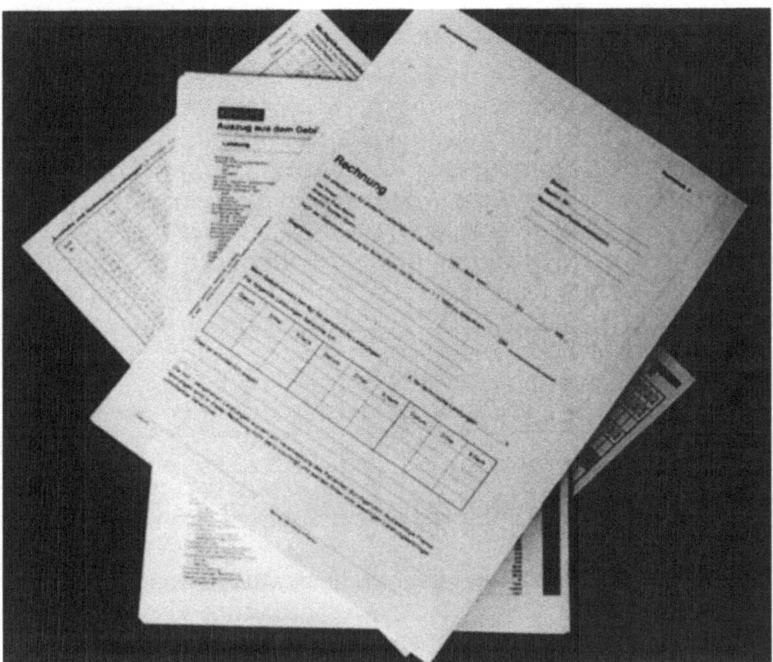


**Abb. 7.** System für die handschriftliche Abrechnung nach GOÄ '96 bei Privatpatienten nach G. Weber[3] für die kleine oder die Praxis mit geringem Privatpatientenanteil. In einem Formularpaket (mit oder ohne Praxiseindruck) sind mehrere Rechnungssätze, Leistungslegenden (beilegungspflichtig) mit den wichtigsten hausärztlichen Gebührenordnungsnummern sowie eine Multiplikatortabelle für unterschiedlich hohe Steigerungsfaktoren enthalten [2].

---

[3] Weber G (1995) Abrechnungssystem für Privatpatienten. Rechnungsformulare – Multiplikatorentabellen – Leistungslegenden. Komplettpaket zur GOÄ '96. Bestehend aus 200 Rechnungsformularen mit je 2 Durchschlägen, 3 wischfesten Multiplikatorentabellen und 200 2seitigen Leistungslegenden. Ohne Adresseneindruck. Gesamtpreis 116,30 DM. Weitere Informationen: Verlag Kirchheim, Postfach 25 24, 55015 Mainz

### 8.2.9.2 Abrechnung über Verrechnungsstellen

Seit Jahren bereits bewährt haben sich die zahlreichen *privatärztlichen Verrechnungsstellen*[4], wie sie von KV- zu KV-Bezirk als von Ärzten (!) eingetragene Vereine bestehen (Abb. 8). Daneben gibt es zahlreiche Abrechnungsstellen, die jedoch nicht von Ärzten geführt sind. Diesen Unternehmen kann der Arzt häufig seine *Rechnungsforderungen* abtreten; dadurch erhält er mit der Abgabe der Rechnung sofort den ausstehenden Gesamtbetrag. Die Rechnungsstelle zieht dann innerhalb kurzer Frist beim Patienten den Betrag ein. Im allgemeinen wird der Arzt für einen solchen Service mit rund 3% Verwaltungskosten belastet [2].

### 8.2.9.3 EDV-Privatabrechnungsprogramme

Ärzte, die einen *Computer* in ihrer Praxis haben, schätzen vor allem diesen bei der *Erstellung der Privatabrechnung.* In einer Untersuchung von 280 Allgemeinpraxen im Jahre 1992 setzte nahezu die Hälfte der Ärzte einen Computer ein; jedoch nur 77 Praxen (d.s. 56 %) nahmen dabei die Kassenabrechnung per Diskette vor [3]. Dagegen rechneten die Computerbesitzer bereits zu 100 % per EDV ihre Privatpatienten ab. Die Abrechnung per Hand bzw. Schreibmaschine (vgl. 8.2.9.1) kommt mit 24,5% (vgl. Abb. 8) immerhin noch beträchtlich häufig vor.

Am Beispiel der computermäßig durchgeführten Privatabrechnung können sich in die Praxis-EDV einsteigende Ärzte und Helferinnen oftmals in recht eindrucksvoller Weise praktisch davon selbst überzeugen, welche

[4] Beispielhaft: Privatärztliche Verrechnungsstelle, Gymnasiumstraße 18–20, 63654 Büdingen

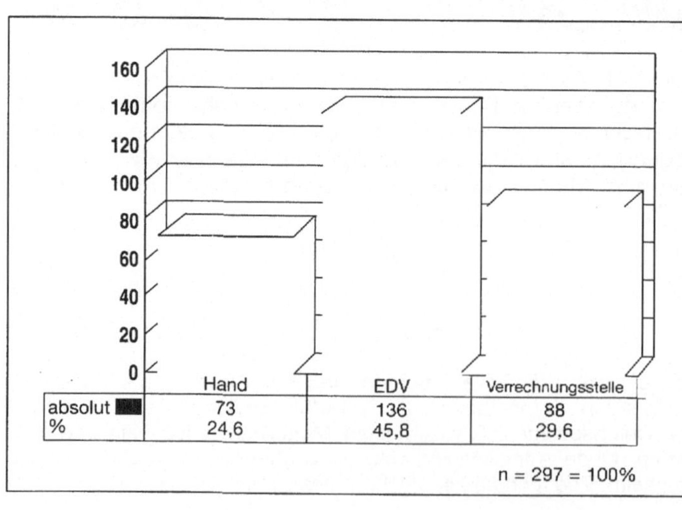


**Abb. 8.** Privatabrechnung bei 297 Fachärzten für Allgemeinmedizin in Deutschland/West aufgeschlüsselt nach Abrechnung per Hand, EDV oder Verrechnungsstelle [3]

Vorteile, aber auch welche Schwierigkeiten oder gar Katastrophen (z. B. fortlaufende Softwarepflege, perfekte Hardware, Datenabsturz) mit der Benutzung einer EDV verbunden sind.

Eine bewährte und zugleich recht preiswerte Lösung für ein EDV-Privatliquidationsprogramm, das auch dem Anfänger den Einstieg in die EDV-Stammdatenverwaltung bietet, ist über die Fa. Optomed[5] zu beziehen.

### 8.2.9.4 Rechnungsinhalt

Nach der Berufsordnung soll der Arzt immer dann, wenn ein *Krankheitsfall* abgeschlossen ist, eine *Rechnung* erstellen, mindestens aber vierteljährlich auch als *Zwischenrechnung.*

Die Rechnung nach GOÄ '96 muß also enthalten:
- Datum der Erbringung
- Gebühren: GNr. – Legende[6] – Betrag – Steigerungsfaktor
- Betrag und Art der Entschädigung
- Betrag und Art der Auslagen
- evtl. schriftliche Begründung
- evtl. Kennzeichnung von Leistungen „auf Wunsch des Patienten".

Die Rechnungen müssen also korrekt ausgefüllt werden. Ein Arzt, dessen Rechnung die Bestimmungen der GOÄ verletzt, muß auf Gegenmaßnahmen der PKV gefaßt sein, bis hin zum Ausschluß der Erstattung. Das gilt insbesondere für wissenschaftlich nicht allgemein anerkannte Behandlungsmethoden, Polypragmasie oder eine von den Bestimmungen der GOÄ abweichende Abrechnung.

Die privaten Krankenversicherungen gehen immer mehr dazu über, ein abgestuftes Verfahren bei ihren *Protesten* zu verwenden. Diese können sein:
- Beanstandungen
- Beobachtungen
- stärkere Kontrolle
- Einholung eines fachärztlichen Gutachtens
- Rücksprachen
- Kürzungen im Einzelfall
- schließlich pauschale Kürzung um 50% der Liquidation
- Ausschluß von der Erstattungsfähigkeit.

[5] Optomed-Privatliquidation, Tel. 02323/949007, Fax 02323/949008

[6] Ärzte, die das „Abrechnungssystem für Privatpatienten nach Weber" (vgl. Fußnote 3) verwenden, fügen ein ultradünnes Blatt mit den wichtigsten hausärztlichen Gebührenordnungsnummern einschließlich Kurzlegende bei

### *8.2.9.5 Mahnung*

Die ersten Schritte bei einem säumigen Zahler erfordern normalerweise keinen Rechtsanwalt, sondern können relativ einfach vom Arzt selbst eingeleitet werden.

Sollte die erste *Mahnung* ca. 3–4 Wochen nach Rechnungserstellung nicht zur Zahlung führen, kann nach Ablauf von weiteren 2 Wochen in der 2. Mahnung bereits ein *Mahnbescheid* angedroht werden.

**Merke**
Üblicherweise hat der Patient die Rechnung innerhalb von 10 Tagen ohne Abzug von Skonto zu bezahlen, so wie es die *allgemeinen Geschäftsbedingungen* nach BGB vorsehen.

Bei der 2. Mahnung, ca. 6 Wochen nach Rechnungserstellung, sollte unbedingt ein konkretes Datum zur Zahlung vermerkt werden. Die Formulierung sollte z. B. lauten: *„Darf ich darum bitten, die offenstehende Forderung in Höhe von ... DM bis zum ... auf mein Konto zu überweisen."*

Die erste Mahnung ist üblicherweise mit einem freundlichen Text zu versehen, während es bei Patienten, die regelmäßig ihre Rechnungen nicht pünktlich begleichen, durchaus sinnvoll sein kann, bereits mit der ersten Rechnung eine *Frist* zu setzen. Diese Frist sollte mindestens 2 Wochen ab Schreibdatum der Mahnung betragen. Nach Ablauf dieser Frist stehen *Mahngebühren* in Höhe von 10 DM an. Dies ist in der Rechtsprechung des BGH anerkannt.

In der Regel sollte aber erst eine Frist zur Zahlungsbegleichung auf der 2. Mahnung angebracht werden.

Als sinnvoll hat es sich herausgestellt, daß eine solche 2. Mahnung per *Einschreiben mit Rückschein* dem Patienten zugesendet wird, damit der säumige Klient den Erhalt der Mahnung nicht wirksam bestreiten kann. Bei einer solchen Vorgehensweise ist eine 3. Mahnung entbehrlich.

Ist die Frist in der 2. Mahnung, die per Einschreiben/Rückschein versendet wird, verstrichen, sollte der Arzt unmittelbar einen *Rechtsanwalt* mit der Durchsetzung der Forderungen beauftragen.

Allerdings gibt es immer wieder Patienten, die glauben, eine Arztrechnung nicht bezahlen zu müssen. Darüber hinaus kassieren die Patienten zwar von ihren Versicherungen die erstattungsfähigen Leistungen, ohne sie jedoch an den Arzt weiterzuleiten. Dies läßt sich im Einzelfall leider nicht wirksam verhindern. Solche Kunden sollte der Arzt nach einer persönlichen Aussprache konsequent nicht mehr behandeln.

Im allgemeinen ist die *Zahlungsmoral* bei Privatpatienten jedoch recht gut, gerade in Hausarztpraxen mit einer festen Klientel. Praxen mit einem hohen Anteil an Privatpatienten (um 300) berichten übereinstimmend, daß maximal alle 2 Jahre eine Eintreibung des Betrages (einschl. Nebenkosten und Verzugszinsen) durch den Rechtsanwalt erforderlich ist. Bemerkenswerterweise suchen einzelne dieser Patienten später auch wieder „ihren" Arzt auf. Es versteht sich da von selbst, daß mit keinem Wort über die frühere Zahlungssäumigkeit dann gesprochen wird.

## 8.3 Allgemeine Bestimmungen

Die für den Hausarzt relevanten Gebührenordnungsnummern in der GOÄ '96 belaufen sich auf rund 300 Positionen (ohne Laborziffern).

### 8.3.1 Behandlungsfall

*„Als Behandlungsfall gilt für dieselbe Erkrankung der Zeitraum eines Monats nach der jeweils ersten Inanspruchnahme"* (Kap. B GOÄ '96).

Das bedeutet, daß ein weiterer Rechtsbegriff aus der GKV in die GOÄ '96 aufgenommen wurde. Die *Dauer des Krankheitsfalles* beträgt jedoch im Gegensatz zur GKV in der GOÄ nur einen *Monat nach der ersten Inanspruchnahme.* Nach Ablauf des Monats können die Leistungen nach GNrn. 1 und 5 erneut neben anderen Leistungen abgerechnet werden.

**Merke**
In der GOÄ gibt es – wie im EBM – den *Behandlungsfall;* er ist jedoch nicht auf das *Quartal* beschränkt, sondern auf einen *Monat* nach der ersten Inanspruchnahme.

Leistungen können nur dann *am selben Tag mehr als einmal berechnet* werden, wenn dies durch die Beschaffenheit des Krankheitsfalles geboten war. Bei mehrmaliger Berechnung ist die jeweilige *Uhrzeit* der Leistungserbringung in der Rechnung anzugeben. Auf Verlangen ist die mehrmalige Berechnung zu begründen.

### 8.3.2 Honorarbegrenzende Leistungsausschlüsse

*„Leistungen nach den GNrn. 1 und/oder 5 sind neben Leistungen der Kapitel C–O im Behandlungsfall nur einmal berechnungsfähig"* (Kapitel B. GOÄ '96).

Abbildung 9 zeigt ein Abrechnungsbeispiel für den Mehrfachansatz der GNr. 1 bei Monatsüberschreitung des Behandlungsfalles.

**Beachte** Im Gegensatz zum EBM sieht die GOÄ keine Verwendung des ICD-Schlüssels bei der Rechnungserstellung vor!

Auch in der GOÄ '96 gibt es logisch nicht begründbare, honorarbegrenzende Leistungsausschlüsse. Diese Ausschlüsse treffen den kontinuierlich betreuenden Hausarzt ganz besonders (Abb. 10) [1].

| | Diabetes mellitus, Hypertonie |
|---|---|
| 2.1. | 1 - 7 - 3514 |
| 16.1. | ~~1~~ - 8 - 3514 - 651 |
| 4.2. | 1 - 5 - 3514 |

**Abb. 9.** Beispiel für Mehrfachansatz der GNr. 1 im Behandlungsfall bei Monatsüberschreitung. Am 16.1. muß die GNr. 1 gestrichen werden, da es sich um denselben Behandlungsfall vom 2.1. handelt.

| | Kniegelenksdistorsion |
|---|---|
| 2.1. | 1 - 5 - 200 - 201 - 255 |
| 4.1. | ~~1~~ - ~~5~~ - 200 - 201 - 301 |

**Abb. 10.** Beispiel für die Abrechnung einer Kniegelenksdistorsion. Die GNrn. 1 und 5 sind am 4.1. im Rahmen der honorarbegrenzenden Maßnahmen zu streichen.

### 8.3.3 Mehrfachkontakte am selben Tag

*„Die Leistungen nach den GNrn. 1, 3, 5, 6, 7 und/oder 8 können an demselben Tag nur dann mehr als einmal berechnet werden, wenn dies durch die Beschaffenheit des Krankheitsfalles geboten war. Bei mehrmaliger Berechnung ist die jeweilige Uhrzeit der Leistungserbringung in der Rechnung anzugeben. Bei den Leistungen nach den GNrn. 1, 5, 6, 7 und/oder 8 ist eine mehrmalige Berechnung an demselben Tag auf Verlangen, bei der Leistung nach der GNr. 3 generell zu begründen"* (Kapitel B GOÄ '96).

Diese Abrechnungsbestimmung ist dem EBM '87 entlehnt und dürfte damit bei der Abrechnung keine Schwierigkeiten bereiten.

Typische Begründungen für den mehrfachen Ansatz könnten sein, z. B. „Neuerkrankung", „akute Verschlimmerung", „ängstliche Mutter".

### 8.3.4 Leistungsausschlüsse bei Gesprächen

*„Die Leistungen nach den GNrn. 1, 3, 22, 30 und/oder 34 sind neben den Leistungen nach den GNrn. 804–812, 817, 835, 849, 861–864, 870, 871, 886 sowie 887 nicht berechnungsfähig"* (Kapitel B GOÄ '96).

Diese Leistungsausschlüsse (Abb. 11) sind sinnvoll und können daher nachvollzogen werden [1].

### 8.3.5 Terminvereinbarung

*„Terminvereinbarungen sind nicht berechnungsfähig"* (Kapitel B GOÄ '96).

In der Vergangenheit haben sich Gerichte immer wieder mit Honorarforderungen von Ärzten auseinandersetzen müssen, die gestellt wurden, wenn der Patient einen vorher abgemachten *Termin nicht eingehalten* hat. In solchen Fällen hat der Arzt aber dennoch *keinen Anspruch auf Honorar.* Von der Rechtsprechung wird ein solches Patientenverhalten als *Unternehmerrisiko* eingestuft. Das gilt auch bei der geplatzten Terminvereinbarung für größere Untersuchungen oder Operationen.

Eine Vergütung ist auch dann nicht möglich, wenn eine Terminvereinbarung z. B. für einen Gesundheitscheck oder eine Jugendarbeitsschutzuntersuchung vorgesehen ist.

| 804 |
|---|
| 806 |
| 807 |
| 812 |
| 817 |
| 835 |
| 849 |

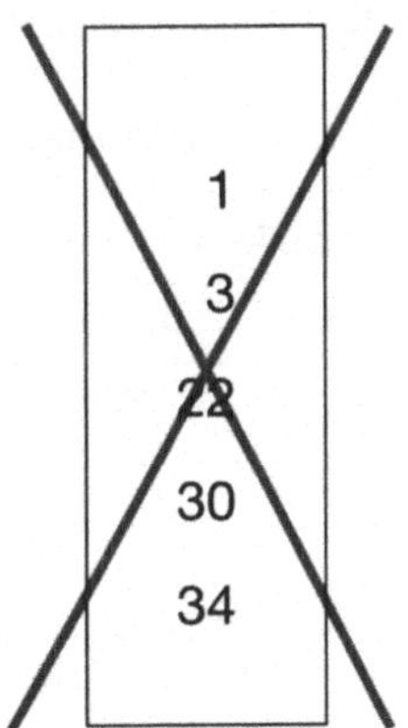


**Abb. 11.** Leistungsausschlüsse für die GNrn. 1, 3, 22, 30 und 34 neben den wichtigsten hausärztlichen „Psycho"-Nummern

### 8.3.6 Gebühren in besonderen Fällen

Für bestimmte Leistungen (Tabelle 5) dürfen Gebühren nach Maßgabe des § 5 nur bis zum *Zweieinhalbfachen* des Vergütungssatzes bemessen werden.

**Tabelle 5.** Zusammenstellung von Leistungen, die bezüglich ihres Multiplikators als „technische Leistungen" zu bewerten sind

| GNr. | Punkte | Kurzlegende |
|---|---|---|
| 2 | 30 | Nicht-Kontakt |
| 56 | 180 | Verweilen |
| 250 | 40 | Blutentnahme |
| 605 | 242 | Lungenfunktion |
| 643 | 120 | Extremitätendoppler |
| 650 | 152 | EKG-Streifen |
| 651 | 253 | EKG |
| 654 | 150 | Langzeit-Blutdruck |
| 661 | 530 | Schrittmacher-EKG |

Multiplikator 1,0- bis 1,8- bis 2,5fach

**Merke**
Diese überwiegend persönlichen ärztlichen Leistungen dürfen trotzdem nur mit dem geminderten Multiplikator für „technische Leistungen" abgerechnet werden!

## 8.4 Gebührenordnungsnummern im einzelnen

Im folgenden werden jene Gebührenordnungsnummern der GOÄ '96 dargestellt, welche speziell für die Hausarztpraxis von Bedeutung sind.

### 8.4.1 Beratungen

Es gibt vier allgemeine Beratungsleistungen (Tabelle 6).

**Tabelle 6.** Darstellung der allgemeinen Beratungsleistungen

| GNr. | Punkte | Kurzlegende | Hinweise |
|---|---|---|---|
| 1 | 80 | Beratung auch telefonisch | |
| 2 | 30 | Nicht-Kontakt | |
| 3* | 150 | Eingehende Beratung, mind. 10 Min. | nur neben GNrn. 5, 6, 7, 8, 800, 801 |
| 4** | 220 | Fremdanamnese und Beratung | |

* mehrmals im Behandlungsfall mit Begründung
** Nur einmal im Behandlungsfall

Die GOÄ '96 kennt nur noch den Begriff „Behandlungsfall" (vgl. 8.3.1), der sich vom ersten Arztkontakt bei derselben Erkrankung über einen Monat hinweg erstreckt. Daher kann auch bei kontinuierlicher Betreuung des Patienten, wie z. B. Diabetes mellitus oder Hypertonie, bereits nach Ablauf eines Monats nach Erstbehandlung die GNr. 1 *erneut neben* einer anderen Leistung angesetzt werden; dies ohne Begründung.

Mehrere Beratungen an einem Tag müssen mit *Uhrzeit* gekennzeichnet werden, eine *Begründung* muß auf Verlangen gegeben werden (vgl. 8.3.1 und 8.3.3). In der Praxisroutine ist es sicherlich sinnvoll, die Begründung immer sofort dazuzuschreiben.

**Merke**
Die GNr. 1 darf grundsätzlich neben der symptombezogenen Untersuchung nach GNr. 5 angesetzt werden.

Die eingehende (auch telefonische) Beratung nach GNr. 3 ist mit 150 Punkten noch ausreichend bewertet. Hart trifft den Hausarzt die zeitliche Limitierung mit Minuten, völlig praxisfern ist es, daß sie nur neben den GNrn. 5, 6, 7, 8, 800 oder 801 abgerechnet werden darf (Tabelle 6).

Bei der Abrechnung der GNr. 4 ist zu bedenken, daß deren Ansatz nicht auf die Abrechnung von psychiatrischen Fällen beschränkt ist. Damit steht mit der GNr. 4 dem Hausarzt eine wichtige Abrechnungsnummer im Rahmen der Betreuung seiner Patienten, besonders der pflegebedürftigen, zur Verfügung. Sie darf nur einmal im Behandlungsfall (1 Monat) zum Ansatz kommen.

## 8.4.2 Untersuchungen

Die Untersuchungsleistungen der GOÄ '96 (Tabelle 7) sind dem EBM '87 angeglichen.

Die symptombezogene Untersuchung nach GNr. 5 ist mit 80 Punkten niedrig bewertet; es darf jedoch nicht übersehen werden, daß neben der GNr. 5 die GNr. 1 („Beratung") abgerechnet werden darf.

**Tabelle 7.** Zusammenstellung der wichtigsten Untersuchungsleistungen für den Hausarzt

| GNr. | Punkte | Kurzlegende |
|---|---|---|
| 5 | 80 | symptombezogene Untersuchung |
| 6 | 100 | Gebietsstatus: Augen, HNO, Harnwege, Gefäßstatus |
| 7 | 160 | Gebietsstatus: Haut, Brustorgane, Bauchorgane, Stützorgane, weibliches Genitale, |
| 8 | 260 | Körperstatus |
| 11 | 60 | Rektale Untersuchung |

**Merke**
Die Kombination der GNr. 1 mit den GNrn. 5, 6, 7 oder 8 ist im gegebenenfall bei jedem Kontakt abrechenbar, soweit keine Sonderleistungen anfallen.

Diese Kombinationsmöglichkeit entspricht der Arbeitsweise des Allgemeinarztes; sie ist mit 160 Punkten ausreichend bewertet.

Der Ganzkörperstatus nach GNr. 8 beinhaltet die Untersuchung der Haut, der sichtbaren Schleimhäute, der Brust- und Bauchorgane, der Stütz- und Bewegungsorgane; sie beinhaltet auch eine *orientierende neurologische Untersuchung.* Leistungsausschluß besteht mit der GNr. 800.

Die GNr. 11 kann zusätzlich neben GNr. 8 abgerechnet werden.

### 8.4.3 Zuschläge zu Beratungen und Untersuchungen

Die GOÄ '96 kennt keine besonderen Gebührenordnungsnummern für Beratungen und Untersuchungen zur *Unzeit;* dafür sind bestimmte Zuschläge (Tabelle 8) vorgesehen.

**Tabelle 8.** Zuschläge zu Beratungen und Untersuchungen zur Unzeit sowie bei Kindern bis 4 Jahre

| GNr. | Punkte | Kurzlegende | Hinweise |
|---|---|---|---|
| A | 70 | außerhalb der Sprechstunde | |
| B | 180 | zwischen 20.00 bis 22.00 Uhr, und 6.00 bis 8.00 Uhr | |
| C | 320 | zwischen 22.00 und 6.00 Uhr | |
| D | 220 | Samstag, Sonntag, Feiertag | |
| K1 | 120 | Kinder bis 4 Jahre | nur neben GNr. 5, 6, 7 und 8 |

**Merke**
Zuschläge nach A bis D sowie K1 sind nur mit dem *einfachen Gebührensatz* berechnungsfähig.

Die Buchstaben für die Zuschläge sind in der Rechnung im Anschluß an die zugrundeliegende Leistung aufzuführen (Abb. 12, Abb. 13, Abb. 14, Abb. 15).

**Merke**
Die GOÄ '96 sieht bei Leistungen zur Unzeit keine Angabe der Uhrzeit auf der Rechnung vor; dennoch sollte der Hausarzt aus Gründen der Qualitätssicherung die Uhrzeit in seiner Dokumentation vermerken.

| | Migräneanfall |
|---|---|
| 27.4. | **1 - 5 - B - 253** |

**Abb. 12.** Abrechnungsbeispiel für einen Migräneanfall zur Unzeit

| | Lumbago, Blockierung |
|---|---|
| 21.6. | **1 - 7 - C - D - 252 - 3306** |

**Abb. 13.** Abrechnungsbeispiel für Lumbago und Blockierung, Samstag nachts

| | Pseudokrupp |
|---|---|
| 12.6. | **1 - 7 - C - D - K1** |

**Abb. 14.** Abrechnungsbeispiel für Pseudokrupp bei zweijährigem Kind, Sonntag nachts

### 8.4.4 Spezialberatungen

Im wesentlichen gibt es drei Gebührenordnungsnummern für Spezialberatungen (Tabelle 9).

**Tabelle 9.** Zusammenstellung der für den Hausarzt wichtigsten Spezialberatungen

| GNr. | Punkte | Kurzlegende | Hinweise |
|---|---|---|---|
| 15 | 300 | Einleitung und Koordination, kontinuierliche Betreuung | einmal im Kalenderjahr; nicht neben GNr. 4 im Behandlungsfall |
| 20 | 120 | Gruppe (4–12), mind. 50 Min. | |
| 22 | 300 | Schwangerschaftskonflikt | nicht neben GNrn 1, 3, 21, 34 |
| 33 | 300 | Diabetesschulung einer Einzelperson | mind. 20 Min., max. 3x/Jahr |
| 34 | 300 | Erörterung Lebensgestaltung – Schwere Krankheit | mind. 20 Min., in 6 Mo. max. 2x |

Für den Hausarzt ist die GNr. 15 wohl als „klassische Hausarztnummer" zu bezeichnen; allerdings geht die Begrenzung auf das Kalenderjahr (!) leider völlig an der Realität vorbei. Neben der Leistung nach GNr. 15 ist die GNr. 4 im Behandlungsfall nicht abrechenbar.

Die GOÄ '96 sieht *Beratungsgespräche in Gruppen* von 4–12 Teilnehmern im Rahmen der Behandlung von chronischen Krankheiten vor; diese Gespräche müssen allerdings mindestens 50 Minuten dauern. In der Allgemeinpraxis wird es sich hier insbesondere um *Patientenschulungen handeln,* wie sie beispielsweise bei Diabetes mellitus, Hypertonie, rheumatischen Erkrankungen oder Rückenproblemen angeboten werden.

Die GNr. 34 gilt ebenfalls als Hausarztleistung. Eine Gesprächsdauer von 20 Min. ist praxisfern.

### 8.4.5 Prävention

Auch für den Privatpatienten gehören die Präventionsleistungen (Tabelle 10) zum Standard in der hausärztlichen Betreuung.

**Tabelle 10.** Zusammenstellung der wichtigsten Präventionsleistungen für den Hausarzt

| GNr. | Punkte | Legende | Hinweise |
|---|---|---|---|
| 23 | 300 | Schwangerschaftsuntersuchung | |
| 26 | 450 | Früherkennung Kind bis 14 Jahre | 1x Jahr |
| 27 | 320 | Krebsfrüherkennung Frau inkl. Stuhltest | |
| 28 | 280 | Krebsfrüherkennung Mann inkl. Stuhltest | |
| 29 | 440 | Gesundheits-Check-up | |
| 30 | 900 | Homöopathische Anamnese | nur 1x/Jahr |
| 31 | 450 | Homöopathische Folgeanamnese | mind. 20 Min., innerhalb von 6 Mo. 3x |
| 32 | 400 | Jugendarbeitsschutzgesetz | |

**Beachte** Die GOÄ '96 kennt – im Gegensatz zum EBM '96 – die Früherkennung bei Kindern bis zum 14. (!) Lebensjahr. Diese Leistung kann ab dem 2. Lebensjahr einmal jährlich berechnet werden.

Einen weiteren Fortschritt gegenüber dem EBM '96 bringt die GOÄ '96 dadurch, daß die *homöopathische Anamnese* sowie die *homöopathische Folgeanamnese* abrechenbar sind.

Neben der GNr. 29 *(Check-up)* können alle weiteren sinnvollen Nummern abgerechnet werden, z. B. Blutentnahme und Labor.

Die GNr. 32 ist immer dann abzurechnen, wenn Jugendliche älter als 18 Jahre sind und eine *„Berufseingangsuntersuchung“* benötigen. In der GNr. 32 ist die Ausstellung einer Gesundheitsbescheinigung enthalten.

### 8.4.6 Besuche und Zuschläge zur Unzeit

Die Punkte für die Hausbesuche in der GOÄ '96 sind im Vergleich zur GOÄ '88 deutlich angehoben worden (Tabelle 11).

**Tabelle 11.** Zusammenstellung der Hausbesuche

| GNr. | Punkte | Kurzlegende | Hinweis |
|---|---|---|---|
| 48 | 120 | Regelbesuch auf Pflegestation | |
| 50 | 320 | Hausbesuch | |
| 51 | 250 | Mitbesuch | |
| 52 | 100 | Helferinnenbesuch, pauschal | |
| 55 | 500 | Transportbegleitung | |
| 56 | 180 | Verweilgebühr nur 1,8fach | je angefangene 1/2 Stunde |

Wie bei den Leistungen zur Unzeit (Tabelle 8) gibt es auch bei den Besuchen und Visiten bestimmte Zuschläge (Tabelle 12).

**Tabelle 12.** Zuschläge nach E–H bei Besuch und Regelbesuch zur Unzeit sowie bei Besuch und Regelbesuch von Kindern bis 4 Jahre

| GNr. | Punkte | Kurzlegende |
|---|---|---|
| E | 160 | dringlich-sofort |
| F | 260 | 20.00 bis 22.00 Uhr, 6.00 bis 8.00 Uhr |
| G | 450 | 22.00 bis 6.00 Uhr |
| H | 340 | Samstag, Sonntag, Feiertag |
| K2 | 120 | Kind bis 4 Jahre |

Die GNr. 48 ist bei einem Besuch eines Patienten auf einer *Pflegestation* (z.B. in Alten- und Pflegeheimen) oder bei regelmäßiger Tätigkeit des Arztes auf der Pflegestation zu vorher vereinbarten Zeiten abzurechnen.

Die GNr. 52 für den *Helferinnenbesuch* ist mit 100 Punkten erheblich unterbewertet; sie stellt eine Pauschalgebühr für das Aufsuchen eines Patienten außerhalb der Praxisräume durch nichtärztliche Mitarbeiter im Auftrag des Hausarztes dar, z.B. zur Durchführung von kapillaren oder venösen Blutentnahmen, Wundbehandlung, Verbandwechsel, Katheterwechsel. Die GNr. 52 ist nur mit dem einfachen Gebührensatz berechnungsfähig!

**Merke**
Die GNr. 52 ist nicht berechnungsfähig, wenn das nichtärztliche Personal den Arzt begleitet.

Im Gegensatz zum EBM '96 fällt in der GOÄ '96 die Abrechnung der Verweilgebühr nach GNr. 56 bereits nach jeder angefangenen halben Stunde an. Der EBM spricht von der „abgeschlossenen halben Stunde“. Der Multiplikator für die GNr. 56 darf das 1,8- bis 2,5fache nicht überschreiten.

Ein Abrechnungsbeispiel für einen Besuch zur Unzeit gibt Abbildung 15.

| | Uncharakteristisches Fieber |
|---|---|
| 22.11. | **50 - 3 km - 8 - G - H - K2** |

**Abb. 15.** Abrechnungsbeispiel für einen Hausbesuch bei einem Kleinkind zur Unzeit am Wochenende bei „Uncharakteristischem Fieber"

Bezüglich der Abrechnung der Kilometer wird auf Abbildung 6 in 8.2.7 verwiesen.

## 8.4.7 Briefe, Berichte, Gutachten

Erstaunlich groß ist die Zahl der Anforderungen von *Berichten, Attesten und Gutachten* durch Privatpersonen, Patienten, Rechtsanwälte, Versicherungen und anderes mehr, die an den niedergelassenen Arzt gerichtet werden.

Hierbei werden grundsätzlich
- formlose[7] und
- formulargebundene Stellungnahmen

unterschieden (Tabelle 13). Gemeinsam ist all diesen ärztlichen Auskünften, daß sie grundsätzlich privat nach GOÄ '96 zu liquidieren sind [7].

**Tabelle 13.** Zusammenstellung der Gebührenordnungsnummern für Arbeits- bzw. Dienstunfähigkeitsbescheinigungen und sonstige gutachterliche Äußerungen

| GNr. | Punkte | Kurzlegende |
|---|---|---|
| 70 | 40 | Arbeitsunfähigkeit, kurze Bescheinigung |
| 75 | 130 | Befundbericht |
| 76 | 70 | Diätplan, ausführlich, individuell |
| 80 | 300 | Gutachterliche Äußerung |
| 85 | 500 | dito großer Aufwand |
| 95 | 60 | Schreibgebühr je Seite |
| 96 | 3 | Durchschlag, Fotokopie |

Die *Arbeits- bzw. Dienstunfähigkeitsbescheinigung* für Privatpatienten wird mit der GNr. 70 abgedeckt. Ansonsten werden kurze Bescheinigungen in der hausärztlichen Praxis nur selten anfallen (Abb. 16).

Im Rahmen der ärztlichen Kommunikation ist die GNrn. 75 bei *Arztberichten* anzusetzen.

---

[7] Querformatige DIN A5-Formularblöcke für formlose Atteste mit eingedrucktem Hinweis auf in der Berufsordnung vorgeschriebene Vergütungspflicht von Attesten sind zu beziehen über Kirchheim-Verlag, Postfach 25 24, 55015 Mainz

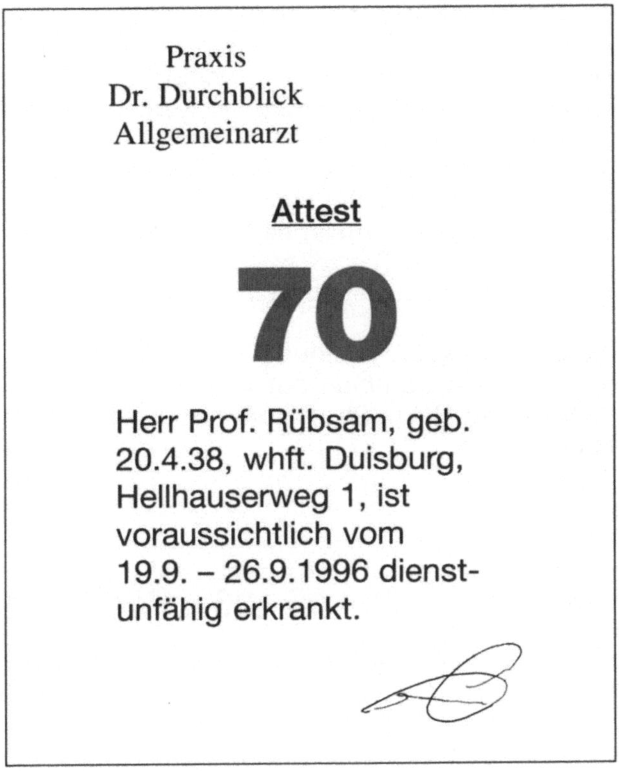

Praxis
Dr. Durchblick
Allgemeinarzt

Attest

70

Herr Prof. Rübsam, geb. 20.4.38, whft. Duisburg, Hellhauserweg 1, ist voraussichtlich vom 19.9. – 26.9.1996 dienstunfähig erkrankt.

**Abb. 16.** Dienstunfähigkeitsbescheinigung für Privatpatient (Beachte: Beim Beamten spricht man von einer *„Dienstunfähigkeit"* im Gegensatz zur *„Arbeitsunfähigkeit"* beim Arbeiter und Angestellten)

**Merke**
Der Multiplikator (Krankheits- und Befundbericht) kann bis zum 3,5fachen Satz (mit Begründung!) in Abhängigkeit von Schwierigkeit und zeitlichem Aufwand gesteigert werden[8].

Neben den Briefen und Gutachten kann je angefangene DIN A4-Seite eine *Schreibgebühr* berechnet werden, Durchschläge und Kopien sind abzurechnen nach GNr. 95 bzw. 96. Die Schreibgebühr ist nur mit dem einfachen Gebührensatz berechnungsfähig.

[8] Bezüglich der privaten Abrechnung von Berichten Attesten und Gutachten sowie der Erstellung von Gutachten bei Haftpflicht-Versicherungsfällen und Gutachten an das Versorgungsamt sei auf die äußerst ausführliche und praxisnahe Darstellung in dem Büchlein Piechowiak H, Seger W (1994) Praktische Sozialmedizin und Versicherungsmedizin. Arbeitsunfähigkeit, Kuren, Renten, Schwerbehinderung und Pflegebedürftigkeit. Mit Abrechnungshinweisen. Kirchheim, Mainz, verwiesen.

### *8.4.7.1 Krankenversicherung*

Wechselt ein Versicherungsnehmer z. B. aus der Gesetzlichen in die Private Krankenversicherung, so wird von dieser beim zuletzt behandelnden Hausarzt ein epikritischer Bericht über die letzten 5–10 Jahre verlangt. Das Formular beinhaltet meist 8 Fragen, die vom Arzt sehr genau aufgrund seiner Aufzeichnungen beantwortet werden müssen. Eine erneute Untersuchung wird meist nicht verlangt.

Ein Abrechnungsbeispiel ist in Abbildung 17 dargestellt.

Die GNr. 80 in der Abbildung 17 kann bis zum 3,5fachen liquidiert werden, wenn es sich um einen besonderen Aufwand handelt (mit Begründung), während die GNrn. 95 und 96 nur mit dem einfachen Satz zu liquidieren sind.

| | |
|---|---|
| **6.3.** | **80 - 95 - 96 + Portokosten** |

**Abb. 17.** Anfrage der Krankenversicherung, 1 DIN A4-Seite, ohne Untersuchung des Patienten. Die GNr. 80 kann bis zum 3,5fachen liquidiert werden. Begründung!

### *8.4.7.2 Unfallversicherung*

Die häufigsten Anfragen von Privaten Unfallversicherungen beziehen sich auf *Verkehrsunfälle.* Hier wird der Arzt meist unmittelbar nach dem eigentlichen Ereignis aufgefordert, dezidiert im Rahmen eines *Formulargutachtens* zu dem gesamten Vorgang Stellung zu beziehen.

Der Umfang eines solchen Formulargutachtens, mit dem der Hausarzt im allgemeinen konfrontiert wird, beträgt im allgemeinen 4 Seiten (Abb. 18).

| | |
|---|---|
| **3.6.** | **80 - 95 x 4 + Portokosten** |

**Abb. 18.** Beispiel für die Abrechnung der Anfrage eines Unfallversicherers, 4-seitig. Multiplikator für die GNr. 80 3,5fach. Begründung „Aktenstudium, großer zeitlicher Aufwand"

### *8.4.7.3 Lebensversicherung*

Versicherungsnehmer, die eine *kapitalbildende* bzw. *Risikolebensversicherung* abschließen, werden meistens von der Versicherung aufgefordert, sich bei ihrem Hausarzt untersuchen zu lassen.

Das Formulargutachten beinhaltet 4 DIN A4-Seiten, wovon 2 Seiten der Anamnese und die anderen beiden Seiten dem Untersuchungsbefund vorbehalten sind. Je nach Höhe der abgeschlossenen Lebensversicherung werden noch zusätzliche Untersuchungen gefordert, die ebenso zusätzlich nach GOÄ '96 abrechenbar sind.

**Merke**
Grundsätzlich müssen alle ärztlichen Gutachten (also auch Anfragen von Unfallversicherern, Lebensversicherungsgutachten) nach GOÄ liquidiert werden!

Die GOÄ '96 hat im Vergleich zur GOÄ '88 einen wesentlichen Fortschritt bei der angemessenen Honorierung ärztlicher Gutachten gebracht. Der Hausarzt ist jetzt nicht mehr gehalten, mit den anfragenden Versicherern *Privatvereinbarungen* bezüglich der Höhe des Honorars zu treffen. Ein Abrechnungsbeispiel für ein Lebensversicherungsgutachten gibt die Abbildung 19.

**1 - 8 - 85 - 95 x 4 + Portokosten**

**Abb. 19.** Abrechnungsbeispiel für ein Lebensversicherungsgutachten mit Untersuchung (Multiplikator 2,3fach)

Die Lebensversicherungsgutachten sind derzeit mit ca. 200 DM angemessen vergütet.

### *8.4.7.4 Versorgungsamt*

*Versorgungsamtsgutachten* werden nicht nach GOÄ berechnet, sondern genauso wie Berichte für das Sozialgericht nach dem „Gesetz für die Entschädigung von Gutachtern und Sachverständigen" vergütet (für Befundberichte 20–40 DM [§ 5 Zu SEG] zusätzlich Schreibgebühren [3,85 DM/Seite] sowie Porto- und Kopierkosten).

Die nach diesem Gesetz bezahlten Beträge decken meistens nicht die entstandenen Kosten.

Werden lediglich Unterlagen übersandt, können *nur* die baren Auslagen ersetzt werden (z.B. Kopien und Porto)!

### 8.4.8 Leichenschau

Die Ausführungsbestimmungen einer *Leichenschau*[9] sind Teil der jeweiligen Bestattungsgesetze der Bundesländer und damit regional geringgradig unterschiedlich geregelt. Dies gilt insbesondere für den Umfang der Leichenschau und die Fragen der amtlichen *Todesbescheinigung* sowie des *Leichenschauscheins.*

**Merke**
Zur Durchführung einer Leichenschau ist *jeder Arzt* verpflichtet!

Ist die Leiche als ehemaliger Patient dem Arzt bekannt, kann der Umfang der Untersuchung eingeschränkt werden.

**Merke**
Der mit der Leichenschau beauftragte Arzt ist zu einer *unverzüglichen* Untersuchung einer menschlichen Leiche oder ein Totgeburt verpflichtet. Zu Zeitpunkt, Art und Ursache des Todes ist in einer Todesbescheinigung wiederum *unverzüglich,* also im Anschluß an die Untersuchung des/der Verstorbenen schriftlich Stellung zu nehmen [4].

Lebt der Patient noch bei Besuchsanforderung oder ist er ohne Wissen des Anfordernden bereits verstorben, so sind (Eil-, Nacht-)Besuch, Wegepauschale und Allgemeinstatus als vertragsärztlich erbrachte Leistungen nach EBM '96 (Notfallschein) abzurechnen. Ausschließlich die Erstellung des Leichenschauscheines wird dann privatärztlich liquidiert [8].

Ist bei Besuchsbestellung der Tod bereits bekannt und wird direkt eine Leichenschau bestellt, so sind Besuch, Wegegeld sowie Leichenschau ausschließlich privatärztlich nach GOÄ '96 zu berechnen (Tabelle 14, Abb. 20).

[9] Ausführlich zu Fragen „Auftrag, Unverzüglichkeit und Verpflichtung zur Leichenschau", „unbekannte Leichen", „nicht natürlicher Tod", „Todeszeitbestimmung", „praktische Durchführung", „Leichentransport", „Obduktion" u.a.m. in dem schmalen Büchlein Müller K (1987) Die Leichenschau. Gesetze, Todeszeit, Attest und Abrechnung. – Gewebeproben und Abstriche. Entnahme und Versand. Kirchheim, Mainz

**Tabelle 14.** Leichenschau

| GNr. | Punkte | Kurzlegende |
|---|---|---|
| 100 | 250 | Leichenschau |

| | Leichenschau |
|---|---|
| 2.10. | **50 - G - H - 100 - Wegegeld*** |

**Abb. 20.** Beispiel für die Abrechnung einer Leichenschau nach GOÄ '96, Sonntag nachts (Multiplikator 2,3fach) sowie ohne Dringlichkeit, bei Tage.

* Wegegeld vgl. Abb. 6

**Merke**
Auch für die Abrechnung der Leichenschau gilt: GNr. 50 und GNr. 100 können im Regelfall zwischen dem 1,0- und 2,3fachen berechnet werden; im Begründungsfall bis zum 3,5fachen. Die Autoren halten den 1,8fachen Satz im allgemeinen für angemessen. Die Zuschläge zur Unzeit sind nur mit dem einfachen Multiplikator anzusetzen.

Mögliche Begründungen für die Verwendung des 3,5fachen Multiplikators:
- „Zeitaufwand wegen Wohnungsaufbruch"
- „Leichenschau im Wald".

**Merke**
Es hat sich in der Praxis bewährt, die Rechnung direkt an das beauftragte Bestattungsunternehmen (also nicht an die Angehörigen) zu schicken.

## 8.4.9 Verbände und Gipse

Verbände und kleine Gipse gehören zum Standard einer jeden Hausarztpraxis (Tabelle 15).

**Tabelle 15.** Zusammenstellung der wichtigsten Verbände und Schienen für die Hausarztpraxis

| GNr. | Punkte | Kurzlegende |
|---|---|---|
| 200 | 45 | einfacher Verband |
| 201 | 65 | Klebeverband |
| 204 | 95 | komplizierter Verband – Kompressionsverband |
| 206 | 70 | kleiner Tape |
| 207 | 100 | großer Tape, Zinkleim |
| 209 | 150 | Externa auftragen, großflächig |
| 210 | 75 | kleine Schiene |
| 211 | 60 | Wiederanlegen |
| 212 | 160 | große Schiene |
| 213 | 100 | Wiederanlegen |
| 228 | 190 | Gipsschiene klein |
| 229 | 130 | Wiederanlegen |
| 237 | 370 | Gipsschiene groß |
| 238 | 200 | Wiederanlegen |
| 246 | 150 | Abnahme zirkulärer Gips |
| 247 | 110 | Ausbesserung Gips |

Der einfache Verband nach GNr. 200 ist im Zusammenhang mit operativen Leistungen, auch Ätzungen, Fremdkörperentfernung, Punktion, Transfusion und Injektionen *nicht* abrechenbar.

**Merke**
Neben den GNrn. 2000, 2003 und 2006 ist der Verband nach GNr. 200 zusätzlich abrechenbar!

Besondere Aufmerksamkeit sollte der Allgemeinarzt dem *Kompressionsverband* und den *Tape-Verbänden* widmen, eine sehr hilfreiche Verbandstechnik in der hausärztlichen Praxis. Wichtig ist, daß die Verbände nach GNrn. 201 und 203, aber auch 210 und 212 sowie evtl. anfallende Gipse *immer* neben den operativen Leistungen berechnungsfähig sind.

Bei den Verbänden fallen *besondere Kosten* an. Diese besonderen Kosten können, wenn das Verbandsmaterial dem Patienten nicht direkt in Rechnung gestellt wurde, berechnet werden. Hierbei hat es sich als sinnvoll erwiesen, auf die „besonderen Kosten" der BG-GOÄ zurückzugreifen (vgl. Tabelle 4 sowie Fußnote 2 auf S. 287).

## 8.4.10 Injektionen, Punktionen, Anästhesie

Die Zusammenstellung der wichtigsten Injektionen und Punktionen findet sich in Tabelle 16.

**Tabelle 16.** Zusammenstellung der wichtigsten Injektionen und Punktionen

| GNr. | Punkte | Kurzlegende |
|---|---|---|
| 250 | 40 | Blutentnahme (1,8- bis 2,5fach) |
| 252 | 40 | i.m.; s.c. |
| 253 | 70 | i.v. |
| 255 | 95 | intraartikulär |
| 263 | 90 | Hyposensibilisierung |
| 266 | 60 | Quaddeln |
| 267 | 80 | Infiltration je Sitzung |
| 269 | 200 | Akupunktur je Sitzung |
| 269a | 350 | Akupunktur je Sitzung, mind. 20 Min. |
| 271 | 120 | Infusion, kürzer als 30 Min. |
| 272 | 180 | Infusion, länger als 30 Min. |
| 300 | 120 | Punktion am Gelenk |
| 301 | 160 | Punktion am Knie |
| 302 | 250 | Punktion Hüfte oder Schulter |
| 303 | 80 | Punktion Bursa |

Bei den Punktionen ist daran zu denken, daß ggf. ein Kompressionsverband nach GNr. 204 mitberechnet werden kann, z.B. bei Kniegelenkspunktion.

Neben den anästhesiologischen Leistungen nach den GNrn. 488–493 (Tabelle 17) können besondere Kosten für die verwendeten Anästhetika abgerechnet werden. Diese werden sich im allgemeinen im Pfennigbereich bewegen.

**Tabelle 17.** Zusammenstellung der anästhesiologische Leistungen für den Hausarzt

| GNr. | Punkte | Kurzlegende |
|---|---|---|
| 488 | 46 | Anästhesie Harnröhre |
| 490 | 61 | Infiltrationsanästhesie klein |
| 491 | 121 | Infiltrationsanästhesie groß |
| 493 | 61 | Leitungsanästhesie |

## 8.4.11 Impfungen und Testungen

*Impfungen* sowie *Testungen* (Tabelle 18) als Leistungen der primären Prävention sollten in der Hausarztpraxis besonderes Augenmerk geschenkt werden.

**Merke**

Neben den GNrn. 376, 377 und 378 sind die GNrn. 1 und 2 nicht abrechenbar, dagegen neben der GNr. 375!

**Tabelle 18.** Zusammenstellung der Impfungen und Testungen

| GNr. | Punkte | Kurzlegende |
|---|---|---|
| 375 | 80 | Impfung i.m., s.c |
| 376 | 80 | – oral |
| 377 | 50 | – zusätzlich |
| 378 | 120 | Tetanus simultan |
| 383 | 30 | Testung kutan |
| 388 | 35 | –, Skarifikation bis 10 |
| 389 | 25 | –, mehr als 10 |

**Merke**
Die Eintragung der Impfung (u.a. Datum, Impfstoff, Chargennummer) ist nicht berechnungsfähig.

Die *Impfstoffkosten,* sofern die Impfstoffe nicht individuell rezeptiert wurden, sind nach § 10 GOÄ zusätzlich berechenbar.

## 8.4.12 Sonographie

Die *sonographischen Leistungen* sind in Tabelle 19 zusammengefaßt.

**Tabelle 19.** Zusammenstellung der sonographischen Leistungen

| GNr. | Punkte | Kurzlegende | Hinweise |
|---|---|---|---|
| 410 | 200 | Sonographie Organ | |
| 417 | 210 | Sonographie Schilddrüse | |
| 420 | 80 | zusätzlich bis zu 3 Organen – je Organ | Angabe der untersuchten Organe |

## 8.4.13 Spezielle Sonderleistungen

In Tabelle 20 sind jene speziellen Sonderleistungen zusammengefaßt, die zum Standard einer qualifizierten Allgemeinpraxis gehören sollten.

Die Auflichtmikroskopie der Haut *(„Dermatoskopie")* (Abb. 21) ist in der GOÄ '96 im Gegensatz zum EBM '96 mit einer eigenen Gebührenordnungsnummer berechnungsfähig.

## 8.4.14 Nervensystem und Psyche

Die neurologischen und psychiatrischen Gebührenordnungsnummern, die für den Hausarzt Bedeutung haben, sind in Tabelle 21 aufgeführt.

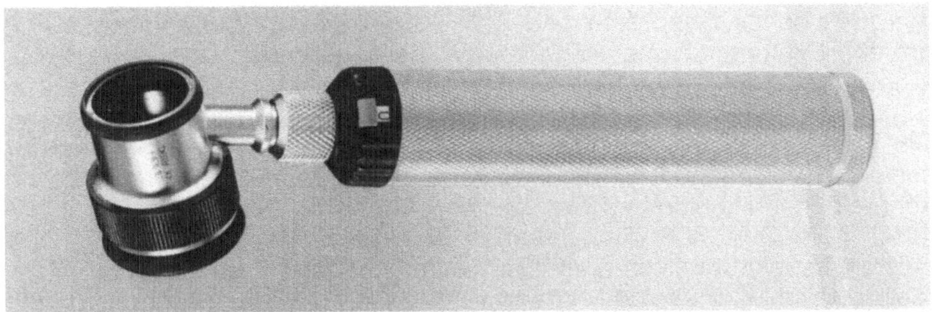

**Abb. 21.** Dermatoskopie der Fa. Heine, Typ Delta 10, das eine zehnfache Vergrößerung der Hautveränderungen unter Beleuchtung erlaubt

**Tabelle 20.** Zusammenstellung spezieller Sonderleistungen

| GNr. | Punkte | Kurzlegende |
|---|---|---|
| 11 | 50 | rektale Untersuchung |
| 420 | 400 | Wiederbelebung |
| 605* | 242 | Lungenfunktion |
| 650* | 152 | EKG-Streifen |
| 651* | 253 | EKG |
| 652 | 445 | Belastungs-EKG |
| 654* | 150 | Langzeitblutdruck (ABDM) |
| 659* | 400 | Langzeit-EKG mit Auswertung |
| 661* | 551 | Schrittmacherkontrolle |
| 690 | 350 | Rektoskopie |
| 705 | 152 | Proktoskopie |
| 750 | 120 | Auflichtmikroskopie-Haut (Dermatoskopie) |
| 768 | 50 | Ätzung im Enddarmbereich |
| 770 | 140 | Mastdarmausräumung |

* Multiplikator 1,8fach

**Tabelle 21.** Zusammenstellung der neurologischen und psychiatrischen Gebührenordnungsnummern für den Hausarzt

| GNr. | Punkte | Kurzlegende |
|---|---|---|
| 800 | 195 | neurologische Untersuchung |
| 801 | 250 | psychiatrische Untersuchung |
| 804 | 150 | –, Behandlung kurz |
| 806 | 250 | –, Behandlung lang, mind. 20 Min. |
| 812 | 500 | –, Notfall |
| 849 | 230 | psychotherapeut. Behandlung, mind. 20 Min. |

Als typische hausärztliche Spektrum-Leistungen können die GNrn. 800 (Eingehende neurologische Untersuchung), 801 (Eingehende psychiatrische Untersuchung), 804 (Psychiatrische Behandlung durch eingehendes therapeutisches Gespräch) und 806 (Psychiatrische Behandlung durch gezielte Exploration und eingehendes therapeutisches Gespräch, mind. 20 Min) gelten.

Der Abrechnung der GNr. 806 wird nicht selten durch PKV oder Beihilfestellen widersprochen mit der Begründung, der Arzt für Allgemeinmedizin könnte den Inhalt einer solchen Leistung nicht erbringen. Diese Ansicht ist falsch! Die GNr. 806 zählt (ebenso wie die GNr. 804) eindeutig zum Leistungsspektrum eines qualifiziert weitergebildeten Facharztes für Allgemeinmedizin [9]. Dieselbe Meinung vertritt auch die Bundesärztekammer.

**Merke**
Zur Abrechnung der in Tabelle 21 aufgeführten Gebührenordnungsnummern bedarf der Hausarzt keiner besonderen Qualifikation!

## 8.4.15 Kleine Chirurgie und besondere Kosten

Die Leistungen der sog. „Kleinen Chirurgie" sind in Tabelle 22 zusammengefaßt.

**Tabelle 22.** Zusammenstellungen der Leistungen im Rahmen der „Kleinen Chirurgie"

| GNr. | Punkte | Kurzlegende | Hinweise |
|---|---|---|---|
| 2000 | 70 | Versorgung kleine Wunde | + GNr. 200 |
| 2001 | 160 | Versorgung kleine Wunde mit Umschneidung und Naht | |
| 2003 | 130 | Versorgung große Wunde | + GNr. 200 |
| 2004 | 240 | Versorgung große Wunde mit Naht | |
| 2005 | 400 | Versorgung große Wunde mit Umschneidung und Naht | |
| 2006 | 60 | Versorgung sek. heilende Wunde | + GNr. 200 |
| 2007 | 40 | Fäden ziehen | |

Die besonderen Kosten im Rahmen der kleinen Chirurgie in Anlehnung an die BG-GOÄ sind in Tabelle 4 in 8.2.8 zusammengestellt.

## 8.4.16 Physikalische Therapie

Die Leistungen der *physikalischen Therapie* sind in Tabelle 23 dargestellt.

## 8.4.17 Labor

Für die korrekte Abrechnung der *Laborleistungen* nach GOÄ '96 sind besonders die „Allgemeinen Bestimmungen" von Wichtigkeit. Die Laborleistungen, welche im allgemeinen in der eigenen Praxis erbracht werden *(„Präsenzlabor")* sind in Tabelle 24 zusammengestellt.

**Tabelle 23.** Zusammenstellung der physikalischen Leistungen

| GNr. | Punkte | Kurzlegende |
|---|---|---|
| 500 | 38 | Inhalationen |
| 539 | 44 | Ultraschall |
| 548 | 37 | Mikrowelle |
| 549 | 55 | – mehrfach |
| 551 | 48 | Reizstrom |
| 552 | 44 | Iontophorese |
| 555 | 120 | Niederfrequenz |

**Tabelle 24.** Zusammenstellung der Laborleistungen, die in der eigenen Praxis erbracht werden („Präsenzlabor")

| GNr. | Punkte | Kurzlegende |
|---|---|---|
| 3500 | 90 | Blut im Stuhl |
| 3501 | 60 | BSG/BKS |
| 3503 | 70 | Hämatokrit |
| 3504 | 60 | Erythrozyten |
| 3505 | 60 | Leukozyten |
| 3506 | 60 | Thrombozyten |
| 3508 | 80 | Mikroskopie Nativpräparat |
| 3511 | 50 | Streifentest auf Urinzucker |
| 3514 | 70 | Blutzucker |
| 3529 | 150 | Schwangerschaftstest |
| 3530 | 120 | Quick |
| 3531 | 70 | Urinsediment |

## Literatur

1. Brüggemann E (1994) GOÄ: Honorarbegrenzende Leistungsausschlüsse, Mehrfachkontakte am Tag, Gebühren in besonderen Fällen. Allgemeinarzt 16: 191–193
2. Drews M, Kölling W, Mader FH (1995) Unternehmen Arztpraxis. Strategien zum Erfolg. Springer, Berlin Heidelberg New-York
3. Mader FH (1992) Zwischen Hausbesuchen und High-Tech. Struktur und Leistungsspektrum der Allgemeinpraxis in Deutschland-West und -Ost. Allgemeinarzt 14: 488–500
4. Müller K (1987) Die Leichenschau. Gesetze, Todeszeit, Attest und Abrechnung. Gewebeproben und Abstriche. Entnahme und Versand. Kirchheim, Mainz
5. Mundenbruch R (1995) GOÄ/BG-GOÄ. Zauner, Dachau

6. Muxeneder Franz (1995) Allgemeinarzt. 17: 1631–1632
7. Piechowiak H, Seger W (1994) Praktische Sozialmedizin und Versicherungsmedizin. Arbeitsunfähigkeit, Kuren, Renten, Schwerbehinderung und Pflegebedürftigkeit. Mit Abrechnungshinweisen. Kirchheim-Verlag, Mainz
8. Weber G (1983) Vergütung der ärztlichen Leichenschau. Allgemeinarzt 5: 283
9. Weber G (1988) Leistung und Gebühren. Katalog und Kommentar für die Allgemeinpraxis. Standard-Spektrum-Highlights. 6. Aufl., Kirchheim, Mainz
10. Wezel H, Liebold R (1995) Handkommentar BMÄ, E-GO und GOÄ. 6. Aufl. Asgard, St. Augustin
11. Zimmermann G (1995) Die Zukunft sichern, die Leistung belohnen. Zeitschrift für den Hausarzt. Beilage zu Heft 12

# 9 Berufsgenossenschaftliche Unfälle

Die Primär- und/oder Weiterbehandlung von unfallverletzten Patienten gehört zum Standard einer jeden Allgemeinpraxis.

Der Hausarzt sollte sich daher besonders um Kenntnisse in der „Kleinen Chirurgie“, in der Wundversorgung, in den Verbandstechniken und bei kleinen Gipsen bemühen. Dabei darf der umsichtige Hausarzt insbesondere den durch *Arbeits-, Wege- oder Schülerunfall* verletzten Patienten nicht aus dem Auge verlieren. Die überwiegende Zahl dieser Verletzungsfälle gehört in die Hand des Hausarztes.

Seit 1991 werden alle Arbeitsunfälle, die der Hausarzt behandelt, nicht mehr nach EBM und über Behandlungsausweis („Krankenschein“), sondern nach der Berufsgenossenschaftlichen Gebührenordnung (BG-GOÄ) (vgl. 9.6.1) und per Spezialformblatt direkt mit der BG abgerechnet (vgl. 9.6.1.5).

Obwohl die meisten Allgemeinpraxen pro Quartal nur zwischen 20 und 25 BG-Fälle abrechnen (überraschenderweise unabhängig von der Zahl der vertragsärztlichen Behandlungsfälle) [5], sollte der Hausarzt genaue Kenntnisse über die Zusammenarbeit mit der Berufsgenossenschaft haben. Dies betrifft vor allem die gesteigerten Anforderungen an die Dokumentation (vgl. 9.5.1.4), an das Patientenmanagement und an die Abrechnung mit der BG (vgl. 9.1.6.5).

## 9.1 Träger der Gesetzlichen Unfallversicherung

Die Unfallversicherungsträger der öffentlichen Hand haben seit mehr als einem halben Jahrhundert Kompetenz und Erfahrung in der engen Verbindung von

- Prävention,
- Rehabilitation und
- Entschädigung für

Arbeitnehmer, Schüler und im Haushalt Beschäftigte sowie jüngst für häusliche Pflegepersonen (Abb. 1).

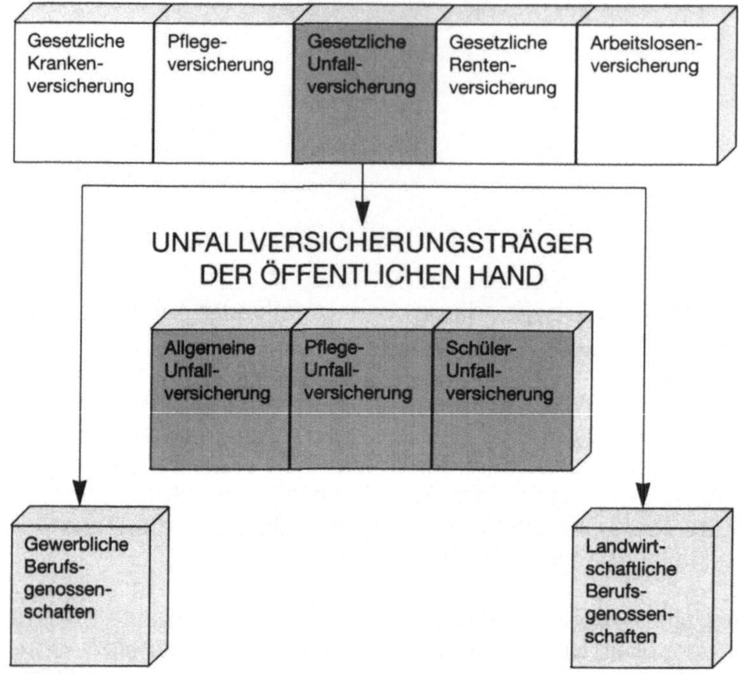


**Abb. 1.** Stellung der Gesetzlichen Unfallversicherung im Rahmen des Sozialversicherungssystems

Zu den Aufgaben der Berufsgenossenschaften gehört es u.a.
- Unfälle zu verhüten,
- Verletzungsfolgen zu beseitigen und
- eine schnelle Wiedereingliederung zu fördern, um damit
- Dauerschäden auszugleichen.

**Merke**
Gesetzliche Aufgabe der Berufsgenossenschaften ist es, mit *allen geeigneten Mitteln* für die Verhütung von Arbeitsunfällen, Schulunfällen und Unfällen bei der häuslichen Pflegetätigkeit sowie im Falle eines Unfalls für eine umfassende medizinische, berufliche und soziale Rehabilitation zu sorgen. Gleiches gilt für die Berufskrankheiten.

Aus der ursprünglichen Haftpflichtgenossenschaft der Arbeitgeber der 80er Jahre des vergangenen Jahrhunderts wurden die heutigen *Berufsgenossenschaften* (BG) als die *Träger der Gesetzlichen Unfallversicherung,* einer Körperschaft des Öffentlichen Rechts mit den Aufgaben

- Unfallverhütung
- Heilbehandlung
- Berufshilfe
- Entschädigungsleistungen in Geld.

In der Bundesrepublik Deutschland gibt es 35 gewerbliche und 21 landwirtschaftliche Berufsgenossenschaften neben den Trägern der Eigen-Unfallversicherung (Bund, Länder, Gemeinden, Gemeindeverbände, Eisenbahn, Post und Telekom).

Bei den Gesetzlichen Berufsgenossenschaften handelt es sich um *Unternehmervereinigungen fachlich gleichartiger Betriebe mit genossenschaftlichem Charakter.* Dabei unterscheidet man:
- Gewerbliche Berufsgenossenschaften (Abb. 1)
- Landwirtschaftliche Berufsgenossenschaften (Abb. 1)
- See-Berufsgenossenschaft
- Eigenunfallversicherungsträger.

## 9.2 Besondere Arztverfahren

Die Leistungen der Berufsgenossenschaften und der anderen Unfallversicherungsträger erstrecken sich auf
- Arbeitsunfälle (AU) (vgl. 9.4.2)
- Wegeunfälle (WU) (vgl. 9.4.2)
- Berufskrankheiten (BU) (vgl. 9.4.4).

*„Die Träger der Gesetzlichen Unfallversicherung sind nach den gesetzlichen Vorschriften verpflichtet, alle Maßnahmen zu treffen, durch die eine möglichst bald nach dem Arbeitsunfall einsetzende schnelle und sachgemäße Heilbehandlung, insbesondere auch, so weit nötig, eine fachärztliche oder besondere unfallmedizinische Versorgung gewährleistet wird. Zur Erfüllung dieser Aufgaben bedürfen die Träger der Gesetzlichen Unfallversicherung der Mitarbeit aller Ärzte“* (Abkommen Ärzte/Unfallversicherungsträger – Ärzteabkommen vom 23.03.1984, 1. Teil Ltnr. 1)[1].

Die Unfallversicherungsträger haben in Zusammenarbeit mit der Ärzteschaft *besondere Arztverfahren* entwickelt:
- D-Arzt-Verfahren (vgl. 9.2.2)
- H-Arzt-Verfahren (vgl. 9.2.1)
- HNO- und Augenarzt-Verfahren
- Verletzungsarten-Verfahren.

[1] Wenn im folgenden von „Leitnummer“ (abgekürzt: Ltnr.) gesprochen wird, so bedeutet dies „Leitnummer des Abkommens Ärzte/Unfallversicherungsträger“.

### 9.2.1 H-Arzt

Der *H-Arzt* behandelt im allgemeinen Patienten, die er selbst auch hausärztlich betreut oder die ihn primär von sich aus aufsuchen.

Das H-Arzt-Verfahren wurde eingeführt, um eine Beteiligung weiterer fachlich vorgebildeter Ärzte an der berufsgenossenschaftlichen Heilbehandlung zu ermöglichen. Auch Fachärzte für Allgemeinmedizin oder Praktische Ärzte können in Einzelfällen als H-Ärzte tätig sein.

*„An der Durchführung der besonderen Heilbehandlung sind hinsichtlich der von ihnen in Behandlung genommenen Unfallverletzten auch jene Ärzte zu beteiligen, die dazu fachlich befähigt, entsprechend ausgestattet und zur Übernahme der damit verbundenen Pflichten bereit sind"* (Ltnr. 50).

*Die „fachliche Befähigung liegt vor, wenn der Arzt besondere Kenntnisse und Erfahrungen auf dem gesamten, die Behandlung von Unfallverletzungen umfassenden Gebiet besitzt"* (Ltnr. 51).

*„Der H-Arzt ist von der Vorstellung des Unfallverletzten beim D-Arzt befreit"* (Ltnr. 55).

**Merke**
Der Hausarzt (z.B. der Allgemeinarzt) darf berufsgenossenschaftliche Unfallverletzte nicht an den H-Arzt überweisen, sondern nur an den D-Arzt.

### 9.2.2 D-Arzt

*„Als D-Ärzte kann die BG auch besonders erfahrene und befähigte Ärzte für Chirurgie oder Orthopädie mit erforderlicher medizinischer Ausstattung berufen. D-Ärzte müssen als Ärzte für Chirurgie oder Orthopädie niedergelassen oder als solche an Krankenhäusern oder an Kliniken tätig sein. Sie müssen besondere Kenntnisse und Erfahrungen auf dem gesamten, die Behandlung von Unfallverletzten umfassenden Gebiet haben"* (Ltnr. 23).

Der *Durchgangsarzt* (abgekürzt *„D-Arzt"*) ist Beauftragter der gesetzlichen Unfallversicherungsträger (Berufsgenossenschaften), der mit Wirkung gegen die Berufsgenossenschaft darüber entscheidet, ob als Folge eines Arbeitsunfalles oder einer Berufskrankheit eine berufsgenossenschaftliche Heilbehandlung einzuleiten ist oder ob vertragsärztliche Krankenpflege ausreicht [6].

*„Der Durchgangsarzt ist verpflichtet, die Tätigkeit persönlich auszuüben. Wird für den Fall der Verhinderung ein Vertreter tätig, muß dieser die gleichen Voraussetzungen erfüllen wie ein Durchgangsarzt. Eine Übertragung der Tätigkeit auf Assistenzärzte ist nicht statthaft“* (Ltnr. 25).

*„Der Unfallverletzte hat die freie Wahl unter den Durchgangsärzten seines Bezirkes“* (Ltnr. 28).

**Beachte**
- *persönliche* Ausübung der Tätigkeit durch den D-Arzt,
- im Vertretungsfall Vertretung durch *gleichermaßen* wie D-Arzt *qualifizierten* Arzt
- D-Arzt-Tätigkeit durch *Assistenzärzte* nicht statthaft
- *freie D-Arzt-Wahl* des Unfallverletzten in seinem Bezirk.

**Merke**
Für die Berufsgenossenschaften ist grundsätzlich der D-Arzt der primäre Ansprech- und Verhandlungspartner, nicht der Hausarzt, auch nicht der H-Arzt.

## 9.3 Behandlungsverfahren

Ab 1.1.1991 sind die Träger der Gesetzlichen Unfallversicherung allein und umfassend für alle Arbeitsunfälle und anerkannten Berufskrankheiten zuständig. Die Unfallversicherung übernimmt die Beratung auch derjenigen Unfallverletzten, die nicht einem Durchgangsarzt (Beratungsfacharzt oder D-Arzt) vorgestellt werden müssen und bei denen keine „besondere“ berufsgenossenschaftliche Heilbehandlung (vgl. 9.3.2) erforderlich wird. Dies ist Folge des Gesundheitsreformgesetzes (GRG), das eine Anpassung des Abkommens Ärzte/Unfallversicherungsträger erforderlich gemacht hatte [4].

Der D-Arzt entscheidet *verbindlich* ob
- allgemeine Heilbehandlung (vgl. 9.3.1) oder
- berufsgenossenschaftliche Heilbehandlung (vgl. 9.3.2)

durchgeführt wird.

### 9.3.1 Allgemeine Heilbehandlung

Im Gegensatz zur berufsgenossenschaftlichen Heilbehandlung (vgl. 9.3.2) fällt die *allgemeine Heilbehandlung* auch in den Bereich des Hausarztes. Im einzelnen betrifft dies

- die *Nachbehandlung* nach abgeschlossener berufsgenossenschaftlicher *Heilbehandlung;*
- die *Erstversorgung* von Arbeitsunfällen vor Weiterleitung an den D-Arzt;
- die allgemeine *Mitbetreuung* von Arbeitsunfällen, die bereits dem D-Arzt vorgestellt wurden;
- Behandlung von *Schülerunfällen* [4].

Die Leistungen für die besondere bzw. allgemeine Heilbehandlung werden mit einem unterschiedlich hohen Punktwert vergütet.

Die „allgemeine Heilbehandlung" kann durch den D-Arzt (oder H-Arzt) selbst oder aber auch durch den Hausarzt eingeleitet und fortgesetzt werden. Ltnr. 33 des Abkommens Ärzte/Unfallversicherungsträger sieht vor:

*„Ist eine besondere Heilbehandlung nicht erforderlich, bedarf der Unfallverletzte aber noch ärztlicher Behandlung, so hat ihn der Durchgangsarzt an den Kassenarzt/Hausarzt zu verweisen oder zurückzuverweisen. Der Kassenarzt/Hausarzt führt dann die erforderliche allgemeine Heilbehandlung durch"* (Ltnr. 33).

*„Soweit es aus medizinischen Gründen erforderlich ist, hat der Durchgangsarzt bei den nicht in eigener Behandlung befindlichen Unfallverletzten den Heilverlauf durch Nachschau zu überwachen und unverzüglich einen Nachschaubericht zu erstatten (Vordruck D 9a). Die Durchschrift dieses Berichtes hat der Durchgangsarzt unverzüglich dem behandelnden Arzt zu übersenden. Die Krankenkasse erhält gleichfalls unverzüglich die für sie bestimmte Durchschrift"* (Ltnr. 35 Abs. 1).

Rund 80% der berufsgenossenschaftlichen Fälle sollen der allgemeinen Heilbehandlung (also der Weiterversorgung durch den Hausarzt oder einen niedergelassenen Chirurgen) zugeführt werden, während rund 20% in besonderer Heilbehandlung (also beim D-Arzt selbst oder beim H-Arzt) verbleiben (Abb. 2).

**Merke**
Rund 80% der berufsgenossenschaftlichen Fälle sollen der allgemeinen Heilbehandlung (also Weiterversorgung u.a. durch den Hausarzt) zugeführt werden.

**Merke**
Der weiterbehandelnde Hausarzt soll darauf achten, daß der D-Arzt ihm rechtzeitig eine Durchschrift des Nachschauberichtes übersendet.

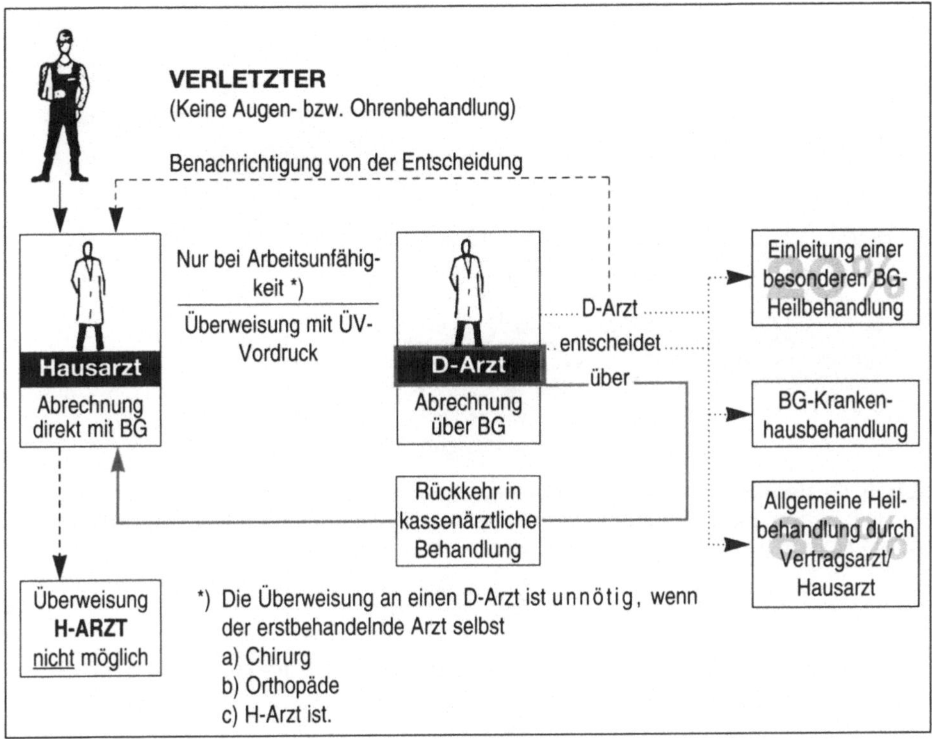


**Abb. 2.** Darstellung der Zusammenarbeit zwischen Hausarzt und D-Arzt in der Behandlung von Patienten, die durch einen Arbeits-, Wege- oder Schülerunfall verletzt wurden

## 9.3.2 Besondere Heilbehandlung

Die *besondere Heilbehandlung* stellt die Gesamtheit der Maßnahmen einer BG zur Wiederherstellung und Verbesserung der Gesundheit eines Verletzten oder Erkrankten dar, die durch den D-Arzt im Rahmen eines *BG-Heilverfahrens* eingeleitet werden; dabei erfolgt die Weiterbehandlung des Patienten durch den D-Arzt selbst („durch mich") und nicht durch den Hausarzt (Abb. 3).

In rund 20% aller Verletzungsfälle werden ein solches BG-Heilverfahren oder eine Krankenhausheilbehandlung eingeleitet (vgl. Abb. 2).

**Merke**

Der Hausarzt darf den Patienten während einer *besonderen Heilbehandlung* wegen der BG-relevanten Erkrankung oder Verletzung nicht zu Lasten der BG behandeln oder irgendwelche Leistungen (z. B. Verordnung von Massagen) tätigen; auch ist er nicht befugt, den Patienten krank zu schreiben. Ebenso dürfen diese Leistungen nicht mit der GKV abgerechnet werden!

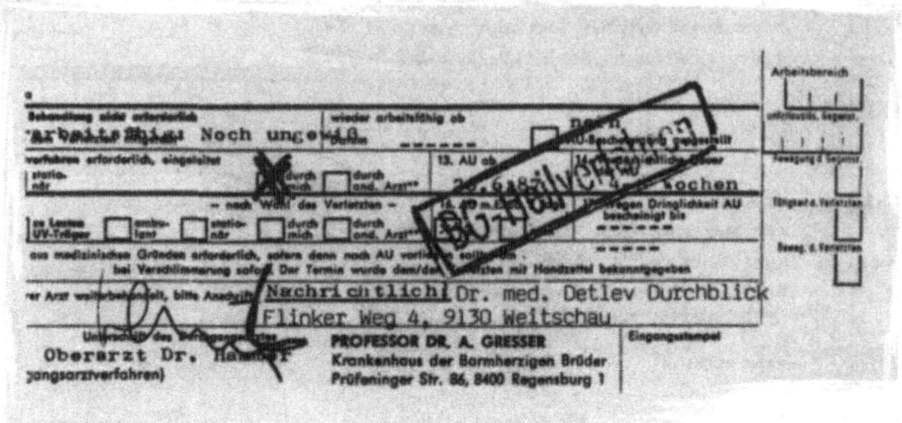

BG-Heilverfahren

Noch ungewiß

Nachrichtlich Dr. med. Detlev Durchblick
Flinker Weg 4, 9130 Weitschau

Oberarzt Dr.

PROFESSOR DR. A. GRESSER
Krankenhaus der Barmherzigen Brüder
Prüfeninger Str. 86, 8400 Regensburg 1

**Abb. 3.** Gestempelter Aufdruck „BG-Heilverfahren" bei Durchführung einer „besonderen Heilbehandlung" auf einem Durchgangsarzt-Bericht (D-Arzt-Bericht), nachrichtlich an den Hausarzt. Weiterbehandlung „durch mich" (Ausriß)

Ein Stempelaufdruck auf dem D-Arzt-Bericht zeigt die BG-Heilbehandlung (früher: „BG-Heilverfahren") an (Abb. 3).

D-Ärzte können die (auch gebührenmäßig höher bewertete) besondere Heilbehandlung einleiten, wenn wegen Art oder Schwere der Verletzung eine besondere unfallmedizinische Versorgung erforderlich ist (z. B. wenn dadurch eine Abkürzung der Behandlungsdauer und/oder der Arbeitsunfähigkeit oder eine bessere und schnellere Wiederherstellung des Verletzten zu erwarten ist) [10].

## 9.4 Besondere Unfall- und Krankheitsmerkmale

Aufgrund des GRG sind die Unfallversicherungsträger ab 1.1.1991 bei allen Arbeitsunfällen und Wegeunfällen von Anfang an allein zuständig. Die Leistungen erstrecken sich darüber hinaus auch auf Berufskrankheiten. Nicht zu den Arbeitsunfällen zählen Unfälle bei privater Tätigkeit.

**Merke**
Das Ärzteabkommen sieht für den Versicherten keine freie Arztwahl bei ambulanter oder stationärer Behandlung vor, lediglich die Wahl zwischen verschiedenen Ärzten oder Krankenhäusern am gleichen Ort.

### 9.4.1 Versichertenkreis

Der Versichertenkreis, welcher den Leistungen der BG unterliegt, ist in Tabelle 1 aufgezeigt.

**Tabelle 1.** Versichertenkreis, der den Leistungen der Berufsgenossenschaft unterliegt

- Arbeitgeber
- Führungskräfte (freiwillig)
- Arbeitnehmer und Auszubildende
- sonstige Personen

*Arbeitnehmer*
Jeder aufgrund eines Arbeits-, Dienst- oder Ausbildungsverhältnisses Beschäftigte ist ohne Rücksicht auf Alter, Geschlecht, Höhe seines Einkommens und unabhängig davon, ob es sich um eine ständige oder nur vorübergehende Tätigkeit handelt, kraft Gesetzes gegen Folgen eines Arbeitsunfalles oder einer Berufskrankheit versichert.

*Unternehmer*
Unternehmer der gewerblichen Wirtschaft (auch freiberuflich Tätige, z. B. niedergelassene Ärzte) sind im Unterschied zu Landwirten oder in der Landwirtschaft Arbeitenden im allgemeinen nicht kraft Gesetzes versichert. Sie können jedoch auch durch die Satzung der BG in den Versicherungsschutz einbezogen werden oder sich freiwillig versichern (vgl. 9.7.3).

*Schüler, Studierende, Kindergartenkinder*
Versichert sind auch Kinder während des Besuchs von Kindergärten, Schüler während des Besuchs allgemeinbildender Schulen, Studierende während der Aus- und Fortbildung an Hochschulen, Auszubildende während der beruflichen Aus- und Fortbildung.

Nicht zum Personenkreis der gegen Arbeitsunfall versicherten Personen gehören:
- Beamte und Beamten gleichgestellte Personen (vgl. 9.8)
- Zivildienstleistende.

Die Kostenträgerschaft für *Zivildienstleistende* liegt beim
- Bundesamt für den Zivildienst
  Sibille-Hartmann-Straße 2–8, 50969 Köln, Tel. 0221/36731.

### 9.4.2 Arbeits- und Wegeunfälle

*Arbeits- und Wegeunfälle* sind die häufigsten der durch die BG regulierten Schadensfälle.

**Tabelle 2.** Definition des Arbeitsunfalles
*Arbeitsunfall* = Unfall im Rahmen einer versicherten Tätigkeit

- von außen
- auf den Menschen wirkend
- körperlich schädigend
- zeitlich begrenztes Ereignis

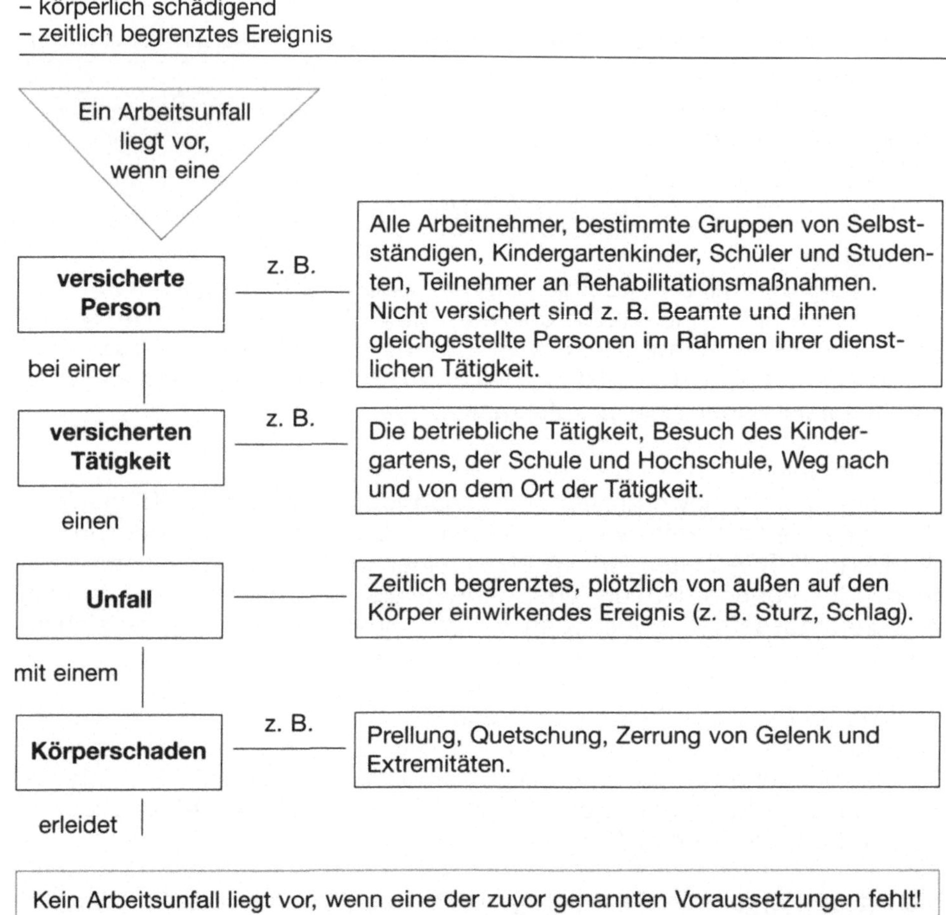


**Abb. 4.** Darstellung der Voraussetzungen für einen Arbeitsunfall oder Wegeunfall

Für die Anerkennung eines Arbeits- oder Wegeunfalles (Tabelle 2) müssen bestimmte Voraussetzungen gegeben sein (Abb. 4).

Als Arbeitsunfall gilt auch ein Unfall, der sich auf dem Weg von oder zu der Arbeitsstätte/Kindergarten/Schule ereignet (sog. *Wegeunfall*) (Abb. 5).

Während der Essenseinnahme ist ein „Arbeitsunfall" nicht möglich. Dies gilt für Zeiten der Nahrungsaufnahme in z. B. Betriebskantine, Sozialraum, Brotzeitraum, sogar am Arbeitsplatz direkt (während offizieller Pausen).

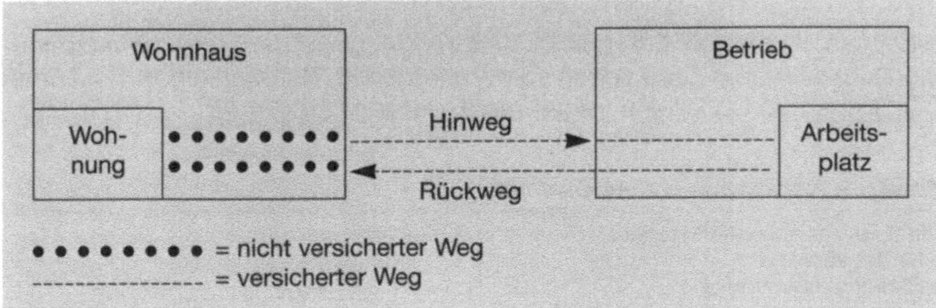


**Abb. 5.** Darstellung des versicherten Weges als Voraussetzung für Anerkennung als sog. Wegeunfall

Der versicherte Weg beginnt und endet an der Haustür des Wohnhauses (auch bei Einfamilienhäusern). Grundsätzlich ist nur der *direkte und unmittelbare Weg* von und zu der Arbeits-/Ausbildungsstätte versichert.

Beispiele für Körper- oder Gesundheitsschäden, welche als bestimmte Voraussetzungen für die Anerkennung eines Arbeitsunfalles gelten, sind in Tabelle 3 zusammengefaßt.

**Tabelle 3.** Beispiele für Körper- oder Gesundheitsschäden

A) Ursachen
- Stromschlag
- Maschineneinwirkung
- Verkehrsunfall
- Einatmung giftiger Dämpfe

B) Verletzungen
- Schürfungen
- Quetschungen
- Prellungen
- Stauchungen
- Knochenbrüche
- traumatische Amputation
- Verletzung innerer Organe
- Hirnschädigung
- Rückenmarksschädigung

C) Möglicherweise
- Psychosen
- Neurosen
- sonstige psychische Störungen
  auch als Folge eines sonstigen Körperschadens

*Nicht* als Arbeitsunfälle gelten bestimmte Ursachen und Verletzungsmöglichkeiten, die nicht selten vom Patienten im Rahmen eines möglichen BG-relevanten Schadens vorgebracht werden (Tabelle 4).

**Tabelle 4.** Ausschlüsse von Arbeitsunfällen

| Nicht als Arbeitsunfälle gelten: |
|---|
| - Verhebetrauma |
| - Bandscheibenvorfall |
| - Hexenschuß |
| - Herzinfarkt (mit Ausnahmen!) |
| - Ischias |
| - Leistenbrüche |
| - Meiskusschädigungen (Ausnahme Bergbau) |
| - Netzhautablösungen |

*Keine Wegeunfälle* liegen vor (dadurch auch kein BG-Versicherungsschutz) bei
- Umweg (Ausnahme: verkehrstechnische Gründe)
- Abweg
- Unterbrechung des Weges
- Lösung vom Weg (z.B. Wirtshaus)

**Merke**
Die rechtliche Entscheidung über das Vorliegen eines Arbeitsunfalles oder Wegeunfalles liegt bei der BG!

## 9.4.3 Schulunfälle

Weit über 3 Millionen Unfälle, die eine ärztliche Behandlung erforderlich machen, ereignen sich jährlich in Heim und Freizeit, weitere rund 2,8 Millionen bei Arbeit und in der Schule.
*„Schulunfälle sind Unfälle, die Kinder während des Besuches von Kindergärten, Schüler während des Besuches von Schulen und Studierende während des Besuches von Hochschulen erleiden".*

Unversichert sind Tätigkeiten aus dem privaten Lebensbereich (z.B. Anfertigen von Hausaufgaben und Nachhilfeunterricht).

Die Unfallversicherung wird vom jeweiligen Gemeindeunfallversicherungsverband (GUV) getragen.

**Merke**
Für die Meldung von Schulunfällen an die BG ist einheitlich dasselbe Merkblatt wie für die Meldung aller anderen BG-Fälle, nämlich Formblatt A 13 zu verwenden!

### *9.4.3.1 Versichertenkreis*

Durch das Gesetz über die Unfallversicherung für Schüler und Studenten sowie Kinder in Kindergärten vom 18. März 1971 (Kurzbezeichnung: Schüler-Unfallversicherungsgesetz) sind mehr als 15 Millionen junge Menschen in die Gesetzliche Unfallversicherung, einem Teilgebiet der deutschen Sozialversicherung, einbezogen worden.

Damit stehen diesem Personenkreis bei Unfällen Leistungen zu, die den Leistungen an Arbeitnehmer bei Unfällen entsprechen, ohne daß hierfür Beträge von den Versicherten erhoben werden. Die Finanzierung der Schülerunfallversicherung erfolgt im wesentlichen aus Steuermitteln.

Die *Schülerunfallversicherung* gilt für diese Personengruppe auf den betreffenden Wegen zu und von den Schulen, Hochschulen oder Kindergärten sowie für Unfälle, die diese Personen bei Schulveranstaltungen (z. B. Besichtigungen, Ausflügen) erleiden [3].

### *9.4.3.2 Träger der Schülerunfallversicherung*

Teil 1 der „ärztlichen Unfallmeldung"(vgl. Abb. 7) enthält die Frage nach dem *„Unfallversicherungsträger"*. Wird ein Schulunfall vermutet, so ist der zuständige Unfallversicherungsträger über die Schule, Hochschule oder den Kindergarten des Verunfallten zu erfahren (Abb. 6).

### *9.4.3.3 Hausärztliche Behandlung*

Während jeder Arbeits- oder Wegeunfall, der Arbeitsunfähigkeit zur Folge hat, möglichst noch am selben Tag dem D-Arzt durch den erstversorgenden *Hausarzt* vorgestellt werden soll (vgl. 9.5.1) kann dagegen der Hausarzt Schulunfälle bis zu einer Woche lang selbst behandeln.

Wichtig jedoch hierbei ist, daß der Arzt am Tag der Erstinanspruchnahme des Unfallverletzten, spätestens am Tag darauf, dem Träger der Gesetzlichen Unfallversicherung (im allgemeinen der Gemeindeunfallversicherung/GUV) eine ärztliche Unfallmeldung auf dem Vordruck A 13 (Ltnr. 82 = 11,– DM) erstattet (Abb. 7).

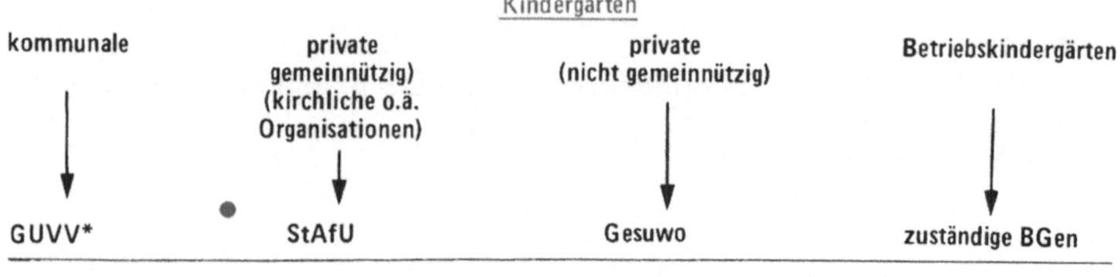


Allgemeinbildende Schulen

Grundschulen, Mittel-Realschulen, Gymnasien, Gesamtschulen, Sonderschulen, Aufbauschulen, Abendschulen, Kollegs

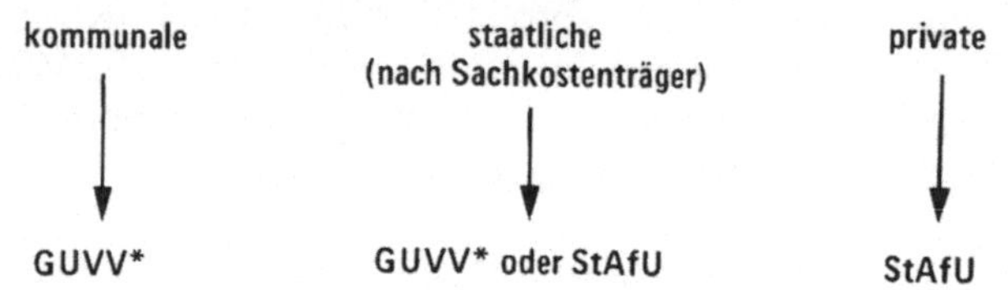


Berufsbildende Schulen

Berufsschulen, Handels-Wirtschaftsschulen, Fach-Berufsfachschulen, Fachoberschulen, Berufsoberschulen, Fachakademien

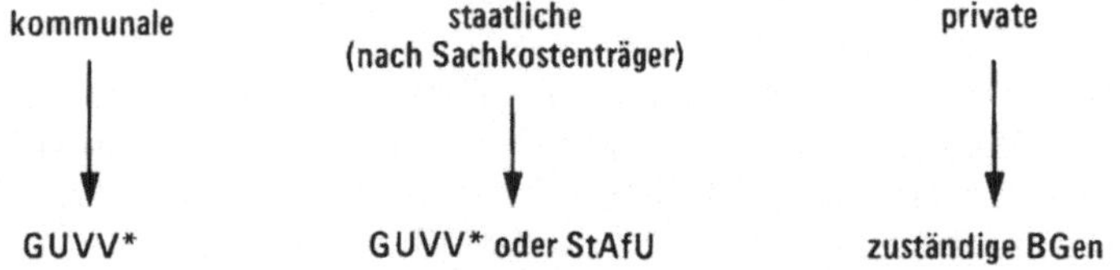


Weiterführende Schulen

Hochschulen, Fachhochschulen, Universitäten

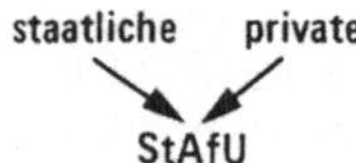


* mit Ausnahme der Schulen in Sachkostenträgerschaft von Städten mit Eigenunfallversicherung: z.B. Schulen der Landeshauptstadt München nicht GUVV, sondern EUV München.

**Abb. 6.** Übersicht über die einzelnen Träger der Schülerunfallversicherung

**Merke**

D-Arzt-Vorstellung ist bei Schulunfällen *nicht der Fall*, wenn die voraussichtliche *Dauer der Behandlungsbedürftigkeit* nicht mehr als eine Woche beträgt (Ltnr. 29). Der erstbehandelnde Hausarzt ist jedoch zur sofortigen Erstellung einer ärztlichen Unfallmeldung (Vordruckmuster A 13) verpflichtet (Abb. 7).

1 **Ärztliche Unfallmeldung** nach Ltnr. 10 Abkommen Ärzte/UV-Tr.

**Für den Unfallversicherungsträger**
Gerasterte Felder nicht ausfüllen!

Meldung entfällt bei Vorstellung beim Durchgangsarzt oder Beratungsfacharzt

| Unfallversicherungsträger | Krankenkasse | Mitgliedsnummer |
|---|---|---|
| Bayr. Gemeindeunfallversicherung | BKK DB Rosenheim | |

| Name, Vorname des/der Verletzten | Geburtsdatum | Bei Fam.-Vers. Name des Mitgliedes | GAA/Bergamt |
|---|---|---|---|
| Maliske Günther | 04.02.84 | Maliske Egon | |

| Wohnung des/der Verletzten, Straße, Postleitzahl, Ort | Betriebsnummer des AA |
|---|---|
| Waldstr. 7, 93152 Eichhofen | |

| Unfallbetrieb (Bezeichnung und Anschrift des Arbeitgebers, des Kindergartens, der Schule oder Hochschule) | Unfallart |
|---|---|
| Albertus-Magnus-Gymnasium, Goethestraße 7, 93059 Regensburg, Kl. 5c | |

| Beschäftigt als | Staatsangehörigkeit | Geschlecht | Meldejahr |
|---|---|---|---|
| Schüler | deutsch | [X] männlich [ ] weiblich | |

| 1. Unfalltag | Uhrzeit | Eingetroffen am | Uhrzeit | Beginn der Arbeitszeit | Unfallort | Vers.-Träger |
|---|---|---|---|---|---|---|
| 5.9.96 | 11.15 | 5.9.96 | 17.15 | 8.00 Uhr | Treppenhaus der Schule | |

Gefahrtarif

2. Hergang des Unfalls und Beschäftigung, bei der der Unfall eingetreten ist

Patient wurde im Treppenhaus auf dem Weg in den Pausenhof in eine Rempelei verwickelt und stürzte zwei Treppen hinab und ist dabei mit dem rechten Fuß umgekippt.

Unfallnummer

Geburtsdatum: Tag | Monat | Jahr

Geschl. | Staatsang.

tätig seit: Monat | Jahr

tätig als

3. Kurze Angabe des Befundes

Schwellung über dem Außenknöchel rechts, hier auch Druckschmerzhaftigkeit sowie 5 DM-große Schürfwunde am Innenknöchel links. Beweglichkeit im oberen Sprunggelenk nicht eingeschränkt. Kein Fersenklopfschmerz, keine vermehrte Aufklappbarkeit, keine Sensibilitätsstörungen.

4. Röntgenergebnis, falls Röntgenaufnahme gefertigt

Liegt nicht vor.

Verletzte Körperteile | Art der Verletzg.

Tod

5. Diagnose

Distorsion im rechten Sprunggelenk.

Tag | Monat | Jahr

Unfallzeitpunkt: Stunde | Minute

Arbeitsbeginn: Stunde | Minute

9 9 | 9

6. Falls **allgemeine Heilbehandlung** weiter erforderlich (vgl. Ltnrn. 5 Ziff. 2, 71 Abs. 2 Abkommen Ärzte/UV-Tr.)

[X] durch mich [ ] durch anderen Arzt (Name, Anschrift, falls bekannt)

Dr.med. Durchblick, Facharzt für Allgemeinmedizin

| Ort, Datum | Unterschrift | Stempel |
|---|---|---|
| Hasenhausen, 05.09.96 | | |

Arbeitsbereich

unfallauslös. Gegenst.

Bewegung d. Gegenst.

Tätigkeit d. Verletzten

Beweg. d. Verletzten

**A 13** (Ärztliche Unfallmeldung) Druck und Verlag: L. Düringshofen, 1000 Berlin 31, Seesener Straße 57 Stand November 1990

**Abb. 7.** Ärztliche Unfallmeldung des zweiteiligen Arztvordruckes A 13 nach Ltnr. 82 bei einem Schulunfall, der jedoch durch den Hausarzt versorgt wurde und bei dem die voraussichtliche Erkrankungsdauer nicht länger als eine Woche dauert

Sollte sich unvorhergesehener Weise die Behandlungsbefürftigkeit über eine Woche hinaus erstrecken, so kann der erstbehandelnde Hausarzt auch noch am Ende der 1. Woche einen Schulunfallverletzten per Überweisungsvordruck ÜV dem D-Arzt vorstellen (Abb. 8). Die verschiedenen Möglichkeiten der Überweisung bei Schulunfällen zeigt Abbildung 9.

**Merke**
Die *Abrechnung von Schulunfällen* erfolgt direkt mit der BG.

„Um die rasche Einleitung wirksamer Behandlungsmaßnahmen sicherzustellen, sind auch die Leitung der Einrichtung und die Eltern aufgerufen, den Verletzten unverzüglich dem nächsten Durgangsarzt vorzustellen. Dies erübrigt sich bei offensichtlich leichten Verletzungen, bei denen voraussichtlich die einmalige Versorgung durch den Allgemeinarzt ausreicht" (Merkblatt Gesetzliche Unfallversicherung 1986).

### 9.4.4 Berufskrankheiten

*Berufskrankheiten* sind seit 1925 den Betriebsunfällen versicherungsrechtlich gleichgestellt. Von den 59 anerkannten Berufskrankheiten (Stand: April 1993) sind für Ärzte die in der „Liste der Berufskrankheiten" unter Nr. 3101 erfaßten Infektionskrankheiten besonders bedeutungsvoll.

**Definition** Berufskrankheiten sind bestimmte arbeitsbedingte Erkrankungen, die ein in der Gesetzlichen Unfallversicherung Versicherter bei einer vom Versicherungsschutz umfaßten Tätigkeit erleidet und die als Arbeitsunfall gelten mit den für den Betroffenen daraus entstehenden Ansprüchen.

Der Arzt hat bei begründetem Verdacht des Bestehens einer Berufskrankheit bei einem Versicherten die Pflicht, dies der zuständigen Berufsgenossenschaft oder der für den medizinischen Arbeitsschutz zuständigen Stelle (Gewerbearzt) mittels Vordruck unverzüglich anzuzeigen (§ 5 Abs. 1 BKVO).

**Merke**
*Unverzügliche Anzeige ist zu erstatten wenn „ein Arzt den begründete Verdacht (hat), daß bei einem Versicherten eine Berufskrankheit besteht, wieder auflebt oder sich verschlimmert"* (Ltnr. 62 a).

| AOK | LKK | BKK | IKK | VdAK | AEV | Knappschaft |
|---|---|---|---|---|---|---|

AOK München

Meilicke Anja 12.03.1981
(Name d. Verletzten) (Vorname) (geb. am)

Pestalozzi-Schule
(Arbeitgeber/Unfallbetrieb)

München-Pasing, Sandstr. 3
(Wohnung des Versicherten)

Bayr. Gemeindeunfallversicherung
(UV-Träger)

**68**

**Überweisungs-Vordruck** zur Vorstellung beim
D-Arzt [X] Augenarzt [ ]
HNO-Arzt [ ]
Hautarzt [ ]

nach einem Arbeitsunfall/Schulunfall im Rahmen des Abkommens Ärzte/Unfallversicherungsträger

Unf.-Tag.: 03.01.1996

Der/Die Verletzte ist wegen der Unfallfolgen nicht in der Lage, Sie aufzusuchen [ ]

Gegen Tetanus wurde von mir verabreicht:
250 Einheiten menschl. Tet-Serum, 0,5 ccm Tetanus-Toxoidimpfstoff, am 03.01.1996

Datum: 09.01.1996

(Anw. Stempel d. UV-Trägers) (Stempel d. D-Arztes) (Kassenarztstempel) (Unterschrift des zuweisenden Arztes)

Vord. ÜV U.-Nr. ..........................

**Abb. 8.** Vordruckmuster ÜV (blau) zur Vorstellung beim D-Arzt am 6. Tag nach Erstversorgung durch den Hausarzt bei Schulunfall mit Vermerk über bereits erfolgte aktive und passive Tetanus-Schutzimpfung

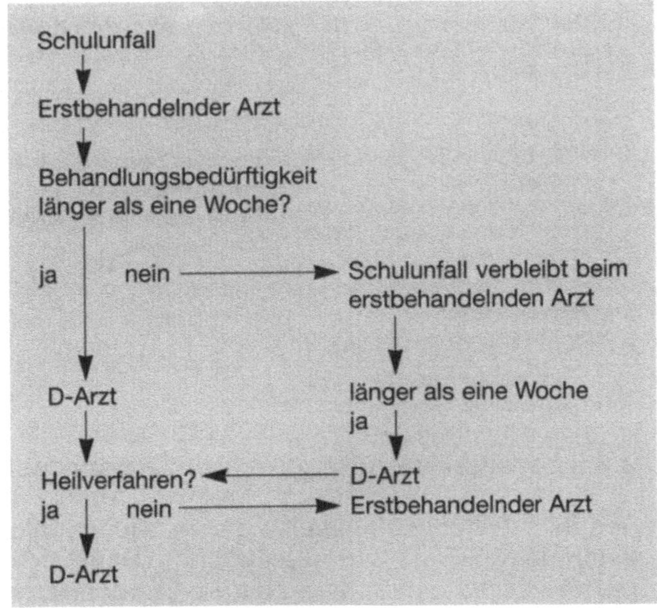


**Abb. 9.** Übersicht über die verschiedenen Möglichkeiten der Überweisung bei Schulunfällen

Die Meldung des Arztes erfolgt auf dem grünen Formularsatz „ärztliche Anzeige über eine Berufskrankheit" (Abb. 10). Der Arzt erhält hierfür von der BG eine Gebühr nach Ltnr. 82.

**Merke**
Die Meldepflicht besteht für jeden Arzt, für den niedergelassenen ebenso wie den Krankenhaus- und Betriebsarzt [6].

Jeder Unternehmer ist verpflichtet (also auch der niedergelassene Arzt – vgl. 9.7), bei jeder Berufskrankheit, die den Versicherten mehr als drei Tage arbeitsunfähig macht (oder telefonisch sofort im *Todesfall*), eine fünfteilige „Anzeige des Unternehmers über eine Berufskrankheit" auszufüllen und nach Vorschrift zu versenden.

Die zur Zeit als Berufskrankheiten anerkannten Krankheiten sind in der „Liste der Berufskrankheiten" nach der 2. Änderungsverordnung zur Änderung der Berufskrankheiten-Verordnung (BeKV) vom 8.12.1992 im einzelnen aufgeführt (Tabelle 5).

**Tabelle 5.** Zusammenstellung der Berufskrankheiten (Übersicht)

1. Durch chemische Einwirkungen verursachte Krankheiten
   - Metalle und Metalloide
   - Erstickungsgase
   - Lösemittel, Schädlingsbekämpfungsmittel (Pestizide)
   - sonstige chemische Stoffe
2. Durch physikalische Einwirkungen verursachte Krankheiten
   - mechanische Einwirkungen
   - Druckluft
   - Lärm
   - Strahlen
3. Durch Infektionserreger oder Parasiten verursachte Krankheiten sowie Tropenkrankheiten
4. Erkrankungen der Atemwege und der Lungen, des Rippenfells und des Bauchfells
   - durch anorganische Stäube
   - durch organische Stäube
   - obstruktive Atemwegserkrankungen
5. Hautkrankheiten
6. Krankheiten sonstiger Ursache

### 9.4.5 Versicherungsschutz für Pflegepersonen

Seit dem 1. April 1995 stehen die häuslichen Pflegepersonen beitragsfrei unter dem Schutz der Gesetzlichen Unfallversicherung – der *Pflege-Unfallversicherung.* Damit sind rund 1 Million Menschen neu bei den kom-

Die mit ◯ gekennzeichneten Fragen sind im Vorblatt erläutert.

Absender (Stempel)

# Ärztliche Anzeige über eine Berufskrankheit

BK/Allgemein

1 Mitgliedsnummer

2 Gewerbeaufsichtsamt/Bergamt

3 Betriebsnummer des Arbeitsamtes

4 Anschriftenfeld für den Empfänger der Anzeige

Berufsgenossenschaft für Gesundheitsdienst
und Wohlfahrtspflege
Schäferkampsallee 24

2000 Hamburg 6

Unfallart 7 · Meldeort · Meldejahr · Versicherungsträger · Gefahrtarif · Aktenzeichen

Angaben zum Versicherten

5 Name, Vorname: Brinkmann, Petra
⑥ Versicherungsnummer oder Geburtsdatum (Tag / Monat / Jahr): 12 03 67

7 Straße: Waldweg 8 · PLZ: 8 4 0 3 · Ort: Bad Abbach · zu 7

⑨ Geschlecht: ☐ männlich ☒ weiblich · 10 Staatsangehörigkeit: deutsch · zu 9 · zu 10

11 In welchem Unternehmen ist der Versicherte zur Zeit ständig tätig? Allgemeinpraxis Dr. Durchblick

⑫ Als was ist der Versicherte regelmäßig eingesetzt? Arzthelferin · 13 Seit wann bei dieser Tätigkeit? 1985

18 Krankenkasse des Versicherten (Name, Ort): Barmer Ersatzkasse, Regensburg

19 Hat der Versicherte die Arbeit eingestellt? ☐ nein ☒ ja am (Tag/Monat) 14 08 1987 · 20 Hat der Versicherte die Arbeit wieder aufgenommen? ☐ nein ☐ ja am (Tag/Monat)

Angaben zum Gesundheitszustand des Versicherten

22 Welche Beschwerden äußerte der Versicherte? Zunehmende Müdigkeit, Sklerenikterus · 23 Wann traten sie erstmals auf? Vor 4 Tagen

24 Auf welche beruflichen Einwirkungen führt der Versicherte die Beschwerden zurück? Möglicherweise Kontamination mit infektiösem Patientenblut

25 Welche Berufskrankheit liegt vor oder wird angenommen? Infektiöse Hepatitis · zu 25

㉖ Ergebnis der Untersuchung mit DIAGNOSE (Unterlagen bitte beifügen): GOT 72 mU, GPT 54 mU, ges. Bili 3,5 mg%, Virus-Serologie steht noch aus

㉗ Vorerkrankungen: keine in diesem Zusammenhang erwähnenswerten

28 Welcher Arzt (Anschrift) hat den Versicherten wegen seiner Beschwerden zuerst behandelt, wann? selber · 29 Welcher Arzt (Anschrift) behandelt den Versicherten zur Zeit? Dr. Rehbein, Internist, Regensburg

30 Wo befindet sich der Versicherte zur Zeit (zu Hause, Krankenhaus, Sanatorium)? zu Hause · 31 Welche Behandlungsmaßnahmen wurden eingeleitet und wann? ☐ keine · zunächst Arbeitsruhe

32 Ist der Versicherte tot? ☒ nein ☐ ja · 33 Zeitpunkt des Todes (Tag / Monat / Jahr / Stunde / Minute) · zu 33

34 Fand eine Leichenöffnung statt? ☐ nein ☐ ja · Wenn ja, wann und durch wen?

Angaben zur beruflichen Tätigkeit des Versicherten

35 Name und Art des Unternehmens, in dem die Ursache der Erkrankung vermutet wird: siehe oben · PLZ · Ort, Straße

36 Welche Tätigkeiten übte der Versicherte bisher aus? siehe oben

37 Welche Tätigkeit wird für die Entstehung der Berufskrankheit als ursächlich angesehen? siehe oben · 38 Wann wurde diese Tätigkeit verrichtet und wie lange? Labortätigkeit seit 1985

39 Wurden arbeitsmedizinische Vorsorgeuntersuchungen durchgeführt? Wenn ja, durch wen und mit welchem Ergebnis? Leber-Enzyme am 27.06.1986 o.B.

㊵ Welche weiteren Angaben können gemacht werden? keine

(Ort) Bad Abbach den 14. August 19 88 · (Unterschrift des Arztes)

Anschrift:

Bank- Postscheck- Konto: (Bankleitzahl)

Dr. med. Durchblick, Allgemeinarzt
Beidruck des Namenstempels oder Wiederholung des Namens in Schreibmaschine erforderlich

**Abb. 10.** „Ärztliche Anzeige über eine Berufskrankheit" bei Verdacht auf eine Infektionskrankheit nach Nr. 3101, in unserem Beispiel Hepatitis, bei einer Arzthelferin der eigenen Praxis. Die Meldung erfolgt an die hierfür zuständige BG für Gesundheitsdienst und Wohlfahrtspflege, Schäferkampsallee 24, 20357 Hamburg.

munalen Unfallversicherungsträgern versichert und auf diese Weise in die enge Verbindung von Prävention, Rehabilitation und Entschädigung einbezogen, die sich in der Bundesrepublik Deutschland seit langem für Arbeitnehmer und Schüler bewährt hat.

Der *Personenkreis* und die *Tätigkeitsbereiche*, die im Rahmen der sozialen Pflegeversicherung (vgl. 4) dem Schutz der gesetzlichen Unfallversicherung unterstellt wurden, sind im § 539 Abs. 1 Nr. 19 der RVO festgelegt.

Zu diesem Personenkreis gehören Pflegepersonen im Sinne des § 19 SGB XI bei der Pflege eines Pflegebedürftigen im Sinne des § 14 SGB XI, soweit die Pflegeperson nicht bereits zu den nach den Nummern 1, 5, 7, oder 13 Versicherten gehören.

**Merke**
Die versicherte Tätigkeit umfaßt Pflegetätigkeit im Bereich der Körperpflege und – soweit diese Tätigkeiten überwiegend Pflegebedürftigen zugute kommen – Pflegetätigkeiten in Bereichen der Ernährung, der Mobilität sowie der hauswirtschaftlichen Versorgung (§ 14 Abs. 4 SGB XI).

Innerhalb des Praxisalltags kann durchaus übersehen werden, daß in Einzelfällen ein „versteckter" BG-Unfall vorliegt und zwar bei jenen Personen, die aufgrund des Pflegegesetzes Angehörige pflegen. Hier können durchaus auch BG-relevante Wegeunfälle auftreten (z. B. wenn eine Frau für eine Angehörige, die sie pflegt, eine Besorgung gemacht hat, u.a. auf dem Weg zum Fachgeschäft, um Pflegemittel einzukaufen).

**Merke**
Als *unfallversicherte Pflegeperson* gilt, wer nicht erwerbsmäßig einen Pflegebedürftigen in häuslicher Umgebung mindestens 14 Stunden wöchentlich pflegt.

Nicht erwerbsmäßig heißt, daß die Pflegeperson nicht mehr bekommt, als das gesetzliche Pflegegeld ausmacht.

14 Stunden markieren eine klare Zeitgrenze, und zwar pro Person. Weitere Voraussetzungen für Anerkennung: Der Pflegebedürftige muß einen Anspruch gegen die Pflegeversicherung haben, ihm muß also eine *Pflegestufe* (vgl. 4.3) zuerkannt worden sein.

**Hinweis** Pflegepersonen müssen laut Gesetz ein Info darüber bekommen, ob die Gesetzliche oder Private Pflegekasse sie als versicherungspflichtig an die Unfallversicherung gemeldet hat.

Neben Wegeunfällen fallen *Unfälle* bei bestimmten Pflegetätigkeiten einschließlich der damit unmittelbar zusammenhängenden vorbereitenden Handlungen unter den Unfallversicherungsschutz (Tabelle 6).

**Tabelle 6.** Pflegetätigkeiten, bei denen Unfälle einschließlich der damit unmittelbar zusammenhängenden vorbereitenden Handlungen unter den BG-Versicherungsschutz fallen

- Körperpflege
- Waschen, Baden, Duschen, Zahnpflege, Darm- und Blasenentleerung
- Vor- und Zubereiten sowie Aufnahme der Nahrung
- Mobilität
- Hilfe bei Aufstehen und Rückkehr ins Bett, An- und Auskleiden, Gehen, Stehen, Treppensteigen, Verlassen der Wohnung und Rückkehr
- Hauswirtschaftliche Versorgung
- Kochen, Reinigen der Wohnung, Spülen, Wechseln und Waschen sowie die Pflege der Wäsche und Kleidung, Einkaufen und Beheizen der Wohnung

Die Tätigkeiten sind dann nicht versichert, wenn sie überwiegend der gesamten Familie, also nicht überwiegend nur dem Pflegebedürftigen zugute kommen (besonders relevant bei gemeinsamem Haushalt).

**Merke**
Zuständige BG für Meldung und Abrechnung von Unfällen von Pflegepersonen ist die jeweilige Gemeindeunfallversicherung (GUV).

### 9.4.6 Weitere Versicherungsfälle

Nach den gesetzlichen Bestimmungen besteht gesetzlicher Unfallversicherungsschutz wie bei einer „beruflichen" Arbeit auch für die verschiedensten *Tätigkeiten im Privatbereich.*

Dabei ist es in Einzelfällen völlig unerheblich, ob ein Angestelltenverhältnis besteht, ob der Betreffende nur geringfügig beschäftigt ist, ob kleinere Beträge wahlweise und in bar ausbezahlt werden (z. B. an einen Babysitter) oder ob überhaupt kein Geld fließt. Für den Hausarzt mag dies möglicherweise alles extrem kompliziert, ja undurchschaubar erscheinen.

Es beruhigt ihn sicherlich nicht, wenn er weiß, daß auf der Sitzung der Vertragskommission Ärzte/Unfallversicherungsträger am 24.09.1990 protokollarisch festgehalten wurde, daß „der Zuständigkeitsirrtum des Arztes (Anm.: Abrechnung bei einer nichtzuständigen BG) im Interesse der zügigen Abwicklung des Falles dem jeweiligen Arzt nicht zum Nachteil gereichen" solle.

### 9.4.7 Anerkennung als BG-Unfall

Die *Tatsachenbestandsaufnahme* (also Unfallaufnahme) erfolgt durch den Arzt (z. B. auch durch den Hausarzt). Die *rechtliche Entscheidung* über das Vorliegen eines Arbeitsunfalls obliegt jedoch der BG.

Wenn offensichtlich *kein* Arbeitsunfall vorgelegen hat, kann der Träger der Gesetzlichen Unfallversicherung innerhalb von *10 Tagen* nach Eingang des Arztvordrucks A 13 seiner Leistungspflicht rückwirkend widersprechen (Abb. 11).

Der Vertragsarzt hat dann die angeforderten Behandlungskosten mit der zuständigen Gesetzlichen Krankenkasse abzurechnen.

## 9.5 Die Pflichten des Vertragsarztes

Auch wenn erfahrungsgemäß der größte Teil der Versorgung von berufsgenossenschaftlich relevanten Unfällen im D-Arzt- und H-Arzt-Bereich erfolgt (Krankenhaus, niedergelassene D-und H-Ärzte), so ist der Hausarzt in erstaunlich vielen Beratungs- und Behandlungsfällen mit diesem Versichertenkreis konfrontiert und auf die gegenseitige Zusammenarbeit mit dem D-Arzt (vgl. 9.5.1.9) angewiesen.

### 9.5.1 Das Vorgehen im Praxisalltag

Gerade weil es im Praxisalltag oft so immens schwierig für den erstkonsultierten Hausarzt im Verletzungsfall ist, einen BG-relevanten Anlaß aufzuspüren oder ihn überhaupt zu bedenken, empfiehlt es sich für den Arzt oder die Helferin, gleich beim ersten Kontakt die beiden folgenden Fragen zu stellen:

**Merke**
- „Wo ist Ihnen das passiert?"
- „Glauben Sie, daß Sie mit dieser Verletzung morgen wieder arbeiten können?"

**BERUFSGENOSSENSCHAFT FÜR FAHRZEUGHALTUNGEN**
**- GESETZLICHE UNFALLVERSICHERUNG -**
**BEZIRKSVERWALTUNG MÜNCHEN**

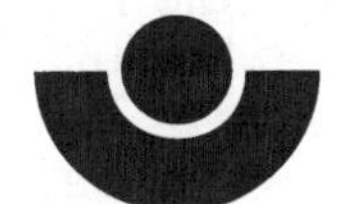

Berufsgen. f. Fahrzeughaltungen, Postfach 90 02 51,
81502 München

Dres. med. .....

Name: Ettinger, Katrin
geboren: 12.10.77
Ereignis vom: 28.8.93

| Ihr Zeichen | Ihr Schreiben vom | Unser Zeichen | Bearbeiter | ☎ (089) | München |
|---|---|---|---|---|---|
| | | | Hr. Patz | 6 23 02- 153<br>oder 6 23 02-0 | 6.9.93 kv |

Unfall Ettinger Katrin v. 28.8.93

Widerspruch

gemäß Leitnummer 16 Abs. 2 des
Abkommens Ärzte/Unfallversicherungsträger

Sehr geehrter Herr Doktor,

Nach den uns vorliegenden Unterlagen handelt es sich offensichtlich nicht um einen Arbeitsunfall. Unserer Leistungspflicht wird daher widersprochen. Bitte rechnen Sie die Kosten der Heilbehandlung

[X] von Beginn an
[ ] vom Tage nach Eingang dieses Widerspruches bei Ihnen an

mit der Kassenärztlichen Vereinigung oder der/dem Behandelten direkt ab.

[ ] Der ____________________

haben wir eine Durchschrift dieses Widerspruchsschreibens übersandt.

Mit freundlichen Grüßen
Im Auftrag

**Abb. 11.** Beispiel für einen Widerspruch gemäß Ltnr. 16 Abs. 2 des Abkommens Ärzte/Unfallversicherungsträger (Auszug)

Durch die Frage: „Wo ist Ihnen das passiert?" läßt sich in den meisten Fällen heraushören, ob möglicherweise ein BG-relevanter Unfall vorgelegen hat (z.B. In der Arbeit? Bevor das Haus auf dem Weg zur Arbeit verlassen wurde? Beim Betriebssport? Bei der Hauskrankenpflege? Nach Feierabend? Beim Basteln zu Hause? Im Urlaub? Im Kindergarten?).

Ein Beispiel für ein mögliches Fragen-Schema, das sich an einem Berichtsformblatt der BG orientiert, zeigt Abbildung 12.

| | |
|---|---|
| 1. Wann (Tag und Stunde) nahm der/die Versicherte Sie **zuerst** in Anspruch? | |
| 2. Welche Beschwerden äußerte er/sie bei der **ersten** Inanspruchnahme? | |
| 3. Was gab der/die Versicherte als Ursache dieser Beschwerden bei der **ersten** Inanspruchnahme an? | |
| 4. Falls er/sie die Beschwerden sofort, ganz oder zum Teil auf einen **Unfall** zurückführte: welche Angaben machte er/sie über **Veranlassung und Hergang** dieses Unfalls? Bei welcher Tätigkeit, insbesondere **wann** (möglichst Tag und Stunde) soll sich der Unfall ereignet haben? | |
| 5. Wenn ein Unfall nicht bei der ersten Inanspruchnahme geltend gemacht wurde, wann (Tag) geschah dies zum ersten Male? | |

**Abb. 12.** Mögliches Fragen-Schema zur Vorabklärung eines privaten oder Arbeitsunfalles (in Anlehnung an ein Berichtsformblatt der BG)

Jetzt trifft der Hausarzt seine Entscheidung, ob es sich um einen „BG-Unfall" oder um einen „Privatunfall" handelt.

Liegt ein BG-relevanter Unfall vor, so folgt die nächste Frage: „Glauben Sie, daß Sie mit dieser Verletzung morgen wieder arbeiten können?"

Bejaht dies der Patient (z.B. Schürfwunde am Außenschenkel), so erfolgt Wundversorgung durch den Hausarzt und ärztliche Unfallmeldung an die BG auf grünem Formblatt A 13 (Abb. 13).

Verneint der Patient seine Arbeitsfähigkeit (z.B. Schnittwunde am Zeigefinger), so erfolgt ebenfalls Erstversorgung und sofortige Überweisung zum D-Arzt mittels blauem Vordruckmuster ÜV (vgl. 9.5.1.2, vgl. Abb. 8).

1 **Ärztliche Unfallmeldung** nach Ltnr. 10 Abkommen Ärzte/UV-Tr.

**Für den Unfallversicherungsträger**
Gerasterte Felder nicht ausfüllen!

Meldung entfällt bei Vorstellung beim Durchgangsarzt oder Beratungsfacharzt

Unfallversicherungsträger
Bau Berufsgenossenschaft

Krankenkasse
Techniker

Mitgliedsnummer

Name, Vorname des/der Verletzten
Sußbauer Klaus

Geburtsdatum
26.10.61

Bei Fam.-Vers. Name des Mitgliedes

GAA/Bergamt

Wohnung des/der Verletzten, Straße, Postleitzahl, Ort
Am Katzenbichl 10, 93161 Sinzing

Betriebsnummer des AA

Unfallbetrieb (Bezeichnung und Anschrift des Arbeitgebers, des Kindergartens, der Schule oder Hochschule)
Firma Amann, Seestr. 1, 93152 Zeiler

Unfallort

Beschäftigt als
Bauingenieur

Staatsangehörigkeit
Deutsch

Geschlecht
[X] männlich [ ] weiblich

Meldejahr

| 1. Unfalltag | Uhrzeit | Eingetroffen am | Uhrzeit | Beginn der Arbeitszeit | Unfallort |
|---|---|---|---|---|---|
| 14.9.96 | 13.30 | 14.9.96 | 15.30 | 7.00 Uhr | Firmengelände der Firma Wacker, Regenstauf |

Vers.-Träger

Gefahrtarif

2. Hergang des Unfalls und Beschäftigung, bei der der Unfall eingetreten ist

Beim Aufheben eines ca. 100 kg schweren Aggregats durch zwei Personen konnte der Patient das schwere Gerät nicht mehr halten; das Gerät fiel dem Patienten auf den Finger V der rechten Hand.
Patient will weiterarbeiten.

Unfallnummer

Geburtsdatum
Tag Monat Jahr

Geschl. Staatsang.

tätig seit
Monat Jahr

tätig als

3. Kurze Angabe des Befundes

Im Bereich des Endgelenks Finger V der rechten Hand ca. 3,5 cm lange elliptische oberflächliche Schnittwunde.

4. Röntgenergebnis, falls Röntgenaufnahme gefertigt

Nicht durchgeführt. Versorgung der Wunde in L. A.
Primärnaht nach Auffrischung.

Verletzte Körperteile / Art der Verletzg

Tod

5. Diagnose

Zustand nach Schnittwunde Finger V der rechten Hand.

Tag Monat Jahr

Unfallzeitpunkt
Stunde Minute

Arbeitsbeginn
Stunde Minute

9 9 9

6. Falls **allgemeine Heilbehandlung** weiter erforderlich (vgl. Ltnrn. 5 Ziff. 2, 71 Abs. 2 Abkommen Ärzte/UV-Tr.)

[XX] durch mich [ ] durch anderen Arzt (Name, Anschrift, falls bekannt)

Ort, Datum — Unterschrift — Stempel

Hardt, 14.09.1996

Arbeitsbereich

unfallauslös. Gegenst.

Bewegungsd. Gegenst.

Tätigkeit d. Verletzten

Beweg. d. Verletzten

Seitz Druck GmbH · 81616 München · Postfach 80 16 80

**A 13** (Ärztliche Unfallmeldung)

Stand Januar 1994

**Abb. 13.** Ärztliche Unfallmeldung nach Ltnr. 10 Abkommen Ärzte/UV-Träger auf Formblatt A 13 durch den Hausarzt bei BG-relevanter Bagatellverletzung, die nicht zur Arbeitsunfähigkeit führt. Im Falle einer Erstversorgung durch den D-Arzt oder der Weiterbehandlung nach D-ärztlicher Vorstellung braucht nur das eingerahmte Personalfeld (in unserer Abb. rot) ausgefüllt und mit der Abrechnung (Rückseite des Formblattes, vgl. Abb. 18) an die BG weitergeschickt zu werden.

**Merke**
Eine „allgemeine Heilbehandlung" (vgl. 9.3.1) ist in folgenden Fällen durch den Hausarzt möglich:
- Verletzung führt nicht zu Arbeitsunfähigkeit und
- die Behandlung dauert voraussichtlich nicht länger als 7 Tage (sog. Bagatell-Verletzung).
- Der D-Arzt hat den Verletzten gesehen und Weiterbehandlung „allgemeine Heilbehandlung" sowie „durch anderen Arzt" (z. B. Hausarzt) angeordnet (Abb. 14).

### 9.5.1.1 Checkliste bei Verletzungen

*"Der Arzt hält den Unfallverletzten an, sich unverzüglich beim D-Arzt vorzustellen, wenn eine Unfallverletzung zu Arbeitsunfähigkeit führt oder wenn die Behandlungsbedürftigkeit voraussichtlich mehr als eine Woche beträgt. Bei Wiedererkrankung ist in jedem Fall eine Vorstellung erforderlich"* (Ltnr. 29).

### 9.5.1.2 Die erste ärztliche Versorgung

Der *Arzthelferin* fällt beim organisatorischen Management von Unfallverletzten, welche ihren Hausarzt gerade bei kleineren Verletzungen nicht selten direkt aufsuchen (z. B. Schleudertrauma der HWS nach z. B. vorausgegangenem Auffahrunfall, frische Schürfwunde bei Maurerarbeiten, Schädelprellung bei Schulkind durch Rempelei während der Pause) eine besonders wichtige Aufgabe zu: sie ist es, die möglichst sofort dem Verletzten unter den eintretenden Patienten erkennen und in den Verbandsraum geleiten muß. Dort erfolgt die entsprechende Lagerung.

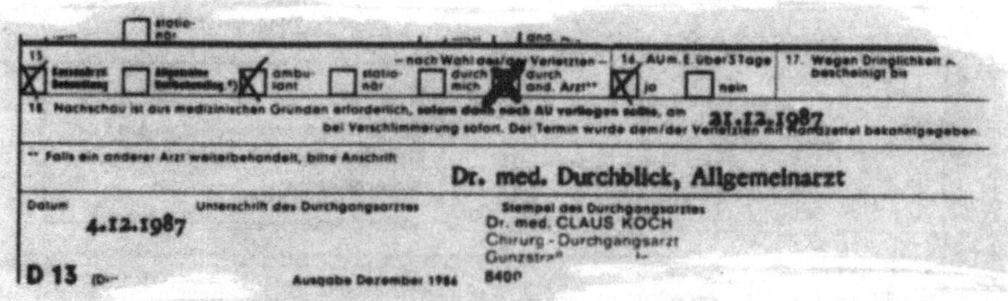

15. [X] ambu-lant — nach Wahl des/der Verletzten — [X] durch and. Arzt** | 16. AU m. E. über 3 Tage [X] ja [ ] nein | 17. Wegen Dringlichkeit bescheinigt bis

18. Nachschau ist aus medizinischen Gründen erforderlich, sofern dann noch AU vorliegen sollte, am 31.12.1987
bei Verschlimmerung sofort. Der Termin wurde dem/der Verletzten mit Handzettel bekanntgegeben

** Falls ein anderer Arzt weiterbehandelt, bitte Anschrift
Dr. med. Durchblick, Allgemeinarzt

Datum 4.12.1987 | Unterschrift des Durchgangsarztes | Stempel des Durchgangsarztes
Dr. med. CLAUS KOCH
Chirurg - Durchgangsarzt
8400

D 13 | Ausgabe Dezember 1986

**Abb. 14.** Vermerk des D-Arztes auf dem D-Arzt-Bericht für die „ambulante kassenärztliche Behandlung" „durch anderen Arzt", in diesem Fall durch den Hausarzt, mit Angabe zur Wiedervorstellung bei über den Termin andauernder Arbeitsunfähigkeit oder bei Verschlimmerung

Sogleich werden jene Fragen gestellt (siehe unten und vgl. Abb. 12), durch die herausgefunden werden kann, ob ggf. ein Arbeitsunfall vorliegt. Sollte dies der Fall sein – oder nur der bloße Verdacht darauf bestehen – so ist unverzüglich durch die Helferin der Kopfteil der „ärztlichen Unfallmeldung A 13 nach Ltnr. 10“ (Personalienfeld) (vgl. Abb. 13) auszufüllen.

Von ganz besonderer Wichtigkeit ist es, präzise folgende Daten festzuhalten

- Unfalltag
- Uhrzeit
- eingetroffen am ....
- Uhrzeit
- Beginn der Arbeitszeit
- Unfallort

Erfahrene Mitarbeiterinnen werden auf einem Schreibblock oder per Phonodiktat auch detaillierte Angaben zum

- Hergang des Unfalls und
- Beschäftigung, bei der der Unfall eingetreten ist

festhalten.

Ein solches Vorgehen erleichtert dem Arzt erheblich die organisatorische Arbeit, so daß er sich sofort der Versorgung des Patienten zuwenden kann.

In Fällen mit Augen- oder HNO-Verletzungen ist der Verletzte unverzüglich dem nächst wohnenden oder am leichtesten erreichbaren *Facharzt* vorzustellen, es sei denn, daß sich durch die vom erstbehandelnden Arzt geleistete Erstbehandlung eine weitere fachärztliche Behandlung erübrigt. Auch für diese Vorstellung ist der Vordruck ÜV zu verwenden [2].

Die *ärztliche Erstversorgung* umfaßt *„jene ärztlichen Leistungen, die den Rahmen des sofort Notwendigen nicht überschreiten“* (Ltnr. 12), beispielsweise Schienung des Unterarms beim Bild einer Radiusfraktur, steriler Verband bei glatter Schnittwunde, Wundtoilette und steriler Verband bei verschmutzter Schnittwunde, Oberflächenanästhesie bei schmerzendem, verblitzten Auge z.B. mit Chibro-Kerakain®.
Zur „ersten ärztlichen Versorgung“ Unfallverletzter gehören auch Maßnahmen der aktiven und passiven Tetanus-Schutzimpfung, wenn sie der Arzt für sofort notwendig hält. Derartige Impfmaßnahmen sind auf dem Überweisungsvordruck ÜV für den D-Arzt zu vermerken (vgl. Abb. 8).

Da die BG sich bisher noch nicht entschließen konnte, den (medizinisch sinnvollen) Tetanus-Diphtherie-Kombinationsimpfstoff (Td) zu bezahlen, empfiehlt es sich im Verletzungsfall, die Impfung mit Tetanus-Immunglobulin (z.B. Tetagam® über die BG zu berechnen und die Vakzination mit dem Td-Impfstoff über die Kasse abzurechnen.

**Merke**
Abrechnung im gegebenen Verletzungsfall von Tetagam® über BG, von Td über Krankenschein!

*Beispiel 1*

Patient, Pflasterer, wird direkt von der Baustelle von einem Arbeitskollegen humpelnd zum nächstgelegenen Allgemeinarzt hereingeführt. Fuß zwischen zwei Pflastersteinen eingeklemmt und übertreten. Befund: Bild einer schweren Distorsion mit Bandläsion. Kälte-Kompressionsverband durch den Arzt und sofortige Überweisung zum D-Arzt mittels blauem Vordruckmuster ÜV (vgl. Abb. 8). Die Personalien des Patienten werden auf der Vorderseite der „ärztlichen Unfallmeldung" A 13 (vgl. Abb. 13) festgehalten und zusammen mit der (grünen) Rückseite „Abrechnung" dieses Formblattes (vgl. Abb. 19) an die BG geleitet.

Bei gehaltener Aufnahme stellt D-Arzt zwei Bandrupturen fest. Patient wird zur Operation eingewiesen. Einleitung von „besonderer Heilbehandlung" durch den D-Arzt selbst. Dieser stellt AU-Bescheinigung aus und übernimmt die Weiterbehandlung des Patienten.

*Beispiel 2*

Auszubildender Maurer verspürt beim Heben eines Eisenofens im Betrieb plötzlich stichartige Schmerzen im Bereich der unteren LWS und sucht 3 Tage später den Hausarzt auf. Beurteilung: kein BG-relevanter Unfall, da ein eigentliches Trauma fehlt (vgl. Tabelle 2). Daher auch keinerlei Meldung an die BG bzw. Vorstellung beim D-Arzt (Beachte: Im Zweifelsfall jedoch trotzdem Vorstellung beim D-Arzt mittels blauem Vordruckmuster ÜV!). Krankschreiben durch den Hausarzt mit der ICD-Codierung (vgl. Abb. 15). Abrechnung über Kasse.

*Beispiel 3*

Schneiderin, Scheren-Schnittverletzung während der Arbeit vor 2 Stunden am linken Zeigefinger. Sucht ihren Hausarzt auf. Befund: 15 mm lange Wunde, uneingeschränkte Funktion, keine Verletzung tieferer Strukturen. Erstversorgung mittels atraumatischer Nähte in Oberst-Anästhesie. Passiv Tetanus-Immunisierung, aktiv Td. Ausstellen einer Arbeitsunfähigkeitsbescheinigung für 8 Tage. Überweisung zum D-Arzt für den nächsten Tag mittels blauem Vordruckmuster ÜV (vgl. Abb. 8). Vordruckmuster „ärztliche Unfallmeldung A 13" muß nur im oberen Teil ausgefüllt werden, da der D-Arzt selbst eine eigene Meldung zum Unfallhergang anfertigt.

**Tip** Im Zweifelsfall, ob BG-relevanter Unfall vorliegt oder nicht, Patient sofort zum D-Arzt schicken und bei diesem dann sogleich telefonisch nachrufen und fragen, ob der Unfall D-ärztlich anerkannt wird. Wenn ja, erfolgt sofortige Meldung und Abrechnung an die BG auf Vordruck A 13, wenn nein Abrechnung über Kasse.

**Merke**
Der *komplette* blaue Formularsatz ÜV geht an den D-Arzt (daher sorgfältige Dokumentation).

### 9.5.1.3 Verpflichtung zur Berichterstattung

*„Der Arzt ist im Interesse des Unfallverletzten zu pünktlicher Berichterstattung verpflichtet. Die Frist beträgt vom Tage des Eingangs der Anforderung ab gerechnet für Auskünften und Berichte längstens 8 Tage“* (Ltnr. 67).

**Merke**
8-Tage-Frist für Auskünfte und Berichte an die BG !

*„Der Arzt, der bei einem Unfallverletzten die ärztliche Versorgung leistet, erstattet auf Verlangen des Trägers der Gesetzlichen Unfallversicherung diesem einen Bericht über den Zustand des Unfallverletzten und die Art der geleisteten Versorgung“* (Ltnr. 11).

*„Der behandelnde Arzt erstattet am Tag der ersten Inanspruchnahme durch den Unfallverletzten, spätestens am Tag darauf, dem Träger der Gesetzlichen Unfallversicherung ärztliche Unfallmeldung auf Arztvordruck 13“* (Ltnr. 10).

**Merke**
*Sofortige* Berichterstattung an die BG, spätestens am nächsten Tag, bei hausärztlicher Versorgung von BG-Fällen *sofortige* Berichterstattung an die BG auf Vordruck A 13, spätestens am nächsten Tag!

*Auskünfte und Krankheitsberichte* hat der behandelnde Arzt (also auch der Hausarzt) auf Anforderung des Trägers der BG innerhalb bestimmter Zeitspannen zu erstellen. Dabei werden für Auskünfte, Berichte und

Meldungen an die BG auf speziellen Arztvordrucken nach Ltnr. 82 folgende fest vereinbarte Sätze vergütet (Stand: 1995):

| | |
|---|---|
| *1 Tag* | |
| Ärztliche Unfallmeldung nach Vordruck A 13 | 11,00 DM |
| | |
| *bis 8 Tage* | |
| für Auskünfte und Berichte | |
| blauer Überweisungsvordruck ÜV | 6,50 DM |
| Arztvordruck Nr. 1 „Kurze Krankheitsauskunft" | 14,30 DM |
| Arztvordruck Nr. 5 „Krankheitsbericht (Zwischenbericht)" | 14,30 DM |
| Arztvordruck Nr. 6 „Krankheitsbericht und Stellungnahme/ bei Zweifel an Unfallentstehung" | 26,30 DM |

### *9.5.1.4 Verpflichtung zur Dokumentation*

*„Der Arzt ist verpflichtet, ausreichende Aufzeichnungen über die Entstehung der Unfallverletzung, den Befund und den Verlauf der Heilbehandlung zu machen"* (Ltnr. 68).

**Merke**
Der weiter- oder mitbehandelnde Hausarzt sollte gerade bei BG-Fällen in besonderem Maße auf die *Qualität seiner Dokumentation* achten!

Aus Gründen einer möglichst platzsparenden Befundniederschrift kann die ausführliche Beschreibung von Unfallursache und Erhebungsbefund oder des aktuellen Befundes im Rahmen der laufenden Behandlung beispielsweise auch als Notiz auf der Arbeitsunfähigkeitsbescheinigung (vgl. Abb. 15) erfolgen und somit die Karteikarte von allzuviel Eintragungen entlasten.

**Merke**
Der Arzt ist verpflichtet, *ausreichende Aufzeichnungen* zu machen über
- die Entstehung der Unfallverletzung
- den Befund
- den Verlauf der Heilbehandlung

Besonders ausführliche Untersuchungs- und Dokumentationsvorschriften bestehen für
- Unfälle mit Kopfverletzungen mit Gehirnbeteiligung oder Verdacht auf Gehirnbeteiligung
- Unfälle mit Knieverletzungen oder Knieschäden

| AOK | LKK | BKK | IKK | VdAK | AEV | Knappschaft |
|---|---|---|---|---|---|---|

**Arbeitsunfähigkeits-bescheinigung**
**zur Vorlage bei der Krankenkasse**

Bei verspäteter Vorlage droht Krankengeldverlust!

Name, Vorname des Versicherten

geb. am

Kassen-Nr. Versicherten-Nr. Status

Vertragsarzt-Nr. VK gültig bis Datum

[ ] Erstbescheinigung
[X] Folgebescheinigung
[X] Arbeitsunfall, Arbeitsunfall-folgen, Berufskrankheit
[X] Dem Durchgangsarzt zugewiesen

Arbeitsunfähig seit 10 01 96

Voraussichtlich arbeitsunfähig bis einschließlich 08 02 96

Festgestellt am 30 01 96

Unterschrift des Arztes

Diagnose / Befund TO9.2

weiterhin Nackenschmerzen,

Parästhesie re. Dig. IV + V

[ ] sonstiger Unfall, Unfallfolgen
[ ] Versorgungsleiden (BVG)

Es wird die Einleitung folgender besonderer Maßnahmen durch die Krankenkasse für erforderlich gehalten (z. B. Badekur, Heilverfahren, MDK)

Dr. med. Detlev Durchblick
Facharzt für Allgemeinmedizin
Flinker Weg 4
91302 Weitschau
68/302

Vertragsarztstempel

Bühler Girodruck

– Für die Bescheinigung ist die Nr. 71 BMÄ/E-GO berechnungsfähig –

Für Zwecke der Krankenkasse

**Abb. 15.** Beispiel für eine Arbeitsunfähigkeits-Folgebescheinigung nach GNr. 14 bei Weiterbehandlung eines Wegeunfall-Traumas („Schleudertraum der HWS") durch den Hausarzt auf Formblatt Muster 1 a (7.1993). Anbehandlung war durch den D-Arzt erfolgt. Codierung der Krankheitsbezeichnung nach ICD-10

- Unfälle durch elektrischen Strom
- schwere Verbrennungen

Für die rechtliche Entscheidung der BG, ob ein Arbeitsunfall vorliegt, können die Feststellungen des Hausarztes von Wichtigkeit sein.

**Merke**
*Sorgfältige Befragung* des Unfallverletzten (vgl. 9.5.1.2 und Abb. 13) und *genaue Dokumentation* bzw. Berichterstattung!

### *9.5.1.5 Die vertragsärztliche Weiterversorgung*

Der D-Arzt entscheidet darüber, ob eine allgemeine oder eine besondere Heilbehandlung eingeleitet wird (vgl. 9.3.1 und 9.3.2).

*„Ist eine besondere Heilbehandlung nicht erforderlich, bedarf der Unfallverletzte aber noch ärztlicher Behandlung, so hat ihn der Durchgangsarzt an den Kassenarzt/Hausarzt zu verweisen oder zurückzuverweisen"* (Ltnr. 33).

*„Im allgemeinen sollen etwa 80 v.H. aller Fälle von Verletzungen in der allgemeinen Heilbehandlung .... verbleiben"* (Ltnr. 9) (vgl. Abb. 2).

Die Masse der BG-Fälle wird also nach Erstdiagnostik und -versorgung durch den D-Arzt wieder der Weiterbehandlung z. B. durch den Hausarzt zugeführt. Da der D-Arzt in vielen Fällen selbst zugleich auch Vertragsarzt ist, wird er nicht selten quasi „automatisch und stillschweigend" die weitere Behandlung des Patienten in seiner Regie fortführen.

**Merke**
Der D-Arzt soll den Unfallverletzten nach der D-ärztlichen Untersuchung möglichst nicht in eigene Weiterbehandlung nehmen, sofern der Hausarzt an einer solchen interessiert ist, denn das wäre eine Ausnutzung seiner Monopolstellung als D-Arzt. Es ist durchaus möglich, daß der Patient, der bei einfachen Verletzungen, die keinen großen Behandlungsaufwand erfordern, sich in der vertrauten Atmosphäre seines Hausarztes behandeln lassen möchte.

**Merke**
Der Hausarzt, speziell derjenige mit Kenntnissen und Behandlungsmöglichkeiten in der chirurgischen Betreuung von einfachen Verletzungen, sollte darauf bestehen, daß nach D-ärztlicher Erstversorgung die freie Arztwahl des Patienten respektiert wird und der Patient wieder in seine Weiterbehandlung kommt.

### *9.5.1.6 Ärztliche Verordnungen*

Während der allgemeinen Heilbehandlung (vgl. 9.3.1) darf der weiterbetreuende Hausarzt (vgl. 9.5.1.5) keinerlei Verordnungen zu Lasten der GKV vornehmen.

Grundsätzlich müssen alle Verordnungen, die sich meistens auf antiseptische bzw. antibiotikahaltige Mittel oder bestimmte Verbände erstrecken, auf „Kassenrezept" erfolgen. Dabei ist die Vorderseite von Vordruckmuster 16 (4.1995) mit der betreffenden Verordnung zu versehen (Abb. 16), auf der Rückseite desselben Vordrucks sind „Unfalltag" und „Unfallbetrieb" zu vermerken (Abb. 17).

**Merke**
Verordnungen zu Lasten der BG sind für den Patienten zuzahlungsfrei. Der verordnende Arzt ist an keine Arznei- und Hilfsmittelrichtlinien gebunden.

Bei Verordnungen im BG-Bereich braucht der verordnende Arzt keine Rücksicht auf sog. „Kassenüblichkeit" zu nehmen; so sind beispielsweise Lederfingerlinge bei Arbeitsunfällen zu Lasten der BG verordnungsfähig, während dies zu Lasten der GKV nicht möglich ist.

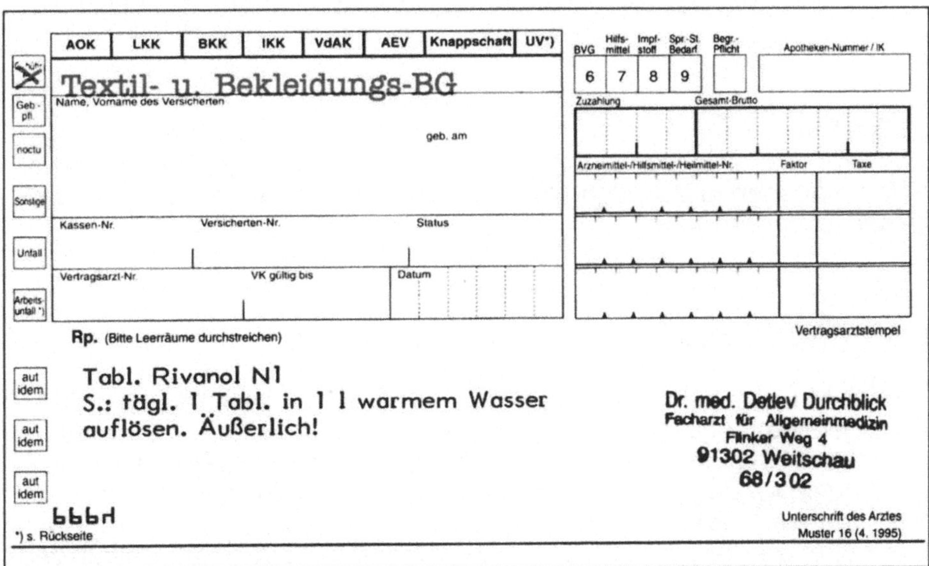

AOK | LKK | BKK | IKK | VdAK | AEV | Knappschaft | UV*)

BVG | Hilfsmittel | Impfstoff | Spr.-St. Bedarf | Begr.-Pflicht | Apotheken-Nummer / IK

6 | 7 | 8 | 9

Gebühr frei (X) | Geb.-pfl. | noctu | Sonstige | Unfall | Arbeitsunfall *)

Textil- u. Bekleidungs-BG

Name, Vorname des Versicherten

geb. am

Zuzahlung | Gesamt-Brutto

Arzneimittel-/Hilfsmittel-/Heilmittel-Nr. | Faktor | Taxe

Kassen-Nr. | Versicherten-Nr. | Status

Vertragsarzt-Nr. | VK gültig bis | Datum

Rp. (Bitte Leerräume durchstreichen)

Vertragsarztstempel

aut idem — Tabl. Rivanol N1
S.: tägl. 1 Tabl. in 1 l warmem Wasser
auflösen. Äußerlich!

aut idem

aut idem

Dr. med. Detlev Durchblick
Facharzt für Allgemeinmedizin
Flinker Weg 4
91302 Weitschau
68/302

Unterschrift des Arztes

*) s. Rückseite

Muster 16 (4. 1995)

**Abb. 16.** Beispiel für die Verordnung eines antiseptischen Badezusatzes zu Lasten der BG im Zusammenhang mit einem Arbeitsunfall 16 (4.1995). Rezept-Vorderseite. Keine Rezeptgebühr!

**Empfangsbestätigung für Heil-/Hilfsmittel**

| Nr. | Datum | Unterschrift des Empfängers |
|---|---|---|
| 1 | | |
| 2 | | |
| 3 | | |
| 4 | | |
| 5 | | |
| 6 | | |
| 7 | | |
| 8 | | |
| 9 | | |
| 10 | | |

**Bei Arbeitsunfall**

| Unfalltag | Unfallbetrieb |
|---|---|
| 17.9.96 | Kaiser-Moden GmbH Zweigwerk Dresden |

**Vermerke der Krankenkasse**

Stempel der Apotheke / des Lieferanten

Wird die Arznei während der Nachtzeit (20 bis 7 Uhr) abgeholt, so hat der Patient die Nachttaxe (2,– DM) zu zahlen, sofern der Arzt nicht einen entsprechenden Vermerk anbringt.

**Abb. 17.** Ausgefüllte Rückseite des Arzneiverordnungsblattes aus Beispiel in Abb. 16 nach Vordruckmuster 16 (4.1995) mit „Unfalltag" und „Unfallbetrieb"

**Merke**
Bei einem Arbeitsunfall müssen der Unfalltag und der Unfallbetrieb auf der Rückseite des Arzneiverordnungsblattes vermerkt werden (Abb. 17).

**Merke**
Während einer *besonderen Heilbehandlung* (vgl. 9.3.2) sind keinerlei Verordnungen durch den Vertragsarzt möglich, auch keine AU-Bescheinigungen.

### *9.5.1.7 Nachschau, Wiedererkrankung*

Der weiterbehandelnde Arzt (z.B. Hausarzt) ist gehalten, die vom D-Arzt vorgegebene voraussichtliche Behandlungsdauer (vgl. 9.5.1.8) zu beachten (Abb. 15, vgl. Abb. 14). Sollte diese aufgrund des Krankheitsverlaufes überzogen werden, so ist er verpflichtet, den Patienten nach Ablauf der Frist formlos (vielleicht unter Beifügung einer kurzen handschriftlichen Notiz über den gegenwärtigen Behandlungsstand auf einem Privatrezept) (Abb. 18) dem D-Arzt zur „Nachschau" vorzustellen. Eine solche Nachschau kann jedoch auch von vornherein durch den D-Arzt zu einem bestimmten Termin festgelegt werden.

Dr. med. Detlev Durchblick
Facharzt für Allgemeinmedizin
Flinker Weg 4
**91302 Weitschau**

25. OKT. 1995

Trotz zweitägiger Wundtoilette und täglicher Fußbäder in Rivanol nur äußerst langsame Bildung von Granulationsgewebe im Verbrennungsbereich. Jedoch kaum noch Schmerzen.

**Abb. 18.** Beispiel für eine formlos geschriebene Mitteilung auf Privatrezept an den D-Arzt bei Wiedervorstellung eines gemeinsam behandelten Patienten nach Ablauf der vorgegebenen Behandlungsdauer

Der Arzt *„hält den Unfallverletzten an, sich unverzüglich einem Durchgangsarzt vorzustellen. Dies gilt auch bei Wiedererkrankungen .... Für die Überweisung oder Kenntnisgabe hat der Arzt den Vordruck ÜV zu verwenden"* (vgl. Abb. 8).

**Merke**
Weigert sich der Verletzte, einen D-Arzt aufzusuchen, ist der Unfallversicherungsträger im Rahmen der Ltnr. 18 zu informieren. Auch für diese Information kann der Arzt Vordruck A 13 (Abb. 13) benutzen [2].

Der behandelnde Arzt (z. B. also auch der Hausarzt) gibt ferner der BG Nachricht
- von allen nachteiligen Zwischenfällen (z. B. vorzeitiges Ausscheiden aus der Behandlung, Widerstand des Unfallverletzten, ungenügende Unterstützung der Heilbehandlung, Inanspruchnahme von Laienbehandlung, unerwartete Heilkomplikationen);
- von jeder wesentlichen Änderung der Diagnose;
- wenn Einleitung von Maßnahmen der Arbeits- und Berufsförderung notwendig erscheint.

**Merke**
Bei *unfallbedingter Wiedererkrankung* hat in jedem Fall eine Vorstellung beim D-Arzt (Augenarzt, HNO-Arzt) mit Vordruck „ÜV" zu erfolgen!

**Merke**
Die AU-Folgebescheinigung (vgl. Abb. 15) darf auch beim BG-Unfall nicht ohne *aktuelle Befunde* ausgestellt werden!

Die Aufbewahrungsfrist für die Durchschrift der Arbeitsunfähigkeitsbescheinigung beträgt 12 Monate (vgl. Tabelle 1 in 6.1.8).

**Merke**
Die Abrechnung der Arbeitsunfähigkeitsbescheinigung erfolgt nach BG-GOÄ Nr. 14 auf Vordruckmuster 1a (7.1993).

Teil I des Formularsatzes der AU-Bescheinigung ist an die *Krankenkasse* (nicht an die BG!) zu senden.

### *9.5.1.8 Arbeitsunfähigkeitsbescheinigung*

**Merke**
Jeder Unfallverletzte ist sofort einem D-Arzt vorzustellen, wenn aufgrund der Verletzung mit dem *Eintritt von Arbeitsunfähigkeit* zu rechnen ist.

„Eine durchgangsärztliche Untersuchung ist *nicht* erforderlich, wenn die Unfallverletzung nicht zur Arbeitsunfähigkeit führt."

**Merke**
Die Arbeitsunfähigkeit ist *nicht* während eines berufsgenossenschaftlichen Heilverfahrens auszustellen.

### *9.5.1.9 Zusammenarbeit mit dem D-Arzt*

Die langzeitgerichtete, vertrauensvolle und kollegiale Zusammenarbeit zwischen Hausarzt und D-Arzt kann nicht hoch genug eingeschätzt werden!

**Merke**
Jeder Hausarzt sollte möglichst gute Beziehungen zu jenem D-Arzt pflegen, mit dem er erfahrungsgemäß zusammenarbeitet (bzw. zusammenarbeiten muß).

Leider ist die Zusammenarbeit nicht immer ganz reibungslos. Oft ist es der Konkurrenzneid, oft aber nur die gegenseitige Unkenntnis der fachlichen Qualifikation bzw. des gesetzlich vorgegebenen Rahmens. Daher sollte der Hausarzt, besonders wenn es „hakt", telefonisch Kontakt zum D-Arztkollegen aufnehmen und ihm seine Vorstellungen in der Zusammenarbeit mitteilen, oder er sucht sogar einmal den direkten persönlichen Kontakt in dessen Praxis oder Klinik.

Der D-Arzt ist es, der grundsätzlich und letztlich den „Kopf hinhalten" muß, wenn es verwaltungstechnische oder gar ärztliche Schwierigkeiten gibt.

**Merke**
Je problemloser und kollegialer die Zusammenarbeit mit dem D-Arzt ist, desto problemloser gestaltet sich die hausärztliche Versorgung und Betreuung von Patienten mit berufsgenossenschaftlichen Unfällen.

Ebenso sollten auch die Arzthelferinnen den Kontakt zur D-Arztpraxis pflegen: Im Rahmen der „kollegialen Amtshilfe" lassen sich auf diese Weise oftmals rasch die entsprechenden Unfallversicherungsträger herausfinden, denen der Unfallbetrieb des Verletzten angehört. Nahezu alle D-Ärzte verfügen nämlich über eine große Datei, welche die Unfallversicherungsträger der meisten Unfallbetriebe einschließlich Adresse beinhaltet.

## 9.6 Abrechnung mit der BG

Viele Hausärzte sind geneigt, von vornherein auf eine Anbehandlung oder Behandlung BG-ärztlicher Patientenfälle zu verzichten, wenn sie sich die eindrucksvolle Fülle an „Formularkram" vor Augen führen, mit der sie konfrontiert werden und der ihnen oftmals noch nach Jahren im Rahmen von BG-Nachfragen ins Haus steht.

Andererseits sind es in mittelgroßen Allgemeinpraxen immerhin 20–25 BG-Patienten pro Quartal, für die der betreuende Hausarzt 1.200 bis 1.500 DM pro Quartal erlösen kann. Obendrein ergibt sich in mehr als der Hälfte aller Behandlungskontakte die Möglichkeit, *neben* dem BG-ärztlichen Beratungsanlaß zugleich auch vertragsärztlich relevante Beratungsprobleme abzurechnen.

**Merke**
Bestehen neben dem BG-Beratungsproblem andere, mit dem Unfall nicht zusammenhängende Beratungsprobleme, so können diese selbstverständlich am selben Tag nach EBM abgerechnet werden.

## 9.6.1 BG-GOÄ

Das Gebührenverzeichnis der (amtlichen) Gebührenordnung für Ärzte (GOÄ) vom 12.11.1982 i.d.F. vom 29.12.1992 wurde hinsichtlich der Leistungsnummern, Leistungsbeschreibungen und der Punktzahlen in die sog. *BG-GOÄ* übernommen. Bis zum Stand der Drucklegung war noch nicht die GOÄ '96 Grundlage der BG-GOÄ.

Auf vertraglicher Basis wurden unter Berücksichtigung der speziellen Belange der Unfallversicherung abweichende *Punktwerte*[2] vereinbart. Das ärztliche Honorar läßt sich durch Multiplikation der GOÄ-Punktzahlen mit dem jeweiligen Punktwert – gerundet auf volle 0,10 DM errechnen. Die Punktwerte betragen für allgemeine Heilbehandlung (wie sie der Hausarzt durchführen kann) 13,5 Pfennig.

### *9.6.1.1 Anerkennung als Arbeitsunfall*

Wenn ein *Arbeitsunfall offensichtlich nicht vorgelegen hat,* so kann der Träger der Gesetzlichen Unfallversicherung den Vertragsärzten/Hausärzten/Allgemeinärzten gegenüber innerhalb von 10 Tagen nach Eingang des Arztvordrucks A 13 (vgl. Abb. 7) seiner Leistungspflicht mit der Folge widersprechen (vgl. Abb. 11), daß der Anspruch auf Vergütung von Beginn der allgemeinen Heilbehandlung an entfällt. Die Gebühr für den Arztvordruck A 13 zuzüglich Porto ist jedoch auch in diesen Fällen vom Unfallversicherungsträger zu bezahlen [2]!

**Merke**
Die rückwirkende Widerrufsmöglichkeit entfällt, wenn eine Vorstellung beim D-Arzt (Augenarzt, HNO-Arzt) erfolgte. *Zweifel* am Vorliegen eines Unfalls reichen dagegen nicht aus, den Versicherungsschutz abzulehnen [2].

### *9.6.1.2 Besondere Kosten*

Unter den *„besonderen Kosten"* ist in der BG-GOÄ die pauschalierte Abgeltung der Kosten nach Ltnr. 74 Abs. 5 (vergleichbar den „Auslagen" nach § 10 GOÄ) zu verstehen, die neben dem Ärztehonorar berechnet werden können.

---

[2] Die für den Bereich der Unfallversicherung bearbeiteten Gebührenwerke, so insbesondere die im Verlag Kepner-Druck, Postfach 262, 75021 Eppingen, erscheinende BG-GOÄ von Butz und Leuftink, weisen die in Betracht kommenden verfahrenspezifisch unterschiedlichen Gebühren und Kosten tabellarisch übersichtlich in DM-Beträgen aus.

Anstelle der arbeitsintensiven Einzelberechnung für verbrauchte Mullbinden, Tupfer etc. wird die Anwendung des „Berufsgenossenschaftlichen Nebenkostentarifs" (BGNT) mit der Berechnung der darin vereinbarten pauschalierten „besonderen Kosten" empfohlen (Tabelle 4 in 8.2.8). Diese Pauschalierung erspart dem Arzt eine auf den Einzelfall bezogene, nach dem tatsächlichen Materialverbrauch berechnete detaillierte und ggf. zu belegende Kostenberechnung.

**Merke**
Eine „Sprechstundenbedarfsregelung" wie in der vertragsärztlichen Versorgung gibt es nicht.

Mit den pauschalierten „besonderen Kosten" sind abgegolten: Anästhetika, Verbandmittel, Materialien, Instrumente, Gegenstände und Stoffe, die der Patient zur weiteren Verwendung behält oder die mit einer einmaligen Anwendung verbraucht sind.

Nicht abgegolten sind Arzneimittel (einschließlich Salben u.ä.), wenn der Aufwand je Mittel 1,50 DM übersteigt, ferner u.a. Einmalinfusionsbestecke, fotografische Aufnahmen, Vervielfältigungen, Telefon- ,Telefax- und Portokosten.

Die BG-GOÄ-Nummern sind weitgehend identisch mit den Gebührenordnungsnummern der GOÄ. Sie unterscheiden sich lediglich in der Höhe des Punktwertes (vgl. 9.6.1).

Zur Diskussion Anlaß gibt immer wieder die Abrechnung der GNr. 65 nach BG-GOÄ. Dazu schreibt D. Leuftink [2]:

Diese Gebühr kann bei Arbeitsunfallverletzten im allgemeinen *nur in Ausnahmefällen* berechnet werden. Eine gründliche Untersuchung begründet nicht die Berechnung der eingehenden Untersuchung, da jede ärztliche Untersuchung, also auch die gewöhnliche, a priori arzttypisch gründlich, gewissenhaft, sorgfältig sein muß und nach wissenschaftlichen Erkenntnissen durchzuführen ist. Die „gewöhnliche" Untersuchung ist im Rahmen der BG-GOÄ mit einer Beratung, einem Besuch und einer Sonderleistung abgegolten. Denkbar ist der Ansatz der GNr. 65 BG-GOÄ, wenn die Verletzung eine Untersuchung erfordert, die über die Feststellung eines lokalen Verletzungsbefundes hinausgeht (beispielsweise bei multiplen Verletzungen oder Verdacht auf multiple Verletzungen). Die Abrechnung kann auch dann gerechtfertigt sein, wenn eine umfassende Untersuchung des Kniegelenks erfolgt, die inhaltlich einer Untersuchung entspricht, wie sie nach dem Vordruck 8 b – (Ausführlicher Krankheitsbericht bei Knieschäden) – vorgesehen ist.

Ebenso weigern sich manche Berufsgenossenschaften, in bestimmten Fällen den Ansatz der GNr. 800 speziell durch Allgemeinärzte zu akzeptieren. Dazu schreibt der Landesverband Bayern und Sachsen der gewerblichen Berufsgenossenschaft (LVBG) (6.6.1994):

„Die Abrechenbarkeit der GNr. 800 ist nicht auf Gebietsärzte für Neurologie und/oder Psychiatrie beschränkt. Grundsätzlich können auch Ärzte anderer Fachrichtungen diese Nummer abrechnen..., beispielsweise Ärzte für Allgemeinmedizin. Hier greift die Gebietsbeschränkung in diesem Ausmaß nicht Platz. Sie können neurologische und/oder psychiatrische Untersuchungen gemäß Ziffer 800 GOÄ grundsätzlich liquidieren. Dabei wird davon ausgegangen, daß in der Arzt-/Weiterbildung entsprechende Kenntnisse vermittelt wurden. Des weiteren wird unterstellt, daß diese Untersuchung wegen ihrer zusätzlich neurologischen Komponente über den Untersuchungsinhalt der GNr. 65 der GOÄ deutlich hinausgeht."

Die eingehenden Untersuchungen nach den GNrn. 800 und 801 BG-GOÄ dürfen in einem Behandlungsfall nicht mehr als 3x berechnet werden.

### *9.6.1.4 Impfungen*

Im allgemeinen wird bei Unfallverletzten nur die aktive und passive Tetanus-Immunisierung vonnöten sein. Dabei wird die Tetanol-Vakzination mit 2,84 DM und die Gabe von Tetanus-Immunglobulin mit 14,17 DM gegenüber der BG zu berechnen sein.

Da sich die BG bisher weigert, die medizinisch sinnvolle Kombinationsimpfung von Tetanus- und Diphtherie-Impfstoff in Form der „Td-Vakzination" zu vergüten, empfiehlt es sich, im entsprechenden Fall das Tetanus-Immunglobulin zu Lasten der BG und die Td-Impfung über die gesetzliche Kasse per Krankenschein abzurechnen (vgl. 9.5.1.2).

### *9.6.1.5 Abrechnungsbeispiele*

Grundsätzlich muß der Hausarzt bezüglich des Ausfüllens der „Ärztlichen Unfallmeldung A 13" folgende beiden Vorgehensweisen unterscheiden:

*A) Überweisung zum D-Arzt*

Handelt es sich um einen Fall, der *sofort* oder wegen *Wiedererkrankung* zum D-Arzt überwiesen werden muß, so wird

- der blaue Vordruck „ÜV" an den D-Arzt mitgegeben und bei der „Ärztlichen Unfallmeldung A 13" lediglich das Kopffeld nebst den in Tabelle 7 enthaltenen Rechnungsdaten ausgefüllt werden (vgl. Abb. 7).

**Tabelle 7.** Inhalte der Rechnung des Arztes an die BG

1. Personaldaten des Unfallverletzten
2. Unfalltag
3. Name des Betriebes, des Kindergartens, der Schule oder Hochschule, in der sich der Unfall ereignet hat
4. Datum der Erbringung der Leistung
5. entsprechende Nummer(n) des Gebührenverzeichnisses
6. jeweiliger DM-Betrag, der im Leistungsverzeichnis aufgeführt ist
7. bei Entschädigung (wie z.B. Wegegeldern und etc.) die Art der Entschädigung und die Berechnung

**Abrechnung**

| Datum | Gebührennummer Abkommen Ärzte/UV-Tr., Anlage A | Gebühr DM | Besondere Kosten DM | Bemerkungen |
|---|---|---|---|---|
| | Berichtsgebühr (Ltnr. 82 Abkommen Ärzte/UV-Tr.) | | — | Entfällt bei Vorstellung beim D- u. B-Arzt |
| 03.01.96 | Gebühr UV (Ltnr. 82 Abkommen Ärzte/UV-Tr.) | 6,50 | — | |
| 03.01.96 | 1 | 9,80 | | |
| 03.01.96 | 14A | 5,10 | | |
| 03.01.96 | 200 | 6,40 | 2,20 | |
| 03.01.96 | 382 | 12,30 | 4,52 | Tetanol |
| | | | 21,76 | Tetagam |

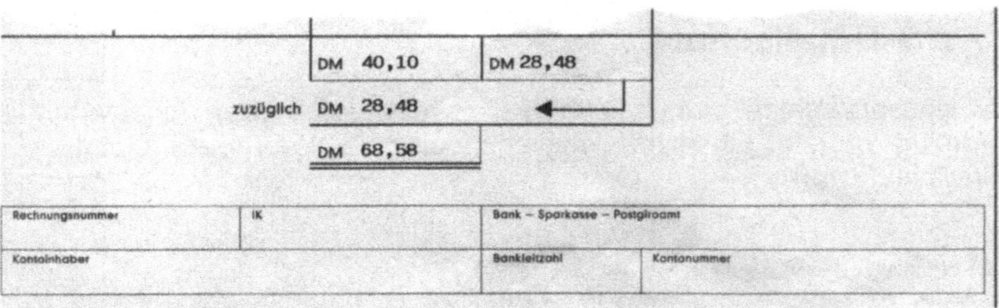

| | DM 40,10 | DM 28,48 |
|---|---|---|
| zuzüglich | DM 28,48 | |
| | DM 68,58 | |

| Rechnungsnummer | IK | Bank – Sparkasse – Postgiroamt | |
|---|---|---|---|
| Kontoinhaber | | Bankleitzahl | Kontonummer |

**Abb. 19.** Abrechnungsbeispiel auf der (grünen) Rückseite der dreiteiligen ärztlichen Unfallmeldung A 13. Bei Abrechnung mittels EDV kann ein Systemausdruck verwendet werden. Dieser Ausdruck muß jedoch in Inhalt und Aufbau dem grünen Abrechnungsvordruck A 13 entsprechen.

Lediglich die *graue erste Seite* wird sofort an die BG geschickt. Mit der grünen Seite wird abgerechnet (Abb. 19), das Mittelblatt dient der Dokumentation.

Die Adressenlisten der Unfallversicherungsträger sind als Verzeichnis im Abkommen Ärzte/Unfallversicherungsträger („Verträge der KBV") enthalten.

**Merke**
In jeder Anmeldung sollte eine Liste mit den aktuellen Adressen der Berufsgenossenschaften aufliegen!

Diese Vorgehensweise gilt auch, wenn der Patient nach der Erstversorgung durch den Hausarzt zum D-Arzt weitergeschickt wird.

*B) Behandlung durch den Hausarzt*

Führen die Folgen des Arbeitsunfalls nach Einschätzung von Arzt und Patient nicht zur Arbeitsunfähigkeit und beträgt die Behandlungsbedürftigkeit voraussichtlich nicht mehr als eine Woche, so wird auf die Ausstellung eines blauen Vordrucks „ÜV" verzichtet und

- die „Ärztliche Unfallmeldung" (Arztvordruck A 13) *komplett* auf der Vorderseite ausgefüllt (Abb. 7).

Auch in diesem Fall wird die Unfallmeldung direkt *unverzüglich* an die BG geschickt.

**Merke**
Es empfiehlt sich grundsätzlich im Vorgehensfall A und B, eine *Fotokopie* der ärztlichen Unfallmeldung für die eigene Dokumentation anzufertigen!

## 9.7 BG-Unfallschutz

Der Hausarzt sollte *grundsätzlich* bei jedem Unfall oder Verletzungsfall sorgfältig prüfen, ob nicht möglicherweise für den Betroffenen *BG-Unfallschutz* vorliegt.

**Merke**
Immer an einen möglichen BG-Unfallschutz denken, das gilt auch für ehrenamtliche Helfer im öffentlichen Bereich (z.B. Gemeinde)! Im Zweifelsfall D-Arzt fragen!

### 9.7.1 Versicherungspflicht der eigenen Praxis

Jede *Arztpraxis* muß per Gesetz Mitglied der für sie zuständigen Berufsgenossenschaft (Berufsgenossenschaft für Gesundheitsdienst und Wohlfahrtspflege[3]) sein. Meldung hat durch den Arzt zu erfolgen (Abb. 20).

[3] Pappelallee 35–37, 22089 Hamburg, Tel. 040/20207-0, Telefax 040/20207525

An die
Berufsgenossenschaft
für Gesundheitsdienst und
Wohlfahrtspflege
Pappelallee 35–37
22089 Hamburg

**Mitgliedschaft**

Sehr geehrte Damen und Herren,
hiermit zeige ich Ihnen an, daß ich ab

______________________________

in ______________________________
(Ort, Straße)

als niedergelassener Arzt tätig bin. Ich beschäftige im Rahmen meiner Praxistätigkeit Personal/z. Z. kein Personal.

Mit freundlichem Gruß

**Abb. 20.** Muster für Meldung an die Berufsgenossenschaft

Der Praxisinhaber muß alljährlich im nachhinein an die BG die in seinem Betrieb beschäftigten Personen melden; Teilzeitkräfte sind entsprechend zu berücksichtigen. Mitzurechnen sind auch möglicherweise beschäftigte Assistenzärzte (Abb. 21). Medizinstudenten als Famulanten genießen ebenfalls BG-Versicherungsschutz und müssen nicht eigens gemeldet werden.

**Merke**
Die alljährliche Meldung der in der Praxis beschäftigten Mitarbeiterzahl an die BG per Erhebungsbogen sollte am besten durch den Steuerberater der Praxis vorgenommen werden.

Jeder Praxisinhaber ist verpflichtet, an sichtbarer Stelle ein standardisiertes *Kleinplakat über die Mitgliedschaft* seines Betriebes in der BG anzubringen. Zusätzlich empfiehlt es sich, auch die *BG-Nummer der Praxis* auf diesem Anschlag wischfest aufzutragen, damit im Verletzungsfall ohne langes Herumsuchen in den Unterlagen direkt mit der BG unter der betreffenden BG-Nummer der Kontakt aufgenommen werden kann (Abb. 22).

## 9.7.2 Gesetzliche Vorschrift

Für die einzelnen Arbeitsbereiche in der Praxis sind entsprechende Maßnahmen zur Desinfektion, Reinigung und Sterilisation sowie zur Ver- und

**Erhebungsbogen**
**zur betriebsärztlichen und sicherheitstechnischen Betreuung**

Mitgliedsnummer

bGw
BERUFSGENOSSENSCHAFT FÜR GESUNDHEITSDIENST UND WOHLFAHRTSPFLEGE

spätestens einzureichen bis

**Der o. g. Betrieb gehört zur Gefährdungsgruppe** ☐

**Anzahl der beschäftigten Arbeitnehmer** 1)

Der o. g. Betrieb wird **betriebsärztlich** nach § 3 ASiG betreut:

**JA** ☐ **durch**

Name des beauftragten Dienstes bzw. Betriebsarztes

Straße Haus-Nr.

PLZ Ort

**vertraglich vereinbarte Einsatzzeit:** 2) Stunden

**NEIN** ☐

Der o. g. Betrieb wird **sicherheitstechnisch** nach § 6 ASiG betreut:

**JA** ☐ **durch**

Name des beauftragten Dienstes bzw. der Fachkraft für Arbeitssicherheit

Strasse Haus-Nr.

PLZ Ort

**vertraglich vereinbarte Einsatzzeit:** 2) Stunden

**NEIN** ☐

Muster

Der Unterzeichner versichert, daß der Erhebungsbogen unter Beachtung der beiliegenden Erläuterungen wahrheitsgemäß ausgefüllt worden ist.

Tel.-Nr. für Rückfragen

Ort Datum Unterschrift und Firmenstempel

**Abb. 21.** „Erhebungsbogen zur betriebsärztlichen und sicherheitstechnischen Betreuung" der Berufsgenossenschaft für Gesundheitsdienst und Wohlfahrtspflege

Entsorgung schriftlich festzulegen, ihre Durchführung ist zu überwachen. Bezüglich der hierfür in Frage kommenden *Unfallverhütungsvorschriften* wird auf das umfangreiche gleichnamige Kapitel im Buch Drews M, Kölling W, Mader FH[1] verwiesen.

## 9.7.3 Freiwillige Mitgliedschaft des Praxisinhabers

Die Frage der *Versicherungen* des Praxisinhabers sind an anderer Stelle dieses Buches (vgl. 7.8) ausführlich dargestellt.

Die *freiwillige berufliche Unfallversicherung* bei der BG deckt das typische Berufsunfallrisiko einschließlich der Berufskrankheiten mit Tbc, Hepatitis, Aids ab.

Dieser Betrieb gehört zur
**Berufsgenossenschaft**
**für Gesundheitsdienst und Wohlfahrtspflege**

bGw

Hauptverwaltung: Pappelallee 35-37, Postfach 760224
2000 Hamburg 76
Tel. 040/20207-0

Die **Bezirksverwaltung München**
Wallensteinplatz 3, Postfach 400349
8000 München 40 (Milbertshofen)
Tel. 089/35096-0

bearbeitet die Arbeitsunfälle, Wegeunfälle und Berufskrankheiten; über sie ist der zuständige Technische Aufsichtsbeamte zu erreichen.

Die Berufsgenossenschaft stellt Entschädigungsansprüche in der Regel auf Grund der Anzeigen des Unternehmers und des behandelnden Arztes von Amts wegen fest.

Soweit ein Arbeitsunfall, ein Wegeunfall oder eine Berufskrankheit ihr nicht gemeldet wird, ist der Anspruch spätestens zwei Jahre nach dem Unfall geltend zu machen.

Bekanntmachung nach § 660 Reichsversicherungsordnung

Unsere BG-Nr. C.08.10.08911

**Abb. 22.** Zugehörigkeit des Betriebes zur betreffenden BG (Anschlag z.B. im Labor). Handschriftliche Notiz der BG-Betriebsnummer durch den Praxisinhaber

Auch der niedergelassene Arzt ist gut beraten, sich *freiwillig* dieser Versicherung anzuschließen. Der Jahresbeitrag mit einer Versicherungssumme von über 120.000 DM beträgt rund 1.000 DM.

## 9.8 Dienstunfälle bei Beamten

Selbstverständlich können sich auch bei Beamten Wegeunfälle oder Unfälle im Dienst ereignen, weswegen der Hausarzt von den Betroffenen aufgesucht wird. Im Unterschied zu den *Arbeitsunfällen* sind jedoch die *Dienstunfälle* der Beamten (z.B. von Lehrern, Polizisten) weder der BG zu melden, noch mit dieser abzurechnen.

Dennoch muß der behandelnde Hausarzt darauf achten, eine optimale Dokumentation der Unfallvorgeschichte zu pflegen, damit er die Fragen der Behörden oder Beihilfestellen auch noch im nachhinein präzise beantworten kann.

Die Abrechnung der Dienstunfälle erfolgt nach den üblichen Sätzen der GOÄ, die für Postbeamte (vgl. 9.8.1) und Bahnbeamte (vgl. 9.8.2) gelten.

### 9.8.1 Postbeamte

Personenkreis: *Nur Beamte* der Deutschen Bundespost gemäß §§ 30 und 33 des Beamtenversorgungsgesetzes (*nicht* also Arbeiter und Angestellte in Postdiensten).

Zugelassen zu Behandlung und Begutachtung von dienstverunfallten Postbeamten sind „die niedergelassenen Ärzte, die Mitglieder der KVen sind" (§ 2 Abs. 1, Vertrag Deutsche Bundespost und KVB), also auch die Hausärzte des Patienten.

Das Sozialamt der Deutschen Bundespost (SAP) entscheidet über die Anerkennung eines Unfalles oder einer Krankheit als Dienstunfall und erstattet „die notwendigen und angemessenen Kosten der Behandlung".

Die Dienststellen des Verletzten teilen die Anerkennung eines Unfalles oder einer Krankheit als Dienstunfall unverzüglich dem behandelnden Arzt durch Übersendung einer Kostenübernahmeerklärung (Fbl 965 121 000-7) mit. Dieses Formblatt verwendet der Arzt bei seiner vierteljährlichen Abrechnung über die von ihm erbrachten Leistungen. Die Frist für Auskünfte und Berichte soll nicht länger als 8 Tage betragen.

*Abrechnung*
- vierteljährlich
- nach GOÄ '88 (Stand: 1.11.1995)
- über die KV quartalsmäßig
- Punktwert 1,9 Pf (Aufrundung auf volle Pf) (Stand: 1.9.1995) (vgl. Tabelle 8)
- besondere Gebühren:
- Arztzeugnis über Dienstunfähigkeit (Vordruck)
- kurzer Befundbericht (Vordruck)
- Schreibgebühren bei Berichten je Seite.

### 9.8.2 Bahnbeamte

Personenkreis: Die durch Dienstunfall verletzten Bundesbahnbeamten gemäß §§ 30 und 33 des Beamtenversorgungsgesetzes (also *nicht* Arbeiter und Angestellte in Bundesbahndiensten).

Die Bestimmungen für dienstverunfallte Bundesbahnbeamte sind weitgehend identisch mit denen für Postbeamte (vgl. 9.8.1). Die Anerkennung als Dienstfall oder einer Krankheit als Dienstunfall erfolgt über die Bundesbahndirektion.

Behandlungsberechtigt sind alle „niedergelassen Ärzte, die Mitglieder der KVen sind", also auch die Hausärzte des Patienten.

Die beihilfe- und erstattungsfähigen Multiplikatoren bei Privat-Versicherten der Bundesbahn und bei Postbeamten für übliche Behandlungen bzw. Dienstunfälle unter Zugrundelegung des einfachen GOÄ-Satzes sind in Tabelle 8 dargestellt.

**Tabelle 8.** Zusammenstellung der beihilfe- und erstattungsfähigen Multiplikatoren für Beamte der Bundesbahn (Beitragsklasse I-III) und der Post (Beitragsklasse B) für die übliche Behandlung bzw. bei Dienstunfällen (Stand 1.9.1995)

| | KVB | | Post B | |
|---|---|---|---|---|
| Kein Dienstunfall | Arzt 2,2 | Labor 1,7 | Arzt 1,9 | Labor 1,5 |
| Dienstunfall | Arzt 1,57 | Labor 1,33 | Arzt 1,57 | Labor 1,33 |

**Deutsche Bundesbahn**

Ga Regensburg Hbf
(Dienststelle)

Regensburg 12. 9. 1990
(Ort, Datum)

(BD-Bezirk): Nürnberg

**Kostenübernahmeerklärung für ärztliche Behandlung eines im Dienst verletzten Bundesbahnbeamten**

Der BOS (Ld) (Amtsbezeichnung) Josef (Vorname) B. (Name) 22.10.36 (geb.)

Amberger Str. 21 (Straße) 8419 E. (Wohnort) hat am 12.9.90 einen Unfall erlitten, der, vorbehaltlich der Entscheidung durch die Bundesbahndirektion Hamburg (Verwaltungsstelle Berlin), als Dienstunfall anzuerkennen ist. Falls Ihnen von dieser Stelle keine gegenteilige Mitteilung zugeht, handelt es sich bei dem Unfall um einen Dienstunfall.

Der Unfallverletzte hat Anspruch auf Heilbehandlung, soweit es sich um Folgen des Dienstunfalls handelt. Für die Gebührenerstattung gilt der Vertrag zwischen dem Vorstand der Deutschen Bundesbahn, Frankfurt (Main), und der Kassenärztlichen Bundesvereinigung, Köln, vom 21.05.84 über die Heilbehandlung der durch Dienstunfall verletzten Bundesbahnbeamten (veröffentlicht in „Deutsches Ärzteblatt", Heft 28/29 vom 13.07.84, S. 2187 ff) in der jeweils geltenden Fassung und der Anlage B (Honorarvereinbarung) hierzu sowie die jeweiligen Nachtragsvereinbarungen. **Dieser Vertrag ist nicht identisch mit dem mit der Krankenversorgung der Bundesbahnbeamten (KVB) abgeschlossenen Vertrag.**

Für die Erstattung zahnärztlicher Gebühren gilt die Gebührenordnung für Zahnärzte (GOZ) vom 22.10.87, Bundesgesetzblatt I S. 2316, in der jeweils gültigen Fassung. Eine Kostenberechnung ist umseitig abgedruckt, alle anderen Rechnungen und Verordnungen müssen den Vermerk tragen:

„Auf Kosten der Deutschen Bundesbahn wegen des Dienstausfalles vom 12.9.90

Die Rechnungen werden von der Bundesbahndirektion Hamburg, Verwaltungsstelle Berlin, Hallesches Ufer 74, 76, 1000 Berlin 61, honoriert. Telefonische Rückfragen bitte unter der Rufnummer (0 30) 2 60 02-1.

i. V. Spitzer
(Unterschrift)

**Abb. 23.** Beispiel für Abrechnung bei einem im Dienst verletzten Bundesbahnbeamten

Ähnlich wie bei den Dienstunfällen bei Postbeamten teilen die Dienststellen des verletzten Bundesbahnbeamten die Anerkennung eines Unfalls oder einer Krankheit als Dienstunfall dem behandelnden Arzt durch Übersendung einer *Kostenübernahmeerklärung* mit (Abb. 23). Die Rückseite dieses Formblattes enthält Platz für die Abrechnung.

## Literatur

1. Drews M, Kölling W, Mader FH (1995) Unternehmen Arztpraxis. Strategien zum Erfolg. Springer, Berlin Heidelberg New York London Paris Tokyo Hong Kong Barcelona Budapest
2. Leuftink D (1995) BG-Abrechnungsfibel. Kepner-Druck, Eppingen
3. Liebold R (1983) Handlexikon des Kassenarzt- und Kassenzahnarztrechts, 2. Aufl. Asgard, St. Augustin
4. Mader FH (1990) Hausarzt und Berufsgenossenschaft. Allgemeinarzt 12: 1160–1162
5. Mader FH (1991) Arbeitsunfälle direkt mit der BG abrechnen! Allgemeinarzt 46–50
6. Rieger H-J (1984) Lexikon des Arztrechts. de Gruyter, Berlin New York

# Sachwortregister